神经系统急重症救治与监护技术

主编　郝　光　王　磊　吴倩倩　刘丽萍
　　　于世梅　赵福菊　孙　靖

四川科学技术出版社

图书在版编目（CIP）数据

神经系统急重症救治与监护技术/郝光等主编.

成都：四川科学技术出版社，2024.9. —ISBN 978 -7

-5727 -1533 -4

Ⅰ. R741.059.7；R473.74

中国国家版本馆 CIP 数据核字第 2024KC1800 号

神经系统急重症救治与监护技术

SHENJING XITONG JIZHONGZHENG JIUZHI YU JIANHU JISHU

主　编　郝　光　王　磊　吴倩倩　刘丽萍　于世梅　赵福菊　孙　靖

出 品 人　程佳月

责任编辑　周美池

封面设计　刘　蕊

责任出版　欧晓春

出版发行　四川科学技术出版社

　　　　　成都市锦江区三色路 238 号　邮政编码 610023

　　　　　官方微博：http://weibo.com/sckjcbs

　　　　　官方微信公众号：sckjcbs

　　　　　传真：028 -86361756

成品尺寸　185mm×260mm

印　　张　21

字　　数　500 千

印　　刷　成都一千印务有限公司

版　　次　2024 年 9 月第 1 版

印　　次　2024 年 9 月第 1 次印刷

定　　价　88.00 元

ISBN 978 -7 -5727 -1533 -4

邮　　购：成都市锦江区三色路 238 号新华之星 A 座 25 层　邮政编码：610023

电　　话：028 -86361770

本书编委会

主　　编　郝　光　王　磊　吴倩倩　刘丽萍　于世梅
　　　　　赵福菊　孙　靖
副主编　延春霞　巴学青
编　　委　（排名不分先后）
　　　　　郝　光　河北北方学院附属第一医院
　　　　　王　磊　东营市第二人民医院
　　　　　吴倩倩　汶上县人民医院
　　　　　刘丽萍　潍坊市人民医院
　　　　　于世梅　潍坊市人民医院
　　　　　赵福菊　青州市人民医院
　　　　　孙　靖　威海市中医院
　　　　　延春霞　聊城市人民医院
　　　　　巴学青　滨州市第二人民医院

前　言

　　神经系统急重症是严重威胁人们身体健康的常见疾病之一。神经系统疾病作为内科领域十分重要的学科，近年来已经得到了快速发展。为了适应我国医疗制度改革和满足广大医护人员的需求，进一步提高临床医护人员的诊治技能和监护水平，我们组织了从事神经系统临床工作并有丰富临床经验的专家、学者，根据自己的亲身经验，结合近年来国内外最新进展，共同编著了本书。

　　全书首先详细介绍了神经系统常见症状，其次按照各种神经系统疾病的性质，结合笔者所在医院的诊疗特色，分别介绍了神经系统急重症的病因、发病机制、诊断、鉴别诊断、治疗、监护措施，以及神经系统疾病学的发展现状和最新进展，以使读者对神经系统急重症有新的了解，为读者更新知识及自我继续教育发挥作用。

　　尽管我们竭尽全力编写，但限于水平，书中难免有不成熟与疏漏之处，敬请读者批评指正。

编　者

2024 年 3 月

目　录

第一章 症状学

第一节 头 痛

头痛系指眉以上及枕外隆凸以上部位的疼痛，为患者常见的主诉之一。头痛有时是严重器质性疾患的早期症状，但大部分为非器质性的。

一、病因及发病机制

（一）病因

1. 颅内病变

1）感染性疾病：各种脑炎、脑膜炎、脑脓肿、脑寄生虫等。

2）血管性疾病：如脑出血、脑血栓、脑栓塞、蛛网膜下隙出血、高血压脑病、颅内动脉瘤、动静脉畸形、静脉或静脉窦血栓形成、垂体卒中等。

3）占位性病变：原发性脑肿瘤、颅内转移瘤等。

4）颅脑外伤：脑震荡、脑挫裂伤、慢性硬膜下血肿、硬膜外血肿、脑外伤后遗症等。

5）偏头痛。

6）头痛性癫痫。

7）腰椎穿刺（简称腰椎穿刺）后头痛。

2. 颅外病变

1）紧张性头痛。

2）颅骨病变：颅骨炎症等。

3）神经痛：三叉神经痛、枕神经痛、耳神经痛、舌咽神经痛等。

4）颞动脉炎。

5）邻近器官病变：眼源性、耳源性、鼻窦性、齿源性、下颌关节病变等。

6）颈部病变：颈椎病等。

3. 全身性疾病

如感染、心血管病、中毒、中暑等。

4. 功能性疾病

神经症等。

（二）发病机制

脑本身不含痛的感觉神经末梢。当头部的疼痛敏感结构（如颅外的皮肤、肌肉、韧带、帽状腱膜、骨膜、动脉、颅内硬脑膜、颅内血管和脑神经根等）受病理性刺激（如脑膜刺激、血管扩张、牵引伸展、肿瘤压迫、变态反应、代谢、内分泌功能异常，以及头颈部肌肉收缩、邻近器官病变的牵涉、炎症、自主神经功能失调及精神因素等）同时导致神经—血管及生化的一系列改变〔如脑啡呔含量下降，前列腺素增多，血流量减少及乳酸、钾离子、去甲肾上腺素、5－羟色胺（5－HT）等多种因素的变化〕而引起头痛。一般天幕上病变时头痛多在额、颞、顶区，由三叉神经传导，幕下病变时头痛在头顶后部、枕部及耳咽部，由舌咽神经、迷走神经及颈1～3脊神经传导。颅前窝和颅中窝损伤产生前额疼痛，而颅后窝损伤则出现头、颈后部疼痛。

二、诊断

（一）病史

1. 头痛部位

一侧头痛多为偏头痛及丛集性头痛；一侧头痛，有深在性，见于颅内占位性病变，但疼痛侧不一定就是肿瘤所在的一侧；颞、顶、颈部的头痛，可能为幕上肿瘤。额部和整个头痛可能为高血压引起的头痛；全头部痛多为颅内或全身感染性疾病；浅表性、局限性头痛见于眼、鼻或牙源性疾患。

2. 头痛的性质

搏动性、跳动样头痛见于偏头痛、高血压或发热性疾病的头痛；呈电击样痛或刺痛多为神经痛；重压感、紧箍感或钳夹样感为紧张性头痛。

3. 头痛的程度

头痛的程度与其病情的严重性不一致。剧烈的头痛常提示三叉神经痛、偏头痛或脑膜刺激的疼痛。轻或中度头痛可能为脑肿瘤。

4. 头痛的时间

一天之内头痛发作的时间往往与头痛的病因有关。清晨醒来时发作，常见于高血压、颅内占位性病变、额窦炎；在夜间发作的头痛，可使患者在睡眠中痛醒，见于丛集性头痛；头痛在下午加重见于上颌窦炎。

5. 伴随症状

头痛伴剧烈呕吐提示颅内压增高，头痛于呕吐后缓解见于偏头痛。头痛伴眩晕见于椎基底动脉供血不足或小脑肿瘤。头痛伴发热常见于颅内或全身性感染。头痛伴视力障碍见于青光眼或脑肿瘤。头痛伴神经功能紊乱症状，见于紧张性头痛。

（二）体格检查

检查时应注意血压、体温、头面部及心、肺、腹部检查及颈部淋巴结等检查。神经系统应做全面检查，包括姿势、步态、精神和意识状态、脑神经检查、运动系统检查、反射。必要时进行自主神经及感觉检查。

（三）实验室及其他检查

应根据疾病的具体情况及客观条件，选择必要的辅助检查。

1. 三大常规

血常规，感染性疾病常见白细胞计数及中性粒细胞增多，嗜酸粒细胞增多见于寄生虫感染及变态反应性疾病。尿常规，有助于糖尿病、肾病的诊断。粪常规，可发现寄生虫卵或节片。

2. 血液生化及血清学检查

该类检查包括肾功能、肝功能、血糖、血脂、免疫球蛋白、补体及有关抗原、抗体的检查，可对病原学及某些特异性疾病提供有益的诊断线索。

3. 脑脊液检查

脑脊液检查可发现颅内压高低、有无炎性改变及其性质，常行常规、生化及特异性免疫学、病原学检查。

4. 脑电图、脑地形图

脑电图、脑地形图可显示脑部的异常变化。

5. 诱发电位

依病情可选择视、听、感觉、运动及事件相关等诱发电位检查，可发现相应神经功能传导障碍的分布情况。

6. 经颅多普勒超声及脑循环动力

经颅多普勒超声（TCD）及脑循环动力（CVA）有助于发现颈内、外血管病变及其血流动力学的改变情况。

7. 影像学检查

1）颅骨 X 线检查：可发现先天性异常、颅内压增高、垂体肿瘤、病理性钙化及局部骨质破坏与增生。鼻颏及鼻额位片可发现各鼻窦的炎症、肿瘤；颅底 X 线片可发现骨折、肿瘤。

2）颈椎四位 X 线检查：正、侧及左、右斜位有助于骨折、肿瘤、退行性病变及关节紊乱症的诊断。

3）电子计算机断层扫描（CT）及磁共振成像（MRI）：对脑及颈段脊髓的炎症、肿瘤、血肿、囊肿及血管出血、梗死、寄生虫感染有重要的诊断意义。

4）脑血管造影（DSA）或磁共振脑血管成像（MRA）：对血管病变、畸形、炎症、血管瘤可提供定位、定性诊断，对占位病变亦可发现间接征象。

5）单光子发射计算机断层成像术（SPECT）及正电子发射断层扫描（PET）：为脑血流、脑代谢提供有价值的参考指标。

（四）鉴别诊断

1. 起病形式

急性起病或原有头痛形式改变者，多见于蛛网膜下隙出血、急性脑血管病、高血压脑病、细菌性脑膜炎等。亚急性头痛见于脑肿瘤、结核性或真菌性脑膜炎等。慢性或反复发作的头痛，见于偏头痛、丛集性头痛等。

2. 头痛的部位

一般颅外病变的头痛多与病灶一致或位于病灶附近，如青光眼的头痛常在眼的周围或额部；颅内小脑幕上病变，疼痛多在病灶同侧，以额部为多，并向颞区扩散；小脑幕以下的病变，疼痛多位于枕部；全头痛多见于急性脑出血、全身感染性疾病等；偏侧头痛见于偏头痛、颞动脉炎等；前头部痛见于丛集性头痛、鼻咽癌等；眶区痛见于青光眼、颅内压增高等；枕部痛见于颈椎病、脑膜炎、腰椎穿刺后头痛等。

3. 头痛的性质

炸裂样痛多见于蛛网膜下隙出血；阵发性电击样痛见于神经痛；搏动性钝痛见于偏头痛、发热及高血压等；束带样痛见于紧张性头痛；深部钝痛见于脑肿瘤、脑脓肿及脑寄生虫病等；局部胀痛、钝痛见于邻近器官病变；隐痛见于神经症。

4. 头痛的程度

剧烈的头痛常见于神经痛、偏头痛、脑膜炎等；中等度头痛主要见于占位性病变、慢性炎症等；轻度头痛可见于神经症和邻近器官病变。

5. 头痛的时间

突然发生，持续时间极短，多为功能性疾病；神经痛可短至数秒或数十秒频繁发作；偏头痛常见的持续时间为数小时或 1～2 日；慢性持续性头痛以器质性病变多见，如邻近器官疾病引起的头痛可持续多日；而持续进行性头痛，则见于颅内高压、占位性病变；神经症的头痛可成年累月不断，波动性大；早晨头痛加剧者，主要是颅内压增高所致；丛集性头痛多在每日睡眠中发生。

6. 伴随症状

头痛时常伴恶心、呕吐、面色苍白、出汗、心悸等自主神经症状，主要见于偏头痛；头痛严重并有进行性加剧的恶心、呕吐，常为颅内高压的征兆；体位变化时出现头痛加剧或意识障碍，见于脑室内肿瘤、颅后窝或高颈段病变；伴有视力障碍及其他眼部征象，呈短暂性发作者，多为偏头痛、椎基底动脉供血不足；伴明显眩晕，多见于颅后窝病变；在病程早期出现精神症状，可能为额叶病变；伴有流泪、流涕和球结膜充血，见于丛集性头痛；伴有颈项强直，见于脑膜炎、蛛网膜下隙出血等；伴发热，见于中枢神经系统感染性疾病；伴意识障碍，见于蛛网膜下隙出血、细菌性脑膜炎等。

7. 影响头痛的因素

颅内压增高性头痛在低头、咳嗽、喷嚏时加重；腰椎穿刺后头痛在直立位或坐位时加重，平卧后缓解；按压颞动脉或颈内动脉可使偏头痛减轻；紧张性头痛局部压迫可使头痛加重。

8. 体征

眼底视乳头水肿或出血，常为颅内压增高或高血压脑病；眼压升高，瞳孔散大，视力减退，角膜水肿等，常为青光眼急性发作；颞动脉明显扩张、隆起、压痛，见于颞动脉炎。

9. 辅助检查

依据临床表现和体检，除血、尿常规外，根据需要选择血糖、红细胞沉降率（简称血沉）、尿素氮、肝功能、血气分析、心电图，以及内分泌功能等检查，必要时可做耳、鼻、喉、眼及口腔等专科检查，以查出可能引起头痛的有关疾病。

颅脑 CT 或 MRI 对颅内病变，如肿瘤、脑血管病、寄生虫或脓肿等可明确其性质和部位，腰椎穿刺脑脊液检查对确定颅内炎症、出血有重要价值，但应排除禁忌证。SPECT、PET 等可检测脑血流量、脑血流速度及脑代谢，对一些功能性头痛提供了诊断依据。

三、治疗

（一）病因治疗

针对病因进行治疗，如颅内感染应用抗生素；颅内占位性病变可行手术治疗；高血压、五官疾病、精神因素等所致者，均应进行相应的处理。

（二）一般治疗

无论何种原因引起的头痛，患者均应避免过度疲劳和精神紧张，须静卧、保持安静、避光。

（三）对症治疗

1. 镇痛剂

镇痛剂用于严重头痛时，多为临时或短期用，可用于各型头痛。可选用阿司匹林 0.2～0.5 g，或复方阿司匹林（APC）0.5～1.0 g，吲哚美辛（消炎痛）25 mg，均每日 3 次，口服。若痛剧未止，或伴烦躁者，选用四氢帕马丁（延胡索乙素）100～200 mg，每日 3 次，口服；或 60～100 mg 皮下或肌内注射。或罗通定（颅通定）30～60 mg，每日 3 次，口服；或 60 mg 皮下或肌内注射。或可待因 15～30 mg 或哌替啶 50 mg，皮下或肌内注射。

2. 镇静、抗癫痫药

该药物通过镇静来减轻疼痛。可用地西泮 2.5～5.0 mg，口服；或 5～10 mg，肌内注射。氯氮（利眠宁）5～10 mg，每日 3 次，口服。抗癫痫药多用于控制头痛发作。可选用苯妥英钠 50～100 mg，每日 3 次，口服。

3. 控制或减轻血管扩张的药物

该类药物主要用于血管性头痛。

1）麦角胺：麦咖片 1～2 片口服，半小时后无效可加用 1 片。严重头痛者用酒石酸麦角胺 0.25～0.50 mg 皮下注射，孕妇及心血管、肝肾疾病患者等忌用。

2）5－HT 拮抗剂：二甲麦角新碱每日 2～12 mg；苯噻啶 0.5～1.0 mg，每日 3 次；赛庚啶 2～4 mg，每日 3 次。

3）单胺氧化酶抑制剂：苯乙肼 10～15 mg 或阿米替林 10～35 mg，每日 3 次。

4）β 受体阻滞剂：普萘洛尔 10～30 mg，每日 3 次；吲哚洛尔每日 2.5 mg。哮喘、心力衰竭、房室传导阻滞者禁用。

5）可乐定 0.025 mg，每日 2～4 次。

4. 脱水剂

颅内高压（脑水肿）时，用 20% 甘露醇或 25% 山梨醇 250 mL，快速静脉滴注，4～6 小时重复 1 次，间隙期静脉注射 50% 葡萄糖液 60 mL。必要时加地塞米松 10～20 mg 于 10% 葡萄糖液 500 mL 中静脉滴注，每日 1 次。

（四）手术治疗

对脑血管性疾病、脑肿瘤、鼻咽部肿瘤等引起的头痛可考虑行手术治疗。

（五）其他治疗

对不能手术的脑肿瘤可采取化学治疗（简称化疗）和放射治疗（简称放疗）。

（六）中医治疗

头痛的辨证，除详问病史，根据各种症状表现不同，辨别致病之因以外，尤应注意头痛的久暂，根据疼痛的性质、特点及部位的不同，辨别外感和内伤，以便进行辨证论治。

外感头痛，一般发病较急，病势较剧，多表现掣痛、跳痛、灼痛、胀痛、重痛，痛无休止。每因外邪致病，多属实证，治宜以祛风散邪为主。内伤头痛一般起病缓慢，病势较缓，多表现为隐痛、空痛、昏痛，痛势悠悠，遇劳则剧，时作时止，多属虚证。治宜以补虚为主。

1. 辨证论治

1）风寒头痛型

头痛时作，痛连项背，恶风畏寒，遇风尤剧，口不渴。苔薄白，脉浮紧。

治法：疏散内寒。

方药：川芎茶调散加减。

川芎 20 g，荆芥 12 g，防风 10 g，羌活 12 g，白芷 10 g，细辛 3 g，菊花 10 g，桑叶 10 g。

2）厥阴头痛型

巅顶头痛，干呕，吐涎沫，甚则四肢厥冷。苔薄白而滑，脉弦或弦紧。

治法：温散厥阴寒邪。

方药：吴茱萸汤加味。

吴茱萸 15 g，党参 10 g，生姜 6 片，大枣 3 枚，清半夏 12 g，藁本 12 g，川芎 15 g，茯苓 12 g。

3）风热头痛型

头痛而胀，甚则头痛如裂，发热或恶风，面红目赤，口渴欲饮，便秘溲黄。舌质红，苔黄，脉浮数。

治法：疏风清热。

方药：芎芷石膏汤加减。

川芎 15 g，白芷 10 g，菊花 12 g，生石膏 30 g，黄芩 10 g，薄荷 10 g，生地 10 g，丹皮 10 g，玄参 10 g，龙胆草 10 g。

4）风湿头痛型

头痛如裹，肢体困重，纳呆胸闷，小便不利，大便或溏。苔白腻，脉濡。

治法：祛风胜湿。

方药：羌活胜湿汤加减。

羌活 12 g，独活 12 g，川芎 20 g，防风 10 g，蔓荆子 10 g，藁本 12 g，苍术 12 g，白术 10 g，茯苓 10 g，陈皮 10 g，生薏苡仁 15 g。

5）肝阳头痛型

头痛而眩，心烦易怒，夜眠不宁，或兼胁痛，面红口苦。苔薄黄，脉弦有力。

治法：平肝潜阳。

方药：天麻钩藤饮加减。

天麻 12 g，钩藤 20 g，桑叶 10 g，菊花 12 g，石决明 20 g，杜仲 12 g，川牛膝 12 g，桑寄生 12 g，黄芩 12 g，山栀 10 g，丹皮 10 g，牡蛎 15 g。

有肝阴不足者，加生地 12 g，枸杞子 10 g，何首乌 10 g，女贞子 10 g；肝火明显者加郁金 10 g，龙胆草 10 g，夏枯草 15 g。

6）肾虚头痛型

头痛且空，每兼眩晕，腰痛酸软，神疲乏力，耳鸣少寐。舌红少苔，脉细无力。

治法：养阴补肾。

方药：大补元煎加减。

熟地15 g，山茱萸10 g，山药10 g，枸杞子12 g，人参10 g，当归10 g，杜仲12 g，菊花10 g，川芎15 g，炙龟板12 g。

7）血虚头痛型

头痛而晕，心悸不宁，神疲乏力，面色㿠白。舌质淡，苔薄白，脉细弱无力。

治法：养血为主。

方药：加味四物汤。

熟地12 g，山药12 g，山萸肉10 g，泽泻10 g，当归10 g，川芎15 g，桃仁10 g，甘草10 g，菊花12 g，赤芍12 g，黄芪12 g，白术12 g。

8）痰浊头痛型

头痛昏蒙，胸脘满闷，呕恶痰涎。苔白腻，脉滑或弦滑。

治法：化痰降逆。

方药：半夏白术天麻汤加减。

天麻12 g，清半夏12 g，白术10 g，陈皮10 g，茯苓10 g，生姜4片，大枣6枚，厚朴10 g，白蒺藜12 g，蔓荆子10 g，竹茹12 g，枳实12 g。

9）瘀血头痛型

头痛经久不愈，痛处固定不移，痛如锥刺，或有头部外伤史。舌质紫暗，苔薄白，脉细或细涩。

治法：活血化瘀。

方药：通窍活血汤加减。

桃仁10 g，红花10 g，川芎15 g，赤芍10 g，生姜4片，葱白1根，郁金10 g，白芷10 g，细辛4 g，石菖蒲12 g。

头痛甚者加全虫、蜈蚣；气血不足者加黄芪、当归。

2. 中成药

1）镇脑宁胶囊：每次4粒，每日3次。有理气活血，祛风镇痛作用。用于内伤性头痛的各种类型。

2）天麻头风灵胶囊：每次4粒，每日3次。有祛风活血止痛作用。用于治疗内伤性头痛的各种类型。

3. 单方、验方

1）川芎120 g，荆芥120 g，细辛30 g，白芷60 g，羌活60 g，甘草60 g，防风45 g，薄荷240 g。上药共研细粉，每服6～9 g，饭后茶水送服，或水煎1次服。治风寒头痛，一般服后可起立竿见影之效。

2）荆芥60 g，炒甘草60 g，川芎60 g，羌活60 g，炒僵蚕60 g，防风60 g，茯苓60 g，蝉蜕60 g，藿香60 g，党参90 g，姜厚朴15 g，陈皮15 g。上药共为细粉，每次6 g，茶水调服。另需用下方透顶散搐鼻（细辛2茎，瓜蒂7个，丁香3粒，冰片0.5 g，麝香 0.5 g，糯米 7 粒。先将细辛、瓜蒂、丁香、糯米研细末，再加入冰片、麝香末调匀。每次用药粉或黄豆粒大，塞入双鼻孔中）。可治奇难之头痛。

3）全虫 9 g。水煎服，每天 1 剂，连服 10 天，适用于各型头痛。

4）全虫 30 g，地龙 30 g，甘草 30 g。共研细末，每服 3 g，早晚各服 1 次。适用于各型头痛。

4. 饮食疗法

1）生姜 5 片，葱白 3 根，红糖适量。洗净葱白、生姜，放锅内，加清水适量，火煎煮，煮沸 10 分钟，加入红糖，取汁乘热饮用，饭后忌吹风受凉。每日 1～2 次，连服 2～3 天。适用于风寒性头痛。

2）川芎 6～9 g，鸡蛋 2 个，大葱 3 根。共放锅中水煮，鸡蛋熟后去壳再煮片刻，食蛋饮汤。每日 1 次，连服数天，可治风寒性头痛。

3）菊花 20 g，白糖适量。泡茶饮用，适用于风热头痛。

4）山楂 30 g，荷叶 12 g。水煎代茶饮用，适用于肝阳头痛。

5）猪瘦肉 100 g，红枣 10 枚，鲜胎盘 1 个，生姜 5 片，先将胎盘剪去血络，漂洗干净并切碎，配生姜在锅里略炒，后加入猪瘦肉、红枣，隔水炖熟，加盐调味后食用。适用于血虚头痛。

6）川芎 30 g，菊花 15 g，山楂 15 g，羊脑 1 个。文火炖至烂熟，分次食用之。有活血清肝的作用。适用于瘀血头痛。

四、监护

1）头痛伴颅内压增高的患者，应绝对卧床休息，床头可抬高 15°～30°，伴呕吐者应注意将头偏向一侧，防止误吸呕吐物。遵医嘱应用脱水剂，如 20% 甘露醇 250 mL，快速静脉滴入，以达到渗透性利尿作用而降低颅内压。

2）保持患者大小便通畅，避免因用力使颅内压升高而加重头痛，必要时可给予开塞露通便。

3）做好心理护理，关怀、体贴患者，帮助患者改正个性上的弱点、缺点（如个性内向、遇事紧张、急躁、焦虑）。

4）应注意观察头痛的部位、性质、发生的急缓程度、发生的时间和持续的时间、与体位的关系；注意头痛的前驱症状和伴随症状，激发、加重和缓解头痛的因素；注意患者的神志、意识、情绪、瞳孔大小、呼吸、脉搏、体温及血压；注意观察头痛治疗、护理效果。

5）头痛严重时，应遵医嘱给予止痛剂，但要避免镇痛药物的长期连续使用，尤其是慢性头痛长期给药，易引起患者对药物的依赖性。对于常用的止痛药物还要注意其他不良反应，如胃肠道反应、凝血障碍、过敏反应、水杨酸反应等。

6）对颅内高压使用甘露醇或山梨醇时，注意滴入速度要快，宜加压输入，一般 250 mL 溶液在 30 分钟内滴完；在用药过程中要随时观察，以免压力过高使空气进入血管；注射部位药液不得外渗，以免引起局部组织坏死；对于慢性心功能不全的患者，由于其会增加循环血量和心脏负荷，故应慎用。

7）给予健康指导：避免过度疲劳和精神紧张，保持安静休息。运动使血液中氧消耗增加，促进循环并使血管扩张，可引起或加重血管性头痛。长时间的读书、缝纫、编织、书写等工作，使头颈部和肩胛部的肌肉负担增加，可引起或加重紧张性头痛，故休息对于缓解头痛大有益处。剧烈头痛者可卧床休息；轻度头痛者则只需要适当休息；脑血管病、颅内疾病患者应绝对卧床休息；青光眼、屈光不正等患者应注意眼的休息。

（王磊）

第二节 眩 晕

由不同的原因而产生的一种运动性或位置性错觉称为眩晕。老年人发生的眩晕在临床上较为常见。

一、病因和发病机制

本病可见于多种疾病，如梅尼埃病、迷路炎、内耳药物中毒、前庭神经元炎、脑动脉样硬化、高血压、椎基底动脉供血不足、阵发性心动过速、贫血、中毒性眩晕、头部外伤后眩晕、屈光不正、神经症等。此外，老年人肾功能常常处于临界状态，应用耳毒性药物时，由于肾脏排泄功能差，容易导致耳毒性反应，表现为眩晕。常引起眩晕的药物还有链霉素、庆大霉素、水杨酸钠、奎宁、苯妥英钠和卡马西平等。

二、眩晕的分类

（一）周围性

脑干前庭神经核以下病变所致的头晕称为周围性眩晕，多由耳源性疾患引起。

1. 梅尼埃病

梅尼埃病（MD）为特发性内耳疾病，已证实的病理改变为膜迷路积水。其典型临床表现为反复发作性眩晕，波动性神经性耳聋，伴耳鸣、耳闷感。

2. 良性发作性位置性眩晕

良性发作性位置性眩晕（BPPV）指某一特定头位时诱发的短暂阵发性头晕，是由椭圆囊耳石膜上的碳酸钙颗粒脱落进入半规管所致。诊断主要依据典型的发作史，变位试验可诱发头晕及眼震，排除其他疾病所致头晕。本病多为自限性疾病，大多于数天至数月渐愈。

3. 前庭神经炎

前庭神经炎（VN）又称前庭神经元炎，是病毒感染前庭神经或前庭神经元的结果。临床表现为剧烈的外周旋转感，常持续 24 小时以上，有时可达数天；伴剧烈的呕吐、心悸、出汗等自主神经反应。大多数患者在数周后自愈。

4. 迷路炎

迷路炎也称内耳炎，为细菌、病毒经耳源性、非耳源性途径侵犯骨迷路或膜迷路所致；常继发于化脓性中耳炎、镫骨底板手术、内耳开窗术、流行性腮腺炎、带状疱疹等；包括局限性迷路炎、浆液性迷路炎、化脓性迷路炎。患者多有听力障碍及长期外耳道流脓病史，轻者仅为转动头位时或用棉签擦耳、滴药入耳时出现短暂头晕，严重者有自发性头晕、恶心、呕吐、听力明显下降、耳深部疼痛、头痛等；耳部检查时，外耳道、中耳有大量恶臭分泌物，常有鼓膜穿孔；瘘管试验可为阳性，听力检查存在耳聋。

5. 突发性耳聋伴发头晕

耳蜗与前庭在解剖上毗邻，28%～57%的突发性耳聋患者伴有前庭症状。

6. 耳毒性药物所致头晕

造成第八对脑神经（听神经）受损的药物称耳毒性药物，损害前庭神经末梢或前庭通路即可出现头晕。具有前庭耳毒性的药物有氨基糖苷类（链霉素、新霉素、妥布霉素、庆大霉素等）、大环内酯类（红霉素）、多肽类抗生素（万古霉素、多黏菌素）、袢利尿剂（如呋塞米、依他尼酸）、水杨酸类解热镇痛药（阿司匹林等）、抗疟药（奎宁、磷酸氯喹等）、抗癌药（顺铂、长春新碱等）、含重金属（汞、铅、砷等）类药。

7. 其他少见疾病

如上半规管裂综合征、双重前庭病、家族性前庭病、变压性眩晕、外淋巴瘘、大前庭导水管综合征、前庭阵发症、耳硬化症、自身免疫性耳病等。

（二）中枢性

前庭中枢包括前庭神经核、前庭小脑、前庭中枢通路及前庭皮质。前庭中枢系统病变导致双侧前庭传入冲动不平衡，而中枢系统未产生适应时，则产生头晕。

1. 脑卒中

有人在60岁以上因头晕就诊的老年患者的研究中发现，脑卒中所占比例为21.4%。

2. 后循环缺血

有人对因头晕就诊的门诊患者及同期无头晕的门诊患者行椎基底动脉MRA，发现头晕组患者椎基底动脉硬化狭窄阳性率为78.61%，对照组阳性率为16.25%，两组结果存在统计学差异。此外，锁骨下动脉盗血综合征也常引起头晕症状。

3. 颅内肿瘤

脑桥小脑角肿瘤、第四脑室内室管膜瘤、小脑星形胶质细胞瘤、听神经瘤、脑干肿瘤、脑转移瘤等均可引起头晕症状。

4. 颅颈交界区畸形

颅后窝颅底的骨性畸形压迫脑干的下部及脊髓的上部而出现眩晕、不稳感。最常见的为枕骨大孔区畸形，包括颅底凹陷、齿状突脱位、寰枕融合等。CT及MRI可显示颅底畸形或小脑扁桃体下疝图像。

5. 多发性硬化

病灶累及脑干、小脑时可出现眩晕。本病以眩晕为首发症状者占5%～12%，在病史中有眩晕者占30%。

6. 偏头痛性眩晕

头晕的患者偏头痛非常常见，明显高于同年龄、同性别的对照组。其发病机制与偏头痛相同。据报道，偏头痛性眩晕占头晕门诊患者的7%。

7. 癫痫性眩晕

眩晕可为癫痫发作的先兆，少数患者只有眩晕的先兆感觉，而不出现其他精神运动性症状。其病变部位可在顶内沟、颞叶后上回、顶叶中后回，左侧额中回、颞枕顶交界区等。

8. 颈性眩晕

目前主流观点认为颈椎骨质增生刺激交感神经致血管痉挛，引起头晕。Bayrak等研究发现，正常情况下椎动脉血流速度与颈椎退变无明显相关性。熊焱昊等发现头晕患者的颈椎旋转及半失稳发生率明显高于正常人群。居克举等发现椎动脉扭曲可能是导致颈源性眩晕的原因之一。

9. 药物损伤前庭中枢所致眩晕

卡马西平、苯妥英钠、有机溶剂甲醛、二甲苯、苯乙烯、三氯甲烷等可损伤小脑，导致头晕。

10. 急性乙醇中毒

急性乙醇中毒出现的姿势不稳和共济失调是半规管和小脑的可逆性损害结果。

（三）精神性或其他全身疾患相关性头晕

1. 精神性眩晕

焦虑、抑郁情绪可导致患者头晕，头晕亦可引起患者情绪障碍，两者相互影响。情绪因素在头晕病因中占有非常重要的地位，在排除各系统器质性疾病的基础上，应考虑精神性眩晕的可能。

2. 全身疾患相关性眩晕

当病变损伤前庭系统时可引发眩晕，见于血液病（白血病、贫血）、内分泌疾病（低血糖、甲状腺功能低下或亢进等）、心脏病时的射血减少、低血压及各种原因造成的体液离子、酸碱度紊乱，眼部疾患（眼肌麻痹、眼球阵挛、双眼视力不一致性等）。此外，近几年已有学者关注雌激素水平与头晕的关系。

3. 其他

也有心绞痛、主动脉夹层、肺炎等以头晕为首发症状或主要症状的报道。

三、诊断

（一）临床表现

1. 真性眩晕（旋转性眩晕）

真性眩晕多为自身或外物的旋转、翻滚、晃动等运动感，且常伴恶心、呕吐、倾斜、平衡障碍等症状，又称为系统性眩晕。

常有眼球震颤、肢体倾斜或倾倒、错定物位、平衡障碍等症状。

2. 非真性眩晕（非旋转性眩晕）

非真性眩晕又称假性眩晕或非系统性眩晕，多为自身摇晃、漂浮、升沉等自身不稳定感。可有眼及全身疾病的相应症状或病史。

常伴有眼疾及全身有关疾病的相应体征，一般不伴眼球震颤及明显自主神经症状。

（二）实验室及其他检查

1. 眼科检查

眼科检查包括视力、视野、瞳孔、眼底等检查。必要时，查眼球震颤电图、视网膜电图、视动功能及视觉诱发电位等检查，以明确或排除眼疾及视神经病患。

2. 耳科检查

耳镜检查可观察耳道、鼓膜病变；听力测定可行耳语、音叉试验及电听力测定、耳蜗电图或听觉诱发电位等。

3. 前庭功能检测

1）平衡障碍：可行过指试验、Romberg 或 Mann 试验及通过步态观察有无倾斜或倾倒。

2）眼球震颤诱发试验：可行位置性诱发、变温试验（冷热水交替）、旋转椅试验、直流电试验等，以观察眼球震颤与自主神经反应出现的潜伏期、持续时间、方向、类型。

4. 神经科理学检查

该检查有助于脑部疾病的定位诊断。

5. 血及脑脊液检查

该检查有助于对感染、代谢内分泌疾病、血液病、血管病、尿毒症、中毒性疾病等的定性诊断。

6. 血流动力学检查

TCD、CVA 有助于脑部血管狭窄、闭塞及血流速度、血流量等项的测定，对脑血管病的诊断有重要意义。

7. 影像学检查

颈椎、内耳道、颅底 X 线平片有助于发现颈椎病、听神经瘤、颅底畸形；脑血管造影可发现血管畸形、动脉瘤、血管狭窄及阻塞的部位；CT 及 MRI 可发现骨折、出血、梗死、占位病变或炎症病灶。

8. 其他

脑电图、脑地形图、心电图，可依病情选择检查。

四、诊断和鉴别诊断

根据病史及上述症状可做出诊断，体格检查时，重点对心、肺、肝、肾功能，以及脑神经功能（包括眼球运动、眼球震颤、听力、步态、肢体共济运动）等进行检查，以作为鉴别。

五、治疗

（一）一般治疗

积极寻找病因，进行病因治疗。如颅内感染，应积极控制感染；颅内肿瘤，应手术治疗；椎基底动脉系统血栓形成，应用低分子右旋糖酐、血管扩张剂、抗凝剂、激素等；体质差者应积极进行体育锻炼。发作期宜卧床休息，防止起立时跌倒受伤，减少头部转动。要保持心情舒畅，不宜过多饮水。饮食宜素净，不宜食用酒、浓茶、咖啡、韭菜、辣椒、大蒜等刺激性食物。

（二）药物治疗

1. 镇静剂

一般头晕者可给氯丙嗪（25 mg）、苯巴比妥（0.03 g）、地西泮（2.5 mg），每日3次，口服或肌内注射。

2. 茶苯海明

茶苯海明50 mg，每日3次口服。

3. 甲氧氯普胺

甲氧氯普胺（胃复安）10 mg，每日3次，口服。此药对晕车、晕船者，有较好疗效。

4. 氟桂利嗪

氟桂利嗪又名西比灵。剂量10 mg，每日1次，口服，10日为1个疗程。

5. 培他司汀

培他司汀每日12 mg，分3次服用，治疗各种原因引起的眩晕，多数人于服用后4~12小时即有明显效果，最快者2小时即见效。

6. 利多卡因

本品具有调节自主神经系统或扩张脑微血管，改善脑循环和内耳微循环的作用。有人给100例患者用本品50 mg加入25%葡萄糖液40 mL中缓慢静脉注射，每日1~2次，结果效果显著。国外有人用本品经鼓室注射治疗梅尼埃病28例，获良效。

7. 地芬尼多

地芬尼多别名戴芬逸多，为强效抗晕止吐药。对眩晕、呕吐和眼球震颤均有明显疗效，对头痛和耳鸣亦有较好疗效。剂量25~50 mg，每日4次。6个月以上儿童，首剂0.9 mg/kg，必要时1小时可重复1次，以后每4小时给药一次。1天剂量5.5 mg/kg，6个月以下儿童禁用。肌内注射时剂量相应减少1/5~1/2。本品应在严密监护下给药。青光眼、窦性心动过速、胃肠道或泌尿生殖道阻塞的患者应慎用。

8. 复方氯化钾液

取10%葡萄糖液500 mL加10%氯化钾10 mL、地塞米松10 mg、维生素B_6 100 mg静脉滴注。有人用其治疗眩晕症88例，有效率为93.18%，优于对照组。钾具有改善内外淋巴囊中K^+不平衡的病理过程，使淋巴囊内外与细胞内外K^+浓度迅速恢复正常平衡状态的作用；激素具有膜稳定等作用；维生素B_6是细胞代谢的良好辅酶，可增加氨基酸与脂肪的代谢；三种药合用具有很好的调节和协同效果。

（三）高压氧治疗

对慢性眩晕，用高压氧治疗有效。

（四）中医治疗

中医认为，久病不痊愈，耗伤气血，或失血之后，虚而不复，或脾胃虚弱，不能健运水谷以生化气血，以致气血两虚，气虚则清阳不展，血虚则脑失所养，皆能发生眩晕。

肾为先天之本，藏精生髓，若先天不足，肾阳不亢，或老年肾亏，或久病伤肾，或房劳过度，导致肾精亏耗，不能生髓，而脑为髓之海，髓海不足，上下俱虚，则发生眩晕。

嗜酒及肥甘，饥饱劳倦，伤于脾胃，健运失司，以致水谷不化精微，反聚湿生痰，痰湿中阻，则清阳不升，浊阴不降，发为眩晕。

1. 辨证论治

1）肝阳上亢型

眩晕耳鸣，头胀且痛，每因烦劳或恼怒而头晕、头痛加剧，面时潮红，急躁易怒，少寐多梦，口苦。舌质红，苔黄，脉弦。

治法：平肝潜阳，滋养肝肾。

方药：天麻钩藤饮加减。

天麻12 g，钩藤15 g，石决明20 g，杜仲15 g，牛膝12 g，桑寄生12 g，茯苓10 g，夜交藤15 g，生牡蛎15 g，生龙骨15 g，山栀10 g。

2）气血亏虚型

眩晕，动则加剧，劳累即发，面色㿠白，唇甲不华，发色不泽，心悸少寐，神疲懒言，饮食减少。舌质淡，脉细弱。

治法：补养气血，健运脾胃。

方药：归脾汤加减。

党参12 g，黄芪15 g，白术12 g，当归12 g，炙甘草10 g，酸枣仁、生地各12 g，生姜3片，大枣4枚，阿胶10 g（冲），熟地10 g。

3）肾精不足型

眩晕而见精神萎靡，少寐多梦，健忘，腰膝酸软，遗精，耳鸣，偏于阴虚者，五心烦热；舌质红，脉弦细数。偏于阳虚者，四肢不温，形寒怯冷；舌质淡，脉沉细无力。

治法：偏于阴虚者，补肾滋阴。偏于阳虚者，补肾助阳。

方药：左归丸加减（补肾滋阴）。

熟地15 g，山萸肉10 g，菟丝子12 g，牛膝10 g，龟板15 g，鹿角胶10 g，知母10 g，黄柏10 g，丹皮10 g，菊花10 g。

右归丸加减（补肾助阳）。

熟地15 g，山萸肉10 g，杜仲12 g，熟附子12 g，肉桂10 g，鹿角胶10 g，仙灵脾15 g，巴戟天10 g，珍珠母12 g，生牡蛎15 g，麦冬12 g，白芍15 g。

4）痰浊中阻型

眩晕而见头重如蒙，胸闷，恶心，食少多寐。苔白腻，脉濡滑。

治法：燥湿祛痰，健脾和胃。

方药：半夏白术天麻汤加减。

清半夏12 g，陈皮10 g，茯苓12 g，白术15 g，天麻12 g，生姜4片，大枣4枚，郁金10 g，石菖蒲10 g，苍术10 g。

5）痰热互结型

眩晕而见头重如蒙，头目胀痛，心烦口苦，渴不欲饮。苔黄腻，脉弦滑。

治法：苦寒燥湿，化痰泄热。

方药：温胆汤加减。

黄连 10 g，黄芩 12 g，清半夏 12 g，陈皮 10 g，甘草 10 g，枳实 12 g，竹茹 10 g，生姜 4 片，茯苓 15 g，钩藤 15 g，菊花 10 g。

2. 中成药

1）脑立清丸：每次 10 粒，每日 2 次。有疏肝泻火的作用，用于眩晕见口苦善怒、血压偏高者。

2）归脾丸：每次 1 丸，每日 2 次。有补脾养血的作用，用于气血亏损型眩晕。

3）补中益气丸：每次 1 丸，每日 2 次。用于低血压引起的眩晕。枳实 30 g 煎水冲服补中益气丸。

4）知柏地黄丸：每次 1 丸，每日 2 次。用于老年性高血压头晕目眩。

5）天麻头风灵：每次 4 粒，每日 3 次。用于各种眩晕、头痛症。

3. 单方、验方

1）川芎 12 g，菊花 20 g，地龙 10 g，川牛膝 15 g，夏枯草 30 g，地骨皮 30 g，玉米须 30 g。每日 1 剂，水煎服。用于肝阳上亢所致的眩晕头痛、耳鸣、脉弦实等证。

2）仙鹤草 60 g。煎水代茶饮。用于体乏不耐劳作者。

3）赤芍 12 g，钩藤 15 g，川芎 10 g，刘寄奴 15 g，葛根 15 g，桃仁 10 g。每日 1 剂，水煎服。用于头受伤后痰瘀阻塞头窍者。

4）珍珠母 30 g，代赭石 30 g，稽豆衣 10 g，菊花 9 g，白芍 10 g，姜竹茹 9 g，佛手 9 g，茯苓 9 g，青皮 9 g，陈皮 9 g，白蒺藜 9 g，旋覆花 9 g，生姜 3 片。水煎服，每日 1 剂。用于耳源性眩晕症。

5）陈皮 10 g，茶叶 5 g，煎水代茶。用于肝阳上亢患者。

6）白木耳 15 g（先浸泡 1 夜），猪瘦肉 50 g，红枣 10 枚，加水同炖，熟后饮服。或黑豆、浮小麦各 30 g，水煎服。用于气血虚弱患者。

7）陈皮 15 g，大米 100 g。先将陈皮煎取汁，再下米煮成稀粥。每日服 2～3 次，连服 3～5 日。用于痰浊中阻患者。

8）黑桑葚 500 g，黑芝麻 50 g，蜂蜜 200 g，加水文火煎煮熬成膏，每日早晚各 2 汤匙。用于肾精不足者。

9）新鲜柳树叶每日 250 g，浓煎成 100 mL，分 2 次服，6 日为 1 个疗程。用于肝阳上亢眩晕。

10）生姜 15 g，羊肉 250 g，当归、大枣各 50 g，生姜切片，羊肉切块。羊肉、生姜文火熬成 3 碗，加入调料另煎余药 240 mL，每日分 2 次，将药液、羊肉汤分别依次饮用，并吃羊肉。主治低血压性眩晕。

11）生姜 30 g，大葱 30 g，白萝卜 30 g。前几味共捣成泥，敷在头前部，每日 1 次，半小时取下，连用 3～4 次。主治老年性眩晕症。

4. 针灸治疗

主穴：曲池、内关、足三里、三阴交。

配穴：肝火上炎取太阳、风府、风池、行间、阳陵泉；阴虚阳亢取阳陵泉、悬钟、通里、百会、太冲、人迎；肾精不足取太溪、复溜、阴陵泉、血海、关元。

刺法：用提插捻转的泻法或平补平泻法，每日1次或隔日1次，留针20~30分钟，10次为1个疗程。

六、监护

1）嘱患者注意劳逸结合，勿过度劳累。平时注意锻炼身体，以增强体质，鼓励患者保持乐观情绪，以减少发病的机会。

2）积极治疗中耳炎，去除病灶。

3）注意颈椎保健，椎基底动脉供血不足者应注意头部转动时，动作宜缓慢。老年或高血压患者，醒后不宜马上起立，应休息片刻，然后缓慢起立，以免脑供血不足，引起直立性低血压而产生眩晕。平时注意颈椎锻炼，尤其是坐位低头工作者，应定时做颈部活动，防止颈椎病变。

4）晕动病患者，在乘车前不宜过饱，亦不可空腹，应在乘车前2小时进少量易消化食物；可先服茶苯海明（或舟车宁）；亦可在脐部贴伤湿止痛膏，加以预防。乘车时须坐在靠窗通风及颠簸较轻的座位上，闭目休息，勿观望窗外移动物。

5）告诫患者不宜从事高空作业、航空、航海及其他高速运动的职业，亦不宜骑自行车，以防突发眩晕，产生危险。一旦发生眩晕，立即靠边站立，闭目扶持物体，如无物可扶，应蹲下，防止摔倒，休息片刻。有条件者应立即躺下，待好转后再缓慢行走。亦可随身携带茶苯海明，发作时及时吞服，以减轻症状。

（王磊）

第三节 晕 厥

晕厥是指各种病因导致的突然、短暂的意识丧失和身体失控，继而又自行恢复的一组临床表现。典型的晕厥发作时间短暂，意识丧失时间很少超过30秒钟。部分晕厥发作之前出现头晕、耳鸣、出汗、视物模糊、面色苍白、全身不适等前驱症状，此期称为前驱期。发作之后出现疲乏无力、恶心、呕吐、嗜睡，甚至大、小便失禁等症状，此期称为恢复期。因此，晕厥的整个过程可能持续数分钟或更长。晕厥通常不会产生逆行性遗忘，且定向力和正确行为常迅速恢复。晕厥应与癫痫发作、睡眠障碍、意外事故、精神病等真正引起意识丧失的疾病相鉴别。

一、病因和分类

引起晕厥的原因很多，但主要是低血压、低血糖、脑源性、心源性、血管性、失血性、药物过敏性，以及精神受强烈刺激、剧烈疼痛、剧烈咳嗽等导致的。其中除心源性〔急性心肌梗死、心室颤动（室颤）、心律不齐等〕、脑源性（脑血管破裂、脑栓塞和脑挫伤等）、失血性（各类大出血）常有生命危险外，其余原因发生的晕厥大都无生命危险。晕厥最常见的病因种类如下：

（一）单纯性晕厥

单纯性晕厥是由于某种强烈刺激引起的，是晕厥中最常见的一种，占半数以上。多见于年轻、平素体弱而情绪不稳定的女性，一般无严重器质性病变。其发生是由于各种刺激通过迷走神经反射，而引起周围血管扩张，使回心血量减少，排血量降低，导致脑组织一过性缺血。往往在立位时发生，很少发生于卧位，发病前有明显的诱发因素，如恐惧、剧痛、亲人亡故、遭受挫折、空腹过劳或手术、出血、见血、注射、外伤、空气污浊、闷热等。发作前常有头昏、恶心、出冷汗、面色苍白、眼前发黑等前驱症状，持续几秒钟到几分钟，随即意识丧失而昏倒。晕厥时，心率起初较快，以后则显著减慢，每分钟50次左右，规则而微弱，血压在短时间内可出现偏低现象，让患者躺下后即能恢复，并无明显后遗症。

（二）直立性晕厥

直立性晕厥也是临床上较常见的一种晕厥，又称体位性低血压。多见于老年人或久病常卧床者突然站立或蹲下复立时。其特点是血压骤然下降，眼前发黑，冒"金星"。心率加快，昏厥时间短暂，发生时无明显前兆。

（三）排尿性晕厥

排尿性晕厥多见于年轻人或老年人夜间起床排尿时。当他们被尿憋醒后，因突然起床和用力排尿，腹压大减，使上身血液回流入腹腔，导致脑部缺血而发生晕厥。

（四）剧咳性晕厥

剧咳性晕厥多因剧烈的痉挛性咳嗽导致，为一时性晕厥。剧咳时患者多先感心慌、气喘、头晕、眼花而很快失去意识与知觉。

（五）颈动脉窦综合征

临床上较少见，好发于中年以上，尤其是老年人伴动脉硬化者，常因压迫颈动脉窦的动作，如衣领过紧、突然转动颈部以及在室上性心动过速时做颈动脉窦按摩，或因局部淋巴结肿大、肿瘤、瘢痕的压迫等，均可刺激颈动脉窦使迷走神经兴奋，从而使心率减慢，血压下降，脑缺血而发生晕厥，并可伴有抽搐。因此，对老年人尤其伴动脉硬化者，按摩颈动脉窦的时间不宜超过10秒钟，并切忌两侧同时进行，预防晕厥发生。

（六）癔症性晕厥

癔症性晕厥在临床上多见于年轻女性。发病前往往有明显的精神因素。发作时常有气管堵塞感、心悸、眩晕、过度换气、手足麻木等，随即出现意识丧失，肢体无规律性地抽搐，且持续时间较长，达数分钟，甚至在数小时以上，发作时血压及脉搏往往无改变。此外，患者可伴有其他精神症状，既往可有类似的发作史，并可在卧位时发生。

（七）心源性晕厥

心源性晕厥为晕厥中最严重的一种。是由于心律失常，心排血发生机械性阻塞，血氧饱和度低下等因素引起心排血量减少或中断，导致脑缺血而发生晕厥。在心源性晕厥中，以心律失常所致者最常见。由于各种疾病或药物的毒性作用引起心搏骤停、心动过缓、心动过速，使心排血量骤减或停止，导致急性脑缺血而发生晕厥，可见于阿—斯综合征、奎尼丁的药物使用、QT 间期延长综合征等。心源性晕厥发作的特点是用力为常见发病诱因，发作与体位一般无关，患者多有心脏病史及体征等。

（八）脑源性晕厥

临床上多见于患者原有高血压史或有肾炎、妊娠毒血症者在血压突然升高时，脑部血管痉挛、水肿，导致一时性广泛性脑血液供应不足。晕厥发作时多伴有剧烈头痛、视物模糊、恶心、呕吐等先驱症状，继之神志不清伴抽搐。

（九）低血糖性晕厥

低血糖性晕厥多见于严重饥饿者或长时间进食很少者，以及糖尿病与低血糖患者。由于脑部主要靠葡萄糖来供应能量，如血糖过低，则影响脑的正常活动而发生晕厥。发作前常有饥饿、乏力、心慌、头晕、眼前突然发黑等。晕厥时面色苍白、出汗、心率加快，给予葡萄糖后即可清醒。

二、诊断

（一）病史

询问过去有无相似的发作史，有无引起晕厥的有关病因。问清发作与劳动的关系，如主动脉瓣狭窄常在劳动时发作。开始发作时的体位，如血管抑制性晕厥一般发生于坐位或立位，直立性晕厥在平卧立起时发生。发作与情绪变化的关系，发作与饮食、药物的关系，如低血糖性晕厥常于空腹时发作。询问起病的缓急和持续时间的长短，大多数晕厥发作仅持续几秒钟。主动脉瓣狭窄、血糖过低及急性脑缺血疾病，常引起较长时间的知觉丧失。

（二）临床表现

突然昏倒，不省人事，面色苍白，四肢厥冷，脉搏缓慢，肌肉松弛，瞳孔缩小，收缩压下降，舒张压无变化或较低，短时间内能逐渐苏醒（通常不超过 15 秒钟），无手足偏废和口眼歪斜。

体格检查要全面系统地进行，注意测定仰卧和直立位时的血压。心脏听诊注意有无心律失常、心脏瓣膜病等，有无杂音及震颤。神经系统检查注意有无定位体征等。

（三）实验室及其他检查

1. 实验室检查

血液检查可示贫血、低血氧、低血糖、高血糖；血气分析可示低氧、低碳酸血症；血液毒物检测等有助于血源性晕厥的诊断。

2. 心电图

心电图示心律失常、心肌缺血或梗死等，有助于心源性晕厥的诊断。

3. 脑电图

脑电图示广泛同步慢波化（发作期）。

4. TCD、CVA、SPECT、PET

TCD、CVA、SPECT、PET 等检测，可提示脑血管狭窄、血流不畅、脑供血不足。

5. 脑血管造影

脑血管造影可提示血管狭窄及偷漏情况。结合第 2、3 项检查，有助于脑源性晕厥的诊断。

6. CT、MRI

CT、MRI 有助于发现能引起脑源性晕厥的病变。

7. X 线检查

X 线检查可发现有颈椎病及颅脊部畸形改变等。

8. 诱发试验

1）直立倾斜试验：血管迷走神经反射性晕厥多呈阳性。

2）颈动脉窦按摩试验：颈动脉窦性晕厥常呈阳性，行此检查应小心，并应备急救用药。

3）双眼球压迫法：迷走神经兴奋者多呈阳性。

4）屏气法（Valsalva）：屏气晕厥常示阳性。

5）深呼吸法：呼吸过度所致血源性晕厥常呈阳性。

6）吹张法：心源性及反射性晕厥常呈阳性。

三、鉴别诊断

一般可依据病史、体检和相关辅助检查对晕厥做出临床诊断，晕厥与眩晕、跌倒发作等症状也相对容易鉴别，但临床上癫痫与晕厥鉴别诊断有时存在一定困难，特别是在晕厥继发抽搐时容易误诊。除了脑电图和动态脑电图外，以下临床特征对两者的鉴别也有所帮助：

1）晕厥患者常伴有出汗、恶心等症状，癫痫患者则鲜有上述症状。

2）晕厥发作后一般意识恢复快、完全，少有精神紊乱，而癫痫发作后常有意识模糊状态，部分还有嗜睡或精神错乱。

3）晕厥患者出现抽搐的形式为全身痉挛，持续时间短，多发生在意识丧失之后 10 分钟以上者，癫痫患者肢体抽搐持续时间长，而且多出现在意识丧失之前或同时。

4）晕厥常具有以下诱因：疼痛、运动、排尿、情绪刺激和特殊体位等，而癫痫发作与体位和情景改变无关。

四、治疗

（一）对症处理

发作时应取平卧位，将所有紧身的衣服及腰带松解，以利呼吸，将下肢抬高，以增加回心血量。头部应转向一侧，防止舌部后坠而阻塞气道。紧急情况下可针刺百会、合谷、十宣等穴。

（二）病因治疗

心源性晕厥应处理心律失常，如心房颤动或室上性心动过速时，可应用洋地黄治疗，完全性房室传导阻滞所致的晕厥，最好使用心脏起搏器。心室颤动引起的晕厥，可用电击除颤。对脑部及其他神经疾患所引起的晕厥，主要是治疗原发病。体位性低血压可试用麻黄碱 25 mg，每日 2~3 次，口服，或哌甲酯 10~20 mg，早晨、中午各服 1 次。应劝告排尿性晕厥患者靠墙或蹲位小便；咳嗽性晕厥应治疗肺部炎症。

（三）药物治疗

药物治疗主要适用于部分血管迷走性晕厥（VVS）和直立性晕厥患者，其目的在于阻断 VVS 和直立性晕厥的触发机制中的某些环节，常用的药物包括以下几种类型。

1. β 受体阻滞剂

该类药物为目前常用的一线药物，通过阻断高水平儿茶酚胺的作用，降低心肌收缩力，减慢心率，降低对心脏机械感受器的刺激而起作用。常用的药物为阿替洛尔，25~100 mg/d，1~2 次/日，口服，常见不良反应有心动过缓、血压下降、头痛、头晕、恶心、乏力、失眠和抑郁。其他药物包括：普萘洛尔、美托洛尔和吲哚洛尔等。

2. 皮质类固醇激素

氟氢可的松可增加肾脏对钠的重吸收，增加血容量，也可能通过影响压力感受器灵敏度，降低血管对去甲肾上腺素缩血管作用的敏感性，降低交感神经活性。0.1~0.2 mg/d，2 次/日，口服。该药尤其适用于家族性 VVS 及年轻的 VVS 患者。

3. 抗心律失常药

丙吡胺是具有抑制心肌细胞 0 相上升速度、中度减慢传导速度、延长复极的作用。此外，它还有抗胆碱能效应，直接收缩血管的作用。对于 β 受体阻滞剂治疗失败，伴有心动过缓或心搏骤停的患者很有效，但由于丙吡胺有潜在的致心律失常作用和明显的抗胆碱不良反应，一般不作为一线药物。

4. 5 - HT 再摄取抑制剂

5 - HT 在 VVS 的发作中有降低血压和减慢心率的作用，5 - HT 再摄取抑制剂可阻断突触间隙的 5 - HT 再摄取，突触后 5 - HT 受体密度下调，可减少 5 - HT 的作用。可选用的药物有：氟西汀，20~40 mg/d，1 次/日，口服；盐酸舍曲林，50~100 mg/d，1 次/日，口服。5 - HT 再摄取抑制剂的有效性有待于进一步证实，推荐和其他药物合用。对于那些与精神因素密切相关，而且频繁发生的过度换气后"晕厥"患者，这类药物也可选用。

5. α 受体激动剂

米多君（甲氧胺福林）为选择性 α 受体激动剂，可增强周围血管收缩，增加外周血管阻力，减少静脉血容量、减少重力对中心血容量分布的影响，提高低血压患者直立位血压，可有效改善因血容量不足出现的脑缺血症状。2.5~10 mg/d，2 次/日，口服。其他药物包括去氧肾上腺素、哌甲酯，但只有甲氧明的疗效在随机临床实验中获得证实。

6. 其他药物

抗胆碱能药物可降低 VVS 时的高迷走张力，提示对晕厥的治疗可能有效；血管紧张素转换酶抑制剂（ACEI）通过减少血管紧张素Ⅱ的产生而减少对血管紧张素Ⅱ受体的刺激，达到抑制儿茶酚胺分泌的目的，从而阻断晕厥发生的关键启动环节，防止晕厥的发生；茶碱因其可阻断腺苷引起的低血压，有抗心动过缓作用，故可能对VVS有效。其他药物还包括麻黄碱、可乐定和中药等，这些药物的疗效均需进一步临床研究予以证实。去氨加压素治疗夜尿增多、奥曲肽（生长抑制素）治疗餐后低血压、红细胞生成素治疗贫血等。

（四）中医治疗

中医认为，晕厥系因气盛有余，气逆而不顺行，夹痰、夹食、夹血而上壅，清窍为之阻滞而发病。

本病的特点有急骤性、突发性和一时性。急骤发病，突然昏倒，移时苏醒。往往在发病前有明显的诱发因素，如情绪紧张、恐惧、惊吓、疼痛等。发作前有头晕、恶心、面色苍白、出汗等先期症状。发作时昏仆，不知人事，或伴有四肢逆冷。由于气、血、痰、食、暑等厥的不同，又各有相应的不同病史及临床证候表现。

1. 辨证论治

1）气厥

（1）实证

突然昏倒，四肢逆冷，口噤拳握，呼吸气粗。舌苔薄白，脉沉弦。

治法：调气降逆。

方药：温开水灌服苏合香丸或玉枢丹。

患者苏醒后再服五磨饮子（枳壳、乌药、木香、槟榔、沉香等份）以理气降逆。

（2）虚证

眩晕昏仆，面色苍白，呼吸微弱，汗出肢冷。舌质淡嫩或有齿痕，舌苔薄，脉沉细微。

治法：益气固本。

方药：灌服参附汤，同时可灌服糖开水或热茶。

人参30 g，附子10 g。

患者苏醒后，服四味回阳饮。

2）血厥

（1）实证

突然昏倒，手足厥冷，牙关紧闭，面唇青紫。舌紫暗，苔薄白，脉沉弦。

治法：活血顺气。

方药：通瘀煎加减。

当归尾、山楂、香附、乌药、青皮、泽泻、木香各9 g，红花6 g。

伴喉中痰鸣，加茯苓、半夏、胆南星。

（2）虚证

突然昏倒，面色苍白，手足厥冷，张口自汗，呼吸微弱。舌淡或有齿痕，脉细无力或扎。

治法：益气固脱。

方药：急服独参汤，同时灌服糖开水。

患者苏醒后用人参养荣汤加减。

人参、党参、甘草、熟地、五味子各 10 g，茯苓、生地、桑寄生各 30 g，当归 15 g，杭芍、女贞子、仙灵脾、白花蛇舌草各 20 g。

3）痰厥

突然昏厥，喉有痰声，或呕吐涎沫，呼吸气粗。舌苔白腻，脉沉而滑。

治法：行气豁痰。

方药：导痰汤加减。

制半夏 6 g，橘红、茯苓、枳实（麸炒）、天南星各 3 g，甘草 1.5 g。

痰稠者，可加海浮石、竹沥水；素体气虚者，可加适量党参、白术；便秘者，酌加大黄。

4）食厥

过饱之后，突然昏厥，气息窒塞，脘腹胀满，手足厥冷。舌苔厚腻，脉滑有力。

治法：消食和中。

方药：保和丸加减。

山楂、神曲各 20 g，茯苓 15 g，麦芽、莱菔子、半夏、枳实、白术、连翘各 12 g，陈皮 10 g。

5）暑厥

于炎热之时或高温环境，觉头晕头痛，胸闷身热，面色潮红，继而猝然昏倒不省人事，甚或谵妄。舌红而燥，脉洪数或弦数。

治法：解暑清心。

方药：竹叶石膏汤加味。

竹叶、人参、甘草各 6 g，石膏 50 g，麦冬 20 g，半夏 9 g，粳米 10 g。

2. 中成药

1）苏合香丸：半粒或 1 粒，开水溶化灌下。

2）生脉口服液：1～2 支，即服。

3）参麦注射液：20～30 mL，加入 50% 葡萄糖液 40 mL 静脉注射，10～30 分钟 1 次，血压回升后用参麦注射液 30～60 mL、5% 葡萄糖液 500 mL，静脉滴注。

4）生脉注射液：40～60 mL，静脉注射，10～30 分钟 1 次，血压回升后继续用上药加入 5% 葡萄糖液 500 mL 静脉滴注。

5）枳实注射液：2～10 mL 加入 5% 葡萄糖液 500 mL 静脉滴注。

3. 单方、验方

1）生半夏末或皂荚末，取少许吹入鼻中，使之喷嚏不已。

2）菖蒲末吹入鼻中，肉桂末纳舌下，并以菖蒲根汁灌服之。有通窍醒神之效。

4. 针灸治疗

常用穴位：人中、内关、百会、十宣、十井等。

耳针：皮质下、肾上腺、内分泌、交感、心肺、升压点、呼吸点。

五、监护

（一）一般护理

1）立即将患者放在一个最能增加脑血液灌注量的位置，如坐位时应将患者的头放低到位于两膝之间或呈仰卧位置。所有紧的衣服及其他一些紧身的东西均应松解，以利呼吸，将下肢抬高，以增加回心血流量。

2）将患者头部转向一侧，使舌头不能向后坠落至咽喉部而阻塞气道。如果体温低于正常，应在患者身上盖以暖和的被子。勿让患者起来，直到患者感到全身无力已消失。在患者起来后的几分钟内应该特别注意，以免再次晕厥。

3）有抽搐者，将开口器或多个压舌板用纱布包好，置于其齿间，将口撑开，以免舌咬伤。

（二）病情监护

观察生命体征，注意血压、呼吸频率及节律、心率及心律有无改变；皮肤有无发绀、水肿、色素沉着；有无病理反射及神经系统阳性体征。如晕厥发作伴面色红润，呼吸慢而伴有鼾声；或晕厥发作期间，心率超过每分钟 180 次或低于每分钟 40 次，分别考虑有脑源性或心源性晕厥可能者，应立即报告医生处理。

（王磊）

第四节　意识障碍

意识障碍是指人体对外界环境刺激缺乏反应的一种精神状态。大脑皮质、皮质下结构、脑干网状上行激活系统等部位损害或功能抑制即可导致意识障碍。其可表现为觉醒下降和意识内容改变，临床上常通过患者的言语反应、对针刺的痛觉反应、瞳孔对光反射、吞咽反射、角膜反射等来判断意识障碍的程度。

以觉醒度改变为主的意识障碍包括以下几种：

1. 嗜睡

患者表现为睡眠时间过度延长，但能唤醒，醒后可勉强配合检查及回答问题，停止刺激后继续入睡。

2. 昏睡

患者处于沉睡状态，正常外界刺激不能唤醒，需大声呼唤或较强烈的刺激才能觉醒，醒后可做含糊、简单而不完全的答话，停止刺激后很快入睡。

以意识内容改变为主的意识障碍包括以下几种：

1. 意识模糊

患者表现为情感反应淡漠，定向力障碍，活动减少，语言缺乏连贯性，对外界刺激可有反应，但低于正常水平。

2. 谵妄

谵妄是一种急性脑高级功能障碍，患者对周围环境的认识及反应能力均有下降，表现为认知、注意力、定向与记忆功能受损，思维推理迟钝，语言功能障碍，错觉、幻觉，睡眠觉醒周期紊乱，紧张、恐惧和兴奋不安，甚至产生冲动和攻击行为。

一、病因和发病机制

意识障碍的病因比较复杂，常见于下列疾病。

（一）颅内病变

颅内病变常见为脑出血性疾病、脑梗死、炎症、外伤与肿瘤等。

1. 脑出血性疾病

脑出血性疾病常见于脑出血与蛛网膜下隙出血。但自 CT 应用以来，发现少量的脑出血包括基底核区出血、脑桥出血很少引起昏迷。

2. 脑梗死

脑梗死如脑栓塞、脑血栓形成等也可引起昏迷。

3. 炎症

如各种脑炎、脑脓肿、脑膜炎等。

4. 外伤

如脑震荡、脑挫裂伤、外伤性颅内血肿等。

5. 肿瘤

如脑肿瘤等。

6. 其他

如癫痫、中毒性脑病等。

（二）全身性疾病

1. 急性感染性疾病

急性感染性疾病见于全身重度感染，包括各种细菌、病毒、螺旋体、寄生虫等感染。常见于败血症、肺炎、猩红热、白喉、百日咳、伤寒及泌尿道感染。

2. 心血管疾病

如心律失常、心肌梗死、肺性脑病和高血压脑病等。

3. 水、电解质平衡紊乱

如慢性充血性心力衰竭、慢性肾上腺皮质功能减退症等引起的稀释性低钠血症等。

4. 内分泌及代谢障碍性疾病

如尿毒症、肝病、甲状腺危象、糖尿病、高渗性糖尿病、低血糖及慢性肾上腺功能减退症等所引起的昏迷。

5. 外源性中毒

外源性中毒包括工业毒物中毒、农药类中毒、药物类中毒、植物类中毒、动物类中毒等。

二、诊断

(一) 病史

要注意详细询问发病过程，起病缓急，昏迷时间及伴随症状，如突然发病者见于急性脑血管病、颅脑外伤、急性药物中毒、一氧化碳中毒等。缓慢起病者见于尿毒症、肝昏迷、肺性脑病、颅内占位性病变、颅内感染及硬膜下血肿等。昏迷伴有脑膜刺激征者见于脑膜炎、蛛网膜下隙出血；昏迷伴有偏瘫者以急性脑血管病多见；昏迷伴有颅内压增高者见于脑出血及颅内占位性病变；昏迷抽搐者常见于高血压脑病、子痫、脑出血、脑肿瘤、脑水肿等。此外，要注意有无外伤或其他意外事故，如服用毒物、接触剧毒化学药物和煤气中毒等；以往有无癫痫发作、高血压病、糖尿病，及严重的心、肝、肾和肺部疾病等。

(二) 临床表现

昏迷是高度的意识障碍，意识完全丧失，体格检查时不能合作。在程度上有深浅之分。

1. 浅昏迷

患者意识模糊，对呼吸有反应，答话简短而迟缓，对强烈的疼痛刺激有反应，瞳孔对光反射存在，吞咽、咳嗽、打喷嚏等反射均存在，脉象、呼吸、血压多无变化。

2. 中昏迷

患者对各种外界刺激多无反应，或反应极为迟钝，答话含糊不清或答非所问，强烈的疼痛刺激可出现简单的防御反射，瞳孔对光反射存在但较迟钝，大小便失禁或潴留，呼吸速率或节律可有变化。

3. 深昏迷

对各种刺激均失去反应，瞳孔散大或缩小，角膜反射、吞咽反射、咳嗽反射消失，肌肉松弛，腱反射消失，大小便失禁或潴留，脉象、血压、呼吸多有异常改变。

4. 伴随状态

1) 伴发热：发热见于感染性疾病。冬季见于流行性脑脊髓膜炎（简称流脑）、肺炎；夏秋季见于乙型脑炎、中毒性细菌性痢疾、脑型疟疾或中暑等；无发热而皮肤湿冷见于有机磷中毒、巴比妥类中毒、休克、低血糖昏迷等。

2) 伴呼吸减慢：呼吸减慢可见于有机磷、巴比妥类、阿片类中毒；深大呼吸见于尿毒症或糖尿病酮症酸中毒。

3) 伴瞳孔扩大：瞳孔扩大见于癫痫、颠茄类中毒、低血糖昏迷；瞳孔缩小见于有机磷、巴比妥类、毒蕈中毒及尿毒症或脑干出血；双侧瞳孔大小不等或忽大忽小，提示脑疝形成早期。

4) 伴脑膜刺激征：多为中枢神经系统感染，见于各种脑炎、脑膜炎、蛛网膜下隙出血等。

5) 伴局灶性神经体征或偏瘫：该症状见于脑血管意外或颅内占位性病变。

6) 伴抽搐：抽搐多见于脑血管意外、癫痫、药物中毒（如大量异烟肼中毒）。

7) 伴深度黄疸：深度黄疸可能系急性或亚急性重型肝炎，若有慢性肝病史、腹水者则为肝硬化所致肝性脑病。

8）伴皮肤黏膜瘀点、瘀斑：该症状常提示为败血症，特别是金黄色葡萄球菌感染，在冬季应警惕流行性脑脊髓膜炎。

9）伴视乳头水肿：视乳头水肿是颅内高压的重要客观指征；有视网膜渗出、出血、动脉改变者，要考虑尿毒症、恶性高血压和糖尿病的存在。

10）呼吸气体亦有助于诊断，如伴有大蒜气味、分泌物增多，系有机磷中毒；肝臭为肝性脑病；尿臭味为尿毒症；烂水果味系糖尿病酮症酸中毒；酒味为乙醇中毒。

（三）体格检查

要仔细观察体温、脉搏、呼吸、血压、皮肤等。

1. 体温

严重感染性疾病可影响下丘脑体温调节中枢引起中枢性高热，体温多在40℃以上；体温下降多见于周围循环衰竭或下丘脑功能紊乱。

2. 脉搏

脉搏缓慢见于三度房室传导阻滞，毒蕈或吗啡类中毒、颅内高压等；脉搏过速见于快速性室性心律失常、阿托品类中毒。

3. 呼吸

高颈髓病变、急性感染性多发性神经根炎及重症肌无力危象可表现出呼吸困难。

4. 血压

高血压见于急性脑血管病、子痫、高血压脑病；低血压见于心肌梗死、心脑综合征、安眠药物中毒及重度感染等引起的昏迷。

5. 皮肤

皮肤呈樱桃红色见于一氧化碳中毒；慢性肾上腺皮质功能减退可有皮肤色素沉着；败血症可出现瘀点；休克时皮肤湿润多汗；糖尿病昏迷、尿毒症与抗胆碱能药物中毒则表现为皮肤干燥无汗。

6. 瞳孔

瞳孔大小与对光反射的变化常提示患者的病情变化。单侧瞳孔散大排除药物作用应视为视神经或动眼神经损害，见于脑外伤、脑出血及颅内占位性病变引起的颞叶沟回疝，预后不良。

7. 视乳头

眼底如发现视乳头水肿，提示颅内压增高。

8. 脑膜刺激征阳性

脑膜刺激征阳性，见于脑膜炎、蛛网膜下隙出血或脑疝。

9. 肌张力等

昏迷患者如无肢体运动反应、肌张力低下、腱反射消失，或出现异常的伸张反射或屈曲反射，常提示预后不良。

（四）实验室及其他检查

1. 一般常规检查

常规检查包括血、尿、大便常规，血生化、电解质及血气分析等。

2. 脑脊液检查

脑脊液检查为重要辅助诊断方法之一，脑脊液的压力测定可判断颅内压是否增高，但应慎重穿刺，以免脑疝形成。

3. 其他检查

脑电图、CT、脑血管造影等检查可出现异常检查结果。

三、鉴别诊断

应注意和晕厥、癔症性昏睡相鉴别。

四、治疗

意识障碍的治疗需要一个医护团队良好的协调配合。初诊时，在迅速判断意识水平和瞳孔情况后，应立即尽可能地维持正常的呼吸和循环功能；有脑疝征象者应立即处理颅内高压，然后，通过详细的病史、周密的体格检查及辅助检查找寻昏迷的病因；在抢救过程中严密监测生命体征，并进行频繁的评估。

（一）病因治疗

对颅内出血或肿瘤，要立即考虑手术清除的可能；对脑膜炎要针对不同性质给予足量的抗生素；对低血糖昏迷要立即静脉注射 50% 葡萄糖 60 ~ 100 mL；对糖尿病昏迷应立即请内科协助抢救；中毒则可给予相应的解毒剂等，不一一举例。

（二）对症处理

为了维持昏迷患者有效的呼吸循环，应及时补充水及电解质，促使患者恢复神志，减少及预防并发症，特别是对病因不明的患者或在病因治疗的同时，进行积极的对症治疗更显得重要。

1. 保持呼吸道通畅

保持呼吸道通畅，注意吸痰，对病情严重者，应行气管切开术。自主呼吸停止者需给予人工辅助呼吸。

2. 纠正休克

纠正休克，注意心脏功能。

3. 降颅内压

对颅内压增高、脑疝者，应立即采用措施降低颅内压。

4. 止血、清创

对开放性伤口应及时止血、清创缝合，注意有无内脏出血。

5. 针对化验结果做处理

疑有糖尿病、尿毒症、低血糖者应抽血做化验检查，确定诊断后做相应处理。

6. 洗胃

对服毒、中毒可疑者应洗胃，并保留洗液送检。

7. 保持体温在正常范围

有高热或低温者，做相应处理。

8. 导尿

有尿潴留者进行导尿等处理。

9. 纠正水、电解质及酸碱失衡

维持水、电解质及酸碱平衡。

10. 防治感染

防治感染尤应注意预防肺、尿道、皮肤感染。

11. 抗癫痫药物治疗

一旦有癫痫发作，用苯巴比妥钠 0.1 ~ 0.2 g，肌内注射；若呈现癫痫持续状态，可用地西泮 10 mg，缓慢静脉注射。

以上处理应分清轻重缓急，妥善安排，以免坐失转危为安的时机。

（三）脑复苏

直接病因已经去除的昏迷患者，可行脑复苏治疗，以促进神经功能的恢复。可给予脱水剂以减轻脑水肿，给予促进细胞代谢的药物，如谷氨酸盐或钾盐、三磷酸腺苷（ATP）、肌苷、各种维生素、醋谷胺、醒脑静、胞磷胆碱等。

（四）中医治疗

中医认为，昏迷是由外感热病及内伤杂病，使心、脑受邪，神明不用，神志不清引起。

1. 辨证论治

1）热入心包闭证

昏迷较深，持续较久，同时可见高热，谵语烦躁（或昏睡不语），或有抽搐，或痰壅气粗。舌绛，脉细数。

治法：清热凉血，开窍醒神。

方药：清营汤加减。

犀角（水牛角代）30 g，黄连 5 g，生地 15 g，麦冬 9 g，玄参 9 g，丹参 9 g，竹叶心 3 g，银花 9 g，连翘 6 g，菖蒲 10 g，郁金 10 g。

若昏迷深重，送服安宫牛黄丸或至宝丹。若热邪引动肝风，则以羚角钩藤汤送服紫雪丹，以凉肝息风，清热开窍。

2）热结胃肠闭证

高热或日晡潮热，面目俱赤，大便不通，神昏谵语，腹部胀满，按之坚硬，口舌干燥，气粗喘满。舌短或舌硬，舌质多红，苔黄燥或焦黄，甚则起芒刺，脉多滑数或沉实有力。

治法：峻下热结，清泄阳明。

方药：大承气汤加减。

大黄 12 g，芒硝 9 g，枳实 12 g，厚朴 24 g。

3）湿痰蒙蔽闭证

神志痴呆，面色晦滞，语言错乱或意识朦胧，渐见神志模糊，昏不知人，昏迷后多无发热，静卧少动，喉间痰声辘辘。舌苔白腻，脉沉滑或濡缓。

治法：涤痰开窍。

方药：涤痰汤加减。

石菖蒲 3 g，胆南星 2.5 g，竹茹 21 g，枳实 6 g，茯苓 6 g，党参 3 g，陈皮 4.5 g，法半夏 2.5 g，甘草 1.5 g。并用苏合香丸或玉枢丹。

4）痰火扰心闭证

发热面赤，神志错乱，胡言乱语，躁扰如狂，渐至昏迷，呼吸气粗，喉间痰鸣，痰黄黏稠，便秘尿黄。舌质红，苔黄腻，脉滑数。

治法：清热化痰开窍。

方药：黄连温胆汤合安宫牛黄丸或至宝丹。

黄连 6 g，竹茹 12 g，法半夏 6 g，茯苓 10 g，胆星 5 g，陈皮 6 g，枳实 6 g，甘草 3 g。

5）浊阴上逆闭证

面色苍白晦滞，头晕头痛，恶心呕吐，不思饮食，胸闷腹胀，大便不爽，尿少水肿，嗜睡渐转昏迷。舌淡体胖，苔白腻，脉沉迟。

治法：温补脾肾，泄浊开窍。

方药：温脾汤加减。

大黄 15 g，附子 6 g，干姜 9 g，党参 6 g，甘草 6 g。并可送服苏合香丸。

6）卒冒秽浊闭证

卒然闷乱，腹部胀满，昏晕不知人，面青肢冷，口噤不语，或妄言妄见。脉沉细而微或忽大忽小。

治法：芳香辟秽，利气开窍。

方药：芳香辟秽汤合玉枢丹。

藿香 4.5 g，佩兰 4.5 g，白蔻仁 2.4 g，薏苡仁 20 g，滑石 15 g，白芥子 6 g，郁金 6 g，杏仁 9 g，厚朴 7 g。

7）亡阴脱证

热邪久羁，或高热不退，或汗出过多，吐、泻、失血过甚，耗伤阴液，肾之真阴消亡，心阴心气告竭，心神失养，而昏沉嗜睡，甚则昏迷，并见面红身热，汗出。唇红舌干，脉虚数。

治法：救阴益气固脱。

方药：生脉散加味。

人参 9 g，麦冬 9 g，五味子 6 g，山萸肉 10 g，生龙骨 10 g，生牡蛎 10 g，黄精 10 g。

8）亡阳脱证

重疾不愈而阴损及阳，以致元阳衰微，心神耗散，故见神志昏愦不语，面色苍白，呼吸微弱，冷汗淋漓，四肢厥冷，二便失禁。唇舌淡润，甚则口唇青紫，脉微欲绝。

治法：回阳固脱。

方药：四逆汤加味。

附片 6 g，干姜 6 g，甘草 6 g，人参 9 g，生龙骨 10 g，生牡蛎 10 g。

2. 中成药

1）红灵丹：每次 0.5~1.0 g，每日 2~3 次，口服。适用于中暑、中恶、昏迷。

2）安宫牛黄丸（或至宝丹、紫雪丹）：每次 1 粒或 1 支，每日 2~3 次，口服或鼻饲。适用于高热闭证。

3）苏合香丸：每次 1 粒，每日 2~3 次，口服或鼻饲。适用于时疫之痉厥昏迷。

4）清开灵注射液：每次 20~40 mL 加入 5% 葡萄糖液 100 mL 中静脉滴注，每日 1~2 次。适用于各种内生性闭证及外感高热所致的闭证。

5）清气解毒注射液：本品由鱼腥草、败酱草、虎杖、肿节风等份配制而成，每次 400~800 mL 静脉滴注，每日 1 次。适用于感染性高热所致的闭证。

6）参麦注射液：每次 40~60 mL，加入 5% 葡萄糖 100 mL 内静脉滴注，每日 1~2 次。适用于气阴两伤之闭、脱并见症。

7）醒脑静注射液：400~600 mL，静脉滴注，每日 1~2 次。

3. 单方、验方

1）七叶一枝花 15 g，路边荆 25 g，鸭跖草 400 g。水煎服，每日 2 次。用于乙脑昏迷。

2）猪鬃草、旱莲草、小蓟、仙鹤草、夏枯草各 30 g，杜仲 15 g。水煎服，每日 2 次。用于脑血管意外昏迷。

3）鲜竹沥 30 g，少佐姜汁半匙。用于痰热昏迷。

4. 针灸治疗

取穴：人中、涌泉、十宣、劳宫。

配穴：丰隆、太冲。

手法：强刺激不留针，每 1~2 小时 1 次。

（王磊）

第五节　谵　妄

谵妄是以意识内容改变为主的意识障碍，同时还有意识清晰度的降低，其病理基础为整个大脑皮质功能的障碍。由于患者常伴有明显的精神活动不正常，因此常被送至精神科急诊，或者常请精神科医生前去会诊。

谵妄状态具有以下特征：

1）意识水平明显降低，有定向障碍。患者意识水平在一天之内可有波动，往往在夜间加重，甚至可能只有夜间出现意识障碍。

2）常伴有精神运动性兴奋。患者表现兴奋不安，行为冲动，杂乱无章，不停地扭动身体，或循衣摸床。对提问多不回答，或回答不切题。不断地喃喃自语，思维方面则有言语不连贯。

3）产生大量的错觉和幻觉，以幻视多见，言语性幻听少见。错觉和幻觉内容多为生动而逼真的、形象的人物和场面，如见到昆虫、猛兽、神鬼、战争场面等，多为恐怖性或迫害性内容。患者可因攻击或逃避而产生行为冲动、损物、伤人或自伤，甚至可能造成意外事故。

一、病因

（一）感染性疾病

1. 细菌感染

如流行性脑膜炎、结核性脑膜炎、中毒性细菌性痢疾、中毒性肺炎、败血症、脑脓肿、硬膜下积脓、伤寒等。

2. 病毒感染

如乙型脑炎、单纯疱疹性脑炎、病毒性脑膜脑炎、流行性出血热、散发性脑炎等。

3. 立克次体感染

如流行性斑疹伤寒、地方性斑疹伤寒、恙虫病等。

4. 螺旋体感染

如钩端螺旋体病等。

5. 寄生虫感染

如脑型血吸虫病、脑型疟疾等。

（二）颅脑疾病

1. 脑血液循环障碍

如脑缺血、脑出血、蛛网膜下隙出血、脑栓塞、脑血栓、高血压脑病等。

2. 颅内肿瘤

如胶质瘤、脑膜瘤、垂体瘤等。

3. 颅脑损伤

如脑震荡、脑挫裂伤、脑内血肿、硬膜外血肿、硬膜下血肿等。

4. 癫痫

如脑外伤、脑血管疾病、感染、中毒等。

（三）代谢障碍和内分泌疾病

尿毒症、肝性脑病、肺性脑病、糖尿病酮症酸中毒、糖尿病高渗性昏迷、低血压、代谢性或呼吸性酸中毒或碱中毒、血钠或血钙过高或过低、甲状腺功能减退、甲状腺危象、垂体功能减退、肾上腺皮质功能减退等。

（四）心血管疾病

阵发性室性心动过速、高度房室传导阻滞、病态窦房结综合征、阿—斯综合征、重度休克等。

（五）中毒

1. 药物中毒

如镇静催眠药、抗精神病药、抗抑郁药、抗躁狂药、抗胆碱能药等中毒。

2. 化学物质中毒

如铝、砷、氯化物、有机磷农药、一氧化碳、乙醇等中毒。

（六）物理性

中暑、触电、淹溺、冷冻、高山病等。

（七）精神疾病

精神分裂症，如由感染或躯体疾病所诱发的可出现谵妄；少数急性躁狂患者，若发展到极严重的阶段，也能出现意识障碍即所谓的谵妄性躁狂；部分癔症患者亦可出现意识障碍。

二、诊断

（一）感染性疾病所致的谵妄

一般有发热，而且发病较急，血液培养有可能找到病原体，血清学检查则有可能发现特异性抗体或抗原。颅内感染多伴有脑膜刺激征，脑脊液检查对诊断疾病有很大帮助。

（二）颅内疾病所致的谵妄

一般发病很急，且症状严重。脑出血可很快进入昏迷，且可有明显的肢体瘫痪。蛛网膜下隙出血有剧烈头痛，脑脊液为血性。脑栓塞和脑血栓可出现明显局灶性症状，如偏瘫或单瘫。颅内肿瘤则为进行性发展，多伴有头痛、呕吐和视乳头水肿。颅脑损伤的诊断则依据肯定的头部外伤史。脑 CT 和 MRI 对上述疾病有肯定的诊断价值。癫痫患者出现谵妄多为癫痫持续状态时，既往有癫痫病史，且往往出现于突然停药之后。

（三）代谢障碍或内分泌疾病引起的谵妄

患者先有某一脏器或内分泌系统疾病，发病缓慢，病程较长。详细的体格检查可发现相应的体征。注意呼出的气体有提示意义，如"肝臭"见于肝昏迷；"尿臭"见于尿毒症；酮味为酮症酸中毒。

（四）心源性昏迷

患者有心脏病史；血压和脉搏多有异常；心电图检查对诊断很有帮助。

（五）中毒或其他意外事故引起的昏迷

多发生在特殊环境或条件之下，且发病多急骤。发病过程对诊断有相当大的参考价值。认真观察患者的体征，如瞳孔的大小（颠茄类、可待因、氰化物中毒，瞳孔扩大；吗啡类药物、氯丙嗪、水合氯醛、毒蕈和有机磷中毒，瞳孔缩小），呼出的气味（酒味提示乙醇中毒，大蒜味提示有机磷中毒，苦杏仁味提示氰化物、木薯、苦杏仁中毒）等，都具有诊断意义。

（六）非中毒剂量精神类药物所致的谵妄

精神药物过量或中毒可引起明显的意识障碍。但临床中偶见患者服精神药物剂量并不大，却出现较深的意识障碍。一般多见于抗胆碱能作用较强的药物，如氯氮平等。它们与中枢性抗胆碱能药如东莨菪碱合用引起的意识障碍更为常见，且用药之后患者很快出现深度意识障碍，对刺激无反应，肌张力降低，甚至出现双侧病理反射和二便失禁。

（七）癔症性谵妄

患者在受精神因素刺激之后，出现较深的意识障碍，表现为卧床不起、呼之不醒、推之不动，偶可见翻身动作。患者双目紧闭，若翻开其眼睑，可见眼球转动或躲避，但瞳孔不正常，对光反射存在。患者对痛觉刺激反应常减弱，但肌张力常增高，活动其肢体可多有抵抗，腱反射正常或亢进，无病理反应。

三、治疗

1. 病因治疗

若病因明确者，针对病因治疗。

2. 支持和对症治疗

对未找到病因的谵妄患者应尽快开始治疗，不能等待病因明确后再治疗。首先应维持生命体征的稳定，纠正水、电解质和酸碱紊乱，给予足量的维生素等，以改善患者的营养状况等。

3. 控制兴奋躁动

选择精神药物的原则是安全、有效、作用迅速。巴比妥类可加重意识障碍，应禁用。苯二氮䓬类安全有效，可以首选，如地西泮 10 mg 静脉缓慢注射，高效苯二氮䓬类如佳乐定 0.8～1.6 mg，劳拉西泮 1～3 mg 或氯硝西泮 2～4 mg，效果更好。尤其是氯硝西泮和劳拉西泮可肌内注射。明显影响血压的抗精神病药如氯丙嗪等，使用时应谨慎，因有躯体疾病者对这类药很敏感，容易引起血压下降。氟哌啶醇无影响血压作用，可选用 3～5 mg，肌内注射。但它易致锥体外系反应，也应小心，若出现可加用东莨菪碱 0.3 mg 肌内注射。为控制兴奋躁动，苯二氮䓬类药同抗精神病药合用，可减少抗精神病药用量。

四、监护

注意安全、防止意外事故发生。因患者有意识障碍，不能正确判断周围环境，且受幻觉或错觉的影响，有可能发生伤人损物、自伤或其他意外，因此需特别防范，最好派专人护理。

（王磊）

第六节　言语障碍

言语是人类大脑所特有的功能和交流思想的工具。言语障碍可分为失语症和构音障碍。两者对定位诊断有重要意义。

一、失语症

失语症是脑损害导致的语言交流能力障碍，包括各种语言符号（口语、文字、手语等）表达或理解能力受损或丧失。患者意识清晰，精神正常，无视觉、听觉缺损和口、咽喉、舌等发音器官肌肉瘫痪及共济失调，却听不懂别人及自己讲的话，也不能表达，不理解或写不出病前会读、会写的字句等。

临床分类：目前国内常用的失语症分类法是：

1）外侧裂周围失语综合征：病灶都在外侧裂周围区，共同特点是均有复述障碍。包括：①表达性或运动性失语（Broca 失语）；②感觉性失语（Wernicke 失语）；③传导性失语。

2）经皮质性失语：病灶位于分水岭区，又称分水岭区失语综合征，共同特点是复述相对保留。包括：①经皮质运动性失语；②经皮质感觉性失语；③经皮质混合性失语。

3）完全性失语。

4）命名性失语。

5）皮质下失语综合征：①丘脑性失语；②基底节性失语。

二、构音障碍

构音障碍系指发音含糊不清而用词正确，是由于发音器官的肌肉瘫痪，共济失调，肌张力障碍所致。严重时完全不能说话。根据病变部位不同可将构音障碍分为以下几类：

（一）松弛性构音障碍

松弛性构音障碍又称周围性构音障碍。为发音的肌肉、呼吸肌和支配这些肌肉的下运动神经元受累导致肌张力过低、肌力减退所致的不能正常说话。见于重症肌无力、进行性延髓麻痹、急性感染性多发性神经根炎、脑干肿瘤、延髓空洞症等。

（二）痉挛性构音障碍

痉挛性构音障碍又称上运动神经元性构音障碍。由于发音的肌肉痉挛、无力而影响正常说话。表现为言语缓慢、费力、声低。常伴有吞咽困难、强哭强笑及肢体运动障碍。见于双侧半球多发性脑梗死、多发性硬化、假性延髓性麻痹等。

（三）运动过少构音障碍

因发音的肌肉肌张力增高，运动减少，使说话声低、节律慢、音调单一。见于帕金森病和进行性核上性麻痹等。

（四）运动过多构音障碍

运动过多构音障碍患者说话音韵紊乱，首字急促不清，常有中断。见于伴有不自主运动的锥体外系疾病，如小舞蹈病。

（五）运动失调性构音障碍

运动失调性构音障碍为发音肌肉共济失调所致。发音和停顿明显延长，如吟诗状言语。音韵不均，语音强度时高时低或急速发出一串音节或词句而呈暴发性言语。常伴有肢体共济失调、眼球震颤。见于小脑病变、多发性硬化、遗传性共济失调等。

（六）混合性构音障碍

由于影响说话的多系统损害，表现为一种复杂的构音障碍。如肌萎缩性侧索硬化为混合性的痉挛性构音障碍和松弛性构音障碍，肝豆状核变性为运动失调—运动减少—痉挛性构音障碍。

（王磊）

第七节　抽　搐

抽搐是指全身或局部成群骨骼肌不自主地阵发性强烈收缩，常引起关节的运动或强直。伴有意识丧失的抽搐称为惊厥。异常的肌肉收缩可起自肌肉、周围神经或中枢神经系统任何水平的障碍，单纯来自肌肉的异常收缩，一般只发生于局部肌束的颤动而无关节的运动，如肌束颤动、肌肉颤动。

一、病因

（一）颅内疾病

1）颅内感染，包括各种病毒、细菌和其他微生物引起的脑炎、脑膜炎、脑脓肿。

2）颅内肿瘤。

3）颅脑外伤。

4）脑寄生虫病，如脑血吸虫病、脑囊虫病、脑肺吸虫病、脑型疟疾等。

5）脑血管病，如脑血管畸形、脑动脉瘤、脑蛛网膜下隙出血、脑出血、脑血栓形成、脑栓塞、钩端螺旋体脑动脉炎等。

6）癫痫。

7）其他疾病。

（二）全身性疾病

1）感染，如中毒性细菌性痢疾、中毒性肺炎、败血症等引起的急性中毒性脑病。

2）缺氧，如窒息、一氧化碳中毒。

3）代谢性疾病，如低血糖、低血钙、低血钠、低血镁、高血钠、维生素 B_6 缺乏症、维生素 B_6 依赖症、急性维生素 B_1 缺乏性脑病、苯丙酮尿症、糖尿病昏迷、尿毒症、肝昏迷、碱中毒等。

4）心血管疾病，如高血压脑病、急性心源性脑缺血综合征。

5）中毒，如食物中毒、药物中毒、农药中毒、金属汞中毒。

6）其他疾病，如结缔组织病、过敏性疾病高热、中暑。

（三）癔症性抽搐

通常由心理障碍引起。

二、诊断

（一）病史

全面详细收集病史，对一个抽搐患者，要首先区分抽搐是大脑功能还是非大脑功能障碍所致；若确定是前者，则要进一步分清是原发于脑内的疾病还是继发于颅外的全身性疾病。

1. 伴意识障碍的抽搐

1）大脑器质性损害：大脑器质性损害是抽搐最常见的类型。其特点是抽搐表现为阵挛性或强直性，意识障碍较重，持续时间长，且多伴瞳孔散大及大、小便失禁等表现。多数有颅内高压表现。

2）大脑非器质性损害：其特点表现为意识障碍可轻可重，多数为短暂性昏厥，数秒至数十秒自行恢复；全身性疾病的表现往往比神经系统症状更明显，无明确的神经系统定位体征。

2. 不伴意识障碍的抽搐

此类抽搐的特征是呈疼痛性、紧张性肌肉收缩，常伴有感觉异常。根据病史及临床特点常可确定这类抽搐的病因。如诊断有困难时，可测定血钙和血镁。

3. 引起抽搐的疾病特点及伴随症状

1）癫痫大发作：有反复发作史，除癫痫持续状态外，发作间隙意识清晰，抽搐时有典型的强直期、阵挛期顺序，常伴有舌尖咬伤和尿失禁。抽搐后可有一段时期的昏睡，然后清醒。

2）各种脑炎、脑膜炎：抽搐多为强直性的或阵挛性的，同时伴有高热、昏迷、脑膜刺激征阳性，以及呕吐、头痛、视乳头水肿、瞳孔改变等颅内高压症。

3）妊高征：有妊娠史，常先有前驱症状如高血压或发热，有尿液和眼底变化。

4）破伤风：有外伤史，发作时牙关紧闭，角弓反张，呈苦笑面容，但神志清楚，受到轻微刺激即发生短促的全身性抽搐。

5）尿毒症：前驱症状有嗜睡、头痛、厌食、情绪不稳定和精神错乱，继而出现短暂肌肉阵挛和震颤，然后发生全身抽搐。事后往往陷入长期昏迷或昏沉状态。肾病病史和血、尿化验可资诊断。

6）食物中毒：如毒蕈中毒和发芽马铃薯中毒皆先有胃肠道症状，如恶心、呕吐、腹痛、腹泻等。

7）癔症性抽搐：多在精神刺激下发作，全身肌肉僵直或手足乱动，常伴哭笑叫骂而无意识丧失。受暗示或刺激可中断其发作。

8）手足搐搦症：多见于儿童和青少年，伴有低血钙或碱中毒；偶见于癔症的过度换气之后。发作时有双侧强直性痉挛，以肢端最为显著，形成"助产士手"和足趾及踝部的跖屈。检查血液和做面神经叩击症（Chvostek 征）、陶瑟征（Trousean 征）等试验可以诊断。

（二）实验室及其他检查

检查如血常规，尿常规，血液生化（电解质、尿素氮等），血气分析，肝、肾功能，心电图，脑电图，脑血流图，头颅 X 线，CT 等现代检查手段对诊断引起抽搐的病因有帮助。

三、鉴别诊断

鉴别诊断主要是病因之间的鉴别。

四、治疗

（一）一般处理

将外裹纱布的压舌板置于患者上下臼齿之间，防止舌尖咬伤；对伴意识障碍的患者要加强护理，病床两侧加防护栏防止坠床；头部应转向一侧，使口涎自行流出；下颌托起，防止舌根后坠引起窒息；及时给氧、吸痰，维持呼吸道通畅。

（二）控制抽搐发作

对伴发昏迷的抽搐按照癫痫处理；对发热惊厥须给予擦浴降温；如果抽搐时间超过半小时，可给予苯巴比妥钠肌内注射；癔症性抽搐可用针刺疗法，同时给予苯巴比妥钠或氯丙嗪。抽搐发作时不要强行制止肌肉抽动，以防骨折。

（三）病因治疗

应针对原发疾病治疗，如急性感染性疾病，应根据不同病原选用有效的抗生素，积极控制感染；心源性抽搐应尽快建立有效循环，提高心排血量及治疗原发病；中毒性抽搐应采取催吐、洗胃、导泻、利尿、解毒等方法去除体内毒物。

（四）中医治疗

中医认为，抽搐的病因可分为外感和内伤两大类：外感是由于感受风、暑、寒、湿、疫毒邪气，或金疮破伤感受风毒之邪，壅阻经络，气血不通，或温病高热，灼伤津液，引动肝风所致。内伤主要是由于久病之后，阴血亏损，津液耗伤，不能濡养经脉，以致虚风内动而抽搐。

1. 辨证论治

1）邪壅经络

头痛、项背强直，恶寒发热，无汗或有汗，肢体酸重。苔白腻，脉浮紧。

治法：祛风散寒，除湿和营。

方药：羌活胜湿汤加减。

羌活、独活各 10 g，防风、藁本各 9 g，川芎 18 g，蔓荆子 12 g，桂枝 9 g，葛根 12 g，生姜 5 片，大枣 5 枚。

如寒湿较甚，加麻黄 10 g。如风邪偏盛，症见项背强直，发热不恶寒，头痛汗出，苔薄白，脉浮缓，用瓜蒌桂枝汤加减：瓜蒌根（天花粉）18 g，桂枝 12 g，白芍 20 g，甘草 10 g，生姜 5 片，大枣 6 枚，葛根 10 g，五味子 10 g。若湿热入络，症见筋脉拘急，身热，胸脘痞闷，小便短赤，苔黄腻，脉滑数，用三仁汤加减：薏苡仁 30 g，白蔻仁 10 g，厚朴 9 g，滑石 20 g，木通 9 g，地龙 15 g，丝瓜络 15 g。

2）热甚发痉

发热胸闷，口噤断齿，项背强直，甚至角弓反张，手足挛急，腹胀便秘，甚则神昏谵语。舌红苔黄，脉弦数。

治法：泄热存津，养阴增液。

方药：增液承气汤加减。

大黄12 g，芒硝（冲服）10 g，玄参18 g，生地20 g，麦冬18 g，石膏30 g，知母15 g，钩藤15 g，地龙20 g，全蝎9 g。

如热盛伤津，无腑实证者，可去大黄、芒硝；若湿病邪热，内传营血，热盛动风，症见壮热头痛，神昏，口噤抽搐，角弓反张，舌红绛，苔黄燥，脉弦数者，用羚羊钩藤汤加减：羚羊角末（冲服）1 g，钩藤15 g，菊花15 g，白芍20 g，生地20 g，竹茹10 g，石膏30 g，知母18 g，石菖蒲12 g。神昏者，可加服安宫牛黄丸1丸，每日服2~3次。

3）阴血亏虚

项背强直，四肢抽搐，头昏目眩，心悸气短，面色无华。舌淡，脉细弱。

治法：滋阴养血。

方药：四物汤合大定风珠加减。

当归25 g，川芎18 g，熟地20 g，白芍18 g，五味子15 g，麦冬18 g，阿胶（烊化）18 g，牡蛎30 g，黄芪25 g。

如头晕、虚烦、失眠，加酸枣仁20 g，夜交藤30 g，莲子心10 g，菊花15 g。

2. 中成药

1）实证：高热、昏迷者可选用以下中成药。

（1）安宫牛黄丸1粒或至宝丹1粒，灌服或鼻饲。

（2）清开灵40 mL加入5%葡萄糖液500 mL中，静脉滴注。

（3）醒脑静注射液20~30 mL加入5%葡萄糖液250 mL中，静脉滴注。

2）虚证：可选用参麦注射液20~100 mL或人参多糖注射液2~4 mL，加入5%葡萄糖液500 mL中，静脉滴注。

3. 针灸治疗

实证用泻法，虚证用补法，选人中、涌泉、合谷、内关、曲池、大椎等穴；或选耳穴神门、皮质下，用中、强刺激。

4. 药物穴位注射

可选用地龙注射液、当归注射液、柴胡注射液。选大椎、合谷、内关、曲池等穴，每穴分别注入0.5~1.0 mL。

五、监护

（一）病情观察

1）严密观察抽搐发作的部位、频率、持续时间及发作期间患者意识、瞳孔的变化。观察发作停止后患者意识是否完全恢复，有无头痛、自动症等情况。

2）严密观察生命体征，昏迷患者每30分钟观察意识、体温、脉搏、呼吸、血压1次，病情稳定后每1小时观察1次，并做好护理记录。

（二）发作时的急救措施

1）将患者平卧，头偏向一侧，迅速解衣扣，松裤带，取下义齿，尽快将压舌板、筷子外裹纱布或小布卷置于患者口中上下臼齿之间，防止咬伤舌头。

2）立即持续给氧，2～4 L/min，确保呼吸道畅通，及时清除口、鼻腔的分泌物，以防误吸或窒息，昏迷者应用舌钳将舌拉出，防止舌根后坠，必要时行气管切开。

3）备好急救用品，建立静脉通道，遵医嘱正确用药，观察用药后的反应。

4）抽搐发作时应有专人守护，躁动不安者给予必要的防护，加用床栏或保护带，避免坠床。按压患者时勿用力过猛，以免发生骨折和关节脱位。并向家属做好解释，以得到家属的支持和理解。

5）抽搐时尽量减少对患者的刺激，室内光线宜暗，操作时动作宜轻。

6）保持床铺及皮肤的清洁、平整、干燥，预防压疮、肺炎等并发症的发生。

（三）营养护理

维持水、电解质的平衡，清醒患者可给予清淡、无刺激、营养丰富的饮食。

（四）配合医生尽快查找原因

遵医嘱给予药物对症治疗。

（五）心理护理

消除恐惧心理，指导患者保持良好心态，树立战胜疾病的信心。

（巴学青）

第二章　周围神经病

第一节　急性炎症性脱髓鞘性多发性神经病

急性炎症性脱髓鞘性多发性神经病（AIDP）是以周围神经和神经根的脱髓鞘及小血管周围淋巴细胞及巨噬细胞浸润的炎性反应为病理特点的自身免疫病，又称吉兰—巴雷综合征（AIDP）。

一、病因和发病机制

本病的病因与发病机制尚未完全阐明。一般认为属一种迟发性过敏的自身免疫性疾病。病变及其发病机制类似于 T 细胞介导的实验性变态反应性神经病（EAN），其免疫致病因子可能为存在于患者血液中的抗周围神经髓鞘抗体或对髓鞘有毒性作用的细胞因子等。支持自身免疫学说的理由有：①本病发生前有上呼吸道、肠道病毒感染史；有些地区当肠道病毒流行时本病有流行倾向；接种预防流感的病毒疫苗后，本病的发生率增加。②实验性变态反应性神经病（EAN）的临床症状与本病极为类似。

二、病理

本病主要累及脊神经根，尤以前根为重。脊神经、脑神经均可累及。脊髓、脑干、大脑、小脑亦可有不同程度的病变。表现为神经根水肿，病理学上有许多单核、淋巴细胞浸润和以巨噬细胞介导的节段性脱髓鞘，伴有施万细胞（Schwann 细胞）增殖和髓鞘重新形成。另外，有不同程度的轴突变性。病变的发生及发展会引起周围神经系统出现许多散在的病灶，同一根神经中可有不同阶段的脱髓鞘和髓鞘重新形成。

三、诊断

（一）临床表现

1）多数患者病前 1～4 周可追溯有胃肠道或呼吸道感染症状及疫苗接种史。急性或亚急性起病，出现肢体对称性弛缓性瘫痪，通常自双下肢开始，近端常较远端明显，多于数日至 2 周达到高峰。病情危重者在 1～2 日迅速加重，出现四肢完全性瘫痪、呼吸肌和吞咽肌麻痹，危及生命。如对称性瘫痪在数日内自下肢上升至上肢并累及脑神经，称为上升性麻痹（Landry 麻痹），腱反射减低或消失，发生轴索变性，可见肌萎缩。

2）感觉主诉通常不如运动症状明显，但较常见，肢体感觉异常，如出现烧灼、麻木、刺痛和不适感等，可先于瘫痪或同时出现，约 30% 的患者有肌肉痛。感觉缺失较少见，呈手套袜子形分布，震动觉和关节运动觉不受累。少数患者出现克尼格征（Kernig 征）、拉塞格征（Lasègue 征）等神经根刺激征。

3）少数患者出现脑神经麻痹，其可为首发症状，常见双侧面神经瘫痪，其次为延髓性麻痹，数日内必然会出现肢体瘫痪。

4）自主神经功能紊乱症状较明显，如窦性心动过速、心律失常、体位性低血压、高血压、出汗增多、皮肤潮红、手足肿胀及营养障碍，肺功能受损，暂时性尿潴留，麻痹性肠梗阻等。

本病的临床表现中，尚有数种特殊类型：

1. Fisher 综合征

1956 年，Fisher 首先报道了本病的一种变异型。该型患者大多为成年男性，表现为感染后出现眼肌麻痹，小脑性共济失调和腱反射消失。可有感觉异常，但运动障碍少见。脑脊液检查有蛋白细胞分离现象，血清 GQ1b 的抗体升高，电生理检查示髓鞘脱失，感觉神经动作电位波幅降低或消失，H 反射消失。该型预后良好，但可有复发。

2. 复发型 AIDP

复发型 AIDP 占 AIDP 的 2% ~ 5%。即在 AIDP 后有两次或多次复发，每次发作持续少于 8 周，且有不同程度的恢复。间歇期和复发次数不等。临床表现与 AIDP 相似，均有前驱感染，有呼吸肌无力和面瘫以及脑脊液中细胞蛋白分离等特征。

3. 轴索型 AIDP

轴索型 AIDP 是以原发性轴突变性为主的 AIDP 变异型。其临床表现与 AIDP 相似，但病情重、病程长，常有呼吸肌受累。又可再分为急性运动感觉轴突性神经病（AMSAN）和急性运动轴突性神经病（AMAN）。电生理检查显示广泛的 Wallerian 变性。神经活检可见明显的轴索变性而脱髓鞘改变不明显，超微结构示免疫反应的靶点为郎飞结。该病与空肠弯曲菌感染有关，患者血清中抗神经节苷脂 GMI 抗体滴度升高。目前诊断主要依靠电生理检查，治疗上与典型 AIDP 相同。

（二）临床分型

1. 经典型吉兰—巴雷综合征

主要病变为多发神经病和周围神经节段性脱髓鞘。

2. 急性运动轴突性神经病

AMAN 起病急，病情重，多累及呼吸肌，恢复慢，预后差。

3. 急性运动感觉轴突性神经病

AMSAN 类似 AMAN，病情重，预后差。

4. Fisher 综合征

Fisher 综合征为 AIDP 一种亚型，表现眼外肌麻痹、共济失调和腱反射消失三联征。

5. 不能分类的 AIDP

不能分类的 AIDP 包括急性全身自主神经病（表现为自主神经功能障碍）和复发型 AIDP 等。

（三）实验室和其他检查

1. 脑脊液

典型的脑脊液改变是蛋白含量增高，细胞数正常，称为蛋白—细胞分离现象，为本病重要特征之一。蛋白含量增高常在病后 2 周开始，3 周最明显。

2. 电生理检查

早期肢体远端神经传导速度可正常，但 F 波潜伏期延长，提示神经近端或神经根损害。病情发展至高峰后，因严重脱髓鞘病变致使神经传导速度明显减慢及波幅异常。心电图可出现心动过速，T 波低平甚至倒置。

3. 周围神经活检

此项检查适用于临床诊断困难的患者。常选择患者腓肠神经活检，其病理可见脱髓鞘及炎性细胞浸润。

（四）诊断要点

荷兰神经肌肉研究支持中心总结了近年来有关西方、中国及日本 AIDP 文献报道，制定了 AIDP 国际诊断标准：

1. 基本标准

1）亚急性进展的软瘫（80% 的患者在 2 周内达高峰）。

2）发病时双侧同时受累，且有强烈对称的趋势。

3）肌腱反射减低，且通常完全消失。

4）排除可以引起迅速进展性软瘫的其他疾病：病史中若出现可疑点，如发热、临床表现明显不对称，则不支持 AIDP 的诊断。必要时可做影像学检查，排除脊髓病变。同时进一步排除其他少见疾病如急性肌炎、皮肌炎、重症肌无力危象、低钾、高钾、高锰或低磷血症、肉毒中毒、脊髓前角灰质炎、卟啉病、白喉、毒素（如己烷、铅、铊、有机磷等）、药物（如氨苯砜、长春新碱等）引起的神经病变。

5）存在感觉障碍：可出现感觉性共济失调；感觉异常无诊断意义，因为也可见于纯运动型 AIDP。

6）整个病程中未出现感觉障碍（可出现感觉异常）。

7）无力从眼外肌开始。

8）存在共济失调。

9）存在 GQ1b - Ab：需要在发病 4 周内检测，否则抗体滴度下降，不易检出。

10）无力始发于面肌、吞咽肌或舌肌。

11）脱髓鞘改变的电生理学标准：若至少一项指标异常出现在两条或更多条神经中，则该标准的敏感性在发病后 1 周、2 周及 4 周分别达到 60%、66% 及 72%。若三项异常出现在两条神经中，则敏感性在发病后 1 周及 2 周分别达到 85%、93%，特异性达到 100%。①远端运动潜伏期（DML）长于正常高限 150%（ULN）。②神经传导速度（m - NCV）慢于正常低限 70%（LLN）。③F 波潜伏期超过正常上限的 150% ULN。④远端复合肌肉动作电位（CMAP）幅度衰减大于 ULN。⑤远端时间离散度异常：远端 CMAP 时限 > 150% ULN。⑥时间离散度异常：远端—近端 CMAP 时限比 > 150% ULN。

CMAP 幅度的衰减并非特异的指标。传导阻滞和不均等的传导减慢可引起所检神经 CMAP 波幅下降，这是脱髓鞘的特征性表现。但也可以出现于肌萎缩侧索硬化（ALS）的患者；或暂时性地出现于神经接受电刺激的两点之间恰好存在沃勒变性的患者。事实上，只有持续恒定出现的离散度异常或传导阻滞才符合脱髓鞘的改变。

12）病理学标准：活检或尸检发现脱髓鞘改变。因为病变是多灶的，且主要累及运动神经，所以腓肠神经活检多无阳性发现。注意活检存在轴索病变时，不能区分属于原发性还是继发性的轴索损害。

13）轴索变性的电生理学标准：远端 CMAP 的波幅下降（非特异性）；第 11）条中所有反映神经传导的指标（①②④⑤⑥）在所检至少 3 条神经中均不满足；③中所有指标在所检至少 3 条神经中均不满足。

自发性纤颤电位是由轴索损伤引起的典型表现，但通常在无力的 3～4 周出现，不能用于早期诊断。在原发性轴索损害中，自发性纤颤电位是否出现较早，还不清楚。

14）轴索变性的病理学标准：尸检发现从神经根至神经末梢均存在轴索变性，而不存在脱髓鞘改变。

2. 其他辅助诊断的特征性改变

1）脑脊液（CSF）：CSF 细胞计数正常或轻度升高，原则上 $< 3 \times 10^9$/L。在一项荷兰临床研究试验中，134 例中仅有 15 例（11%）细胞计数 $> 3 \times 10^9$/L。若 $> 50 \times 10^9$/L，需考虑其他疾病，如莱姆病、脑膜癌。AIDP 伴发人类免疫缺陷病毒（HIV）感染时细胞计数也升高。

CSF 蛋白总量升高。50% 患者发生在发病后第 1 周，80% 患者发生在发病后第 2 周，故敏感性不高。CSF 蛋白总量升高可见于其他疾病，故特异性不高。

2）肌电图（EMG）：EMG 指标出自 1995 年荷兰 AIDP 的一项研究，所选患者均不能独立行走。异常的标准为至少有两条被检神经在下列至少 3 个参数中出现异常（即超出正常范围）：①DML > ULN。②m - NCV < LLN。③F 波潜伏期 > ULN（前提是远端神经传导速度正常）。④CMAP 的波幅 < LLN。⑤当远端 CMAP 的峰值 >5 mV，近端/远端 CMAP 值的下降 > ULN 或该比值的下降超过正常对照组；当远端 CMAP < 5 mV 时，该比值应至少下降 1mV。⑥近端/远端 CMAP 时限的比值增高 > ULN。⑦复合感觉神经电位的波幅 < LLN。⑧募集方式：无或单纯相。⑨出现自发纤颤电位。其中，①②③⑤⑥提示脱髓鞘的改变，⑤⑥提示存在传导阻滞。⑧⑨是失神经支配的改变，说明已发生了轴索变性。④⑦对区分脱髓鞘和轴索变性没有特异性。

3. AIDP 各亚型的诊断标准

1）运动感觉型 AIDP 诊断要点：确诊标准为基本标准 1）～5）。

2）纯运动型 AIDP 诊断要点：确诊标准为基本标准 1）～4）及 6）。

3）MFS 诊断要点：确诊标准为基本标准 1）～4）及 7）、8），或者为基本标准 1）～4）及 7）～9）；可能性大的标准为基本标准 1）～4）及 7）。注意当仅有共济失调，甚至存在 GQ1b - Ab，但缺乏局部麻痹无力的症状，不能诊断为 MFS。

4）球变异型诊断要点：确诊标准为基本标准 1）～4）及 10）。

5）脱髓鞘型 AIDP：确诊标准为基本标准 1）～4）及 11）（电生理学）或 12）（病理学）。脱髓鞘型 AIDP 也可以在 EMG 和病理检查中同时具备轴索损伤的特点。

6）原发轴索型 AIDP：确诊标准为基本标准 1）～4）及 14）（病理学标准），且不满足 11）和 12）（即脱髓鞘型 AIDP 电生理学及病理学标准）；可能性大的标准为基本标准 1）～4），并且满足 13）①和②；可能的标准为基本标准 1）～4），并且满足 13）③。

7）感觉型 AIDP：感觉型 AIDP 诊断标准由 Asbury 在 1981 年提出，包括①急性起病，对称性的感觉丧失；②4 周内病情进展至高峰；③腱反射减弱或消失；④肌力正常；⑤EMG 至少在两条神经存在神经传导功能的异常，提示发生了脱髓鞘；⑥表现为单时相的病程；⑦排除其他原因引起的神经病；⑧缺乏神经病的家族史；⑨急性期脑脊液蛋白含量升高。

四、鉴别诊断

（一）慢性炎症性脱髓鞘性多发性神经病

本病主要特点是：

1）慢性进行性或慢性复发性病程，历时 2 月以上。

2）起病隐匿，多无前驱因素。

3）临床症状与 AIDP 相似，但呼吸肌及脑神经受累较少。

4）神经活检炎症反应不明显，脱髓鞘与髓鞘再生同时并存，出现"洋葱头样"改变。

5）激素疗效肯定。

（二）急性脊髓灰质炎

急性脊髓灰质炎病程中有明显发热，肢体瘫痪为节段性、不对称，无感觉障碍及脑神经受累。脑脊液蛋白和细胞均增高。

（三）周期性瘫痪

周期性瘫痪的运动障碍与多发性神经病相似，且常有反复发作史，无感觉障碍。发病时血清钾含量降低及心电图有低钾改变。补钾后多数患者于数小时至数天内恢复。

（四）急性脊髓炎

急性脊髓炎，当病变位于颈髓时，也可表现四肢瘫痪，但其感觉障碍呈传导束型，且有括约肌功能障碍。

（五）多发性肌炎

多发性肌炎表现为四肢无力、酸痛、压痛，以近端为主，血沉加快，血清肌酶明显增高，肌电图可见典型的肌源性损害。

五、治疗

（一）一般治疗

急性期应卧床休息，瘫痪肢体注意保持在功能体位。勤翻身叩背，加强营养，有吞咽困难者应尽早鼻饲，保持呼吸道通畅，出现呼吸肌麻痹时应及时做气管插管或气管切开，并使用呼吸机。

（二）对轻型、中型、重型 AIDP 的治疗

1. 肾上腺皮质激素

是否使用肾上腺皮质激素治疗本病尚有不同意见，多数认为应根据具体情况选择性应用较妥，并应注意其不良反应。常用地塞米松 10～15 mg 或氢化可的松 200～300 mg，稀释后静脉滴注，每日 1 次，连用 10～14 日，也可用促肾上腺皮质激素（ATCH）

25～50 U 静脉滴注或肌内注射，每日 1 次，7～14 日为 1 个疗程。病情好转后逐渐减量，然后改为泼尼松口服维持量，持续 1 个月左右。

2. 抗生素

并发呼吸道感染，或使用肾上腺皮质激素期间，预防感染可酌情使用抗生素。

3. 神经营养药及血管扩张药

应用大剂量维生素 B_1、维生素 B_{12} 肌内注射；严重患者合并用细胞色素 C 100 U、ATP 40 mg、辅酶 A 100 U 加入 10% 葡萄糖液 500 mL 中，静脉滴注，每日 1 次，连用 2～3 周。同时合并用地巴唑、烟酸及氢溴酸山莨菪碱等药。肌肉松弛、肌张力明显低下者，用加兰他敏 2.5～5.0 mg，肌内注射，每日 1 次，连续 2～3 周。

4. 血浆交换

每次交换血浆量按 40 mL/kg 或 1.0～1.5 倍血浆容量计算，可用 5% 白蛋白复原血容量，减少使用血浆的并发症。轻、中和重度患者每周应分别做 2 次、4 次和 6 次血浆交换（PE）。主要禁忌证是严重感染、心律失常、心功能不全及凝血系统疾病等。

5. 免疫球蛋白静脉滴注

免疫球蛋白静脉滴注（IVIG），成人剂量 0.4 g/（kg·d），连用 5 天，尽早或在出现呼吸肌麻痹前应用。临床试验比较 IVIG、PE 及两者合用的疗效无差异，推荐单一应用。禁忌证为先天性免疫球蛋白（Ig）A 缺乏，因 Ig 制剂含少量 IgA，此类患者用后可导致 IgA 致敏，再次应用可发生变态反应；对发热和面红等常见不良反应，减慢输液速度即可减轻。个别报道可发生无菌性脑膜炎、肾衰竭和脑梗死，后者可能与血液黏度增高有关；引起肝功能损害时，停药 1 个月即可恢复。

IVIG 和 PE 是 AIDP 的一线治疗，可消除外周血免疫活性细胞、细胞因子和抗体等，减轻神经损害。尽管两种疗法的费用昂贵，且 PE 需在有特殊设备的医疗中心进行，但对于严重或快速进展患者，早期应用可能改变病程及减少辅助通气的花费。

（三）对极重型的治疗

采取综合治疗，其中以气管切开，人工呼吸器辅助呼吸为主，避免心、脑、肾发生损害，预防并发症（肺炎、心力衰竭、压疮），采取得力的支持疗法及护理措施是治疗本病的关键。

1. 气管切开的作用

极重型 AIDP 用糖皮质激素治疗无效，应采用气管切开，人工呼吸器辅助呼吸。气管切开可减少呼吸道生理无效腔及呼吸道阻力，并有利于抽吸分泌物，保持呼吸道通畅，而且可以向气管内滴入药液，加强呼吸道湿化及抗炎作用，同时可随时准备通过气管切口应用呼吸器。

2. 气管切开与人工呼吸器应用时机

当患者出现呼吸急促、呼吸表浅、多汗、烦躁不安（呼吸不足的早期表现），应提高警惕，一方面吸氧，一方面做好气管切开的准备；若咳嗽无力、痰多黏稠、面部潮红、血压升高、心动过速，经反复吸痰、吸氧仍不能缓解症状时应立即行气管切开，清除呼吸道分泌物，气管内给氧，应用呼吸兴奋剂，如呼吸不能维持者，则应立即应用人工呼吸器。一定争取在患者发绀前应用。有条件单位可根据肺活量或血气分析等指标来决定气管切开时机及人工呼吸器应用时机。

3. 熟练掌握呼吸器的性能

熟练掌握呼吸器的性能，严密观察呼吸器定转情况，注意患者的呼吸动度，听呼吸音，若使用呼吸器后患者能安静入睡、血压正常，为缺氧改善的表现；如发现呼吸器运转正常，而患者出现憋气、发绀等症，应注意有无气管套管的气囊破裂或滑脱，或因气管套管固定太松、患者过胖、咳嗽移动造成的脱管，或气管内分泌物结痂引起的气管阻塞，应立即查明原因，进行相应的处理，如立即翻身、叩背、吸痰及分泌物、更换气囊、重新插管等，避免患者发生意外。待到患者自主呼吸恢复，有相当的咳痰能力、肺部炎症基本控制，可停用呼吸器，然后堵管，如无问题1～2天可以拔管。

4. 支持疗法及护理措施

气管切开后的护理是一项极其重要而又繁重的任务，除每日换药、按时消毒气管内导管外，还要经常给患者翻身、叩背、吸痰、体位引流，以便痰液排除。为保持气管内的湿润，避免痰液阻塞或气管内结痂，应定时行超声雾化吸入，同时气管内局部应用抗生素（以青霉素、庆大霉素为主）防止肺部感染，避免压疮发生。此外，还应保持肢体处于生理功能位置，防止挛缩畸形。如有脏器损害应及时处理，早期鼻饲给予足够热量，注意水及电解质的补充，是保证疾病恢复的重要条件。

（四）恢复期的治疗

继续应用B族维生素、γ-氨酪酸、地巴唑等治疗。加强肢体功能锻炼，有条件者可进入正规的康复医院。

（五）中医治疗

1. 辨证论治

1）湿热浸淫

肢体痿软无力，或有发热，麻木，胸脘痞满，小便短赤。舌苔黄腻，脉濡数。

治法：清热利湿。

方药：三妙丸加减。

苍术、生薏苡仁、独活、木瓜、威灵仙各12 g，黄柏、草薢各10 g，怀牛膝、茯苓各15 g，桑枝、丹参、鸡血藤各30 g。

肌肉疼痛加乳香、没药活血止痛；胸满痞闷加厚朴、枳壳各12 g，青皮10 g等，以宽胸理气；口眼歪斜加白附子12 g，白僵蚕15 g，全蝎6 g等息风通络。

2）瘀血阻滞

肢体痿软无力，甚则手足俱废，肌肉麻木不仁，或有肿块压迫，或为外伤所致。舌紫暗或有瘀斑，脉沉涩。

治法：活血化瘀。

方药：桃红四物汤加减。

桃仁、当归、赤芍、牛膝各9 g，红花、川芎、甘草各6 g，党参12 g。

3）肝肾阴亏

肢体痿软，甚至萎缩，难以行走。舌红，苔少，脉弦细。

治法：补益肝肾。

方药：六味地黄汤加减。

熟地、山药、杜仲、龟板各 12 g，山萸肉、牛膝、茯苓、知母各 9 g，丹皮、木瓜各 6 g。

2. 中成药

1）大活络丹：每次 1 丸，每日 2 次。

2）人参归脾丸：每次 1 丸，每日 2 次。

3）虎潜丸：每次 1 丸，每日 2 次。

4）再造丸：每次 1 丸，每日 2 次。

3. 单方、验方

1）西洋参、龟板各 15 g，麦冬、玉竹、石膏各 30 g，黄芪、沙参各 20 g，阿胶、知母各 12 g。水煎服，每日 1 剂。具有清热润燥，养肺滋肾之功。

2）紫河车粉，每次服 3 g，每日 2 次。

3）桑白皮、怀牛膝、石斛各 30 g，甘草 6 g。水煎服，每日 2 次。治偏湿热伤津型。

4）大麦芽、薏苡仁各 60 g，土茯苓 90 g。同煮为粥，煮熟后去土茯苓常服。用于湿热阻络型。

4. 针灸治疗

根据患者的瘫痪情况而决定选穴。

六、监护

1）给予舒适的卧位，保证充足的休息。病室环境安静。

2）急性期如有吞咽困难及呛咳的患者，给予插胃管，以鼻饲高蛋白、高维生素、高热量且易消化的流汁。恢复期先给予糊状饮食并耐心细致地喂食。根据患者体质及消化道功能情况给予充足的热量、蛋白质及水分，以保证其营养。

3）根据患者生活自理能力缺失的程度，协助其必要的生活需要，如进食、擦澡、更衣、洗漱、排便，甚至抓痒等。

4）病情严重者语言能力缺失，不能呼唤护士，因此护士应设法使其能准确表达生理、心理的需要，而患者可用文字、手势或眼神来表达自己的要求。

5）为患者进行护理操作时，注意保暖，为患者盖好被子，以免感冒加重病情。

6）保持大、小便通畅，定时为患者处理大、小便。尿潴留者先在腹部加压或以清水冲洗会阴部以诱导其排尿，无效时则采用间歇导尿。便秘者可用软化剂、缓泻剂或灌肠。

7）备好气管插管、气管切开用物，呼吸机，氧气及抢救药品等。

8）加强口腔护理，每日 3～4 次。

9）做好皮肤护理，预防呼吸道感染，每 2 小时协助患者翻身拍背。

10）向患者及其家属讲明翻身及肢体运动的重要性，使患者保持肢体功能位，防止足下垂，对瘫痪肢体进行被动活动。保持床单平整、干燥。

11）急性期尤其是呼吸困难时，禁用镇静剂。

12）对呼吸肌麻痹行气管切开者，按气管切开护理常规护理。

13）患者因瘫痪及多处运动功能受损，常产生焦虑、恐惧、失望，护士应多给予安慰和引导，当患者需要帮助时，应及时、周到、细致地给予护理，使患者在精神上有依托，对疾病康复充满信心，主动地配合治疗护理。

14）本病常侵犯呼吸肌及膈肌而使患者出现呼吸肌无力，此为急危重症。因此，应严密观察病情。注意患者的呼吸动态、节律及频率异常情况，有无缺氧、发绀表现，如患者出现烦躁不安、面部冷汗、心率加快、血压不稳应立即报告医生，给予氧气吸入并辅助人工呼吸。

15）根据病情定时观察血压、脉搏、心率、患者吞咽功能及声音嘶哑程度，有无进食呛咳情况。并观察患者四肢瘫痪及感觉障碍程度。

16）对使用呼吸机的患者应密切观察呼吸机运行情况，及时排除故障，保证有效通气。

17）护士应熟悉患者所用的药物，药物的使用时间、使用方法及不良反应应向患者解释清楚。密切观察药物不良反应，使用糖皮质激素时应注意消化道出血，防止应激性溃疡；不要轻易使用安眠、镇静药。

18）本病主要并发症为肺炎、肺不张。除应用抗生素抗感染治疗外，保持呼吸道通畅也至关重要。除有效吸痰，还可进行体位引流排痰，患者取侧卧头低足高位（抬高床尾 10 cm）。吸痰与排痰前肺部听诊，根据肺不张的部位进行叩背，然后吸痰或进行药物超声雾化吸入。心脏并发症常见的有中毒性心肌炎，表现为心悸、脉速及心律不齐等，需细心观察。治疗护理尽量集中，保证患者充分休息，以减轻心脏负担。静脉输液成人每分钟 40～50 滴，儿童每分钟不超过 30 滴，以防发生心力衰竭和肺水肿，也可按医嘱应用毛花苷 C、能量合剂等。

19）健康教育：加强营养，增强体质，避免感冒。坚持瘫痪肢体的功能锻炼，定期复查。

（巴学青）

第二节　多发性神经病

多发性神经病也称末梢神经炎或多发性神经炎。多发性神经病是由各种原因所致的周围神经病，包括遗传性、感染后或变态反应性、中毒性、营养缺乏性、代谢性等。临床主要表现为四肢对称性感觉障碍、下运动神经元性瘫痪和自主神经功能障碍。

一、病因和发病机制

常见病因包括：

（一）中毒

药物（呋喃类药物、异烟肼、磺胺类药物、链霉素、苯妥英钠、长春新碱等），化学品（有机磷农药、一氧化碳、二硫化碳、四氯化碳、苯胺等）及重金属（砷、铅、汞、锰、磷、铊等）、乙醇中毒。

（二）营养缺乏及代谢障碍

B 族维生素缺乏、慢性胃肠道疾病、糖尿病、尿毒症、肝硬化等。

（三）感染

伴发或继发于全身急、慢性感染性疾病，如流行性感冒、麻疹、水痘、白喉、细菌性痢疾、布氏杆菌病、麻风、伤寒、钩端螺旋体病、梅毒、急性血吸虫病等。

（四）血管炎

如红斑狼疮、结节病、结节性多动脉炎及类风湿性关节炎等结缔组织病。

（五）遗传性

遗传性运动感觉神经病、遗传性共济失调性多发性神经病、遗传性自主神经障碍等。

（六）其他

癌性远端轴突病、癌性感觉神经元病、亚急性感觉神经元病、麻风及 POEMS 综合征（多发性神经病、脏器肿大、内分泌病变、M 蛋白和皮肤损害）等。

病因不同，发病机制不尽一致，如异烟肼中毒是由于该药干扰了人体对维生素 B_6 的吸收，使体内维生素 B_6 不足而致病；有机磷中毒主要是有机磷抑制了体内胆碱酯酶的活性，使之失去水解乙酰胆碱的作用，造成组织中乙酰胆碱积蓄、胆碱能神经过度兴奋后转抑制；糖尿病性多发性神经病，则是由于神经滋养血管病变和代谢障碍引起；重金属汞及砷等中毒是毒物在体内影响了丙酮酸氧化酶的活性，继而影响了神经细胞代谢；感染因素致病的机制有的是病原体直接侵入神经，有的是通过毒素的作用引起机体代谢障碍，或是血管性因素等引起周围神经损害。

病理改变主要为周围神经的髓鞘和轴索发生变性。各种病因可有选择性损害，如白喉主要病理改变为髓鞘的节段性脱失。乙醇中毒则首先引起轴索变性，然后继发脱髓鞘改变，去除病因或经治疗后髓鞘与轴索均可再生，但病因不同，再生程度不一致。慢性遗传性神经炎病理改变主要为增生性，切面上可见洋葱样改变，是由于反复发生的髓鞘脱失和髓鞘再生反应的结果，一层层的增生完全是施万细胞的增生。

二、诊断

（一）临床表现

因病因不同，起病和病程可有急性、亚急性、慢性和复发性之别；病情和各种功能受损程度也不同。但都具有共同的特征，即肢体远端对称性分布的感觉、运动和自主神经功能障碍。

1. 感觉障碍

肢体远端可有疼痛（刺痛、灼痛等）或各种感觉异常（麻木、蚁走感等），检查可见对称性深、浅感觉减退或缺失，典型的分布呈手套、袜子状。

2. 运动障碍

四肢远端有不同程度的下运动神经元瘫痪，即肌力减退、肌张力减低、腱反射减弱或消失，肌肉萎缩在上肢以骨间肌、蚓状肌和大小鱼际肌，下肢以胫前肌、腓骨肌为明显，可出现手、足下垂。后期可发生肢体挛缩畸形。

3. 自主神经障碍

有的患者可出现皮肤发凉、光滑、菲薄或干燥、脱屑，指（趾）甲松脆，多汗或无汗等。

由于病因不同，大部分患者症状在数周至数月发展，受累范围由远端向近端扩展。缓解时，自近端开始向远端恢复。病因不同，神经症状的轻重也并非完全一致，如异烟肼中毒性多发性神经病以下肢远端感觉异常和减退为主，运动障碍较轻。糖尿病引起者，可表现感觉性、运动性、自主神经性或混合性神经症状，以感觉性为多见，常见症状为四肢远端感觉异常、肢端夜间自发性疼痛。有机磷农药中毒者，周围神经症状在急性中毒后约15小时开始出现，4~5天达高峰，主要表现为四肢无力、四肢末端麻木、疼痛，查体感觉障碍轻或无。感染、血清注射或疫苗接种为病因者，一般在1~2周起病，可能是变态反应性疾病。麻风杆菌所引起的麻风性多发性神经病，潜伏期很长，起病缓慢，主要特点是周围神经增粗且质坚硬，以肘部滑车管中的尺神经及颈部胸锁乳突肌后的颈神经浅支最易扪及，肢体营养障碍明显，指节及趾节上出现大疱、溃疡及坏死。并发于结缔组织疾病的多发性神经病，多由血管炎引起的多数性单神经病发展而来。遗传性周围神经病的特点是起病隐匿，呈慢性进行性发展，并可有家族史。

（二）实验室及其他检查

1. 血常规

血白细胞计数及分类可正常或增高。

2. 腰椎穿刺

除少数患者蛋白含量增高外，一般无改变。

3. 肌电图

肌电图见神经元性损害，电测验呈变性反应。

4. 血生化

对某些患者可检测血糖、维生素 B_{12} 水平、尿素氮、肌酐、三碘甲状腺原氨酸（T_3）、甲状腺素（T_4）等。

5. 免疫检查

对疑有免疫性疾病者可做免疫球蛋白、类风湿因子、抗核抗体等检测，以及淋巴细胞转化试验等。

6. 神经活检

如怀疑为遗传性的患者，可做腓神经活检。

（三）诊断要点

根据对称性的四肢远端感觉、运动及营养障碍和腱反射消失，诊断并无困难。应注意各种病因引起的多发性神经炎的临床特征及实验室检查。在病史询问时应注意是否有全身性疾病、代谢障碍、化学物品接触或服药史等。

1）可有感染、中毒、营养代谢障碍、躯体慢性疾病、内分泌疾病、结缔组织疾病或癌症等病史。

2）发病可急可缓。多表现为肢体末端对称性套式感觉障碍、下运动神经元性瘫痪和自主神经症状；腱反射多数减弱，少数可亢进。因病因和病程的不同，可有不同程度的运动、感觉或自主神经功能损害。

3）可具有原发病的症状、体征和实验室检查所见。

4）肌电检查可见下运动神经元性损害征象及运动、感觉传导速度变慢和（或）末端潜伏期延长。

三、鉴别诊断

1. 脊髓病变

某些脊髓病变的临床表现可类似周围神经病变，如运动神经元病、脊髓灰质炎、脊髓空洞症等，可出现下运动神经元受累的体征，详细的病史、仔细的体格检查可明确病变的分布特点，肌电图检查也有助明确诊断。

2. 神经根或神经丛病变

通常有神经根的刺激症状，运动及感觉症状按根性或神经丛性分布，肌电图检查对于协助判断受累神经的分布和明确诊断有重要价值。

3. 神经肌肉接头病变

如重症肌无力（MG），临床上表现为易疲劳和波动性肌肉无力，而且无感觉障碍。肌电图和神经传导速度通常正常，而重复神经刺激通常异常，全身型者重复神经刺激阳性率较高。

4. 肌病

临床上也可表现为肌肉无力和萎缩，以及腱反射减低等。肌肉无力以近端为主，无感觉障碍，大多数人伴有肌酶谱增高。神经传导速度为肌源性损害可明确诊断，必要时可行肌活检。

四、治疗

（一）病因治疗

首要的治疗是解除病因，如药物引起者则应即刻停药；糖尿病引起者要积极治疗糖尿病；有机磷中毒引起者则应用解磷定或阿托品；重金属中毒者则用二巯基丙醇；营养障碍 B 族维生素缺乏者，应大量服用 B 族维生素等。

（二）一般治疗

急性期应卧床休息，肢体保持在功能位置，防止足下垂、压疮、肢体挛缩及畸形。给予营养丰富及含多种维生素的饮食，疼痛明显者可使用各种止痛剂，如去痛片 0.5 g，每日 3 次；布洛芬 0.2 g，每日 3 次；芬必得 0.3 g，每日 2 次；曲马多 50 mg，每日 3 次等；严重疼痛患者可用卡马西平 0.2 g，每日 3 次或苯妥英钠 0.1 g，每日 3 次。

（三）药物治疗

1. 神经营养药

大剂量 B 族维生素，如维生素 B_1 100 mg，肌内注射，每日 1 次；维生素 B_{12} 500 ~ 1 000 μg，肌内注射，每日 1 次；甲钴胺 500 μg，每日 3 次，口服，或 500 μg 肌内注射，隔日 1 次；维生素 B_6 50 mg，肌内注射，每日 1 次，或 10 ~ 20 mg 口服，每日 3 次。严重患者可并用辅酶 A、三磷酸腺苷等药，有利于神经再生和功能恢复。以上疗程应在 1 个月以上。也可用肌苷、胞二磷胆碱、神经节苷脂等。

2. 肾上腺皮质激素

肾上腺皮质激素要有选择地应用，对某些神经炎有良好的效果。如呋喃类药物中毒性神经炎，地塞米松 10 mg 加入 10% 葡萄糖液 500 mL 中，静脉滴注。每日 1 次。

3. 康络素钠盐

康络素钠盐含有存在于哺乳类动物神经组织中的四种神经节苷脂，是一种复合糖脂，参与神经元的生长、分化和再生过程。具有促进神经生长，恢复神经支配功能的特性，是肌肉神经支配复活和突触接触恢复的基本因素。适用于多种原因引起的周围神经病变，常用量 20 ~ 40 mg，肌内注射，每日 1 次，20 ~ 30 日为 1 个疗程。

4. 其他

如地巴唑 5 ~ 10 mg，每日 3 次，口服；加兰他敏 2.5 ~ 5.0 mg，每日 1 次，肌内注射；烟酸 50 ~ 100 mg，每日 3 次，口服；地西泮 2.5 ~ 5.0 mg，每日 3 次，口服，或地西泮 10 mg，肌内注射，每日 1 ~ 2 次。

（四）其他治疗

1. 理疗

红外线、超短波、离子透入电冲击等。

2. 按摩、体疗

早期开始，有利于功能恢复。

3. 穴位注射

用维生素 B_{12} 100 μg 分注于曲池、内关、合谷、足三里、太冲等穴，两侧注射，每日 1 次，10 次为 1 个疗程。

（五）中医治疗

中医认为，本病多因感受湿邪及脾胃虚弱、肝肾不足所致。治疗同"急性炎症性脱髓鞘性多发神经病"。

五、监护

1）做好急性多发性神经病患者的心理护理，消除紧张情绪，树立战胜疾病的信心。

2）保持口腔清洁及呼吸道通畅，定时翻身拍背，及时清除呼吸道分泌物。

3）严密观察病情变化，尤其夜间更要加强巡视，注意瘫痪有无进展、呼吸频率及深浅度的变化、有无发绀、咳嗽是否有力、有无发呛、吞咽是否困难等，如有异常及时处理。

4）随时准备好气管插管或气管切开用物、呼吸机、氧气等。

5）做好皮肤护理防止压疮发生，保持急性多发性神经病患者皮肤及床单清洁干燥，每小时协助患者翻身更换体位，对受压部位可用红花乙醇或50%乙醇行局部按摩，以改善血液循环。

6）急性期尤其是呼吸困难时，禁用安眠药。

7）忌食生冷、坚硬、不易消化的食物，湿热证忌食辛辣、温热的食物，如酒、辣椒、干姜、胡椒、桂皮等。

8）饮食要易于消化并富有营养，补充富含维生素 B_1 的食物，如各种杂粮、豆类、和其他多种副食品。还可以多吃干果、动物内脏、蛋类、猪瘦肉、乳类、蔬菜、水果等，但是一定要注意食物加工烹调方法，否则损失太多，同样会引起维生素 B_1 缺乏病。无湿热者宜多食滋补肝肾食物，如肉类、牛羊乳、豆类、枸杞子等。

（赵福菊）

第三章　脑神经疾病

第一节 三叉神经痛

三叉神经痛（TN）是三叉神经分布区域内出现反复发作性触电样短暂而剧烈的疼痛，是脑神经疾病中较常见的一种神经痛。本病 1756 年由法国 Nicolas Andri 首先报道，由于发作时多数伴有面肌抽搐，故称为"痛性抽搐"。Fothergill 于 1773 年对此病作了经典描述，曾被称为 Fothergill 病。19 世纪初，Charles Bill 详尽地分清了三叉神经面部感觉，面神经面部运动，才使本病得以正名为三叉神经痛。本病多发生于 45 岁以上中老年人，女性略多于男性。多为单侧，少数为双侧。

一、病因和发病机制

三叉神经痛有原发性和继发性之分。原发性三叉神经痛的病因尚未明确，目前认为三叉神经在脑桥被异行扭曲的血管压迫三叉神经后根，局部产生脱髓鞘变化而导致疼痛发作。继发性三叉神经痛多有明确的病因，如颅底或脑桥小脑角、三叉神经根或半月节部位肿瘤，脑干梗死，蛛网膜炎，多发性硬化等侵犯三叉神经的感觉根或髓内感染而引起疼痛。多伴有邻近结构的上损害和三叉神经本身功能的丧失。

可能由于多种致病因素，使本身神经节的感觉根和运动支发生脱髓鞘改变，脱失髓鞘的轴突与相邻纤维之间发生短路，因为轻微的触觉刺激即可通过短路传入中枢，而中枢的传出冲动也可经短路成为传入冲动，达到一定的总和而激发半月神经节内的神经元而产生疼痛。

关于原发性三叉神经痛的病程研究较少。主要表现为三叉神经细胞质中出现空泡，轴突不规则增生，肥大、扭曲和消失，髓鞘明显增厚，瓦解，多数纤维有节段性脱髓鞘改变。

二、诊断

（一）临床表现

1. 发病特点

多发于 45 岁以上中老年人，女性略多于男性。多为单侧，少数为双侧。呈发作性，间歇期正常。发作可由 1 日数次至 1 分钟多次。发作呈周期性，持续数周、数月或更长时间，可自行缓解。

2. 症状

1）疼痛部位：局限于三叉神经分布区域，常从单侧上颌支（第 2 支）或下颌支（第 3 支）起病，可以只影响某一支，也可数支同时受累。

2）疼痛特点：为发作性剧痛，其发作特征是发作前无预兆性，骤然发作，疼痛呈刀割样、撕裂样、针刺样或电灼样；持续数秒钟至数分钟，突然自行缓解，过一定时间又突然发作，即"疼痛骤然发作，骤然停止"。

3）触发点：一般在触及鼻部、口角、颊部、牙齿、上下唇、舌侧缘等处时激发，讲话、进食、洗脸、刷牙、打哈欠、剃须，甚至微风拂面皆可诱发疼痛。此外，在三叉神经的皮下分支穿出骨孔处，常有压痛点。

3. 体征

原发性者常无神经系统阳性体征，有时可因患者常紧压病侧面部或用力按摩面部减轻疼痛，可导致局部皮肤粗糙，眉毛脱落。伴有神经系统体征者要考虑为继发性。

（二）实验室及其他检查

无特殊辅助检查。对伴有神经系统体征者要做脑脊液检查和头颅 CT、MRI 等神经影像学检查。

三、鉴别诊断

（一）牙痛

一般呈持续性钝痛或跳痛，疼痛多局限于牙根部，于进生冷、热、酸性食物时加剧。

（二）不典型面痛

又称 Sluder 痛，疼痛位于面部深部，为持续性钝痛，疼痛部位集中于面部的中央区、眼眶、头后部，甚至背部，发作时有鼻塞、流涕。患者常有精神因素。用棉片蘸以1% 丁卡因或 4% 可卡因填塞于鼻中甲后部，可获得止痛效果，对鉴别有帮助。

（三）舌咽神经痛

疼痛性质和三叉神经痛十分相似，呈闪电样突然发作，为短暂的阵发性剧烈疼痛，伴有短暂间隙，疼痛消失也突然，但疼痛位于舌根、软腭、扁桃体窝、咽部及外耳道，可由吞咽动作诱发，用 4% 可卡因或 1% 丁卡因等喷咽部后疼痛消失。

（四）三叉神经炎

病史中有近期呼吸道感染和鼻窦炎病史，疼痛为持续性，并不剧烈，可伴有运动障碍，三叉神经感觉区感觉减退或过敏。

（五）颞颌关节炎

疼痛呈持续性，局限于颞颌关节区，局部压痛明显，颞颌关节运动障碍，疼痛与关节活动有关。X 线及专科检查可诊断。

（六）颅内肿瘤

脑桥小脑角内的上皮样囊肿、前庭神经鞘瘤、脑膜瘤及血管畸形等常为继发性三叉神经痛的主要病因，疼痛性质可与原发性三叉神经痛非常相似。但患者均有神经系统的体征可见。头部 CT 或 MRI 检查可明确诊断。

四、治疗

对继发性三叉神经痛应针对病因治疗。原发性三叉神经痛的治疗有以下几种：

（一）药物治疗

1. 苯妥英钠

苯妥英钠 0.1 g，3 次/日，配以止痛及镇静剂可提高疗效。副作用有头晕、步态不稳及眼花等。

2. 卡马西平

卡马西平 0.1 ~ 0.2 g，1 ~ 3 次/日，最大量为 0.4 g，2 ~ 4 次/日。副作用有头晕、困倦、胃肠反应、步态不稳、口干、心跳及手颤抖等。

3. 奥卡西平

奥卡西平 600 ~ 1 200 mg/d，分两次服用，常见不良反应有头晕、复视、疲劳、嗜睡、恶心等，这些不良反应与高剂量、长期用药有关。有报道，约 85% 的顽固性三叉神经痛患者可被奥卡西平控制。

4. 加巴喷丁

推荐剂量为 900 ~ 1 800 mg，3 次/日，有些患者剂量超过 1 800 mg 更有效，增加至 2 400 mg 也能很好耐受，加巴喷丁不需做血浓度测定。主要不良反应有嗜睡、头晕、乏力和恶心、呕吐等，但症状轻微，且随治疗时间延长而逐渐减轻。

5. 七叶莲

七叶莲又称假荔枝。片剂 0.4 g，每次 2 ~ 4 片，每日 4 次。针剂每支 4 mL，肌内注射，每日 2 次，止痛效果为 60%，少数患者可有口干、腹部不适、食欲减退等。

（二）封闭疗法

应用本疗法的适应证是：

1）药物治疗无效者。

2）患者拒绝手术，且服药有反应者。

3）患者健康状况不适合做手术者。

4）因剧烈疼痛影响进食及休息，做过渡性封闭治疗，为手术治疗创造条件者。

5）临床难以确诊者，可做封闭，与其他面部疼痛性疾患进行鉴别。

注射的药物有：无水乙醇、甘油等。目前都推荐甘油，因其疗效较持久。

封闭治疗的类型有：

1. 三叉神经周围支封闭

封闭三叉神经的各分支，如下颌神经、眶下神经、眶上神经、颏孔神经等，因其疗效短，一般为 1 ~ 6 个月，均已少用。

2. 三叉神经半月节封闭

将药物注射至半月节处，以破坏节内感觉神经细胞。

（三）经皮三叉神经半月节射频热凝疗法

经皮三叉神经半月节射频热凝疗法为 Sweet 及 Nugent 于 1972 年首先应用。适用于长期用药无效或无法耐受者。手术在 X 线荧屏光视下或 CT 导向下将射频针经皮穿入三叉神经半月节处，使针头处加热为 65 ~ 75℃，维持 1 分钟即可，复发率为 21% ~ 28%，但复发后重复应用仍可有效。

（四）手术治疗

1. 三叉神经周围支切除术或抽出术

因周围神经支再生而复发，疗效短，目前已弃用。但限于第一支（眼支）的疼痛尚可应用。

2. 三叉神经节后感觉根部分切断术

主要有两种手术入路：

1）经颞入路：即在颞部开颅，经硬脑膜外剥离，直达颅底卵圆孔，暴露三叉神经半月节第二、三支部分予以切断。保留第一支及运动根。其优点是危险性较小，术后反应较小，缺点是面部感觉不能保留。

2）经枕下入路：做枕下切口，咬除枕骨鳞部外侧骨质，开窗直径为2 cm，切开硬脑膜，释放脑脊液，轻轻牵开小脑半球，在脑桥小脑角处可见三叉神经感觉根，切断其后2/3。优点是可发现继发性三叉神经痛的原因，运动根分辨清楚，不易损伤，可保留面部、角膜及舌部等部分感觉，复发较少。缺点是手术有一定危险性，术后反应较大，可伤及周围脑神经及小脑。

3. 三叉神经脊束切断术

适用于三叉神经眼支疼痛及双侧三叉神经痛患者。经颅后窝入路在延髓平面离中线8～10 mm处切断三叉神经脊髓束。优点是术后能保留面部、角膜、颊部黏膜等处的触觉，不影响运动支。缺点：手术危险性较大，术后并发症有咽喉部发痒、上肢共济失调、打嗝、定向力差及精神抑郁等。

（五）三叉神经微血管减压术

手术时暴露脑桥入口处，三叉神经感觉根及压迫该处的血管，将神经和血管分开，在两者之间垫入涤纶片、不吸水的海绵，或用涤纶片、筋膜条将血管分开，解除对神经的压迫，该手术疗效可为80%～95%。并发症有听力减退或丧失、面部感觉减退、带状疱疹，滑车神经及动眼神经、面神经暂时性麻痹。

（六）立体定向放射外科手术

多采用γ刀做照射，目标结构为三叉神经根入脑桥处（REZ）。国内报道总有效率为93%，无效和复发患者，再次治疗仍可取得疗效。

（七）中医治疗

中医认为，三叉神经痛其病因一般与风、火（热）、肾虚有关。风者善行而数变，易侵犯人之上部，火性急暴而炎上，风火（热）相夹，阻于面部经络，气血闭塞不通，故疼痛猝然而发，因其风火（热）之特性临床表现亦见突然发作，急暴而剧烈，去之亦匆匆。

1. 辨证论治

1）风火亢盛型

颜面疼痛似火灼难忍，突然发作，发作时或有面肌痉挛，发作停止后如常人，烦躁易怒，失眠多梦，口干欲饮。舌红，苔黄，脉弦。

治法：清肝泻火。

方药：龙胆泻肝汤加减。

龙胆草 12 g，黄芩 15 g，山栀 10 g，泽泻 10 g，木通 10 g，车前子 10 g，柴胡 15 g，当归 6 g，白芍 20 g，生甘草 15 g，白茅根 30 g。

2）肾虚感寒型

头脑空痛，惧怕冷风吹袭，遇冷风则剧痛，常兼眩晕，腰膝酸软，遗精带下，耳鸣少寐。舌胖，脉细无力。

治法：温肾散寒。

方药：地黄饮子加减。

生地 15 g，山萸肉 12 g，肉苁蓉 20 g，僵蚕 10 g，白芷 9 g，麦冬 10 g，牛膝 10 g，地龙 15 g，川芎 12 g，熟附子 12 g，肉桂 10 g，细辛 4 g，甘草 15 g。

2. 单方、验方

1）全虫、地龙、甘草各 10 g。共研细末，每服 3 g，早晚各 1 次。

2）白芷 30 g，冰片 1 g。研粉，每用少许吸入鼻内，既可止三叉神经痛，又可止牙痛。

3）薄荷、白芷、郁金各 18 g，生石膏 30 g，芒硝 10 g。共研细末，用纱布包塞入鼻腔内，每天 2 次。

4）大黄、芒硝各 30 g。研细粉，调井水贴两太阳穴。

5）川乌、草乌各 12 g，川椒、生麻黄、生半夏、生南星各 15 g，姜黄 30 g。共研碎，用乙醇浸泡 7 日后，用棉签蘸乙醇药水涂患处，疼痛发作时连续使用，缓解后每日涂抹 3 次即可。

3. 针灸治疗

1）常用穴位：第 1 支（眼支）取太阳、攒竹、阳白、至阳。第 2 支（上颌支）取四白、迎香、听会、内庭。第 3 支（下颌支）取合谷、下关、颊车。

2）方法

主穴：第 1 支取阳白透鱼腰；第 2 支取四白；第 3 支取下关、夹承浆。

配穴：第 1 支配太阳、风池；第 2 支配颧髎、人中；第 3 支配颊车、合谷。

用 28 号 3~7 cm 毫针，进针得气后快速提插刺激 1 分钟，然后留针 30 分钟，每隔 10 分钟运针 1 次，每日 1 次，10 次为 1 个疗程，疗程间休息 1 周。

穴位注射取穴同上，取 5 mL 注射器，用牙科 5 号长针头，维生素 B_1 注射液 100 mg，维生素 B_{12} 注射液 100 μg 混合备用。每次取 2~4 穴，每穴 0.8~1.0 mL，得气后抽无回血再注射药液，隔日 1 次，10 次为 1 个疗程，疗程间休息 1 周。此外，也可针刺后加艾灸、电针、磁疗、水针、点刺放血等方法治疗。

五、监护

1）由于三叉神经痛患者害怕诱发疼痛而常常不敢进食、喝水、漱口、刷牙、洗脸等，这样很容易导致患者面部卫生出现问题，造成交叉性感染。因此，患者应保持面部皮肤干净、口腔卫生，防止感染。

2）三叉神经痛患者在夏季不能用电风扇、空调等直接吹干头部、面部，避免受凉和感冒，减少病菌的入侵。

3）对于疼痛剧烈、发作频繁、入睡困难的患者可以给予镇痛处理，减少患者的痛苦，提高患者的生活质量。

4）患者居住的室内宜光线柔和、环境安静；患者宜饮食清淡，保证机体营养，避免食用粗糙、干硬、辛辣的食物。

5）加强心理疏导，因为咀嚼、打哈欠、讲话等都有可能诱发疼痛，导致患者不敢轻易做这些动作，并且出现焦虑、抑郁等心理，家属或者护理人员应及时给予患者心理疏导和支持。

（赵福菊）

第二节　特发性面神经麻痹

特发性面神经麻痹系面神经管内急性非化脓性面神经炎，引起周围性面神经麻痹，或称贝尔麻痹。

一、病因与病理

本病病因尚未明确。一部分患者因局部被风吹或着凉后发病，故有学者认为可能是局部营养神经的血管受风寒而发生痉挛，导致该神经组织缺血、水肿、受压而致病。也有些患者在急性咽部感染后起病，提示可能与自身免疫反应有关。亦有人观察到与风湿性损害有关。无论是缺血或炎症所引起的局部组织水肿都必然使面神经受到压迫，使面神经功能发生障碍而出现面肌瘫痪。

病理改变早期主要为面神经水肿，髓鞘或轴突有不同程度的变性，部分患者乳突和面神经管的骨细胞也有变性。

二、诊断

任何年龄均可发病，男性略多。通常急性或亚急性起病，于数小时或1~2天达到高峰，大多1~2周开始好转，2个月仍不好转者预后差，常为单侧发病，偶见双侧。

1）有感冒受寒史，病初可有下颌角或耳后疼痛。

2）主要症状为一侧面部表情肌瘫痪。检查时发现患侧额纹消失，睑裂不能闭合或闭合不全，鼻唇沟浅，口角低，鼓气或吹口哨时漏气。咀嚼时食物残留在病侧的齿颊间，恢复期患侧面肌痉挛。

3）如病变在茎乳孔以上，影响鼓索神经时，则有舌前2/3味觉障碍。病变在镫骨神经分支上方时，可伴有听觉过敏。病变在膝状神经节时，除有上述症状外，还有外耳道与耳郭的疱疹及感觉障碍。

4）反射异常，角膜反射、眼及口轮匝肌反射均减退。

三、鉴别诊断

（一）急性感染性多发性神经根炎

可有周围性面瘫，但多为双侧性，有对称性肢体瘫痪和脑脊液蛋白—细胞分离现象。

（二）中枢性面神经瘫痪

额纹正常，睑裂变大，挤眼、闭睑动作正常，伴有同侧或对侧偏瘫。

（三）颅后窝病

如脑桥小脑角肿瘤、颅底脑膜炎等所致的面神经瘫痪，多伴有听觉障碍、三叉神经功能障碍等各种原发病的特殊表现。脑桥病变，如肿瘤、炎症、出血等所致的面神经麻痹，均伴有病侧三叉神经、展神经麻痹和对侧肢体偏瘫体征。

（四）其他

各种中耳炎、迷路炎、乳突炎等并发的耳源性面部神经麻痹，多有原发病的特殊症状及病史。腮腺炎或腮腺肿瘤，颌部化脓性淋巴结炎均可累及面神经而引起病侧周围神经面瘫，因有腮腺及局部体征故不难鉴别。

四、治疗

（一）一般治疗

注意安静休息，避免冷风吹拂，注意保护角膜，可戴眼罩、眼镜，同时用眼膏外涂。

（二）理疗

急性期在茎乳孔附近部位给予热敷，或给予红外线照射，或短波热透，有利于改变局部血液循环，消除水肿，并能减轻局部疼痛。恢复期可给予碘离子透入。

（三）体疗

患者自己对镜子用手按摩瘫痪的面肌，每日数次，每次 5~10 分钟。恢复期可对镜练习瘫痪侧各单个面肌的随意运动，加速瘫痪侧早日恢复。

（四）药物治疗

1. 泼尼松

泼尼松口服，每次 10 mg，每日 3 次，于起病早期短程应用 1~2 周，也可静脉滴注地塞米松 5~10 mg/d，连用 7 日，后继以口服泼尼松。

2. 地巴唑

地巴唑口服，每次 10 mg，每日 3 次。

3. 维生素 B_1

维生素 B_1 250~500 μg，肌内注射，每日 1~2 次。

4. 加兰他敏

加兰他敏 2.5~5.0 mg，肌内注射，每日 1~2 次。

5. 麝香溶液

麝香溶液 2~4 mL，面神经干及面部穴位注射，每日 1 次，或用泼尼松注射液

25 mg面神经干注射，隔日一次。

（五）手术治疗

长期不能恢复者，可试行面神经与副神经或面神经与膈神经吻合术，但疗效不确定。

（六）中医治疗

本病常因面部被冷风所吹，或汗出受凉等使风痰入于络脉，络脉受阻，气血不畅，则口眼突然歪斜。

1. 辨证论治

本病多在气血不足时，面部遭受风寒的侵袭，使经络阻滞，口眼突然歪斜不遂。

治法：祛风通络。

方药：牵正散加减。

僵蚕10 g，全虫12 g，白附子10 g。

风热型加菊花12 g，桑叶12 g，黄芩10 g，秦艽10 g；风寒型加羌活10 g，白芷12 g，川芎12 g。

2. 单方、验方

1）蝉蜕200 g，研细末，每次7 g，每日3～4次，连服6～7日。

2）蜈蚣1条（去头足），地龙、当归各12 g，赤芍10 g，鸡血藤15 g，羌活、防风、白芷各10 g，川芎9 g。水煎服，每日1剂。

3）马钱子粉1 g，樟脑粉0.3 g，膏药脂4 g。将上药加热调匀后涂于7 cm×7 cm膏药布上备用。用时将膏药烘软后贴在患侧耳垂前面神经干区域，4日换药1次。

4）马钱子适量，湿润后切成薄片（18～24片，约重3.6 g），排列于橡皮膏上，敷贴于患侧面部，7～10日换1张，至恢复正常为止。一般轻症贴2次即可痊愈。马钱子有大毒，切忌入口。

5）鲜山蒜头125 g，蒜头12瓣，母丁香15 g，蓖麻仁12粒。捣烂后加罗勒15 g，混合拌匀，平铺在纱布上并外敷患侧面部，每周1次，每次50～60分钟，发病20日以上或恢复较慢者可加麝香，并配服加味牵正散，一般1周治愈。

6）鹅不食草、冰片，按10:1配备，共捣成泥状装入瓶中备用，用时取2层消毒纱布包裹药膏塞入病侧鼻孔内，24小时更换1次。一般用药2～3次即愈。

3. 针灸治疗

闭眼不全，额纹消失时，针阳白透上眼睑。口角偏斜时针地仓透颊车、翳风、牵正，强刺激后留针10分钟。也可用电针强提拉法治疗，收效良好。

方法：取地仓、颊车、阳白、合谷等穴通电5～10分钟，通电量以患者感到舒适，面部肌肉跳动为宜。

4. 磁电疗法

取风池、阳白、攒竹、四白、下关、颊车、地仓、合谷等穴，每次选3～6穴，各穴交替使用。用高磁块两块作为一对磁极，一面按触于皮肤穴位上，另一面与脉冲电极的导线接通，通电20～30分钟，每日或隔日1次。

5. 理疗

急性期茎乳孔附近部位给予热敷，或给予红外线照射，或短波透热，有利于改善局部血液循环，消除水肿，并能减轻局部疼痛症状，恢复期可给予碘离子透入治疗。

6. 穴位注射

用维生素 B_1 或维生素 B_{12}、硝酸一叶秋碱等药物穴位注射。

取穴：患侧下关、颊车、地仓及健侧合谷。每穴注 0.2 ~ 0.5 mL，每周 2 次，6 次为 1 个疗程。

五、预后

约75%的患者在 1 ~ 2 个月恢复。6 个月以上尚未开始恢复者，日后完全恢复正常的希望不大。

六、监护

1）特发性面神经麻痹的患者在日常生活中，一定要加强护理，主要就是让面部避免受凉，避免用凉水洗头洗脸，还要避免感冒和感染。

2）在饮食上还需要进行调理，要吃一些维生素含量高的食物，以及蛋白质含量高的食物，要避免吃辛辣刺激性的食物，同时要戒烟、戒酒。

3）日常生活中还要避免一些不良的因素，如熬夜劳累，患者一定要保证充足的睡眠，这样才有利于特发性面神经麻痹的症状恢复。

（赵福菊）

第三节　前庭神经炎

前庭神经炎又称前庭神经元炎，是前庭神经细胞非特异性炎症所致，是以急性起病的眩晕、恶心、呕吐、外物旋转为主要表现的周围神经疾病。

一、病因及病理

本病病因尚不清楚。部分患者病前有上呼吸道感染症状，故多数学者认为可能为前庭神经细胞受病毒感染所致。病变可位于一侧或两侧前庭神经核、前庭神经、前庭神经节及前庭神经末梢的整个通路上。

二、诊断

（一）临床表现

可发生于任何年龄。但以中青年为多，可散发或小范围流行。多急性起病，发病前少数患者有上呼吸道感染症状，常于 1 ~ 3 日达到高峰，以后逐渐好转，病程可为 2 ~ 3

周，少数患者头晕及失平衡感可达数月之久。

1. 症状

眩晕、恶心、呕吐，剧烈的外物旋转感，患者不敢睁眼，闭目卧床。动则症状加重。

2. 体征

可见持续性眼病，一侧前庭功能减退，但无听力障碍。闭目难立征阳性。

（二）实验室及其他检查

外周白细胞计数在发病初期可增高。

三、鉴别诊断

（一）梅尼埃病

本病与前庭神经炎相似，两者极易混淆，其鉴别要点为：①耳鸣和耳聋是梅尼埃病的主要症状，而前庭神经炎极少有此症状；②复发性眩晕是梅尼埃病的特点，而前庭神经炎眩晕时间较长，痊愈后一般不复发；③梅尼埃病无前驱症状，而前庭神经炎多有病毒感染的前驱症状。

（二）流行性眩晕

本病多见于青壮年，可能病因为下位脑干的病毒感染，病前多有感染低热史，临床表现与前庭神经炎很相似，但有脑干其他部位的受损体征，如复视、眼肌麻痹和面肌抽搐等。脑脊液检查可有轻度白细胞增高，主要为单核细胞。

（三）良性发作性位置性眩晕

患者年龄较大，其眩晕特点为在头位或头位变动时出现，历时短暂，反复发作，伴位置性眼震。

四、治疗

（一）一般治疗

急性发作时应卧床休息，尽量减少刺激和头部搬动，主要为对症处理，早期可应用皮质类固醇激素。

（二）镇静剂的应用

1. 地西泮

地西泮 2.5 mg/次，3～4 次/日，口服；或 10 mg/次，肌内注射。

2. 氯丙嗪

氯丙嗪 25 mg/次，3 次/日，口服；或 25 mg/次，肌内注射。

3. 丙氯拉嗪

丙氯拉嗪 20～30 mg/d，分次口服，或栓剂直肠给药，每次 25 mg，每日 2～3 次，

（三）镇吐剂的应用

异丙嗪 12.5～25.0 mg/次，2～3 次/日，肌内注射；山莨菪碱，10 mg/次，肌内注射。

（四）冬眠疗法

对严重患者，可适当行短程冬眠疗法。即氯丙嗪 50 mg、异丙嗪 50 mg、哌替啶 100 mg，首次半剂，肌内注射。

（五）维生素的应用

可用维生素 B_1 100 mg/d，肌内注射；维生素 B_{12} 500 μg/d，肌内注射；维生素 B_6 50 mg/d，肌内注射。

（六）神经代谢活化剂的应用

可选用三磷酸腺苷 60 mg/d，肌内注射，辅酶 A 100 U/d。

（七）针灸疗法

可取风池、合谷、听宫、内关等穴。

（赵福菊）

第四节　舌咽神经痛

舌咽神经痛是一种发生在舌咽神经感觉支配区的发作性剧烈疼痛。其疼痛的部位分布在咽喉、舌根、扁桃体等部位。疼痛呈刺激性、间歇性发作，每次持续数秒钟，可因吞咽、伸舌、讲话、打哈欠、咳嗽而诱发。疼痛发作时可伴有阵发性咳嗽、喉部痉挛感及心律不齐如心动过缓，甚或短暂停搏等症状。患者可因此昏厥、抽搐。病程中可有自发缓解。以中年以上患者为多。

一、病因

本病病因尚不明确，可能为舌咽及迷走神经的脱髓鞘性变引起舌咽神经的传入冲动与迷走神经之间发生"短路"的结果；近年来显微外科手术发现部分患者椎动脉或小脑后下动脉压迫于舌咽及迷走神经上，解除压迫后症状缓解。继发性舌咽神经痛常因桥小脑角、颈静脉孔区、颅底、鼻咽部及扁桃体肿瘤，蛛网膜炎等引起。

二、诊断

（一）临床表现

1）疼痛剧烈，多起源于一侧的舌根和扁桃体，迅速波及咽喉、软腭、耳道深部、下颌角，偶尔累及耳颞部或颈枕部。

2）疼痛呈短暂发作性，每次仅数秒钟至 2 分钟，间歇期完全不痛。

3）舌根、扁桃体窝或咽喉等部位有触发点，触动此处可诱发疼痛。吞咽、张口、伸舌、说话、咀嚼、咳嗽可引起发作。

4）严重的疼痛发作，可伴咳嗽、喉痉挛、唾液分泌增多。个别重症患者，疼痛发作时由于舌咽神经的分支窦神经过度兴奋、迷走神经功能亢进，可引起心搏骤停、全身性低血压、短暂昏厥或抽搐。

5）以4%可卡因溶液喷涂于触发点区，则可使疼痛暂获缓解。

6）神经系统检查无阳性体征。

（二）实验室及其他检查

头颅 CT、MRI 等检查有助于病因诊断。

三、鉴别诊断

1. 三叉神经痛

三叉神经第Ⅲ支的舌神经痛极易与舌咽神经痛相混淆。舌神经痛位于舌前部，触发点一般位于口腔前部，如舌尖、齿龈，或位于下唇或颏部，诱发疼痛的动作常为咀嚼、洗脸，吞咽多不引起发作。

2. 耳痛

疼痛呈持续性，检查有耳疾。

3. 喉上神经痛

疼痛呈发作性，但通常起自于甲状软骨处，放射至下颌角。

4. 继发性舌咽神经痛

疼痛呈持续性，有舌咽及其他脑神经损害征，或可发现局部病变。

四、治疗

继发性舌咽神经痛（主要指颅底肿瘤等占位病变）应首先针对病因治疗。原发性舌咽神经痛的治疗原则大致与三叉神经痛相同。

（一）非手术治疗

1. 药物治疗

包括卡马西平、苯妥英钠等，有学者认为卡马西平与苯妥英钠联合应用方可见效。

2. 封闭治疗

1）舌咽神经感觉分布区（如患侧舌根部、扁桃体窝、咽壁）的局部封闭：将2%利多卡因5~10 mL 加入适量糖皮质激素注射于舌根部、咽壁、扁桃体窝的触发点周围，或用10%可卡因涂抹舌咽部触发点的表面，每月数次。

2）舌咽神经干封闭：患者取仰卧位，头转向健侧，穿刺点取乳突尖端与下颌角之间连线的中点，用眼科球后针头自该点垂直刺入皮肤，缓慢进针1.5~2.0 cm，触及茎突后，将针尖沿茎突前滑过0.5 cm，回抽无血后即可注入2%利多卡因5 mL 加糖皮质激素0.5~1.0 mL。

（二）手术治疗

舌咽神经痛未经治疗，绝大多数患者难以自愈。手术适应证为经药物治疗无效、能耐受麻醉和手术，且乐意接受手术治疗者。手术方法一是舌咽神经非损伤性手术，即舌咽神经微血管减压术；二是舌咽神经毁坏性手术，包括舌咽神经根切断术、延髓束切断术。

1. 舌咽神经微血管减压术

手术要点：

1）由面神经向下、向前即可显露出颈静脉孔及舌咽神经、迷走神经、副神经。用显微脑压板将小脑半球向内上方轻轻牵起。

2）打开蛛网膜，放出脑脊液，用吸引器吸去。此时小脑松软并轻微塌陷，调整显微脑压板，将小脑半球向内上牵开，直到能够清楚窥视颈静脉孔和舌咽神经、迷走神经及副神经。

3）辨认舌咽神经。舌咽神经比较粗大，由脑干发出和迷走神经一起走向颈静脉孔处。舌咽神经独自被蛛网膜包裹，且单独穿越硬膜孔。

4）确定舌咽神经后，注意寻找压迫神经的血管襻，压迫神经的血管常为椎动脉或小脑后下动脉，其部位多位于舌咽和迷走神经刚出脑干处。

5）隔离神经和血管。对粘连增厚的蛛网膜给予锐性切开，进行松解。用多个适当大小的 Teflon 棉将神经和压迫血管隔开。

6）检查确认术区无出血时，缝合硬膜，用自体骨片或人工材料修复颅骨骨窗，常规关颅。

术中注意事项：做左侧舌咽神经微血管减压术时，要轻巧操作舌咽神经及其毗邻的迷走神经，避免牵拉。避免对延髓腹外侧面的触压。术中密切监测血压和心电变化。

2. 舌咽神经根切断术

适应证：①在神经血管减压术中，未发现明显的压迫神经的血管者；②舌咽神经微血管减压术后，疼痛未消除者。

手术要点：在显微镜下，将小脑半球向内上方牵开，显露颈静脉孔及后组脑神经，辨认最上方单一较粗的舌咽神经，将其钩起，予以切断，同时将迷走神经的喙侧 1～2 根神经根（靠近舌咽神经）一并切断。

术中注意事项：要辨清舌咽神经，切断后同时将邻近的 1～2 根迷走神经神经根切断。

五、预后

舌咽神经痛是临床常见病，如诊断明确，采用适宜的治疗方法能使绝大多数患者疗效满意。

六、监护

1）饮食方面要清淡，忌辛辣，比如辣椒等刺激性的食物。

2）要注意情绪的稳定，如经常生气，会诱发舌咽神经痛。

3）要规律地使用药物，因为这些药发挥作用需要有一定的血浓度。所以，患者要注意规律地用药，按时服用药物。

4）要避免大喜大悲，尤其是大笑或者相对比较剧烈的面部活动，刺激舌咽部的一些扳机点，易诱发疼痛。

（赵福菊）

第四章 脊髓疾病及损伤

第一节 急性脊髓炎

急性脊髓炎又称急性非特异性脊髓炎，系指一组原因尚属不明的急性脊髓横贯性损害的炎症性疾病，亦称横贯性脊髓炎，是神经科较常见的疾病之一，一年四季各地均有发病。

一、病因和发病机制

本病确切的病因未明，多数为病毒感染或接种疫苗后引起的机体自身免疫反应。脊髓血管缺血和病毒感染后，抗病毒抗体所形成的免疫复合物在脊髓血管内沉积也可能是本病的发病原因。脊髓全长均可累及，但以胸椎 3~5 节段最多见，因为此节段脊髓供血较差而易受累。其次为颈段和腰段，骶段少见。肉眼观察脊髓可见病变部位软膜充血或有炎性渗出物，脊髓肿胀，严重者质地变软。切面可见白质与灰质分界不清，有点状出血。镜检可见软膜和脊髓血管扩张、充血，血管周围出现以淋巴细胞和浆细胞为主的浸润和水肿，灰质内神经细胞肿胀，尼氏小体溶解，甚至细胞溶解消失。白质内髓鞘脱失，轴突变性，大量吞噬细胞和胶质细胞增生。脊髓严重破坏时，可软化形成空腔。

引起脊髓炎的病因很多，若按病因分类，则可将脊髓炎分为下列诸多类型：

（一）病毒性脊髓炎

脊髓灰质炎，柯萨奇 A 和 B 病毒、埃可病毒、带状疱疹病毒、单纯疱疹病毒、EB 病毒、巨细胞病毒、狂犬病毒等引起的脊髓炎。

（二）细菌性脊髓炎

1）化脓性脊髓炎：亚急性脊髓脊膜炎、急性硬膜外脓肿和肉芽肿、脊髓脓肿。

2）结核性脊髓炎：脊柱结核病（波特病）、结核性脑脊膜脊髓炎、脊髓结核球。

（三）螺旋体感染性脊髓炎

1. 梅毒性脊髓炎

慢性脑脊膜神经根炎（脊髓痨）、慢性脑脊膜脊髓炎、脑膜血管梅毒、梅毒瘤样脑膜炎包括慢性硬脑（脊）膜炎。

2. 莱姆（Lyme）病。

（四）寄生虫和真菌感染

肉芽肿、局限性脑脊髓膜或脑脊膜炎和脓肿。

（五）非特异性脊髓炎

1）急性脊髓炎。

2）慢性复发性脊髓炎。

在上述脊髓炎类型中以非特异性脊髓炎最常见，结核性和化脓性脊髓炎较少见，其他类型罕见。本文仅对急性脊髓炎做简要介绍。

二、病理

急性脊髓炎可以累及脊髓全长的任何一个节段，但以胸段受累为最多，因胸髓较颈、腰髓长，且血液供应不如其他处丰富，因此易于受累；其次为颈段和腰段。多数患者以软脊膜、脊髓长束受损为主，少数累及中央灰质。病变以横贯性为主，但亦可为局灶性或多灶融合。肉眼观察病变部位软膜充血、混浊，脊髓肿胀，严重者质地变软。横切面可见灰质与白质界限不清，有点状出血。显微镜下软膜及脊髓血管充血、扩张，血管周围淋巴及浆细胞浸润；灰质中的神经细胞肿胀、虎斑消失、胞核移位，继而细胞溶解、消失；白质髓鞘肿胀、变性和脱失。严重者晚期可有脊髓萎缩。

三、诊断

（一）临床表现

患者多为青壮年，病前数天至 2 周有发热、全身不适等上呼吸道感染症状或疫苗接种史，脊柱负重、扭伤与受凉常为发病诱因。散在发病，起病急骤，常有周身不适，腰背及腹部疼痛，胸腹部束带感，双下肢麻木无力，一般在数小时至数日发展至高峰，形成脊髓横贯性损害。

1. 运动障碍

脊髓各段均可受累，胸段以上最为常见（74.5%），临床表现为双下肢瘫痪；其次为颈段（12.7%），出现四肢瘫痪及呼吸困难。急性期呈脊髓休克状态，表现为瘫痪肢体肌张力降低，腱反射消失，病理反射阴性，腹壁、提睾反射均消失。脊髓休克持续时间差异很大，与脊髓损害的严重程度和是否出现并发症有关，一般持续 2 周左右，逐渐出现痉挛性瘫痪，表现为肌张力增高，腱反射活跃或亢进，病理反射阳性。病变局限在腰段者，可表现为持久的下运动神经元性瘫痪。一般休克期越长，瘫痪肢体功能恢复越差。

2. 感觉障碍

急性期在病变节段以下的各种感觉均缺失，有些患者在感觉消失区上缘可有 1～2 个节段的感觉过敏区，或有束带状感觉异常。儿童和少数脊髓损害不明显者，感觉水平可以很不明确。随炎症的恢复，感觉水平可逐步下降和恢复，但其速度远比运动功能的恢复慢且差得多。

3. 自主神经障碍

如膀胱、直肠括约肌功能障碍及其他自主神经功能障碍，出现尿潴留，或充盈性尿失禁，大便失禁或秘结。损害的感觉平面以下皮肤少汗或无汗。皮肤营养障碍包括皮肤水肿或干燥脱屑、指甲松脆等。

个别患者在发病数小时或 1～2 日损害平面逐渐上升，波及颈段和延髓，瘫痪从下肢迅速扩展到上肢甚至到延髓支配的肌群，出现吞咽困难、发音障碍、呼吸肌瘫痪，常引起死亡。

（二）实验室及其他检查

1. 血常规

白细胞计数可正常或稍高。

2. 脑脊液

脑脊液压力不高，白细胞可正常，也可增高至（20～200）×10^6/L，以淋巴细胞为主，蛋白含量可轻度增高，多为0.5～1.2 g/L。糖与氯化物含量正常。一般无椎管梗阻现象。但如脊髓水肿严重，脊膜腔可部分梗阻，蛋白含量可高达2 g/L。

3. 其他

脊髓造影可见病变部位脊髓增粗。CT、MRI检查有助于诊断与鉴别诊断。

四、鉴别诊断

（一）吉兰—巴雷综合征

该病为周围性瘫痪并有脑神经损害，感觉障碍多不明显，脑脊液有蛋白—细胞分离现象。

（二）脊髓压迫症

此病亦可出现横贯性脊髓损害，起病缓慢，有运动及感觉障碍，两侧常不对称，多有椎管阻塞征象。

（三）急性脊髓灰质炎

此病常见于儿童，夏秋季节好发，有发热、腹泻等前驱症状，肢体瘫痪为不对称性、弛缓性，无感觉障碍平面，无括约肌功能障碍。根据症状特点可与急性脊髓炎鉴别。血清学检查可证实脊髓灰质炎病毒感染。

（四）视神经脊髓炎

首次发病患者在视神经症状出现以前很难明确诊断。随病程进展有视力下降表现，脊髓功能恢复较急性脊髓炎差，尚可相继出现其他多灶性体征，如眼球震颤、复视和共济失调等，可与急性脊髓炎鉴别。

五、治疗

（一）急性期治疗

1. 一般治疗

加强护理，预防压疮，并注意营养支持治疗。保持皮肤清洁，定期翻身，2～3小时1次。在骶部、足跟及骨隆起处加垫气圈，经常按摩皮肤及瘫痪肢体以促进血液循环。如皮肤发红时及时用70%乙醇或温水轻揉，再涂以3.5%安息香酊。

2. 药物治疗

1）肾上腺皮质激素：地塞米松10～20 mg，加入5%葡萄糖液或葡萄糖盐水中静脉滴注，每日1次，10～14日为1个疗程，以后改为口服地塞米松4～5 mg/d，或泼尼松30 mg/d，每周逐步减量，5～6周停用。

2）抗病毒药：中药双黄连注射液，成人每次3 g加入5%葡萄糖液500 mL中，静脉滴注，每日1次，持续10～20日。还有板蓝根注射液、阿昔洛韦（无环鸟苷）、利巴韦林（病毒唑）及吗啉呱等均是抗病毒药。

3）神经营养代谢药物：维生素 B_{12} 100～500 μg 肌内注射，每日 1 次；维生素 B_1 100 mg，肌内注射，每日 1 次。此外，尚可用 ATP、细胞色素 C、辅酶 A、胞二磷胆碱、神经生长因子等，促进神经细胞代谢及修复。

4）血管扩张药物：烟酸、尼莫地平、舒血宁（银杏叶提取物）、必来循宁等，也可用丹参等降低红细胞聚合力和改善微循环。

5）抗感染：由于经常并发感染（如泌尿系统和肺部感染），为预防压疮，可选用适当的抗生素。

3. 尿潴留的治疗

尿潴留者可于脐下 3 指处点按排尿，无效时运用严格灭菌操作放置尿管，并用 3% 硼酸或 1∶1 000 呋喃西林溶液冲洗膀胱，每日 1～2 次。每 3～4 小时放尿 1 次，训练膀胱功能。每周更换尿管 1 次。

4. 呼吸肌麻痹的治疗

呼吸肌麻痹造成呼吸困难应尽早行气管切开机械通气，且有助于吸痰。

5. 血液疗法

1）血浆输入疗法：健康人血浆 200～300 mL 静脉输入，每周 2～3 次，可提高免疫功能，促进神经肌肉功能恢复。

2）紫外线照射充氧自血回输疗法：用患者自身全血 150～200 mL 给予紫外线照射与充氧后 8～10 分钟，回输给患者。可改善微循环，利于脊髓功能的恢复，使吞噬细胞功能增强，并可杀菌、灭活细菌毒素。每周 1～2 次，5～10 次为 1 个疗程。

6. 高压氧舱治疗

高压氧舱治疗可以增加组织氧储量，促进有氧代谢和侧支循环，利于组织的再生和恢复。每日 1 次，20～30 次为 1 个疗程。

（二）恢复期治疗

采用被动运动、推拿、按摩、理疗、针灸等方法促进瘫痪肢体恢复功能及纠正足下垂，防止肢体痉挛、关节挛缩，另可加服地巴唑、烟酸、妥拉唑啉等改善循环、营养神经。

（三）中医治疗

1. 辨证论治

1）湿热浸淫

腰背肢体困重酸痛，胸腹如箍，双下肢麻木不仁，瘫软无力，胸闷纳呆，小便不利。舌质红，苔黄腻，脉滑数。相当于脊髓休克期。

治法：清热利湿。

方药：二妙散加减。

苍术、生薏苡仁、泽泻、当归、怀牛膝、赤芍各 12 g，黄柏、草薢各 10 g，茯苓 15 g，丹参 30 g。

或清燥汤加减。

当归、生地、猪苓、泽泻、苍术、党参、怀牛膝、赤芍、炒白芍、麦冬各 12 g，黄连 6 g，黄柏、红花各 10 g，茯苓 15 g，生黄芪 30 g。

2）肝肾亏虚

病程日久不愈，形体消瘦，双下肢大肉脱陷，肢瘫挛缩畸形，头晕耳鸣，肌肤干燥少泽，排尿无力或频数失禁。舌质红，苔少，脉沉细数。相当于恢复期。

治法：滋阴清热，补益肝肾。

方药：虎潜丸加减。

醋龟板 30 g，盐黄柏、知母、阿胶各 10 g，熟地 20 g，制首乌、炒杜仲、当归、锁阳、白芍各 12 g，怀牛膝 15 g。

3）肺肾两虚

由下肢瘫痪始，迅速向上蔓延，出现四肢瘫痪，呼吸困难，言语低微，心悸唇青，二便失禁或潴留。舌质淡红或暗，脉细数。相当于上升性脊髓炎。

治法：益气滋肾，强筋壮骨。

方药：四物汤加味。

当归、麦冬、苍术各 12 g，熟地、牛膝各 15 g，黄柏、川芎、人参、知母、五味子、白芍各 10 g，黄连 6 g。

2. 中成药

1）知柏地黄丸：每服 1 丸，每日服 2 次。

2）二妙丸：每服 6 g，每日服 2 次。

3）八珍丸：每服 1 丸，每日服 2~3 次。

3. 单方、验方

1）党参、杏仁、麦冬、麻仁、桑枝、南沙参、北沙参各 9 g，石膏 12 g。高热、口渴、有汗者重用石膏 30 g，知母、生地各 12 g；呛咳少痰、咽燥较甚者加前胡、桑白皮各 9 g，瓜蒌皮 12 g。

2）五加皮水煎代茶饮，或泡酒服。

（四）康复治疗

1. 物理治疗

1）运动疗法：运动疗法是指借助器械、徒手或者患者自身力量，通过主动或被动运动等方式使患者获得全身或局部运动及感觉功能恢复的训练方法，是康复治疗过程中较为有效的方法之一。运动疗法对急性脊髓炎的康复至关重要，它能防止肌肉萎缩，同时能维持关节活动度，增强肌力，提高运动功能，促进血液循环和新陈代谢，改善膀胱排尿功能，有利于尿液的引流，防止因尿液逆流而造成的肾功能损害，预防下肢骨质疏松、压疮等。国内外的已有研究均发现通过运动疗法可提高患者的运动功能及日常生活技能，减少并发症的发生，促进患者在短期内康复。

2）物理因子治疗：在临床药物治疗和功能训练的同时，配合脉冲中频电疗、超短波等电疗法能更有效地控制病情发展，缩短病程，减轻后遗症。据报道，将物理因子综合治疗和功能训练同时用于脊髓炎患者，经 1 个月治疗，对患者治疗前后的双下肢肌力，大、小便恢复情况等进行评定。结果发现，患者的运动感觉功能明显改善，大、小便恢复自主性。但该研究中关于物理因子治疗与功能训练相结合的综合康复治疗中参加治疗观察的患者例数太少，且未设置对照组，因此结论存在一定局限性。目前关于物理因子治疗急性脊髓炎的临床研究很少，综合性医院开展物理因子治疗的也不多，因此，物理因子对其的治疗效果需在临床工作中进一步实践探究。

3）肌电生物反馈治疗：肌电生物反馈对急性脊髓炎截瘫患者肢体功能恢复有显著作用。不同于传统的被动康复治疗，它是将生理和心理融为一体，在调动患者心理状态的基础上，充分调动患者的主观能动性，激起患者的康复欲望，然后进行反馈训练，增强肌力，使其尽快恢复肢体功能，提高其生活质量。封海霞等选择 60 例急性脊髓炎患者，将患者随机分为肌电生物反馈组（康复护理组）及对照组各 30 例。在常规治疗基础上，康复护理组采用国产肌电生物反馈仪、心理护理等治疗，使用简化 Fugl - Meyer 运动功能评分法评定两组患者治疗前后的康复效果，康复护理组的简化 Fugl - Meyer 运动功能评分明显高于对照组（$P < 0.05$）。目前，开展生物反馈治疗急性脊髓炎的医院并不多，作为一种有效治疗急性脊髓炎的康复训练方法，其过程简单易行，值得临床推广使用。

2. 心理治疗

随着生物—心理—社会医学模式的改变及医学科学的发展，心理康复也日显重要，它不但影响疾病的痊愈，还能起到药物所不能达到的作用。由于本病急性起病，病程长，易复发，医疗费用高，患者很容易产生悲观情绪。赵玉英研究发现急性脊髓炎患者抑郁发生率为 92%，患者的生活质量被严重影响。这提示我们应帮助患者调整角色认知过程转换，改善患者情绪并正确接受残疾。行为疗法是一种有效的心理治疗方法，是根据认知过程影响情绪及行为的理论假设，通过树立良好的认知行为观念来改变不正确的认知和行为。高霞等选择 36 例急性脊髓炎患者，将其随机分为 A 组和 B 组各 18 例，B 组给予药物治疗 + 常规护理，A 组在 B 组的治疗基础上给予认知行为干预，使用焦虑自评量表（SAS）和抑郁自评量表（SDS）对两组患者在入院当天及治疗后进行评分。结果显示，两周后 A 组干预后评分明显下降（$P < 0.05$），B 组无明显改善（$P > 0.05$），A、B 组干预后焦虑、抑郁评分差异有统计学意义（$P < 0.05$）。因此，为提高急性脊髓炎患者生活质量，减少并发症的发生，改善其因身体疾病导致的心理障碍，使其正确面对现实，树立自信，以平常的心态面对残疾，获得重返社会必需的适应能力，向其提供心理治疗是非常重要的。

3. 传统康复

急性脊髓炎在祖国医学中大致可归于"痿证"的范畴，认为其病因病机是督脉受损。针灸是传统康复中重要的治疗手段，其在脊髓炎的传统康复治疗中亦极其重要。

1）针刺治疗：针刺可使自主神经功能障碍消失或明显减轻，也可促进瘫痪肢体肌力及感觉的恢复。有研究发现针刺配合温针治疗急性脊髓炎恢复期患者 38 例，经治疗 3 ~ 5 个疗程（10 次为 1 个疗程），通过疗效评价，总有效率为 94.8%。亦有个案报道同样发现针刺治疗不仅可治疗病损平面以下的运动障碍，也可治疗尿、便障碍，对患者的康复有一定效果，但均无对照组，研究结论的可信度值得考量。

2）电针治疗

（1）脊髓腔电针治疗：脊髓腔电针治疗不仅能促进脊髓的神经电传导，而且还能消除脊髓水肿，改善血循环，促进神经再生。张保朝等将 40 例急性脊髓炎患者分为两组，对照组和治疗组各 20 例，在传统治疗的方法上，治疗组加用脊髓腔电针治疗，经治疗 3 个疗程（15 次为 1 个疗程），治疗组的完全恢复率为 60%、对照组的完全恢复率为 30%（$P < 0.01$）；总有效率在治疗组为 90%、对照组为 70%（$P < 0.01$）；另外，直肠膀胱功能恢复率在治疗组为 100%、对照组为 60%（$P < 0.01$）；提示脊髓腔电针治疗疗效明显高于对照组，它不仅使患者可以在短期内恢复下肢肌力，而且对早期恢复膀胱直肠功能也有着重要意义。

（2）电针刺激夹脊穴治疗：电针刺激夹脊穴能疏通督脉和膀胱经的经脉，调整肌张力，缓解血管痉挛，改善病变局部的营养状况，还能直接刺激脊神经后支，调节其功能。魏来等选择 66 例急性脊髓炎恢复期患者，并随机分为治疗组 42 例和对照组 24 例，治疗组采用电针刺激夹脊穴治疗为主治疗，对照组采用常规针灸取穴治疗，经 1 个疗程治疗后，治疗组总有效率为 97.6%；对照组总有效率为 75%，两组有效率差异有统计学意义（$P < 0.05$）。提示对于急性脊髓炎的治疗，特别是恢复期治疗，运用电针刺激夹脊穴治疗不仅能缩短病程，而且能在很大程度上减少后遗症的发生，使患者病后的生活质量提高。

六、监护

（一）环境

环境安静、舒适，避免噪声刺激，保持室内空气新鲜，每日通风 2 次，每次 15～30 分钟。

（二）饮食指导

给予高热量、高蛋白、高纤维素的饮食。

（三）日常活动

1）注意清洁卫生，防止细菌感染。

2）避免紧张和劳累，保证良好的休息。

3）最大限度地配合康复训练，活动时要有人守护，防止受伤。

（四）心理指导

嘱患者保持良好的心理状态，避免情绪激动，多关心患者并与患者多沟通，告之疾病的注意事项，积极配合治疗。

（五）健康指导

1）严密观察呼吸情况，包括频率、深度、节律，听诊患者前胸和后背的呼吸音，了解呼吸形态。

2）严密观察患者有无缺氧症状，如烦躁、出汗、发绀等。

3）可给予低流量吸氧，并给予吸痰，保持呼吸道通畅，做好气管切开的准备。

4）如患者突然出现呼吸困难，发绀明显，应立即行气管切开术改善通气，呼吸循环衰竭可行人工呼吸囊或呼吸机辅助呼吸。

七、预后

急性脊髓炎的预后主要取决于脊髓病变的严重程度和是否发生并发症。如无严重并发症，通常在 3~6 个月恢复到生活自理。如发生压疮、肺部感染或尿道感染等并发症则影响患者恢复，少数患者死于并发症。

（延春霞）

第二节　脊髓压迫症

脊髓压迫症是一组椎管内占位性病变引起脊髓受压综合征，随着病变进展出现脊髓半切和横贯性损害及椎管梗阻，脊神经根和血管可不同程度受累。

一、病因

一般把病因分为三类：

（一）脊髓病变

脊髓肿瘤，以胶质瘤最为常见，其他还有脂肪瘤；脊髓其他病变如出血、空洞、结核等。

（二）椎管内脊髓外病变

1. 肿瘤

如神经鞘膜瘤、脊膜瘤、转移性肿瘤、淋巴瘤等。

2. 炎症

如脓肿和肉芽肿，脊髓蛛网膜粘连。

3. 血管性

如血管畸形和血肿等。

（三）脊椎病变

脊柱外伤压迫脊髓和神经根，引起静脉回流受阻，静脉压增高，使水分从血管内渗出到脊髓，引起脊髓水肿，进一步加重了脊髓压迫。脊髓压迫加重使动脉受压，导致脊髓缺血、缺氧和营养障碍，使脊髓神经细胞和纤维发生变性、坏死。由于脊髓静脉淤血，血浆中蛋白质渗出到脑脊液中，使脑脊液蛋白量增高。

二、诊断

（一）临床表现

1. 急性脊髓压迫症

急性脊髓压迫症发病及进展迅速，常于数小时至数日脊髓功能完全丧失，多表现为脊髓横贯性损害，出现脊髓休克，病变以下呈弛缓性瘫痪，各种反射不能引出。

2. 慢性脊髓压迫症

慢性脊髓压迫症病情缓慢进展，早期症状体征可不明显。通常可分为三期。①根痛期：出现神经根痛及脊膜刺激症状。②脊髓部分受压期：表现脊髓半切综合征。③脊髓完全受压期：出现脊髓完全横贯性损害。三期表现并非孤立，常相互重叠。

1）神经根症状：病变早期，后根受到病变刺激，出现其分布区（常为一侧性）的自发性、放射性疼痛，称为根痛。其性质可为针刺、刀割、烧灼样或仅为相应节段的"束带感"，常在夜间较剧烈。咳嗽、打喷嚏、弯腰、转体或用力时均可使疼痛加剧，改变体位可缓解。检查可发现局部感觉过敏。

病变逐渐进展，后根被破坏，根痛减轻，出现相应区域内的感觉减退或缺失。若病变侵及脊髓腹侧前根，可出现该节段肌束颤动和肌萎缩。神经根症状是髓外硬膜内肿瘤最常见的首发症状，可能维持较长的时间，对病变定位有十分重要的价值。

2）脊髓部分受压期：椎管内压迫性病变发展到一定程度后，脊髓损害加重，长束传导功能受损，表现为受压平面以下肢体运动、感觉及括约肌功能障碍。髓内压迫者，早期可有分离性感觉障碍。痛、温觉障碍自病变节段水平向下发展，"鞍区"（骶3~5）感觉保留至最后才受累（马鞍回避），括约肌功能障碍较早出现。髓外压迫者，痛、温觉障碍自下向上发展至病灶节段，可有半横断综合征，括约肌功能障碍出现较晚。如压迫累及皮质脊髓束，早期表现为乏力、执行精细动作困难和步行易疲劳，最终表现为受压平面以下的上运动神经元性瘫痪。脊髓压迫症所造成的瘫痪一般为截瘫或四肢瘫，单肢瘫少见，偏瘫罕见。如压迫累及后索，则表现为受压平面以下深感觉障碍。

3）脊髓完全受压期：脊髓压迫症晚期整个脊髓实质均发生功能障碍，表现为脊髓横贯性损害，病变水平以下各种感觉缺失，肢体瘫痪，括约肌功能障碍，以及皮肤、指（趾）甲营养障碍、汗腺分泌障碍、血管舒缩障碍和竖毛反射等自主神经症状。

4）不同水平特征症状

（1）上颈段（颈1~3）受压可有后枕、颈部疼痛，四肢瘫痪、呃逆、呕吐和呼吸困难及颅内压增高和眼底水肿。

（2）颈中段病损则有四肢瘫痪，肩胛部疼痛和肱二头肌腱反射消失，肱三头肌腱反射亢进等特点。

（3）下颈段（颈7~8至胸1）受压则为手臂部疼痛、手肌萎缩无力而下肢腱反射亢进。

（4）胸段病变（胸2~12）受压为典型的运动、感觉和膀胱直肠功能障碍。

（5）腰段脊髓受压则按节段出现屈髋和股内收困难（腰1~2），小腿外侧和大腿外侧疼痛，踝反射消失。

（6）下腰段（腰3~5，骶1~2）病变。出现鞍区疼痛、感觉障碍、性功能和大、小便障碍，而下肢运动功能受累较少者为圆锥马尾受压的特点。

（二）实验室及其他检查

1. 血常规

绝大多数正常，但因白血病、淋巴瘤等血液病引起的脊髓压迫症可见幼稚细胞及骨髓象改变；脊椎结核、椎管内或硬膜外脓肿等也可有血常规的改变。

2. 脑脊液

多数患者细胞数正常，炎性病变者多有白细胞增加；肿瘤有出血坏死者红细胞和白细胞可有增加。最常见的异常是蛋白含量增高而细胞数正常。蛋白含量如超过 10 g/L

时，脑脊液呈黄色，流出后自动凝结，称弗罗因（Froin）综合征。腰椎穿刺奎肯试验阳性。

3. 脊柱 X 线检查

脊柱 X 线检查可发现脊柱外伤、脱位、脊柱结核、血管畸形及骨质增生或椎管狭窄，或占位性病变造成的椎管扩张，后者表现为椎弓根变扁，间距加宽，椎体后缘呈现弧形向前之凹陷。一侧椎间孔扩大等。

4. 脊髓造影

脊髓造影能明确椎管有无梗阻及其平面，顺行造影只能显示压迫性病变的上界，逆行造影时只能显示压迫性病变的下界。

5. 核素扫描

应用^{99m}锝或^{131}碘（碘化血清蛋白），经腰池穿刺注入，半小时后做脊髓全长扫描，能较准确判断阻塞部位。患者痛苦较小，反应亦少。

6. CT

CT 近年来已普遍使用，分辨率较高者肿瘤 <5 mm 便能检查出，图像清晰，能确切显示肿瘤位置和肿瘤与脊髓的关系。

7. MRI

MRI 能清楚地显示各不同轴线的断层图像，提供较清晰的解剖结构层次。对脊髓病变的部位，上、下缘界线，位置及性质能提供最有价值的信息。为当今诊断脊髓病变最有力的工具。

（三）诊断要点

1. 确定脊髓是否受压

①根据病变从一侧开始，早期出现根痛，继之逐渐出现脊髓不完全横贯性损害，进而至完全横贯性损害的慢性、进行性加重的病史和体征。②脑脊液蛋白升高。③压颈试验示有完全或不完全的梗阻，即可确定为脊髓压迫症。

2. 确定损害节段及平面层次

根据体征分别定位在高位颈髓、颈膨大、胸髓、腰膨大、脊髓圆锥、马尾。在确定病损节段平面之后，进一步确定平面内的层次。若拟施行手术，还必须进行脊髓造影或 CT 等检查，以精确定位。

3. 确定病变的性质

即定性诊断，根据病史、病程经过、症状特点、针对性的实验室和辅助检查，在定位的基础上，通过分析排除，便可初步明确病变性质。

三、鉴别诊断

脊髓压迫症需与非脊髓压迫病变相鉴别。

（一）急性脊髓炎

起病急，无根痛，运动障碍明显，呈弛缓性，两侧对称；大、小便障碍明显，出现早，椎管通畅，脑脊液蛋白质轻度含量增高或正常。

（二）脊髓空洞症

起病缓慢，发病年龄轻，有节段性分离型感觉障碍，肌力差及肌萎缩，往往有脊柱后凸或侧凸。

（三）脊髓蛛网膜炎

慢性起病，有波动，常有缓解，感觉障碍呈分散、节段性，无横贯性脊髓损害表现。椎管无梗阻或不明显。脊髓造影征象呈星点状分布或椎管腔呈不规则狭窄。

四、治疗

首先是病因治疗，能手术者应尽早进行手术，急性脊髓压迫的手术治疗，争取在6小时内减压。硬脊膜外脓肿应紧急手术并使用足量抗生素，脊柱结核可行手术并施行抗结核治疗。少数恶性肿瘤或转移瘤进行放疗或化疗等。术后对瘫痪肢体应积极进行康复治疗、预防并发症。

五、预后

本病的预后与压迫的病因及其解除的程度、受压时间的长短、功能障碍程度等有关。硬膜内髓外肿瘤，多属良性，手术切除预后良好；髓内肿瘤预后较差。一般受压时间短，脊髓功能损害少，恢复可能性大。慢性压迫者因代偿充分，预后较急性压迫为好。

（延春霞）

第三节　脊髓空洞症

脊髓空洞症是慢性进行性脊髓变性疾病，病变多位于颈、胸髓，亦可发生于延髓，称为延髓空洞症。脊髓与延髓空洞症可单独发生或并发，典型临床表现为节段性分离型感觉障碍、病变节段支配区肌萎缩及营养障碍等。

一、病因

脊髓空洞症的病因目前尚未完全明确，对于空洞症的形成机制主要有以下几种学说：

（一）先天发育异常学说

认为脊髓空洞症是一种先天性发育异常，由于胚胎期神经管闭合不全造成中央管形成障碍，或脊髓内神经胶质增生区变性形成软化灶，或是先天性血管疾患导致局部血管闭塞使脊髓缺血软化而形成空洞。支持这种观点的证据是脊髓空洞症患者常伴发其他先天性异常，如脑积水、枕骨大孔区畸形、短颈畸形、颈肋、脊柱侧后凸、脊柱裂和弓形足等。临床方面有家族发病的报道，因此，也有人提出本病与遗传因素有关，但尚未形成定论。

（二）机械性脑脊液循环障碍学说

最早由 Gardner 等人提出，认为脊髓空洞症的形成完全由机械因素造成。由于颈枕区先天性发育异常，第四脑室出口闭塞，妨碍了脑脊液从第四脑室进入蛛网膜下隙，转而进入脊髓中央管，脑脊液搏动性压力不断冲击脊髓中央管管壁，导致中央管逐渐扩大，最终形成空洞。

（三）继发性损害学说

脊髓空洞症常继发于脊柱或脊髓外伤、脊髓血管畸形、脊髓内肿瘤、脊髓蛛网膜炎和脊髓炎等疾病，因此，有人认为脊髓空洞症是多种病因导致的继发性损害。脊髓中央区是脊髓前、后动脉交界区，侧支循环差，在各种病因作用下易发生坏死、液化而形成空洞。

目前多数学者认为脊髓空洞症不是单一病因造成的独立疾病，而是多种致病因素引起的综合征。

二、诊断

（一）临床表现

起病及进展缓慢，多数于 20～30 岁发病，男性多于女性。空洞最常见于颈膨大，逐渐向胸髓扩展，少数仅发生在延髓。

病损节段相应皮区痛—触觉分离型感觉障碍，即痛觉缺失而触觉相对正常是本病主要诊断依据，部分患者因痛觉丧失而常见局部烫伤瘢痕。前角细胞损坏引起肌肉萎缩，其部位与病损节段直接有关。空洞扩大，压迫皮质脊髓束引起下肢无力，多为痉挛性不全轻瘫。如空洞内发生出血，可造成严重截瘫。病损节段可出汗过多或减少，指甲角化过度，水肿发绀，易致溃疡，骨质脱钙产生夏科关节。手指（足趾）无痛性坏疽，皮肤溃疡等严重营养障碍。严重患者可有神经元性膀胱及大便失禁现象。本病常并发其他畸形如脊柱裂、脊柱侧凸或后突畸形等。

延髓空洞通常是脊髓空洞的伸延。症状与体征多是单侧。常累及三叉神经、舌下神经、疑核、延髓网状结构等出现相应的症状与体征。

（二）实验室及其他检查

1. X 线检查

X 线检查可发现各种畸形，如枕骨大孔区畸形。

2. 脊髓造影

脊髓造影显示脊髓增粗、椎管狭窄。

3. CT

甲泛葡糖 CT 检查能看到枕骨大孔与扁桃体异位，延迟 CT 可发现偏中心位的空洞，空洞多呈长圆柱状，短者呈梭形。

4. MRI

MRI 脊髓扫描选用 T_1 相，可区别脊髓与蛛网膜下隙，空洞多呈黑色并位于脊髓实质内，呈与脊髓长轴一致的细长囊腔，轴切面显示空洞是中心型或偏心型。

根据青壮年期发病，起病隐匿，缓慢进展，节段性分离型感觉障碍、肌无力和肌萎缩、皮肤和关节营养障碍等；常并发其他先天性畸形；MRI 或延迟 CT 检查发现空洞可确诊。

三、鉴别诊断

本病须与下列疾病鉴别：

（一）脊髓内肿瘤

早期可有分离性感觉障碍，但肿瘤病变节段短，进展较快，括约肌功能障碍出现较早，多为双侧锥体束征，可发展为横贯性损害，营养性障碍少见，梗阻时脑脊液蛋白明显增高。MRI 检查可以确诊。

（二）颈椎病

颈椎病多见于中老年，手及上肢出现轻度无力和肌萎缩，根痛较常见，感觉障碍呈根性分布，颈部活动受限或后仰时疼痛。颈椎 X 线片、MRI 检查可资鉴别。

（三）肌萎缩侧索硬化

肌萎缩侧索硬化多在中年起病，上、下运动神经元同时受累，严重肌无力、肌萎缩与腱反射亢进、病理反射并存，无感觉障碍和营养障碍，MRI 检查无异常。

（四）脑干肿瘤

延髓空洞症应与脑干肿瘤鉴别，后者多为青少年发病，病程较短，可出现交叉瘫等脑桥病变特征，一般无延髓症状体征。

四、治疗

（一）非手术治疗

1. 支持治疗

给 B 族维生素及神经营养药物，改善皮肤、肌肉营养障碍。防止烫伤、关节挛缩和感染、顽固性溃疡形成。

2. 放射性核素治疗

1）口服法：先用复方碘溶液封闭甲状腺，然后空腹口服 ^{131}I – 碘化钠溶液 50 ~ 200 μCi（1 μCi = 37 kBq），每周 2 次，总量 500 μCi 为 1 个疗程。

2）椎管内注射法：按常规做腰椎穿刺，取头低位 15°，注射无菌的 ^{131}I – 碘化钠溶液 0.4 ~ 1.0 μCi/ mL，每 15 天 1 次，共 3 ~ 4 次。

（二）手术治疗

近年来临床上积极尝试多种手术方法，尤其是引流术和颅后窝探查术的应用，取得良好的疗效，手术目的在于消除或减轻空洞囊腔内囊液增加时对脊髓的压迫及防止术后囊腔再次闭合致囊液聚集，手术方式有下列几种。

1. 颅后窝和上颈椎减压术

分离两侧小脑扁桃体，解除正中孔闭塞，在延髓闩部可发现脊髓中央管上口未闭，取一肌肉小球或丝线团将其阻塞。适用 Chiari I 型畸形并有延髓症状者，病程早期，疗效明显。

2. 空洞体腔引流术

空洞体腔引流术是近年来开展较为普遍且疗效肯定的手术方法之一，空洞液可引流至低压体腔区域如腹膜腔、胸膜腔。并发症包括引流管阻塞（常在体腔端）、脑脊膜炎、引流管感染、低压性头痛。但发生率低，而且可预防和治疗。随着手术显微镜的应用，生物材料和引流器械的发展，颅后窝减压术与空洞体腔引流术安全有效，广泛用于临床。

3. 终室切开术

脊髓空洞症患者中央管扩张，圆锥可低至腰 3 水平，因此，在扩张的中央管的最低点行引流，可使患者症状得到缓解，即在腰 1~3 处切除椎板，在距圆锥 1.5~2 cm 处切断终室，然后向上钳夹切除，终室切除后要确定脑脊液从中央管流出。

4. 脊髓空洞切开及空洞蛛网膜下隙引流

即利用 Redenz 脑室分流装置中脑室直管插入 2~3 cm，打通空洞隔膜，固定导管，将囊液引流至蛛网膜下隙。适用于交通型及创伤性脊髓空洞症，最近应用显微外科方法，手术成功率明显提高。

5. 带蒂大网膜脊髓移位

带蒂大网膜脊髓移位置入空洞，可改善紊乱的脊髓血液循环，吸收液体，且有引流作用。

上述手术方式的选择应根据病情，伴明显 Chiari 畸形者首先行颅后窝减压术加空洞分流术，空洞延至终室部适合做终室造瘘术，而无或轻度 Chiari 畸形者试用空洞分流术。

（三）中医治疗

补肾活血汤或地黄饮子加减治疗，但须持续不间断地服药，最短 3 个月，亦可应用四物汤、当归丸、丹参等药。

五、预后

本病进展缓慢，如能早期治疗，部分患者可获不同程度缓解。少数患者可迁延数年至数十年无明显进展。部分患者发展至肢体瘫痪而卧床不起，容易发生并发症，预后不良。

六、监护

1）注意加强营养，适当摄入高蛋白饮食，高蛋白饮食可对肌肉的萎缩存在一定的抑制作用，这时对病情的延缓有帮助。

2）避免辛辣、刺激性的食物，中医讲辛辣刺激食物耗气伤精，对肌肉的损伤较为明显，这时长期进食辛辣、刺激的食物，对肌肉萎缩的恢复和保持均存在一定程度的不良影响。

3）注意颈部活动，脊髓空洞最常见的部位是颈部，这时需避免剧烈扭头，比如人在前面走路，听到后头有人讲话，此时应避免立即转头，要先把身体转过来，然后说话。如果剧烈扭头，会对脊髓空洞造成损伤。

4）注意避免跳跃，有些扁桃体下疝的患者，剧烈跳跃会导致扁桃体下疝程度更加严重，压迫也更加明显。

5）脊髓空洞症的患者，痛温觉往往不敏感，所以接触热的、烫的东西时一定要注意。烫伤是脊髓空洞症患者最常出现的并发症，往往在不知不觉中发生，因为患者虽然不觉得烫，但是皮肤肌肉无法避免损伤，会产生剧烈的、严重的烫伤。有些患者的关节也会出现病变异常，所以在关节活动上也需要根据病情的变化而定，逐步加强关节拉伸、牵引，适当锻炼对疾病的恢复有好处。

（延春霞）

第四节　亚急性脊髓联合变性

亚急性脊髓联合变性是由于维生素 B_{12} 缺乏而引起的神经系统变性疾病。主要病变在脊髓后索和侧索，临床表现以深感觉缺失、感觉性共济失调及痉挛性瘫痪为主，常伴有周围性感觉障碍。

一、病因和发病机制

本病是由维生素 B_{12} 缺乏所致。维生素 B_{12} 是核蛋白合成时所必需的辅酶，可能有维持髓鞘的作用。当胃液中缺乏内因子、胃肠功能障碍、胃切除后吸收不良时，即可引起维生素 B_{12} 缺乏。此外，叶酸的代谢也与维生素 B_{12} 有密切关系，所以当叶酸缺乏时可产生神经症状。其他如糖尿病患者、低色素性贫血的老年患者、脂肪性腹泻者、素食者、胃大部或全部切除者，以及肠吻合术后保留盲段及肠狭窄而在近端有肠段扩大的患者，维生素 B_{12} 吸收障碍可能与细菌的生长有关。

二、病理

（一）肉眼观察

脊髓早期肿胀，晚期常萎缩。基质变硬，后索更硬，软膜有时增厚。偶见脑轻度萎缩而代偿性脑积水。各器官高度贫血、红骨髓增生，心肌及肝脂肪变性。肝脾铁质沉积。

（二）显微镜观察

髓鞘染色，后索脱髓鞘特别严重，其次为侧索。严重者几乎所有上升下降束都有脱髓鞘。最严重的节段在颈节与胸上节，但腰段亦可受累，有时可达延髓。周围神经常有变性。

三、诊断

（一）临床表现

1. 症状

1）多于中年发病，起病呈亚急性或慢性。

2）多数在神经症状出现前有贫血的一般表现，如倦怠、乏力、舌炎、腹泻等。

3）通常四肢远端有感觉异常，包括麻木感、麻刺感、寒冷感或紧箍感，多为持续性和对称性，往往从足趾开始逐渐累及两手。

4）继感觉异常发生后，首先感到下肢发僵、步行容易疲乏，或步态不稳而易于倾跌。两手动作笨拙，甚至扣衣纽都感到困难。

5）早期可发生阳痿；晚期先是排尿困难或尿急，其后是尿潴留或尿失禁。

6）精神症状并不少见，可出现易激惹、淡漠、多疑、抑郁，进而出现智能障碍甚至痴呆。

2. 体征

1）浅感觉障碍：呈"手套"形和"袜套"形分布。

2）深感觉障碍：关节位置觉、震动觉先后在下肢和上肢减退或消失，并可出现感觉性共济失调。

3）运动及反射功能：可出现有关肢体无力甚至瘫痪。同时肌张力增高，腱反射亢进；腹壁及提睾反射消失；出现病理反射。但如同时有周围神经受损表现，则腱反射及肌张力不一定亢进及增高。

4）括约肌障碍：出现较晚，表现为大、小便失禁或潴留。

（二）实验室及其他检查

1. 血常规和骨髓涂片

血常规和骨髓涂片能提供贫血依据。

2. 血清维生素 B_{12} 和叶酸测定

血清维生素 B_{12} 和叶酸测定能提供贫血依据。

3. 抗体测定

抗体测定主要测定抗内因子抗体和抗胃壁细胞抗体。

4. 组胺胃液分析

检查是否有抗组胺性胃酸缺乏。

5. 梅毒血清检查

梅毒血清检查有助于与脊髓痨鉴别。

6. 腰椎穿刺

腰椎穿刺目的为排除其他性质脊髓病变。

7. 脊髓 MRI

脊髓 MRI 有时可以发现脊髓后索变性并有助于排除压迫性脊髓病。

（三）诊断要点

1）特征性神经系统临床表现和体征、贫血或维生素 B_{12} 缺乏的其他临床表现。

2）未经治疗的患者血清维生素 B_{12} < 150 pg/ mL。

3）未经治疗的患者可以发现巨细胞性高色素性贫血的证据，但早期或经叶酸治疗的患者血液系统检查可能正常。

4）抗组胺性胃酸缺乏。

5）抗内因子抗体或抗胃壁细胞抗体阳性。

6）脊髓 MRI 正常或髓内尤其是后侧索有长 T_1、长 T_2 信号。

7）腰椎穿刺脑脊液检查通常正常。

8）叶酸和维生素 B_{12} 治疗有效。

9）排除其他脊髓病变。

四、鉴别诊断

（一）脊髓压迫症

慢性脊髓压迫症表现为隐匿起病，逐渐进展，脊髓局部受压而有感觉和运动功能障碍，需与亚急性脊髓联合变性相鉴别。脊髓压迫症病灶常自一侧脊髓开始，早期多有根性神经痛，晚期表现为横贯性脊髓损害的症状，腰椎穿刺提示椎管阻塞，脑脊液蛋白含量增高，可与亚急性脊髓联合变性相鉴别。脊髓造影或 MRI 检查可明确诊断。

（二）多发性硬化

多发性硬化以脊髓损害为主时，需与亚急性脊髓联合变性相鉴别。多发性硬化起病较急，病程中有缓解和复发，无对称性周围神经损害的表现，实验室检查无贫血和维生素 B_{12} 缺乏的证据，可与亚急性脊髓联合变性相鉴别。

（三）周围神经病

多种原因引起的周围神经病也表现对称性四肢远端感觉障碍，某些病因所致者也可伴有脊髓长传导束损害的症状，但实验室检查无贫血和维生素 B_{12} 缺乏的证据，可与亚急性脊髓联合变性相鉴别。

五、治疗

本病如不经治疗，在发病 2 ~ 3 年可进展至死亡。如在发病后 3 个月内积极治疗，常可获得完全恢复。因此，一旦做出诊断，应尽快开始治疗。

（一）一般治疗

注意营养，应进含丰富维生素 B_{12} 的食物，如猪肝、牛奶、鱼类、蛋类等。加强护理，防止发生压疮和继发感染（如泌尿系统感染）。

（二）药物治疗

维生素 B_{12} 250 ~ 500 μg 肌内注射，每日 1 次，症状缓解后可用维持量，每 3 ~ 4 周 50 μg。某些患者需终身用药。对年老、体弱及伴发感染者适当加量，可配合应用维生素 C 及维生素 B_1。在开始两个月内，当红细胞计数在逐渐增长时，应辅以铁剂，不宜单独应用叶酸，否则将导致神经症状加重。

（三）针灸、理疗

针灸、理疗适合于神经损害较严重、有肢体功能障碍的患者。

六、监护

1）注重与患者建立一种相互信任的护患关系，鼓励患者表达自己的情感、想法，避免过度保护，主动给予心理干预，进行心理疏导，保持乐观的生活态度，对生活充满信心。

2）满足患者日常生活需要。

3）向患者讲解平衡饮食的重要性，住院期间饮食定时定量，多食含维生素 B_{12} 丰富的食物，如肉类（包括肝脏）、鱼贝类、禽蛋、乳类、豆类、全麦。

4）向家属讲解烹调食物的正确方法，由于烹调加热过程可降低食物中维生素 B_{12} 的含量，所以烹调食品时，温度不可过高，时间不能过长，以减少维生素 B_{12} 的丢失，改变进食软、烂食物的不良习惯。

5）每天肌内注射维生素 B_{12}，口服药物嘱患者饭后服用。

6）根据患者病情制订肢体被动运动和主动运动的康复计划，对患者取得的成绩及时给予肯定和鼓励，增强其康复的信心。

7）健康指导

（1）改变不良的饮食习惯，多食含维生素 B_{12} 丰富的食物。

（2）继续进行肢体康复锻炼，做些力所能及的事情。

（3）遵医嘱服药，定期复查。

（延春霞）

第五节　脊髓损伤

脊髓损伤为脊柱骨折或脱位的严重并发症。随着交通事故发生率逐渐增加，脊髓损伤者日渐增多。因此，对脊髓损伤的急救显得更为重要。

脊髓损伤常由脊柱的震荡、压缩致椎体后部的畸形或附件碎片压迫、挫裂、穿刺或切割而引起。损伤的结构各有不同，损伤的程度轻重不一。按照不同的损伤结构，可有损伤节段以下的躯干和肢体的感觉、运动、反射和交感神经的功能障碍。胸段或腰段脊髓损伤者可有躯干和下肢的神经功能障碍，称截瘫；颈髓损伤者则引起上下肢和躯干的神经功能障碍，称四肢瘫痪，圆锥体或马尾损伤，则仅有会阴部的感觉障碍和大小便失禁。

一、病因和病理

脊髓损伤有开放性与闭合性之分。开放性脊髓损伤多由战时火器外伤所致；闭合性脊髓损伤多见于高处坠下，重物压砸，翻车撞车等工矿、交通事故或地震灾害。

脊髓损伤可分为脊髓震荡（又称脊髓休克）、脊髓受压和脊髓断裂等。根据其功能障碍程度，分为暂时性、不完全性和完全性3种；根据脊髓损伤平面的高低，分为高位与低位2种。损伤在颈膨大或其以上者，则出现高位截瘫；损伤在颈膨大以下者，不论损伤平面在上胸段还是腰段，则仅出现下肢瘫痪，称低位截瘫。高位截瘫均可导致上肢和下肢瘫痪。

病理改变可分为四级：

（一）脊髓横断

脊髓横断见于严重的脊柱骨折脱位，火器性椎管贯通伤，锐器伤等。

（二）完全性脊髓损伤

大多数在最初6～8小时脊髓中心有出血、水肿，但尚未坏死，周围白质尚好。之后继发进行性的水肿，微循环障碍，自由基、神经递质的改变，直至脊髓坏死。

（三）不完全性脊髓损伤

脊髓中心出血、水肿较轻，其继发损伤较轻且为进行性，但灰质、白质可部分坏死软化，故可自行恢复但不能完全恢复。

（四）脊髓震荡

组织学上可见灰质中有小灶性出血及神经组织退变，但不形成坏死，可自行完全恢复。

二、诊断

（一）临床表现

患者常有遭受外力或高处跌坠史。

1. 脊髓震荡

脊髓震荡与颅脑损伤中的脑震荡相似，也是各类脊髓损伤时都可能有的早期症状。表现为损伤平面以下脊髓功能包括运动、感觉和反射等完全消失伴有大、小便潴留，数小时或数日后即可恢复正常。如为脊髓实质性损伤，则脊髓震荡持续时间则较长，一般3～4周。

2. 脊髓损伤

在脊髓损伤度过无反射期后，则转入反射增强期，出现肌张力增高，反射亢进和锥体束征阳性，此时才出现典型的脊髓损伤的临床表现。脊髓损伤可分为完全性和部分性损伤2种。

1）完全性损伤：完全性损伤呈脊髓横断综合征，损伤平面以下的运动、感觉功能完全丧失，永不恢复。伤后早期出现肛门反射（刺激会阴部出现肛门括约肌收缩）及龟头—球海绵体反射（刺激龟头引起阴茎球海绵体肌收缩）和跖伸反射，可作为脊髓完全性横断的依据。

2）部分性损伤：部分性损伤按脊髓横断面损伤的部位分为以下几类。①脊髓半横断综合征：常出现在锐器直接刺伤某一侧的一半脊髓所致。表现为伤后出现同侧运动和深感觉障碍，对侧痛觉和温度觉障碍。②脊髓中央损伤综合征：表现为痛觉和温度觉消失而触觉保存的浅感觉分离；如发生在颈髓，出现四肢瘫痪，上肢重，下肢较轻，伴括约肌功能障碍。③脊髓前部损伤综合征：表现为损伤平面以下完全性瘫痪及浅感觉

（痛温觉）迟钝或消失，但因后索完整，故深感觉尚保存，有括约肌障碍。④脊髓后部损伤综合征：以深感觉障碍为主，痛觉、温度觉仍存在。⑤脊髓内出血：产生节段性症状，受伤节段分布区痛温觉消失、触觉基本正常的分离性感觉障碍。肌肉呈下运动神经元瘫痪，与脊髓空洞症的神经损害症状相似。

3. 脊髓压迫

早期常由骨碎片、移位椎体、异物、椎间盘突出、硬膜外血肿和硬膜下血肿等引起，晚期可由硬脊膜增厚、慢性血肿等所致。脊髓各节段受压损伤的症状亦有所不同。

4. 脊髓各节段损伤的特点

1）颈段和上胸段损伤

（1）高颈段（颈1~4）损伤：部分患者也可能并发脑干损伤。颈1~2段损伤患者可立即死亡。颈2~4段因有膈神经中枢，无论直接挫伤还是下部挫伤水肿向上扩延，可使膈肌和其他呼吸肌瘫痪，导致患者呼吸困难，也会很快致命。损伤水平以下四肢瘫痪均为痉挛性瘫痪。括约肌功能和性功能也完全丧失。感觉障碍方面，由于三叉神经脊髓束损伤，面部感觉丧失，而口唇和其周围、鼻尖、鼻翼的感觉保留（此部感觉纤维终于延髓下端的三叉神经脊束核故不受损），呈"洋葱皮形"感觉障碍（Dejerine 综合征）。此外，自主神经功能障碍明显，由于排汗和血管运动功能障碍而出现高热 Guttmann 征（鼻腔因黏膜血管扩张、水肿而出现鼻塞），由丘脑下部下降至睫状脊髓中枢（颈8至胸外侧角）的自主神经纤维受损，出现单侧或双侧的 Horner 征。

（2）颈膨大（颈5至胸1）损伤：此部损伤可引起肋间神经麻痹，严重地影响呼吸，出现四肢瘫痪。两上肢表现为弛缓性瘫痪，两下肢呈痉挛性瘫痪。损伤平面以下感觉消失。如颈5~7节尚未受损时，上肢运动功能仍有部分保存，肘关节能屈曲，此时争取手术可能挽回1~2个神经根，使四肢瘫痪在某种程度上转化为截瘫。括约肌功能和自主神经功能障碍与高颈段脊髓损伤相同。

所有颈脊髓损伤的患者，在度过脊髓休克期后可出现集合（或总体）反射，表现为刺激下肢时立即出现肌肉痉挛，即引起膝和髋关节屈曲，踝部跖屈，两下肢内收，腹肌强力收缩，出现反射性排尿（或伴直肠排空）、阴茎勃起甚至射精，并有出汗立毛反射。一般在损伤后7~8周可建立反射性膀胱。

2）中下胸段（胸3~12）损伤：除有下肢截瘫及损伤平面以下感觉消失外，可因肋间神经部分麻痹致呼吸功能不全。脊髓休克期度过后可有集合反射，并出现反射性膀胱，阴茎勃起及射精等症状。胸6节段以上（包括颈髓）的损伤，在脊髓休克期中可出现交感神经阻滞综合征，表现为血管张力丧失、血压下降、脉搏徐缓、体温随外界的温度而变化，并可呈嗜睡状态。在晚期也可出现自主神经反射过度综合征，表现为严重头痛、头晕、心悸、恶心、偶有呼吸困难。

3）腰膨大（腰2至骶2）损伤：胸10与腰1髓节相对应，此部以下损伤的特征为下肢呈弛缓性瘫痪，提睾、膝腱反射均可消失，腹壁反射存在。跟腱反射保留甚至可能增强并出现踝阵挛。此部损伤时须注意腰神经有无损伤，保留腰神经就可以保留髋和膝关节的运动，有利于患者站立及步行。

4）脊髓圆锥（骶3~5）及马尾损伤：正常人脊髓终止于腰1的下缘，因此，腰1

骨折可发生脊髓圆锥损伤。脊髓圆锥内有脊髓排尿中枢、损伤后不能建立反射性膀胱，只能形成自律性膀胱，大、小便失禁，并有阳痿、直肠括约肌松弛及臀肌萎缩，会阴部皮肤鞍状感觉缺失。膝腱和跟腱反射存在，肛门和龟头—球海绵体肌反射消失。如果损伤仅只在圆锥部可无肢体瘫痪。腰2以下的椎骨骨折及脱位，仅能损伤马尾神经，且多为不完全性损伤。表现为损伤平面以下下肢弛缓性瘫痪，腱反射消失，感觉障碍不规则，括约肌和性功能障碍明显，没有病理性锥体束征。

（二）脊髓损伤的检查方法

1. 全身检查

要注意有无其他脏器复合伤存在。做任何检查及搬动患者时，注意勿加重脊髓损伤。

2. 局部检查

清醒患者在脊髓损伤的局部有压痛、肿胀、畸形及棘突分离等现象。

3. 神经系统检查

脊髓损伤患者的神经系统检查所见，一般与相应部位的脊髓肿瘤相同，只是其病理改变及临床经过有不同而已。

4. X线检查

摄脊柱前后位及侧位片，或加摄两侧斜位片，疑有第一、二颈椎损伤时需摄张口位片，必要时进行薄层连续断层摄片。

5. 腰椎穿刺及压迫颈静脉试验

观察椎管是否阻塞，脑脊液是否含血等，对进一步诊断处理有帮助。但必须注意患者体位，防止加重骨折脱位造成的症状。

6. 其他

必要时进行脊髓造影、椎间盘造影或选择性脊髓动脉造影。脊椎脊髓CT检查，是目前诊断脊髓损伤精确有效的方法。

三、鉴别诊断

（一）脊椎结核

脊柱结核可引起截瘫，但无明显外伤史，病程进展缓慢，可见椎体破坏，椎间隙变窄，且可有椎旁脓肿，并伴有低烧、消瘦、血沉增快等临床表现。

（二）脊椎肿瘤

脊椎肿瘤可引起截瘫，无外伤史，病程缓慢，椎体有破坏，但椎间隙一般不变窄，无椎旁脓肿，伴有恶病质表现。

（三）颈椎病

颈椎病可引起截瘫，多见于中老年人，无明显外伤史，椎体前后缘及小关节均有增生，钩椎关节变尖，椎间隙可变窄等。

四、治疗

及早解除对脊髓的压迫是保证脊髓功能恢复的首要问题，对骨折、脱位应尽早给予复位。其方法有：

（一）闭合复位

对颈椎单侧脱位、半脱位，寰枢椎单侧脱位者，应及时采用颅骨牵引进行复位。胸腰椎骨折或脱位，可在局部麻醉下采用手法复位。

（二）手术治疗

手术处理包括脊柱骨折处的减压、不稳定骨折的内固定及应用大网膜脊髓血运重建等。

1. 手术指征

①符合脊柱骨折的手术指征者，如损及中柱或后柱的不稳定骨折，以及脊柱骨折脱位。②不完全性脊髓损伤，或脊髓恢复过程突然中止，需做脊髓探查者。③影像学证实有椎间盘突出、椎体或椎板突入椎管压迫脊髓者。对完全截瘫及患者条件甚差以及局部有感染者，不宜手术或宜慎重考虑。

2. 手术入路

常选用后路减压探查并同时经椎弓根行复位固定；亦有人提倡用经前路切除后凸的椎体，同时植骨融合，并行椎体钢板固定；亦可对胸腰椎骨折经侧前方切除部分椎板及椎弓根，并做环形或半环形减压。手术入路应根据病情及部位而定，颈椎椎体爆裂骨折或骨折脱位，可经前路椎间盘及椎体切除，植骨融合。

3. 脊髓探查

软膜对脊髓有较大约束力，脊髓肿胀出血时，需切开软膜才能使脊髓得到减压。有肿胀感或囊肿感者，可切开硬膜，并经后中线切开软膜减压；有囊肿或血肿表现者，可在后中线避开血管，以利刀刀刃沿后中线切开脊髓，引流出血液及坏死组织，利于改善局部血液循环，保护白质不受损伤。

（三）药物治疗

药物治疗脊髓损伤的作用在于停止或逆转损伤后病理生理改变，包括防止神经组织进一步破坏，减轻病变周围的水肿和炎症，抑制胶质屏障形成和胶原瘢痕组织，刺激纤维再生并穿过病变部位，构成完整的突触，以恢复正常的功能。实验证明，一些药物对脊髓损伤有明显的治疗作用。

1. 脱水剂

各种急性脊髓损害中，组织的水肿反应是一种重要的病理改变，软脊膜的包裹，使脊髓组织受压而发生坏死易导致不可恢复的瘫痪，故积极处理病变组织的水肿，有相当重要的作用。由于有些患者因条件限制不能立即手术，因此选用较强的脱水剂，如尿素、甘露醇、甘油等，可减轻脊髓水肿，达到一定治疗效果，但脱水剂使用时间不宜过长，否则会引起低血钾和肌无力症等潜在危险。在治疗时要密切观察肾功能情况。此外，脱水剂仅能减轻脊髓病变的水肿，不能阻止缺血或出血以防止瘫痪的进展。

2. 糖皮质激素

地塞米松 5 ~ 10 mg 或氢化可的松 100 mg，静脉滴注。脱水剂和糖皮质激素一般使用 1 周左右。此外，甲泼尼龙可增加脊髓血流量，减少脊髓类脂质过氧化和组织变性，促进脊髓冲动的产生。Mean 报告脊髓损伤后 1 小时使用大剂量甲泼尼龙可保持脊髓微血管灌注，明显增强脊髓损伤后功能的恢复。

3. 甲状腺素

文献报道，在动物和患者脊髓损伤后均有甲状腺功能受抑制。国外有人证明，甲状腺素能促进脊髓损伤后的功能恢复。其机制推测可能是增加了脊髓的血流。

4. 纳洛酮

脊髓损伤后可释出内啡肽使自动调节丧失，从而引起局部血流降低，纳洛酮可阻断内啡肽的这种病理生理反应，增加局部血流，减轻脊髓损伤。实验证明纳洛酮于脊髓损伤早期（伤后 1 小时）和后期（伤后 4 小时）均有治疗作用，功能恢复比对照组明显。

5. α-甲基酪氨酸

研究认为，脊髓损伤后去甲肾上腺素含量增加，是灰质出血坏死的直接因素。α-甲基酪氨酸是去甲肾上腺素的抑制剂，可减少病变处去甲肾上腺素的堆积。在损伤后15 分钟内给药，可防止脊髓出血性坏死。

6. 胰蛋白酶

机制可能与胰蛋白酶有助于脊髓神经再生、抗感染和减少胶原、结缔组织瘢痕有关。苏联学者对胰蛋白酶和弹性蛋白酶的实验观察，同对照组比较，显示出酶治疗的效果，且以 2 种酶合用者为著。

7. 可乐定

可乐定是一种 α_2 肾上腺素受体激动剂，对中枢神经系统的 α_2 肾上腺素受体有高度选择性，并能影响在脊髓回路中相互密切联系的 5-HT 能及多巴胺能神经元，故被用于脊髓损伤而取得显著效果。有人报道脊髓损伤（胸段）后用可乐定处理者，原已消失的皮质感觉诱发电位均重新出现，肢体的感觉运动及自主神经功能均完全恢复，即使伤后数周才用药也一样出现功能恢复，但以伤后立即进行治疗效果为好。

8. 二甲亚砜

这是一种特殊的化学药品，兼有脂溶性和水溶性，易透过血—脑屏障，许多实验显示二甲亚砜（DMSO）能迅速恢复脊髓损伤患者的运动功能。机制相当复杂，归纳起来有稳定溶酶体膜，保护细胞膜和神经组织的作用。增加中枢神经系统的血流，可能同抑制血小板聚集，防止产生血栓及阻塞血管有关。此外，还可增加组织的氧代谢、利尿以减轻或消除水肿，包括脊髓水肿、抗感染和抑菌作用。

9. 其他

文献报道氨茶碱、α-甲基多巴、6-羟基多巴胺、双硫醒、异丙肾上腺素、胍乙啶及溴苄胺等均有减轻脊髓病变的作用。

（四）高压氧治疗

高压氧治疗可提高脊髓损伤段的氧张力及弥散率，改善其缺氧，从而保存脊髓白质神经纤维免于退变坏死，使截瘫恢复。

对完全性脊髓损伤与较重的不完全性脊髓损伤患者，只要全身情况许可，应于伤后6~8 小时进行，每次高压氧治疗用 2 个大气压 *，2 小时治疗，一天行 2~3 次，2 次间

---

* 1 个大气压 ≈101 kPa。

隔6个小时，共进行1～3天。

（五）并发症的处理

1. 压疮

截瘫患者早期不能自主翻身，截瘫平面以下失去感觉，只要2小时以上不变换体位，骨突部受压的皮肤就可因缺血而引起不同程度的坏死。常见的骨突部位有骶部、粗隆部、髂前上棘、坐骨结节、腓骨小头、跟骨、外踝等处。预防压疮发生的关键是认真做好护理工作，截瘫一出现就应积极预防压疮的发生。

2. 呼吸系统的并发症

截瘫患者必须保持呼吸道通畅，预防肺部感染发生，特别是高位截瘫患者更为重要。患者因长期卧床，肺内分泌物不易传至呼吸道；颈4～5平面损伤，除有肋间神经完全麻痹外，膈肌运动亦受影响，气体交换量下降，肺内分泌物增多，易导致肺部感染发生。因此，应鼓励患者咳嗽，增加呼吸运动，经常翻身，以手掌轻轻拍打胸部，有利痰液排出。同时给予祛痰剂或雾化吸入。可应用α-糜蛋白酶1 mg喷雾吸入，每日1～2次，对高位截瘫患者，因其分泌物较多，影响气体交换，应行气管切开，便于吸痰。有肺部感染时应积极控制。

3. 尿路感染

截瘫患者由于小便不利，尿液潴留膀胱，加上留置导尿管，若不注意护理，细菌乘虚而入，易发生尿道逆行感染。如果反复发作，可导致肾实质性损害，造成严重的后果。处理：尿潴留者应留置导尿管。插导尿管时应注意无菌操作，导尿管接无菌橡皮管连于床边消毒的储尿瓶，夹住橡皮管，每4小时开放一次，每周换导尿管一次。换导尿管时先排空膀胱，少饮水，最好让尿道有6～7小时休息，当膀胱有明显膨胀时再放入导尿管。每次放夹排尿时，应鼓励患者使用腹压或做下腹部按摩，逐步通过训练形成反射性排尿。一旦这种反射建立，则可去除导尿管行自动排尿试验。如排空良好，则无须留置导尿管，若残余尿多或出现尿路感染，仍需插导尿管，并继续训练。

一旦发生尿路感染，应鼓励患者大量饮水，每日饮2 500～3 000 mL，若不能饮足，宜静脉滴注等渗葡萄糖盐水予以补足。同时每日用生理盐水或1/5 000呋喃西林液冲洗膀胱1～2次，保持尿路通畅。中药可选用导赤散、八正散。控制感染可选用抗生素等。

4. 便秘

内服麻子仁丸。亦可用生理盐水或肥皂水灌肠，每3天1次，逐渐训练自动排便。如粪块积聚，灌肠仍不能排便时，可戴手套，用手指涂润滑油后将其挖出。

五、监护

（一）心理护理

截瘫患者由于突然失去了独立生活的能力，对个人生活、婚姻、工作、前途等会有许多顾虑，表现为抑郁、愤怒、内疚。针对患者的心理情况应做好精神护理，给予安慰与鼓励，帮助患者树立战胜疾病的信心，积极配合治疗。

（二）疼痛的处理

脊髓损伤平面以下截瘫，痛觉失去，可在椎体骨折部位仍有疼痛感觉存在。为此，保持局部的稳定，方可止痛。翻身时勿扭转躯干，搬运颈椎骨折的患者，应注意保持颈椎的生理曲度，颈椎双侧可置沙袋固定，防止头部转动。

（三）确定知觉平面，指导肢体活动

反复多次地由远端至近端地测定感觉平面，并做好记录，可明确病情变化和治疗的效果。若感觉平面逐渐上升，应考虑椎管内出血、血肿压迫，应及时手术探查。同时也要检查肢体的活动范围，不能自主活动的部位应给予按摩及被动活动，能自主活动的部位，必须指导患者做功能活动，防止关节畸形。

（四）呼吸系统并发症的防治

截瘫患者易发生呼吸道梗阻及感染，这也是截瘫患者早期死亡的主要原因，因此，应鼓励、帮助患者排出呼吸道的分泌物，如拍打胸背部、定时翻身、体位引流，通过运动促进肺部的血液循环，帮助痰液排出。痰液不易排出时，可给予超声雾化吸入，如用糜蛋白酶、庆大霉素等药，使痰液稀释、松动易于咳出。高位截瘫患者出现呼吸困难时可行气管插管并用呼吸机辅助呼吸，而气管切开对改善呼吸困难无多大意义。此外，应适当应用抗生素，防治肺部感染。

（五）泌尿系统并发症的防治

瘫痪患者泌尿系统可出现多见的3种并发症：感染、结石、尿失禁。护理应注意以下几点。

1）尿潴留时应留置导尿，操作注意无菌，引流瓶每日更换，尿管每周更换。

2）为防残留尿引起感染、结石，应用呋喃西林液（1:6 000）或生理盐水冲洗膀胱，鼓励患者多饮水，每天 >1 500 mL 为宜，以便冲出尿中沉渣，预防结石。

3）保持尿道口清洁，每日用新洁尔灭棉球擦洗尿道口2次。

4）伤后6周可以训练排尿功能，管道夹闭定时开放，每次放尿后用双手挤压耻骨联合上端排出残余尿。一旦反射性膀胱建立，可拔除尿管。

（六）中枢性高热的护理

患者体温常高达40℃及以上，要注意以下几点：调节室温、保持通风；鼓励患者多饮水；物理降温，可采用冷敷、擦浴等方法。

（七）压疮的预防和护理

截瘫患者皮肤失去感觉，自主神经功能紊乱，局部缺血，容易发生压疮，好发部位为骨突处。间歇性解除压迫是有效预防压疮的关键，在早期应每2～3小时翻身一次，分别采用仰卧、左右侧卧，有条件的可使用特制翻身床、小垫床、明胶床垫、电脑分区域充气床垫、波纹气垫等。特别要注意保护骨突部位，可使用气垫或棉圈等，使骨突部位悬空，每次翻身时对受压的骨突部位进行按摩。压疮的早期征象是受压皮肤呈暗红色，弹性降低，继而出现水疱。此时，如能加强护理，使局部不再受压，将水疱抽空，保持皮肤干燥，并在周围轻轻按摩，可望恢复。对面积较大，组织坏死较深的压疮，则应按外科原则处理创面。

（八）患者的饮食及消化道护理

1）截瘫患者消化功能紊乱，多有食欲缺乏和便秘。伤后一周内为避免腹胀可适当限制食量，用输液等方式补充营养。2～3周病情稳定后，消化功能逐步恢复，应给予高热量、高蛋白、高脂肪、高维生素饮食，多食新鲜水果。及时了解患者进餐及消化的情况。

2）鼓励患者自行排便，便秘者按医嘱服用液状石蜡等润肠缓泻药物，必要时灌肠或手动清除粪块。

3）如有肠管胀气，可行腹部按摩、胃肠减压、肛管排气或灌肠等。

（九）肢体护理

1）早期被动活动关节，防止肌肉萎缩，每日按摩肌肉 4 次，每次按摩要有顺序，捏起要有力，要注意手法。

2）急性期 3 个月后，视病情让患者由轻到重，由坐到起，由近到远，循序渐进地进行功能锻炼，疗效比较好。

（十）健康教育

1）不断向患者和家属宣传医学知识，介绍有关治疗、护理和康复的方法和意义，以取得配合。

2）告知截瘫患者其病程长，甚至伴随人的一生，可能遗留形态、能力、社会适应力等方面的缺陷。

3）患者出院时必须确认患者的自理能力，在回归家庭、回归社会前，做相适应的康复指导。

4）鼓励患者继续功能锻炼，使残存的功能得以最大限度的发挥，培养日常生活动作的自我能力，预防并发症的发生。

5）指导患者定期返院检查，以获得功能康复、心理康复、社会能力恢复的指导。

（刘丽萍）

第五章 颅内压增高和脑疝

第一节 颅内压增高

颅内压又称脑脊液压、脑压,意指颅内容物对颅壁所产生的压力。颅内压主要由颅内容物(脑、血液和脑脊液)和颅腔容积所决定。在维持正常颅内压的过程中,颅腔充盈能力和持续性颅内血流量起着重要的作用。由于蛛网膜下隙与脑室相通,因此可以用侧脑室、小脑延髓池和腰池内的脑脊液压力来表示颅内压。1891 年,Quncke 第一个经腰椎穿刺测量颅内压报道后,一直沿用此法。正常成人侧卧位腰池压力为 70 ~ 180 mmH$_2$O*。若所测压力高出此极限,并由此所引起相应的临床征象,称之为颅内压增高。

一、颅内压的调节

正常情况下颅内压随着血压和呼吸的节律有小范围的波动,收缩期颅内压略有升高,舒张期稍下降;呼气或屏息时颅内压略高,吸气时略低。这种现象是由于血压和呼吸的节律性变化导致颅内三种内容物中血液含量的轻微增减所引起的,临床上行腰椎穿刺测压时可以观察到测压管中水柱液面的轻微波动。正常的颅内压的自身调节机制是通过改变颅腔内容物中脑脊液和血液的体积来实现的,脑脊液量占颅内总容积的 10%,颅内压的代偿主要依靠脑脊液量的变化来完成。颅内压增高时,脑脊液分泌减少,吸收增加;颅内压降低时则发生相反的变化,以维持颅内压。一般认为颅内内容物增加的临界容积为 5%,超过这一限度,颅内压才开始增高;增加 8% ~ 10% 则将产生严重的颅内压增高。

颅内压增高是神经外科常见的病理生理综合征,是许多颅内疾病的共同表现。由于某种病因使颅腔内容物体积增加超过正常颅内压的调节代偿范围,导致颅内压力持续超过 200 mmH$_2$O,从而引起一系列临床表现。

二、影响颅内压增高的因素

(一)年龄

婴幼儿颅缝未闭合或闭合未全,可以使颅缝张开,延缓颅内压的增高;老年人由于脑萎缩使颅内代偿空间增多,颅内压增高出现晚。

(二)病变扩张的速度

急性的颅腔内容物增加会立即出现颅内压增高的表现,如颅脑损伤、脑血管意外和快速生长的恶性颅内肿瘤等;如果病变缓慢增长,如生长缓慢的良性颅内肿瘤,可以长期不出现颅内压增高的症状。

---

* 1 mmH$_2$O ≈ 9.8 Pa。

（三）病变部位

特殊部位的病变可以早期出现严重的颅内压增高。如位于中线或颅后窝的占位性病变容易阻塞脑脊液循环通路；位于大静脉窦附近的病变早期引起颅内静脉回流障碍出现急性梗阻性脑积水。

（四）伴发脑水肿的程度

有些病变如恶性肿瘤和感染性病变等易伴发明显的脑水肿，在早期出现颅内压增高。

三、颅内压增高的后果

持续的颅内压增高将引起一系列神经系统功能紊乱：

（一）脑血流量减少

颅内血管的灌注压由平均动脉压和颅内压决定。其公式为：脑灌注压（CPP）＝平均动脉压（MAP）－颅内压（ICP）。

正常脑灌注压为 70～90 mmHg。严重的颅内压增高会导致脑血流量减少，当颅内压接近动脉舒张压时，将由血压升高来代偿，维持脑血流量；当颅内压增高接近平均动脉压水平时，脑的血液供应接近停止，患者处于严重的脑缺血状态，甚至脑死亡。

（二）脑移位和脑疝

颅内压增高可造成脑组织移位和脑疝。

（三）脑水肿

颅内压增高直接影响脑的能量代谢和血流量，使水分潴留在神经细胞内，称为细胞毒性脑水肿；脑损伤、脑肿瘤等病变时，由于毛细血管通透性增加，导致水分潴留在神经细胞外间隙，称为血管源性脑水肿。

（四）库欣反应

颅内压急剧增高时，患者将出现一系列生命体征的改变，表现为血压升高、脉压增大、脉搏减缓和呼吸节律紊乱等，这种变化称为库欣反应，主要见于急性颅内压增高的患者。

（五）应激性溃疡

应激性溃疡与下丘脑自主神经中枢功能紊乱和消化道黏膜血管收缩缺血有关。

（六）神经源性肺水肿

神经源性肺水肿又叫脑源性肺水肿，是以中枢神经系统损伤后，出现急性肺水肿为特征的一种临床综合征。

四、颅内压增高的病因和发病机制

（一）脑脊液增多

脑脊液由两侧侧脑室脉络膜丛产生，由侧脑室经室间孔到达第Ⅲ脑室，再经中脑导水管到达第Ⅳ脑室，由第Ⅳ脑室的侧孔和中间孔排出到小脑延髓池、基底池及枕大池，而进入脑和脊髓的蛛网膜下隙，最后经上矢状窦的蛛网膜颗粒（及脊髓蛛网膜绒毛）汇入静脉系统。

成人的脑脊液总量为 100～200 mL，每 24 小时中脑脊液全部更换 5～7 次，共产生脑脊液约 1 500 mL/d，并处于动态平衡中。

脑脊液增多的原因有：

1. 脑脊液分泌过多

如单纯的分泌过多、脑膜炎、脉络膜丛病变等。

2. 脑脊液循环阻塞

如蛛网膜粘连、脑脊液通路受阻等。

3. 脑脊液吸收障碍

如蛛网膜下隙出血后蛛网膜颗粒阻塞等。

（二）颅内血液容积增加

主要指静脉压的增高影响了脑脊液的排出，从而发生颅内压增高。

颅内静脉压的增高多见于静脉窦和颈内静脉的阻塞，如海绵窦血栓形成、上矢状窦血栓形成、乙状窦血栓形成等。

（三）颅内占位性病变

正常情况下脑体积与颅腔容积之间的差别约为 10%，因此颅腔内只要存在大于 10% 的占位性病变，就将引起颅内压升高。

常见的病变有：脑肿瘤、脑血肿、脑脓肿、脑粘连囊肿、脑内肉芽肿、脑内寄生虫等，上述占位性病变除本身体积可逐渐增大外，它所压迫的周围脑组织所产生的水肿更加重了颅内压的增高。

（四）脑水肿

动、静脉血压升高都可使颅内血管系统中血液容积增加而引起颅内压增高。如突然发生的动脉压升高或降低，可引起颅内压的相应变化，但逐渐升高的动脉压不影响颅内压，故特发性高血压病若无高血压脑病发生，则颅内压仍保持正常。颅内静脉阻塞，静脉压升高引起颅内压增高的机制主要是静脉淤血和大脑半球水肿。颅内血液容积增加引起颅内压增高的同时也导致脑实质液体增加，脑水肿形成。按发病机制和药理可将脑水肿分为以血管源性为主的细胞外水肿和以细胞毒性为主的细胞内水肿。引起脑水肿的原因很多，几乎导致颅内压增高的各种原因都能引起脑水肿，如炎症、外伤、中毒、代谢性疾病、缺氧及占位性病变等。但脑组织受损害后水肿发生的时间和程度因损害的原因而异。

五、颅内压增高的临床分类

根据颅内压增高的速度，可把颅内压增高分为急性、亚急性和慢性三类。

（一）急性颅内压增高

急性颅内压增高见于急性颅脑损伤中的颅内血肿、高血压脑出血等，病情发展很快。

（二）亚急性颅内压增高

该病见于颅内恶性肿瘤、颅内炎症等，病情发展比较快。

（三）慢性颅内压增高

该病见于生长缓慢的良性肿瘤等，病情发展较慢。

六、颅内压增高的分期

根据临床的观察可将颅内压增高分为四期：

（一）代偿期

颅内已有占位性病变，临床无颅内压增高症状。

（二）早期

临床表现有头痛、呕吐、视乳头水肿等颅内压增高表现，但没有意识及生命体征的改变。

（三）高峰期

患者有剧烈头痛、呕吐，并可能出现血压升高、脉搏减缓。这期的晚期可能出现脑疝症状。

（四）衰竭期

患者出现深昏迷，瞳孔散大，对光反应不良，血压下降，脉搏增快，呼吸不整，在本期晚期，出现呼吸停止。

七、颅内压增高的诊断

（一）临床表现

1. 头痛

头痛是颅内压增高最常见的症状，由脑膜、血管或神经受牵扯或挤压所致。开始时为间歇性，以早晨清醒时及晚间头痛较重。头痛部位多数在额部、枕后及两颞，颅后窝占位性病变常位于枕颈部并放射至眼眶。病程较短，头痛呈进行性加重。咳嗽、用力、打喷嚏、平卧、俯身、低头等活动时均可加剧。急性颅内压增高，患者常头痛剧烈难忍，躁动不安，易进入昏迷状态。

2. 呕吐

由延脑中枢、前庭及迷走神经核团或其神经根受到刺激所引起。常出现于剧烈头痛时，多伴有恶心，表现为与饮食无关的喷射性呕吐。

3. 视乳头水肿

视乳头水肿是颅内压增高最客观的重要体征，颅内压增高早期，一般未出现视乳头水肿，没有视觉障碍，视野检查可见生理盲点扩大，持续数周或数月以上视乳头水肿可导致视神经萎缩，视乳头逐渐变得苍白，视力逐渐减退，视野向心性缩小，最后导致失明。

以上3个表现是颅内压增高的典型征象，称为颅内高压的"三征"。但三征并不是缺一不可的，急性患者有时只在晚期才出现，也有的症状始终不出现。除了上述三征外，颅内压增高还可引起一侧或双侧展神经麻痹，复视，视力减退，情感淡漠，脉搏缓慢，血压升高，大、小便失禁，烦躁不安，癫痫发作等现象。严重颅内压增高时，常伴有呼吸不规则、瞳孔改变、昏迷。

（二）实验室及其他检查

1. 头颅 X 线检查

头颅 X 线片可见脑回压迹加深，蛛网膜粒压迹增大加深，蝶鞍鞍背脱钙吸收或局限性颅骨破坏吸收变薄，幼童可见颅缝分离。

2. CT 及 MRI 检查

CT 及 MRI 检查可见脑沟变浅，脑室、脑池缩小或脑结构变形、移位等影像，通常能显示病变的位置、大小和形态。

（三）颅内压增高的程度判断

下列指标示颅内压增高已达严重程度：

1）头痛发作频繁而剧烈并伴有反复呕吐。

2）视乳头水肿进行性加重或有出血。

3）意识障碍出现并呈进行性加重。

4）血压升高，脉搏减慢，呼吸不规则。

5）出现脑疝前驱症状，如两侧瞳孔不等；一侧肢体轻偏瘫、颈项强直等。

6）脑电图呈广泛慢波。

7）颅内压监测示颅内压进行性上升。

（四）诊断注意事项

诊断中要考虑起病的急缓、进展的快慢、可能的原因，结合当时的全身及神经系统检查，参考实验室检查资料和必要的影像学检查，做出诊断及鉴别诊断，但须注意如下几点：

1）有无颅内压增高危象，即有无脑疝或脑疝前的征象，如剧烈头痛、反复呕吐、意识障碍、瞳孔改变及生命体征改变等。有以上表现者应先输入甘露醇等降压药物，在保证呼吸道通畅及生命体征平稳的情况下，进行影像学及其他必要的检查。有颅内压增高危象的患者做 CT 检查时应由临床医生陪同。

2）有颅内压增高，但无颅内压增高危象，有定位性体征者，应优先做影像学检查，首选 CT 检查。禁忌腰椎穿刺，待肯定或除外占位性病变后，再做相应处理。

3）有颅内压增高症状，无定位体征而有脑膜刺激征者，可做腰椎穿刺检查。有发热及流行病学根据时，可能为脑膜炎、脑炎等；无炎症线索应考虑蛛网膜下隙出血。

4）病史、体征提示全身性疾病者，应做相应的生化学检查，注意肝、肾功能，尿糖、血糖定量及电解质平衡。

5）原因不明应考虑药物或食物中毒。

6）下列情况禁忌做腰椎穿刺检查：①脑疝；②视乳头水肿；③肩颈部疼痛、颈僵、强迫头位疑有慢性桃体疝；④腰椎穿刺处局部皮肤有感染；⑤有脑脊液耳、鼻漏而无颅内感染征象者。但如需排除或治疗颅内感染时，可在专科医生指导下进行。

八、颅内压增高的治疗

（一）治疗原则

颅内压增高是一种继发的临床综合征，其发病原因很多，原发病变及其合并的病理生理也很复杂。治疗最基本的原则是治疗原发病，而不仅仅是治疗颅内压增高本身。在判断复杂的病因和高颅压对病情的影响前，必须先处理可能存在的危及生命的紧急情况。然后根据病因和病情选择降低颅内压的方式。治疗的最终目的是去除病因，恢复脑组织的功能。

（二）一般处理

留院观察神志、瞳孔、血压及生命体征变化，必要时做颅内压监护；保持呼吸道通畅，必要时做气管切开；限制液体摄入量，成人每日需 1 500 mL 左右，注意水、电解质、酸碱平衡；防止各种因素致胸、腹腔压力增高而加重颅高压。头部抬高 15°~30°可使颅内压有所降低。

（三）病因治疗

除去病因是救治成功的关键。脑水肿最常见的病因为颅内占位性病变，如颅内肿瘤、脓肿、血肿等。应给予有效足量的抗生素。

（四）降低颅内压疗法

1. 缩减脑体积

根据病情可选用以下药物：

1）20%甘露醇：该药分子量大，静脉注射后血浆渗透压增高，从而使脑组织内液体渗入血内，降低了脑的容量而使颅内压下降。剂量为每次 1~2 g/kg，快速静脉滴注，半小时内滴完，每 4~6 小时 1 次。

2）高渗性葡萄糖液：是应用最久的脱水降颅内压制剂。一般剂量为50%溶液60~100 mL 静脉注射，于3~5分钟注射完，每日 3~4 次。一般用药后数分钟内颅内压开始下降，但在用药后40~60 分钟颅内压恢复到注射前的高度。其后少数患者出现压力反跳（超过用药前压力的10%）。其机制为葡萄糖容易进入脑细胞内，待细胞外液的葡萄糖含量因代谢或经肾脏排出而减少后，细胞外液的渗透压低于细胞内液的渗透压，水分又进入细胞内，使脑容积增加和颅内压增高。近年来，不少学者发现脑缺血后，高血糖动物的脑功能恢复较低血糖者差。其原因为在脑缺氧的情况下，若用葡萄糖治疗，由于增加了糖的无氧代谢，将导致乳酸增多，脑组织受损更严重。因此认为对中风及其他缺血、缺氧性脑病，急性期出现的颅内压增高不适宜用高渗性葡萄糖。由于葡萄糖应用后出现压力反跳，对重症颅内压增高者有使病情恶化的危险，故近年来主张不单独用高渗性葡萄糖液进行脱水治疗。有糖尿病者禁用葡萄糖。

3）30%尿素：是一种强力的高渗脱水药，常用量为每次 0.5~1.5 g/kg，静脉滴注，以每分钟60~120滴为宜，1~2次/日。尿素有明显反跳现象，且肾功能不良者禁用，故目前已极少为临床医生所采用。

4）10%甘油：是较理想的高渗脱水剂，不良反应少，当达到同样抗水肿效果时，用甘油所排出的尿量较用甘露醇少35%~40%，因此不会引起大量水分和电解质的丧失，且很少发生反跳现象。其脱水作用在甘露醇与葡萄糖之间，常用10%甘油盐水口服（加维生素 C 更好），1~2 g/（kg·d），分3次，静脉滴注时应将10%甘油溶于10%葡萄糖液500 mL 中，按 1.0~1.2 mL/kg 计算，缓慢滴入，3~6 小时滴完，1~2次/日，浓度过高或滴速过快可引起溶血及血红蛋白尿。

5）强力脱水剂：有人主张混合用药，使脱水作用加强。

（1）30%尿素+10%甘露醇混合剂，用药后15分钟颅内压下降，降颅内压率可达95%，维持6~7小时，无反跳现象。

（2）尿素—甘露醇—利尿合剂：其含量为尿素0.5~1 g/kg，甘露醇1~2 g/kg，罂粟碱10~20 mg，氨茶碱0.5 g，咖啡因0.5 g，维生素C1 g，普鲁卡因500 mg，配成20%~30%的溶液，静脉滴注，可获较强的脱水利尿作用。

应用大剂量高渗脱水剂时的注意事项：①大剂量、快速、反复应用高渗性脱水药后，由于循环血量骤增，心功能不全患者有可能诱发急性循环衰竭。②长期反复应用高渗脱水剂后，可能出现过度脱水，血容量过低，故应严格记录出入量，并合理补充液体。在脑水肿未解除前，水的出入量应为负平衡，脑水肿已控制时，水的出入量应维持平衡状态。③注意电解质平衡，尤其要防止低钾血症。

6）利尿剂：应用利尿剂治疗颅内压增高的机制是通过增加肾小球的滤过率和减少肾小管的重吸收，使排出尿量增加而造成整个机体的脱水，从而间接地使脑组织脱水，降低颅内压。但其脱水功效不及高渗脱水剂。使用利尿剂降颅内压的先决条件是肾功能良好和血压不低，对全身水肿伴颅内压增高者较适宜。

（1）依他尼酸钠：主要是抑制肾小管对钠离子的重吸收，从而产生利尿作用。一般用药量为25~50 mg/次，加入5%~10%葡萄糖液20 mL内，静脉缓注，2次/日，一般在注射后15分钟见效，维持6~8小时；口服25~50 mg/d，可维持10小时。治疗过程中应密切注意钾、钠、氯离子的变化。

（2）呋塞米：作用机制同依他尼酸钠。成人一般用20~40 mg，肌内注射或静脉注射，每日2~4次。有人用大剂量一次疗法，以250 mg呋塞米加于500 mL林格液中静脉滴入，1小时内滴完，其利尿作用可持续24小时，降颅内压作用显著。治疗中亦应注意血电解质的紊乱，并及时纠正之。

7）地塞米松：能降低毛细血管渗透性而减少脑脊液形成，有效地降低颅内压，每次10~20 mg，每日1~2次静脉滴注，是降低颅内压的首选药物。

2. 减少脑脊液量

1）脑室引流术：脑室引流术是救治脑疝患者的最重要方法，尤其是在持续脑室压力监护下联合应用，效果更明显。本法适用于：①脑室系统或颅后窝占位性病变。②脑室出血和脑出血破入脑室。③自发性蛛网膜下隙出血伴有严重颅内压增高。④化脓性、结核性或隐球菌性脑膜炎所致的严重颅内压增高。

常用的方法有：①常规脑室穿刺引流术。②眶上穿刺术。③颅骨钻孔引流术。④囟门穿刺术。

2）碳酸酐酶抑制剂：常用乙酰唑胺250 mg/次，每日3次，口服。地高辛0.25~0.5 mg/次，每8小时1次，口服。

3. 减少脑血流量

1）控制性过度换气：用人工呼吸器增加通气量。$PaCO_2$应维持在25~35 mmHg。本法适用于外伤性颅内压增高。

2）巴比妥类药物：常用戊巴比妥和硫喷妥钠，首次用量为3~5 mg/kg，最大用量可达 20 mg/kg，维持用量为每 1～2 小时 1～2 mg/kg，血压维持在 60～90 mmHg，颅内压 <204 mmH$_2$O，若颅内压持续正常 36 小时，压力/容积反应正常即可缓慢停药。

4. 手术治疗

手术治疗的目的在于去除病灶，减少脑体积和扩大颅内容积，从而降低颅内压。适用于颅内占位性病变和急性弥散性脑水肿内科治疗不佳者。常用手术方法如下：

1）脑室外引流术：对有脑积水的患者，可行脑室穿刺外引流，快速降低颅内压，以缓解病情。一般成人经前额，婴幼儿经前囟穿刺脑室额角，经引流管，将脑脊液引流入封闭的引流瓶或引流袋中。

2）脑脊液分流术：对病情稳定者，可行脑脊液分流术，主要有脑室腹腔分流术、脑室脑池分流术、脑室心房分流术。

3）减压术

（1）外减压术：指去除颅骨瓣，为颅腔内容物提供一个更大的空间，以缓解颅内压。去骨瓣同时需敞开硬脑膜，或以人工硬膜、肌膜、骨膜等减张缝合硬脑膜。

（2）内减压术：在严重颅脑外伤时，因广泛脑水肿，外减压术难以达到目的，可切除部分脑组织，如一侧的额极、颞极或已损伤的脑组织，这种方法称为内减压术。因有损于脑组织，只能作为一种最后的手段，需慎重选择。

十、颅内压增高的监护

（一）体位

抬高床头 15°～30°，以利于颅内静脉回流，减轻脑水肿。

（二）给氧

持续或间断给氧，改善脑缺氧，使脑血管收缩，降低脑血流量。

（三）饮食与补液

控制液体摄入量，不能进食者，成人每日补液量不超过 2 000 mL，保持每日尿量不少于 600 mL。神志清醒者，可予以普通饮食，但需适当限制钠盐摄入，注意防止水、电解质紊乱。

（四）生活护理

满足患者日常生活需要，适当保护患者，避免外伤。

（五）病情观察与护理

1. 加强对颅内压增高症状的观察

颅内压明显增高时，患者可出现剧烈头痛、喷射状呕吐、烦躁不安和意识状态的改变，通过观察患者对地点、时间、人物的辨认及定向能力，按时间的先后加以对比，对患者意识有无障碍及其程度做出判断。意识障碍程度加重，是颅内压增高、病情加重的主要症状之一。频繁剧烈的呕吐标志着颅内压急剧增高，是脑疝发生的先兆。

2. 生命体征的动态观察

按时测量并记录血压、脉搏、呼吸和体温。如出现血压升高、脉搏慢而有力、呼吸不规则等，也是颅内压增高和即将发生脑疝的先兆征象，应予以重视。重症患者应每30 分钟测量血压、脉搏、呼吸各 1 次，体温每 2～4 小时测量 1 次。

3. 加强对瞳孔的观察

对比双侧瞳孔是否等大、等圆及对光反射的灵敏度并做记录，瞳孔的改变是小脑幕裂孔疝的重要标志之一。当发生小脑幕裂孔疝时，疝入的脑组织压迫脑干及动眼神经，动眼神经支配同侧瞳孔括约肌，故该侧瞳孔暂时缩小，对光反应迟钝，继之动眼神经麻痹引起病变侧瞳孔散大，对光反应消失。

4. 面部和肢体运动功能的观察

观察患者面部及肢体活动情况，对清醒患者可让其露齿、鼓腮、皱额、闭眼、检测四肢肌力和肌张力，据此判断有无面肌和肢体瘫痪。

5. 癫痫大发作预兆的观察

一过性意识不清或局部肢体抽搐是癫痫大发作的预兆。癫痫大发作可引起呼吸骤停，加重脑缺氧和脑水肿，也易引起脑疝。对有癫痫发作的患者应注意观察开始抽搐的部位、眼球和头部转动的方向及发作后有无一侧肢体活动障碍等，并详细记录。

6. 颅内压监测

颅内压监测可较早发现颅内压增高，及时采取措施将颅内压控制在一定范围以内。若发现颅内压呈进行性升高，提示需手术治疗。经过多种治疗，颅内压仍持续在 230 mmH$_2$O 或更高，提示预后极差。

7. 脑疝的处理措施

1）遵医嘱立即快速静脉滴注 20% 甘露醇 250 mL，严重者可同时静脉或肌内注射呋塞米。

2）迅速准备脑室穿刺物品，协助医生行脑室穿刺以降低颅内压。

3）留置尿管，观察记录每小时尿量，了解脱水情况。

4）密切观察意识、瞳孔、生命体征及肢体活动情况。做好紧急开颅准备。

（六）健康教育

1）保持大便通畅，嘱患者大便时不能过度用力，以免诱发脑疝。必要时用缓泻剂，但禁用高压大量灌肠。排尿困难者，忌用腹部加压帮助排尿。

2）嘱高热患者用冰帽、冰毯降温，以降低脑组织耗氧量，缓解脑缺氧，对减轻脑水肿有利。

（刘丽萍）

第二节　脑　疝

脑疝是颅内压增高引起的一种危及生命的综合征。当颅腔内有占位性病变时，使各分腔间产生压力梯度，脑组织从高压区经过解剖上的裂隙或孔道向低压区移位，压迫附近脑干，出现意识障碍、生命体征变化、瞳孔改变和肢体运动与感觉障碍等一系列症状，称为脑疝。

一、解剖概要

颅腔被大脑镰、小脑幕分隔为 3 个彼此相通的分腔。小脑幕以上为幕上腔，幕上腔又分左右 2 个分腔，容纳大脑左右半球；小脑幕以下为幕下腔，容纳小脑、脑桥和延髓。中脑在小脑幕切迹裂孔中通过，紧邻海马回和钩回。动眼神经自中脑腹侧的大脑脚内侧发出，也通过小脑幕切迹，在海绵窦的外侧壁上前行至眶上裂。

颅腔的出口为枕骨大孔，延髓经此孔与脊髓相连，小脑扁桃体在枕骨大孔之上，位于延髓下端的背侧。

二、病因及分类

常见病因有：①外伤所致各种颅内血肿，如硬膜外血肿、硬膜下血肿及脑内血肿。②颅内脓肿。③颅内肿瘤，尤其是颅后窝、中线部位及大脑半球的肿瘤。④颅内寄生虫病及各种肉芽肿性病变。⑤医源性因素，对于颅内压增高患者，进行不适当的操作如腰椎穿刺，放出脑脊液过多、过快，使各分腔间的压力差增大，则可促使脑疝形成。

根据移位的脑组织及其通过的硬脑膜间隙和孔道，可将脑疝分为以下常见的三类：①小脑幕切迹疝又称颞叶钩回疝。为颞叶的海马回、钩回通过小脑幕切迹被推移至幕下。②枕骨大孔疝又称小脑扁桃体疝，为小脑扁桃体及延髓经枕骨大孔推挤向椎管内。③大脑镰下疝又称扣带回疝，一侧半球的扣带回经镰下孔被挤入对侧分腔，此型少见。

三、诊断

（一）临床表现

1. 小脑幕切迹疝

该病是因一侧幕上压力增高，使位于该侧小脑幕切迹缘的颞叶的海马回、钩回疝入小脑幕裂孔下方。

1）颅内压增高：临床表现有剧烈头痛，进行性加重，伴躁动不安，频繁呕吐。

2）进行性意识障碍：由于阻断了脑干内网状结构上行激活系统的通路，随脑疝的进展患者出现嗜睡、浅昏迷、深昏迷。

3）瞳孔改变：脑疝初期由于患侧动眼神经受刺激导致患侧瞳孔缩小，随病情进展，患侧动眼神经麻痹，患侧瞳孔逐渐散大，直接和间接对光反应消失，并伴上睑下垂及眼球外斜。晚期，对侧动眼神经因脑干移位也受到推挤时，则相继出现类似变化。

4）运动障碍：钩回直接压迫大脑脚，锥体束受累后，病变对侧肢体肌力减弱或麻痹，病理征阳性。

5）生命体征变化：若脑疝不能及时解除，病情进一步发展，则患者出现深昏迷，双侧瞳孔散大固定，去大脑强直，血压骤降，脉搏快弱，呼吸浅而不规则，呼吸心跳相继停止而死亡。

2. 枕骨大孔疝

1）枕下疼痛、项强或强迫头位：疝出组织压迫颈上部神经根，或因枕骨大孔区脑膜或血管壁的敏感神经末梢受牵拉，可引起枕下疼痛。为避免延髓受压加重，机体发生保护性或反射性颈肌痉挛，患者头部维持在适当位置。

2）颅内压增高：表现为头痛剧烈，呕吐频繁，慢性脑疝患者多有视乳头水肿。

3）后组脑神经受累：由于脑干下移，后组脑神经受牵拉，或因脑干受压，出现眩晕、听力减退等症状。

4）生命体征改变：慢性疝出者生命体征变化不明显；急性疝出者生命体征改变显著，迅速发生呼吸和循环障碍，先呼吸减慢，脉搏细速，血压下降，后出现潮式呼吸和呼吸停止，如不采取措施，不久心跳也停止。

与小脑幕切迹疝相比，枕骨大孔疝的特点是：生命体征变化出现较早，瞳孔改变和意识障碍出现较晚。

由于脑疝发生后病情危重，迅速确定病因对有效治疗极为重要。CT 是目前临床定位及定性的最好方法。MRI 因检查时间长，而非首选；脑超声波定位简单而迅速，但无 CT 精确；脑室造影、脑血管造影，均为有创伤性检查，所示病变为间接征象，因有一定危险性临床目前已少用。其他如脑电图、X 线检查等检查因定位不确切，而不能作为确诊性检查。

四、治疗

（一）小脑幕切迹疝的处理

脑疝是颅内压增高引起的严重情况，须紧急处理。先给予强力降颅内压药物，以暂时缓解病情，然后行必要的诊断性检查，明确病变的性质和部位，根据具体情况手术处理，去除病因。对暂时不能明确病因者，则可选择姑息性手术来缓解增高的颅内压。

1）诊断明确后立即行开颅手术，去除病因，以达到缓解颅内高压目的。

2）诊断不明确者应紧急做颞肌下减压术，去除骨瓣，敞开硬脑膜，必要时切除部分颞极部脑组织，内外同时减压。情况允许时应将小脑幕裂孔边缘切开，促使脑疝复位。

3）术后可采取的措施

（1）防治脑水肿：可选用脱水剂、利尿剂、激素。

（2）预防并发症

①预防和治疗感染：应用广谱抗生素或敏感抗生素。危重患者抵抗力低下，昏迷患者易并发坠积性肺炎，首选青霉素 + 庆大霉素（两者有协同作用，但加入同一液体内则效价降低），价廉，效果确切。其次，先锋霉素 V + 阿米卡星。若出现耐药或不敏感可选用头孢哌酮、头孢曲松或头孢他啶。

②防治消化道出血：常用西咪替丁或雷尼替丁静脉滴注，预防出血。剂量：西咪替丁每日 0.6 ~ 0.8 g，雷尼替丁每日 0.3 ~ 0.6 g，分次应用效果更好。一旦出现消化道出血征象，则可应用制酸剂，如奥美拉唑 1 片，每日 1 次，口服或鼻饲。局部止血药：云南白药 2 g，6 小时 1 次，鼻饲。10% 孟氏液 20 mL + 冰盐水 80 mL，经鼻胃管注入上消化道，6 小时 1 次；凝血酶 2 000 U，2 ~ 6 小时 1 次，鼻饲。肌内注射药物巴曲酶，1 U 肌内注射，每日 1 次或每 8 小时 1 次，出血量大时，可临时静脉滴注；静脉滴注止氨甲苯酸、酚磺乙胺。出血量大时应及时补充全血或成分血（血小板、压积红细胞）。

③健脑促醒：常用胞二磷胆碱，静脉滴注，每日 1.0～2.0 g，椎管注入 0.25 g，隔日 1 次。脑活素，每日 10～20 mL，稀释于 250 mL 生理盐水中，缓慢静脉滴注。氯酯醒片每次 0.1～0.2 g，每日 3 次，口服；儿童每日 0.1 g，每日 3 次。细胞色素 C，肌内注射，每日 15 mg，病重者每次 30 mg，每日 2 次；静脉注射，每次 15～30 mg，每日 1～2 次。三磷酸腺苷肌内注射，每次 20 mg，每日 1～2 次；静脉注射，每次 20 mg，溶于 5% 葡萄糖液 10～20 mL 中缓注，每日 1 次。辅酶 A 肌内注射或静脉滴注每次 50 U，每日 1 次或隔日 1 次。

④防治水电解质紊乱，支持疗法：通过血气分析等检查手段指导用药。

⑤高压氧治疗：有条件、患者情况允许时应尽早应用高压氧治疗，每日 1 次，每次 45～90 分钟，10 天为 1 个疗程。若有效，1 周后开始第 2 个疗程，据病情决定疗程。急性期过后，颅内压不高，可椎管高压注氧，每次 40～80 mL，每周 2 次，2 次为 1 个疗程。

（二）枕骨大孔疝的处理

1. 积极治疗原发病，预防延髓危象发生

慢性型患者入院后各项检查均应迅速完成，同时尽量避免各种能引起颅内压骤然升高的因素，如便秘、用力咳嗽、腰椎穿刺放液等，应尽早解除病因。如颅后窝占位性病变，应尽早手术切除，避免延髓危象发生。

2. 积极抢救，缓解脑疝

急性型患者或慢性型患者呼吸突然停止，应紧急做脑室穿刺外引流术，缓慢放出脑脊液，使颅内压逐渐下降，同时做气管插管或切管切开，人工或呼吸机控制呼吸，静脉推注高渗脱水剂；若呼吸恢复，诊断明确者应立即开颅手术，去除病因。病因不明者，应首先行 CT 检查明确诊断，继而手术。无法确诊者可行颅后窝探查，先咬开枕骨大孔敞开硬脑膜，解除脑疝压迫，再探查病变部位，去除病因。若脑室穿刺外引流无效，可试用头低 15°～30° 侧卧位，腰椎穿刺，快速注入生理盐水 20～40 mL。

3. 综合治疗，预防并发症，减少后遗症

枕大孔疝患者一旦呼吸停止，抢救多难奏效。抢救期间，除应用强力脱水剂、大剂量激素、促醒药物外，还应及时补充电解质，防止电解质紊乱；应用有效广谱抗生素，预防肺部坠积性肺炎的发生；应用制酸剂和止血剂，预防和治疗应激性溃疡所致消化道出血。病情一旦稳定或清醒，应着手康复治疗，减少后遗症状，如应用健脑药物、高压氧治疗、中药治疗等。上述治疗方法详见"小脑幕切迹孔疝"。

五、监护

1）遵医嘱立即快速静脉滴注 20% 甘露醇 250 mL，严重者可同时静脉或肌内注射呋塞米。

2）迅速准备脑室穿刺物品，协助医生行脑室穿刺以降低颅内压。

3）留置导尿管，观察并记录每小时尿量，了解脱水情况。

4）密切观察意识、瞳孔、生命体征及肢体活动情况。做好紧急开颅手术准备。

（刘丽萍）

第六章　脑血管疾病

第一节 短暂性脑缺血发作

短暂性脑缺血发作（TIA）是由于脑动脉狭窄、闭塞或血流动力学异常而导致的短暂性、反复发作性脑局部组织的血液供应不足，使该动脉所支配的脑组织发生缺血性损伤，表现出相应的神经功能障碍。本病的临床表现可持续数分钟至数小时，且在 24 小时以内完全恢复，但一般持续时间 <30 分钟。

由于部分 TIA 可演变为脑卒中，因此，早期诊断和及时有效地治疗 TIA 非常重要。TIA 占急性脑血管病的 10%，男性患病率高于女性，发病年龄较脑血栓形成者小。在急性缺血性脑血管病中，TIA 是最轻、预后最好的。本病不存在后遗症，更无死亡率。但是，约有 50% 的脑梗死患者在发病前曾有过 TIA 的病史。因此，TIA 被公认是脑梗死最重要的危险因素及最严重先兆。

一、病因和发病机制

迄今为止，TIA 的病因和发病机制仍未完全清楚，这主要是由于这类疾病的患者没有发生死亡，以致不能通过尸检明确病因；或没有有效方法能在活体条件下证明其病因。但是，比较明确的一点是在大多数的 TIA 患者中，确实存在着脑动脉硬化。TIA 的病因和发病机制有以下几种学说。

（一）微栓塞学说

大多数学者支持该学说，其理由是：

1）发现微栓子的来源部位，即人颅内大动脉存在着粥样硬化斑块或附壁血栓。

2）脑动脉血流具有方向性，因此，脱落栓子总是沿着一定方向进入同一条动脉，造成刻板的 TIA 临床表现。

3）微栓子阻塞微小动脉后，由于栓子的收缩、酶的溶解和侧支循环的代偿，被阻塞的动脉再通，症状缓解或消失。

（二）脑动脉痉挛学说

该学说认为脑动脉在发生硬化和管腔狭窄的基础上，血流经过该区时产生的漩涡刺激动脉壁使动脉痉挛。在实际工作中，人们也发现在手术、脑血管造影、蛛网膜下隙出血时，可以出现脑动脉痉挛。但相反的观点认为硬化的脑动脉一般不易发生痉挛。

（三）脑动脉压迫学说

该学说主要用于解释椎基底动脉系统的 TIA。其机制为：

1）在椎动脉硬化和横突孔周围增生的骨质直接压迫椎动脉的基础上，突然过度活动颈部使椎动脉扭曲和受压，椎动脉管腔变得更窄而出现 TIA。

2）增生的骨质直接刺激颈交感干，造成椎基底动脉的痉挛。在临床中，外科医生直接刺激星状神经节，引起椎动脉系统缺血发作的症状，而用局部麻醉方法阻滞星状神经节后，可阻止短暂性脑缺血的发作。

（四）脑血流动力学障碍学说

在脑动脉粥样硬化或管腔狭窄的基础上，当血压突然下降过低时，脑的分水岭区的灌注压下降至局部脑血流量在每分钟 30 mL/100 g 时，出现相应脑缺血表现。

（五）心脏病变学说

心脏疾病引起 TIA 的原因系心脏产生的栓子不断地进入脑动脉导致阻塞；或心脏功能减退，使向脑动脉供血量减少，导致脑动脉的供血不足。引起 TIA 常见的心脏病有心脏瓣膜病、心律失常、心肌梗死、炎性心脏病、心脏黏液瘤、心功能衰竭等。

（六）血液成分异常学说

主要是解释在没有脑动脉病变的情况下，发生的 TIA。导致血液成分异常的常见病因有红细胞增多症、血小板增多症、骨髓增生性疾病、白血病、异常蛋白血症、服用避孕药、雌激素、产后、手术后、晚期癌症等。

（七）脑动脉壁异常学说

除了动脉粥样硬化病变外，其他原因引起的脑动脉管壁异常也可导致 TIA，如脑动脉纤维肌肉发育不良、系统性红斑狼疮、烟雾病、肉芽肿性动脉炎、结核性动脉炎、真菌性动脉炎、巨细胞性脑动脉炎及非特异性多动脉炎等。

尽管有以上众多的学说，但是，在临床工作中，有时即使对 TIA 的患者进行各种现有的检查，还是未能发现本病的病因。

二、诊断

（一）临床表现

本病好发于中、老年人。大多数患者有高血压、高脂血症、糖尿病及心脏病史。本病发生突然，症状和体征在数秒钟内达高峰，并持续数分钟至数小时。恢复快而完全，但可反复发作。每次发作时的临床表现符合脑神经功能定位，每次发作的症状与体征一般持续 <30 分钟，而且均在 24 小时内完全消失。本病发作的次数，少者仅一次，多者一天可达数十次，但大多数为一天数次或数月一次。TIA 的症状与体征取决于发生的脑动脉。

1. 颈内动脉系统的短暂性脑缺血发作

以大脑中动脉的 TIA 最多见，其主要表现为以上肢和面舌瘫为主的对侧肢体无力，病理反射阳性，可伴有对侧肢体感觉障碍、对侧偏盲、记忆障碍、情感障碍、人格障碍及失用等。病变在主侧半球者，还可伴有失语、失算、失读及失写等。大脑前动脉发生的 TIA 表现为精神障碍、人格障碍和情感障碍等，一般无肢体无力。颈内动脉主干发生的 TIA 表现除包括以上症状和体征外，最具有特性的表现为同侧眼球失明及对侧上、下肢体无力，其程度一样。但有时可以单独出现上述表现的一种或几种。脑缺血一般无疼痛，所以患者无头痛表现，这与心肌缺血引起心前区疼痛截然不同。

2. 椎基底动脉系统的短暂性脑缺血发作

椎基底动脉系统的 TIA 最常见的症状有复视、偏盲、眩晕、呕吐、眼球震颤、声音嘶哑、饮水呛咳、吞咽困难、共济失调、猝倒发作、单或双侧的口周及舌部麻木、交叉性面及肢体感觉障碍、单或双侧的上下肢体无力及病理反射阳性等。如仅累及一侧大脑后动脉者可出现一过性偏盲，患者可能主诉为视物模糊。有的患者，尤其是老年患者，可仅出现一过性短暂的意识障碍，清醒后无其他任何表现。猝倒发作是该动脉系统出现TIA的特殊表现，主要是脑干网状系统缺血所致，表现为突然四肢无力，跌倒在地，不觉察到意识障碍，患者往往在极短时间内能自行起立。上述表现可以单独出现。除少数患者因缺血使基底动脉扩张引起头痛外，大多数也无头痛表现。

（二）实验室及其他检查

脑 CT 和 MRI 检查一般无明显异常，但少数人可见到小病灶。在发作期间，弥散加权 MRI 和 PET 可发现片状缺血灶。血管造影（DSA）或磁共振血管成像（MRA）可发现脑动脉粥样硬化斑块、溃疡或狭窄处。CT 或 MRI 检查颈椎可见骨质增生、椎间隙变窄、横突孔变小等。颅脑 B 超检查可发现颅内、外动脉有粥样硬化斑块、溃疡及狭窄，且可判断硬化斑块的稳定性和狭窄的程度。发作后的脑电图检查结果正常，但在发作期显示局部慢波。血液生化检查可有高血脂和高血糖。心电图常显示冠状动脉供血不足。

（三）诊断要点

这类患者来诊时，大多均已恢复正常。因此，主要靠患者及陪伴人讲述病史方能做出诊断。本病的诊断要点是：①发病突然，短暂的局灶性神经功能障碍，一般在半小时以内完全恢复正常；②临床表现完全可用某一脑动脉病变解释；③在发作间歇期，没有任何神经系统体征；④常有反复发作史；⑤多为中老年人发病；⑥伴有高血压、高脂血症、糖尿病、心脏病等病史；⑦脑 CT 或 MRI 检查排除其他脑部疾病。

三、鉴别诊断

在做出 TIA 诊断之前必须与以下疾病、症状相鉴别。

（一）癫痫

有些类型的局灶性癫痫表现与 TIA 有相似性。例如，伴有意识障碍者与椎基底动脉系统的 TIA 表现相似，无张力性癫痫发作与猝倒发作相似等。可借助动态脑电图、CT、MRI 检查和必要的抗癫痫治疗加以区别。

（二）梅尼埃病

椎基底动脉系统的 TIA 表现为眩晕、恶心、呕吐和眼震时，应与梅尼埃病相鉴别。梅尼埃病发生的年龄较小，可多次反复发作达数年或数十年之久。发作时，眩晕持续时间较长，可在 2~3 天才逐渐缓解，多伴有耳鸣和听力下降，甚至耳聋。无神经系统定位体征。以眩晕为主要表现的椎基底动脉系统的 TIA 多发生在中老年人，伴有神经系统定位体征，反复发作时的体征持续时间不会很长，否则早已发展为脑梗死。

（三）晕厥

椎基底动脉系统的 TIA 可表现为突发性意识丧失而致突然倒地。但晕厥则是在站立时因为迷走神经过度兴奋，使血压突然过低，导致全脑性缺血而发生意识障碍。不过当倒下地后，患者意识很快恢复。主要区别在于晕厥发作时人体均处于直立状态，血压下降、脉搏缓慢等，没有神经系统定位体征；而 TIA 发生时人体可处于任何体位，并有脑干定位体征。

（四）癔症

由于 TIA 发生突然，缓解也快，有时应注意与癔症相鉴别。后者多因精神受刺激或情绪剧烈波动后出现各种各样的表现，但其表现不符合神经解剖的功能特点，且没有神经系统定位体征。

（五）有先兆型偏头痛

由于有先兆型偏头痛，在发作前出现视觉障碍或肢体感觉运动障碍，应注意与 TIA 相鉴别。但有先兆型偏头痛以青年为多，以反复发作的剧烈性搏动样头痛或头胀痛为特征，而没有神经系统定位体征。

（六）低血糖

糖尿病患者在长期使用降糖药过程中，在某个时候进食过少或用降糖药过量，反而使血糖过低，出现一过性意识障碍、精神障碍或肢体偏瘫等，与 TIA 非常类似。可快速静脉注射适量的葡萄糖液，如症状很快恢复，则可容易鉴别。

（七）眼科疾病

以视力障碍为主要表现的 TIA 应与眼科疾病相鉴别。主要通过眼科方面的检查及神经系统查体鉴别。

四、治疗

TIA 的治疗依发作的次数和频度，采取两种不同的治疗。一是频繁发作者应积极进行正规抗凝治疗，以阻止其发展为脑梗死；二是发作次数不多者可仅进行一般治疗。在控制 TIA 后，应进行必要的检查，寻找原因并进行针对性治疗，防止复发。

（一）抗凝治疗

每天发作 3 次或每周发作 5 次以上者，应即刻进行正规抗凝治疗。一般采用肝素和双香豆素类药物联合治疗，大多数能减少或终止 TIA。

1. 肝素

其在体内外均有迅速抗凝作用，对血液凝固过程的各个环节均有作用。肝素通过激活抗凝血酶Ⅲ而发挥抗凝血作用。抗凝血酶Ⅲ是一种血浆 α_2 球蛋白，它作为肝素的辅助因子与许多凝血因子结合，并抑制这些因子的活性而达到影响凝血过程的许多环节：①灭活第Ⅻa、Ⅺa、Ⅸa、Ⅹa、Ⅱa 和Ⅷ因子；②络合第Ⅱa 因子。③中和第Ⅲ因子。肝素还可通过抑制血小板聚集起作用。肝素与抗凝血酶Ⅲ结合后，可加强抗凝血酶Ⅲ的作用，最后达到延长凝血时间、凝血酶原时间和凝血酶时间。本治疗主要目的是使血液在短时间内达到肝素化，使血液处于不凝血状态，达到快速阻止 TIA 的目的。静脉注射后 10 分钟即可延长血液的凝血时间。用法：肝素 100 mg（12 500 U）溶于生理盐水 1 000 mL 中，以 30 滴/分的速度静脉滴注，每半小时监测凝血时间，并依凝血时间的结果，调整滴速。直至凝血时间延长至 20 分钟。之后，按 8～15 滴/分的速度静脉滴注至 24 小时。

2. 双香豆素类药物

维生素 K 在肝合成凝血因子Ⅱ、Ⅶ、Ⅸ、Ⅹ过程中起重要作用，双香豆素类药物的化学结构与维生素 K 类似，因此，这类药物主要通过和维生素 K 竞争地与肝内有关的酶蛋白结合，从而抑制酶的活性，即这类化合物可干扰维生素 K 在肝内合成凝血因子Ⅱ、Ⅶ、Ⅸ、Ⅹ等的作用。口服后 12～24 小时方起作用，1～3 天达高峰。因此，在应用肝素的同时口服双香豆素类药物。注意：中国人抗凝剂的用量较国外文献报道的剂量小，为其 1/3～1/2 剂量，就可达到有效的凝血酶原活动度的指标。以醋硝香豆素（新抗凝）为例，当日首次口服 8 mg，次日为 4 mg，以后每日根据当天所查的凝血酶原时间和活动度结果调整用量。大多数患者在 5～7 天，用药量调至维持量为每日 1～2 mg，使凝血酶原时间和活动度分别保持在 25～30 秒钟（正常在 12 秒钟）和 30%～40%为佳，可应用 3～6 个月，个别可至数年。由于醋硝香豆素的个体差异相当大，故临床已不推荐使用。目前临床常用华法林，以 5～10 mg 作为首次用量，次日半量，以后根据凝血酶原活动度调整剂量，一般维持量为 1～2.5 mg/d。

肝素和双香豆素类药物联合使用（先肝素与华法林合并使用 3 日，以后单用华法林）是治疗 TIA 的有效方法，但是，也有一定的出血危险。因此，在进行正规抗凝治疗时，应注意：①对于 70 岁以上、严重肝肾损害、有出血倾向及妊娠者，不进行抗凝治疗。②抗凝前必须行脑 CT 检查，以排除颅内出血。③必须准备硫酸鱼精蛋白和维生素 K 等拮抗剂，以对抗因肝素和醋硝香豆素使用过量引起的严重出血。一旦发生严重出血，首先停止抗凝治疗，并即刻给予硫酸鱼精蛋白中和，硫酸鱼精蛋白的用量与末次所用肝素相当，如肝素 1 250 U（10 mg），需硫酸鱼精蛋白 10 mg 中和。硫酸鱼精蛋白用无菌水稀释至 10 mg/mL，以 <5 mg/min 的滴速缓慢静点，一次总量不超过 50 mg。双香豆素类药物使用过量可用维生素 $K_1$20～40 mg 肌内注射或将维生素 K_1 加入 5% 葡萄糖液或生理盐水中静脉滴注，出血严重且难以控制时，可给予输新鲜血浆以补充凝血因子。④抗凝过程中，严密观察出血情况，如皮肤、牙龈、大小便等，应避免进行针灸、腰椎穿刺及外科手术。⑤在治疗过程中，即使凝血酶原时间和活动度在治疗目的值以下，也仍需用最小量如 0.5～1 mg 维持。最好不要终止服药。⑥开始抗凝治疗的 10 天内，测定凝血酶原时间和活动度，应 1 日 1 次，以后每周 3 次，等凝血酶原时间和活动度稳定于治疗所需的指标时，则 7～10 天测一次。长期使用双香豆素类药物者，应定期复查凝血酶原时间和活动度。⑦维持量使用的时间一般为一年左右，终止治疗应逐渐减量。

3. 低分子肝素

它是通过化学解聚或酶解聚生成的肝素片段，其大小相当于肝素的 1/3。分子量在 4 000～6 500。由于糖链的长度比较短，低分子肝素催化抗凝血酶抑制凝血酶的能力较弱，但对于抗凝血酶抑制活化的第Ⅹa 凝血因子仍有较强的能力。低分子肝素有较长的半衰期，在低剂量时有很好的生物利用度，从而在使用固定剂量时更能预测其抗凝效果。低分子肝素能每天安全使用 1～2 次而无须实验室监测。所以，低分子肝素较普通肝素有许多优越性。在不能使用肝素和双香豆素类药物进行正常抗凝的情况下或 TIA 不频繁时，可选用低分子肝素进行治疗。但是，低分子肝素的效果仍不如普通肝素的效果。用法：低分子肝素钙 5 000 U，在腹部脐下外侧皮下垂直注射，1 日 2 次，7～10 天为 1 个疗程。

（二）巴曲酶治疗

对频发的 TIA 的随机对照多中心研究发现，该药能迅速控制频发的 TIA。对照组住院后立即给予传统常规治疗的 TIA 药物，包括低分子右旋糖酐、活血化瘀中药、抗血小板聚集剂、钙通道拮抗剂、抗自由基及脑细胞代谢赋活剂等。巴曲酶组仅给予巴曲酶，10 BU ＋生理盐水 100 mL，静脉滴入，1 小时以上滴注完毕，隔日 1 次，共 3 次，第 2 次及第 3 次剂量为 5 BU，两组均住院 4 周。合并有高血压、冠心病或糖尿病者，两组患者均给予相应治疗药物。结果为：巴曲酶组在用药后 12 小时就有 38.46% 的患者 TIA 发作停止，其中 5 例在第一次滴注完毕后就发作停止，而对照组无一例是在治疗后 12 小时获得控制的。巴曲酶组的 TIA 多数（74.08%）是在 2 天内被控制，对照组仅少数（21.74%）在 2 天内被控制。治疗前后实验室检查：巴曲酶组，很温和平稳地降低纤维蛋白原，而对于其他出、凝血指标无影响。所以对频发的 TIA 应用巴曲酶是比较有效、简便及安全的方法。在疗程结束之后，可给予常规小剂量阿司匹林 50～100 mg/d，以预防复发。至于剂量问题，当患者每日平均发作次数≥4 次，每次发作持续时间 >1 小时，或就诊时间（末次发作至就诊时间）超过 7 日者可以适当增加剂量，如 10 BU，10 BU，10 BU（每次均为 10 BU），甚至可以 20 BU，10 BU，10 BU（第一次为 20 BU，以后两次各为 10 BU）。治疗前，要经过神经系统检查及颅脑 CT 检查证实无出血灶，凡具有出血史及胃肠道溃疡史者，近期做过手术的患者，有出血可能性者，有肝、肾衰竭或多脏器功能衰竭及有药物过敏史者禁用。

（三）其他药物治疗

不适宜或不需要进行抗凝治疗者，可选用巴曲酶治疗后，再选用以下第 5～10 项治疗方法。

1. 尿激酶

尿激酶（UK）系人工合成的促进纤溶酶活化的结晶。本药不具有抗原性。大剂量有极强的促纤溶作用及较强的抗凝作用。依 TIA 出现的频度，分两种用法。①频繁发作：尿激酶 100 万 U 加入 500 mL 的液体中静脉滴注，1 日 1 次，共 3～5 天。②发作次数少：尿激酶 25 万 U 加入 500 mL 液体中静脉滴注，1 日 1 次，共 3～5 天。

2. 链激酶

链激酶（SK）又称溶栓酶，系溶血性链球菌的产物，能促进纤维蛋白溶解激活酶原活化，间接激活纤溶酶。本药具有抗原性，所以，首用先导剂量，而后用维持量。用法：先导剂量为 50 万 U 溶于 100 mL 生理盐水或 5% 葡萄糖液中，静脉滴注，30 分钟内滴注完毕。维持量为 60 万 U 溶于 500 mL 的 5% 葡萄糖液中，静脉滴注，6 小时，1 日 4 次。为防止过敏反应，加用地塞米松 5 mg，静脉滴注。意大利多中心急性卒中临床试验（MAST－I）被监测委员提前终止，是因为接受 SK 治疗的患者中 10 天内死亡的人数过高。澳大利亚 SK 临床试验评价 3 对发病 4 小时以内的急性卒中患者的疗效，共有340 例患者入选，研究终止时的结果显示，SK 治疗组的死亡率是对照组的 2 倍（$P <$ 0.001）。因此，SK 用于发病后 3 小时以上的患者，很可能是有害的。总之，在 20 世纪末，文献报道，SK 的应用，弊大于利。目前国内也很少用 SK。

3. 降纤酶

降纤酶系蛇毒提取的精制品，主要作用是降低纤维蛋白酶。用法：首剂用 10 U，加入生理盐水 100 mL 中，静脉滴注。之后，隔日用 5 ~ 10 U，静脉滴注，一个疗程共 3 次。

4. 罂粟碱

罂粟碱具有非特异性松弛血管平滑肌的作用，直接扩张脑血管，降低脑血管阻力，增加脑局部血流量。用法：罂粟碱 60 mg 加入 5% 葡萄糖液 500 mL 中，静脉滴注，1 日 1 次，可连用 5 ~ 7 天；或 20 ~ 30 mg/次，肌内注射，1 日 1 次，可连用 5 ~ 7 天；或 30 ~ 60 mg/次，口服，1 日 3 次，连用 7 ~ 10 天。每日用量不应超过 300 mg，不宜长期使用，以免成瘾。在用药时可能因血管明显扩张导致血管性头痛。目前市场很少供应该药。

5. 低分子右旋糖酐

低分子右旋糖酐也称右旋糖酐 40，其主要作用为阻止红细胞和血小板聚集，降低血液黏稠度，以改善循环。用法：10% 低分子右旋糖酐 500 mL，静脉滴注，1 日 1 次，10 天为 1 个疗程。可间隔 10 ~ 20 天，再重复使用 1 个疗程。有过敏体质者，应做过敏皮试，阴性后方可使用；心功能不全者应使用半量并慢滴；有糖尿病者，同时加用相应剂量的胰岛素。

6. 6% 羟乙基淀粉

6% 羟乙基淀粉的作用和用法与低分子右旋糖酐相同。

7. 阿司匹林

阿司匹林主要通过失活脂肪酸环化酶，阻止血小板合成 TXA_2，并抑制血小板释放 ADP、5 - HT、肾上腺素、组胺等活性物质，以抑制血小板聚集。高浓度还可抑制血小板内的环氧化酶，使 PGI_2 合成减少。小剂量仅可阻止 TXA_2 合成，而不影响 PGI_2 合成。用法：发作当日 1 次性口服阿司匹林 300 mg；而后 100 mg/次，1 日 1 次；1 周后，50 ~ 100 mg/次，1 日 1 次，可以长期服用。本药对消化系统有刺激作用，严重者可引起胃出血，因此消化性溃疡者慎用。也可用噻氯匹定或氯吡格雷。

8. 双嘧达莫

双嘧达莫又名潘生丁。主要通过抑制血小板的磷酸二酯酶活性，减少 cAMP 转化为 AMP，使血小板内 cAMP 增加，后者抑制 TXA_2 的形成，增加 PGI_2 活性，以达到减少血小板的聚集。用法：100 mg/次，1 日 3 次，可长期服用。加拿大报道 585 例发现在男性对 TIA 发作的治疗，阿司匹林效果比双嘧达莫好。

9. 复方丹参片

复方丹参片主要起活血化瘀作用。3 片/次，1 日 3 次，可长期服用。

10. 曲克芦丁片

曲克芦丁片主要起活血化瘀作用。0.2 g/次，1 日 3 次，可长期服用。

（四）预防性治疗

对于存在有危险因素的 TIA 者，尤其已经出现过脑梗死者，应该长期应用药物进行预防性治疗。可用抑制血小板聚集制剂和活血化瘀药物。用法：阿司匹林，50 mg/次，口服，1次/晚；或用噻氯匹定250 mg/次，口服，1次/晚。复方丹参片，3片/次，1日3次。如极有可能发展为脑梗死者，可长期应用华法林，2.5 mg/次，口服，1日1次。

五、监护

1）发作期过后，应适当休息，不宜外出和从事体力劳动。有心功能障碍者，应绝对卧床休息。

2）由于患者起病急骤，而症状短暂，24小时又可自然缓解恢复常态，故发作期间患者应取平卧位，头取自然位置，避免左右转动和过伸过屈，直到症状消失为止。因急剧的头部转动和颈部伸屈，可改变脑血流量而发生头晕和不稳感，从而加重缺血发作。

3）应给予营养丰富易于消化的食物，对有高血压、动脉硬化、心脏病患者可根据病情给予低脂和低盐饮食。

4）本病多突然发病，患者多极度紧张、恐惧，故应细心向患者解释病情，给予鼓励和安慰，护理人员及陪护人更应稳定情绪，发作期间，医护人员应沉着冷静，各种治疗护理动作要轻，态度要和蔼可亲，语言要亲切，使患者由情绪上的紧张变为稳定，增强战胜疾病的信心以配合治疗和护理。

5）此病是出现严重脑血管病的先兆。因此严密观察病情，协助医生及早诊断、及时治疗，对防止其发展为完全性脑卒中十分重要，观察的重点包括神经系统局限症状与体征变化。

6）注意观察发作性眩晕、呕吐，一侧或两侧的肢体瘫痪，感觉障碍，复视，吞咽困难及共济失调等，如有单一症状出现就应报告医生处理。

7）应密切注意有无出血倾向，如消化道出血、皮下出血、鼻出血及结合膜出血等，在服药期间应定期检验出凝血时间、凝血因子时间及尿常规等。

8）为防止或减少此病的发作及脑卒中，可口服抗血小板聚集药物，如阿司匹林等。但长期大量应用，可引起恶心、呕吐、皮疹及消化道出血或其他部位的出血倾向，故有胃病及上消化道出血史者应慎用。应用药物期间，应严密观察上述药物反应，一旦出现，立即报告医生，及时处理。

9）积极治疗已有的高血压、动脉硬化、心脏病、糖尿病和高脂血症。避免精神紧张及操劳过度，保持情绪稳定，经常发作的患者不要从事过重的体力劳动及单独外出，以防疾病发作时跌倒。坚持锻炼身体，戒烟、少饮酒，该病如能积极配合医生治疗，按时服药，预后较好。本病如未经适当治疗而任其自然发展，约有1/3的患者在数年内发展为完全性卒中；约有1/3经历长期的反复发作而损害脑的功能；仅有1/3可能自然缓解。因此TIA为脑卒中的一种先兆，在防治急性脑血管病的工作中，及早诊断和正确处理TIA已被普遍认为是一个关键性的重要环节。

（郝光）

第二节 动脉粥样硬化血栓形成性脑梗死

动脉粥样硬化血栓形成性脑梗死简称动脉硬化性脑梗死,是供应脑部的动脉系统中的粥样硬化和血栓形成导致动脉狭窄、阻塞,引起急性的局灶性脑内缺血,临床表现为一组突然发生的局灶性神经功能丧失症状群。又称脑血栓形成。

一、病因与发病机制

本病最常见的病因是动脉粥样硬化,其次为高血压、糖尿病和血脂异常等。较少见的病因有脑动脉炎(巨细胞动脉炎、系统性红斑狼疮、多结节性动脉炎、梅毒性动脉炎及艾滋病等引起的感染性血管炎)、高半胱酸血症、颈动脉或椎动脉剥离、药物滥用、烟雾样血管病及偏头痛等。血液学异常如红细胞、血小板或白细胞增多等有关的细胞性血液高黏度综合征,多发性脊髓瘤等有关的血浆蛋白浓度增高性血液高黏度综合征,高纤维蛋白原血症、抗凝血酶Ⅲ缺乏、肿瘤、妊娠、蛋白 C /S 缺乏,抗磷脂抗体综合征等多种原因引起的血液高凝状态,镰状细胞病等血红蛋白病也可以是少见病因。其发病机制与血脂质代谢异常、内皮细胞受损、高血压、血液流变学、血流动力学等改变密切相关。因其内膜、中膜增厚,动脉壁弹性降低,管腔狭窄甚而闭塞;或因硬化斑块、血小板聚集性血凝块脱落,随血循环而造成远端血管栓塞性脑梗死;或因病变血管局部血栓形成而致脑梗死;此外,尚可因血流动力学改变而造成一过性脑供血不足及边界性(分水岭)脑梗死。其梗死面积大者称大面积脑梗死,常跨叶或多叶受损;不足 1.5 cm 者称腔隙性脑梗死;伴有出血者称出血性脑梗死。其病理演变过程为早期水肿,继而软化、坏死、液化,病灶小者可被吞噬细胞清除,病灶大者可形成囊腔。部分患者因病灶小且居脑功能静区,可无任何临床症状表现,偶有影像学体检发现而称为无症状性脑梗死。居多个梗死灶者称多发性脑梗死。反复发作者称再发性脑梗死。

二、诊断

(一)临床表现

1. 一般症状

1)好发于中老年人及有家族史者。

2)病前常有脑梗死的危险因素,如高血压、糖尿病、冠心病及血脂异常等。

3)常在安静状态下或睡眠中起病。

4)病程,可表现为一过性或可逆性[TIA 或可逆性缺血性神经功能缺损(RIND)],呈进展型或完全型。

5)前驱症状,可有头痛、头晕、肢体麻木等。

6)先兆症状,TIA 反复多次发作。

2. 定位症状与体征

1）颈内动脉受累征：颈内动脉闭塞的临床表现复杂多样，如侧支循环代偿良好，可以全无症状。若侧支循环不良，可出现：①交叉性失明—偏瘫综合征；②交叉性霍纳—偏瘫二联征；③发作性晕厥—偏瘫二联征；④精神障碍—偏瘫二联征；⑤多数常有偏盲、偏身感觉障碍、偏瘫或失语，并呈急性或亚急性起病，部分进展呈痴呆状。

2）大脑前动脉受累征：①主干受损常有对侧偏瘫及感觉障碍、精神症状、记忆障碍、意识障碍、大小便失禁；②皮质受累常表现为对侧下肢的皮质型感觉及运动障碍、精神障碍、遗忘、虚构、大小便失禁等；③深支受累可导致对侧面舌及上肢轻瘫，常有额叶性共济失调；④双侧大脑前动脉闭塞可出现淡漠、欣快等精神症状，双下肢瘫痪，尿潴留、尿失禁等原始反射；⑤主侧半球可出现 Broca 失语；⑥大脑前动脉受损时由于前交通动脉的代偿，可全无症状。

3）大脑中动脉受累征：①主干受累呈现大面积额、顶、颞叶梗死而表现有典型三偏综合征，主半球尚有失语症，甚而有严重脑水肿高颅压综合征或发生脑疝。②皮质支受损：上半部分支多表现为对侧以面、舌、上肢为重的感觉、运动障碍，主侧尚有运动性失语症；下半部分支则表现为对侧同向性下或上象限盲及感觉性失语、失用等征。③深支受累不论是内外分支均以腔隙性梗死为多见，常表现纯运动性卒中或感觉性卒中等"一偏"或"两偏"征，亦可伴偏盲征。

4）脉络膜前动脉受累征：可表现似大脑中动脉受累的三偏征及失语症，同侧瞳孔扩大、对光反射迟钝及偏身感觉过敏，忽略症及偏瘫侧血管运动障碍、肢体水肿等。

5）后交通支受累征：可产生丘脑外侧、丘脑下部及底丘脑有关症候，如多汗、血管运动障碍、交感神经功能亢进、内分泌障碍及偏侧投掷运动。

6）大脑后动脉受阻征

（1）主干受累征：可表现为对侧偏身感觉障碍、感觉过敏、丘脑性疼痛及丘脑手、轻偏瘫、偏盲、健忘性失语、视觉失认症等。双侧受损可有皮质盲、精神盲及 Anton 综合征。

（2）皮质支受累征：可表现为皮质型偏盲。出现视觉失认、失读症，健忘性失语，记忆障碍等。

（3）深支受累征：①大脑脚综合征，为同侧动眼神经麻痹，对侧中枢性偏瘫。②下红核综合征，病变对侧不随意运动、肌张力增高、运动过度，同侧呈动眼神经麻痹。③上红核综合征，为丘脑穿通动脉受阻而表现为小脑共济失调、短暂性舞蹈样手足徐动及轻度丘脑型感觉障碍。④丘脑综合征，为丘脑膝状体动脉阻塞所致表现为对侧偏身感觉障碍、共济失调、偏盲、自发剧痛、暂时性轻瘫及舞蹈样手足徐动。

7）小脑后下动脉受累综合征：病变侧第8、9、10脑神经受损征及共济失调，霍纳征及交叉性感觉障碍。

8）小脑前下动脉受损征：病变同侧周围面瘫、霍纳征、小脑性共济失调及交叉性感觉障碍，向病侧注视麻痹，伴眩晕、呕吐、眼震。

9）小脑上动脉闭塞征：病侧小脑共济失调、霍纳征、向病侧注视麻痹，病变对侧偏身感觉呈痛—触分离性感觉障碍。

10）基底动脉受阻征：①主干受累如完全阻塞，则迅即昏迷、四肢瘫痪及出现多数脑神经受损征，瞳孔偏小或大小不等，高热，常迅即死亡。②不全阻塞常表现为各脑神经受损征的交叉性偏瘫征及上述小脑动脉与大脑后动脉受累征。此外，尚可出现去大脑强直、闭锁综合征、无动性缄默等意识及肌张力障碍等。

3. 其他症状体征

1）腔隙性脑梗死：腔隙性脑梗死多为高血压长期作用于小动脉及微小动脉，致管壁呈脂质透明样变而引起，所累血管多在 200 μm（100～400 μm）以下，形成腔隙在 0.5～1.5 cm，好发于基底节、内囊、丘脑、大脑白质、脑桥等处，可为 1 个或数个，临床表现有纯运动性偏瘫、纯感觉性卒中、共济失调性轻偏瘫、感觉运动性卒中、构音困难手笨拙综合征等及其他形式腔隙综合征（多发性腔隙性脑梗死）。

2）大面积脑梗死：梗死面积直径大于 4.0 cm 或波及两个脑叶以上者称为大面积脑梗死。约占脑梗死的 10%，多见于 50 岁以上患者，起病急、进展快，除病灶症状外，尚有颅内高压症、意识障碍及原发病相应症状，因病变较大，合并症多，故预后差。

3）出血性脑梗死：有近期内脑梗死的病史，且在其病情稳定后又出现症状加重、扩大或出现新体征，常伴有颅内压增高、意识障碍、脑膜刺激征，多发生于大面积梗死后 1 天至 3 周。

4）分水岭脑梗死：为两支主要脑动脉分布的边缘发生脑梗死，多由严重低血压或血流动力学紊乱引起，可分前、后及皮质下等天幕上分水岭脑梗死。也可见天幕下小脑各动脉交界区分水岭脑梗死。其临床表现：①前分水岭脑梗死，居大脑前、中动脉交界带区，有轻偏瘫及半身感觉障碍，以下肢明显，伴皮质型运动性失语及精神、情绪改变；②后分水岭脑梗死，有皮质感觉障碍、偏盲或下象限盲、感觉性失语、失用、空间忽略症等；③皮质下分水岭脑梗死，可表现为轻偏瘫、偏身感觉障碍、不全运动性失语等；④小脑分水岭脑梗死，具有轻度小脑性共济失调症。

5）无症状性脑梗死：无症状性脑梗死（PACI）原指既往无卒中病史，又无神经系统定位体征，而由影像学（CT、MRI）检查或尸检发现，也包括有卒中发病同时存在神经系统缺损征相关病灶以外或卒中无关的梗死。新近认为，PACI 并不是无症状，只是因症状表现轻微、时间短暂而被忽略。常为症状性脑梗死的前期表现或主要危险因素，分类学中已将之立为一个新的亚型。

6）多发性脑梗死：是两个或两个以上不同供血系统脑血管闭塞引起的梗死，是反复发生脑梗死所致。

（二）实验室及其他检查

1. 血管物理检查

①颈内动脉、颞动脉、锁骨下动脉触诊有搏动减弱、变硬及压痛；②颈部血管听诊有杂音。

2. 血液检查

多有血脂增高而高密度脂蛋白降低，血糖高，血黏度、血细胞比容、血小板聚集性等增高。

3. 脑脊液检查

脑脊液一般正常，大面积或出血性脑梗死可有脑压升高、蛋白微增并可含红细胞增多等。

4. TCD、CVA

TCD、CVA 示血流速度及频谱形态异常，狭窄段血流速度增高，近端流速降低，完全闭塞则受累血管 TCD 信号消失等。

5. SPECT、PET

SPECT、PET 可示梗死灶区血流量、代谢降低或消失。

6. 脑血管成像检查

脑血管成像可显示阻塞血管的部位及范围。

7. 头颅 CT 检查

发病 24 小时后，CT 检查可显示梗死区边界不清的低密度灶；2 周后，由于水肿消退和侧支循环的改善，梗死区可呈等密度灶；5 周后，梗死灶为边缘清楚的持久性低密度灶。

8. 头颅 MRI 检查

一般发病 6~12 小时，则可显示 T_1 低信号、T_2 高信号的梗死灶，并很快发现脑干、小脑或 CT 不能显示的小病灶。

9. 超声心动图

超声心动图可发现心脏附壁血栓、心房黏液瘤和二尖瓣脱垂。

（三）诊断要点

本病诊断要点是：①多发于中老年；②静态下发病多见，不少患者在睡眠中发病；③病后几小时或几天内达到高峰；④有面、舌、肢体麻痹，共济失调，情感障碍等定位症状和体征；⑤头颅 CT 提示症状相应的部位有低密度影或 MRI 显示 T_1 和 T_2 异常信号；⑥多数患者腰椎穿刺提示颅内高压，脑脊液常规和生化正常；⑦有高血压、糖尿病、高血脂、心脏病等病史；⑧病前有过 TIA 发作史。

三、鉴别诊断

（一）其他类型脑卒中

需与其他类型脑卒中如脑出血、脑栓塞相鉴别。

（二）颅内占位性病变

颅内肿瘤、硬膜下血肿和脑脓肿可呈卒中样发病，出现偏瘫等局灶性体征，颅内压增高不明显，可与脑梗死相混淆，CT 和 MRI 检查可以确诊。

（三）偏侧性帕金森病

有的帕金森病表现为单侧肢体肌张力增高，往往被误认为脑梗死。通过体检可发现偏侧肢体张力增高，无锥体束征以及影像学上异常，即可区别。

（四）高血压脑病

高血压脑病可以出现椎基底动脉系统脑梗死的症状，有效鉴别方法是进行降压治疗，如血压下降后病情迅速好转者为高血压脑病，如无明显改善者则为椎基底动脉系统脑梗死，复查 CT，或 MRI 有助于两者相鉴别。

四、治疗

（一）常规治疗

1. 一般治疗

1）维持呼吸功能：尽量减轻脑缺氧，定期监测 PaO_2 和 $PaCO_2$，一般可经鼻导管吸氧，有意识障碍者，必要时应予以开放气道及辅助吸氧，及时治疗呼吸道感染。

2）调整血压：急性期血压升高是对颅内压增高的一种代偿反应，也可因烦躁、膀胱充盈等因素而引起，因此，首先要去除血压升高的诱因，并予以脱水降颅内压治疗，如静脉注射呋塞米 40 mg，而不急于使用降血压药物。但血压仍高于 200/120 mmHg 或可能损害心脏功能时，应谨慎采用容易控制药量的降压方法，如严密监测血压下，用硝酸甘油 25 mg 加入 5% 葡萄糖液 500 mL 中，静脉滴注，速度以 10 ~ 100 μg/min 为宜。尤其注意尽量不用舌下含服硝苯地平或肌内注射利血平等药物降压，以免降压过速加重脑缺血。分水岭脑梗死主要是由低血压和血容量减少所致，应及时输液，同时避免过度脱水，必要时可加用升压药。

3）控制血糖：高血糖将加重脑梗死，因此，急性脑梗死患者出现的高血糖应积极处理。急性期不宜输注高糖液体，空腹血糖高于 9.0 mmol/L 时，可在补液中加入适量胰岛素。低血糖应及时纠正。

4）控制体温：全身亚低温（32 ~ 35℃）对缺血性脑损害有保护作用，可用冰毯行全身降温。发热患者应予以病因治疗，并用物理降温，必要时可慎用退烧药。

5）预防并发症：有昏迷或肢体瘫痪时，应按时翻身。鼓励患者早期在床上适当活动肢体，以预防肺栓塞、下肢深静脉血栓形成、压疮、肌肉痉挛及关节强直等，并及时进行康复训练。注意口腔护理，保持大小便通畅。

6）营养支持：起病后神智清楚、胃肠功能正常者应尽早进食。昏迷或其他原因不能进食者，可行胃管鼻饲。频繁呕吐或有上消化道大出血者，可行静脉营养，但应适当限制液体入量，一般每日不宜超过 2 500 mL。如有高热、呕吐、多汗、利尿过多等可酌情增加液体入量。避免使用 10% 以上的葡萄糖液体，必要时给乳化脂肪、白蛋白、氨基酸或能量合剂等。

2. 溶栓治疗

1）静脉溶栓

适应证：①急性缺血性脑血管病，发病时间在 3 小时之内，MRI 显示 PWI > DWI，DWI 面积 <1/3 MCA 分布区。②年龄 > 18 岁。

禁忌证：①TIA；②脑出血或蛛网膜下隙出血；③血压 > 185/110 mmHg，降压效果不明显；④14 天之内有手术、创伤史；⑤活动性出血；⑥1 周内进行过颈动脉穿刺；⑦出凝血时间异常，血小板减少（$<10 \times 10^9$/L）；⑧正在应用抗凝剂或发病前 48 小时内应用肝素者。

治疗方法：重组组织型纤维蛋白溶酶源激活剂 0.9 mg/kg，其中 10% 先静脉推注，其余加入液体连续静脉滴注（1 小时）。0.9% 盐水 100 mL + 尿激酶 100 万 ~ 150 万 U，静脉点滴 1 小时。监测神经功能和有无出血倾向，24 小时后如无出血倾向用阿司匹林 200～300 mg/d，用药 10 天。

2）动脉溶栓

适应证：大脑中动脉阻塞，发病 3～6 小时，基底动脉阻塞时间 <12 小时。

禁忌证：基本同静脉栓塞。穿刺部位皮肤破溃、感染禁忌动脉溶栓。

方法：经股动脉选择性脑血管造影，明确脑血管闭塞的部位及程度，经导管放入 3F 导管，尽可能地接近血栓部位，或用多侧孔的纤维导管插入栓子部位，在 X 线的监测下，微量泵持续滴入尿激酶 50 万～90 万 U，时间不少于 30 分钟，滴入完毕注入少量造影剂，在 X 线荧屏下观察闭塞血管再通情况。

3. 降纤治疗

降纤治疗主要用于合并高纤维蛋白原血症患者，也可以用于早期溶栓治疗。常用药物包括降纤酶、巴曲酶及安克洛酶等。一般用降纤酶首剂 10 U，隔日 5 U，静脉注射，3 次为 1 疗程。使用时仍需注意出血并发症，确切疗效仍在进一步观察中。

4. 抗血小板制剂

抗血小板制剂主要通过失活脂肪酸环酶，阻止血小板合成 TXA_2，并抑制血小板释放 ADP、5－HT、肾上腺素、组胺等活性物质，以抑制血小板聚积，达到改善微循环及抗凝作用。

阿司匹林：大规模多中心随机对照临床试验显示，为选择的急性脑梗死患者发病 48 小时内服用阿司匹林 100～300 mg/d，可降低死亡率和复发率，推荐应用。但溶栓或抗凝治疗时不要同时应用。也可用其他抗血小板聚集剂如噻氯匹定 0.125～0.25 mg，1～2 次/日，疗效较阿司匹林佳，但须注意白细胞、血小板减少等副作用。氯吡格雷 75 mg，1 次/日，疗效与噻氯匹定相似。副作用少，主要为皮疹和消化道刺激。奥扎格雷可静脉用药，80 mg 溶于生理盐水 500 mL 中，静脉滴注，2 次/日，2 周为 1 个疗程，偶有皮肤过敏或血小板减少。双嘧达莫，口服，每次 50～100 mg，每日 3 次，可长期服用，合用阿司匹林更有效，副作用有恶心、头痛、眩晕、面潮红等。

5. 抗凝治疗

适应证：急性心肌梗死、进展性心肌梗死。

禁忌证：患者最初 NIHSS 评分 >15 分，头颅 CT 显示有出血倾向，大面积脑梗死，血小板计数及 INR 超过正常范围。

方法：发病 1～2 天，肝素 104～208 mg 加入生理盐水 500 mL 静脉滴注，20 滴/分钟，8～12 小时滴完。低分子肝素 0.4 mL，2 次/天，皮下注射。注意有无出血倾向。根据 PTT 调整肝素用量。华法林：尤其适用于心房纤颤和颈动脉不稳定斑块的患者，3 mg/d，口服，INR 维持在 2～3。

6. 脱水降颅内压

大面积脑梗死有明显颅内高压时，应使用脱水降颅内压药物，常用 20% 甘露醇 125～250 mL，快速静脉滴注，1 次（6～8 小时）；呋塞米 20～40 mg，静脉注射，1 次（6～8 小时），或交替使用，可减少甘露醇所致的肾损害；甘油脱水作用弱，可用于水肿程度较轻、后期水肿程度已减少者，副作用较少，但滴速过快时，可引起溶血；糖皮质激素治疗脑梗死有争议，对颅内高压者尤其是脑疝形成时可短期试用。

7. 脑保护治疗

1）钙通道拮抗剂：能阻止平滑肌细胞钙内流，预防和解除脑血管痉挛，增加血流量，改善脑循环，阻止神经细胞钙超载。但对急性脑梗死的疗效尚未肯定。临床可选用的药物有：尼莫地平，每次口服 20～40 mg，每日 3 次，可经常服用；尼莫地平，每次口服 30～60 mg，每日 3 次，可经常服用；尼卡地平，每次口服 20～40 mg，每日 3 次，可经常服用；桂利嗪（脑益嗪），每次口服 25～50 mg，每日 3 次，可经常服用。

2）胞二磷胆碱：是磷脂胆碱体的前体，能降低参与自由基形成的游离脂肪酸水平，具有抗氧化、稳定细胞膜和促进神经细胞恢复作用。可用 0.5～1.0 g 胞二磷胆碱加入生理盐水 250～500 mL 静脉点滴，1 次/日，10～14 天 为 1 个疗程。

3）其他脑保护剂：如谷氨酸拮抗剂、一氧化氮相关毒性调节剂、钙通道拮抗剂、γ-氨基丁酸增强剂、5-HT 协同剂、抗炎和抗白细胞介质剂等药物正进入临床试验。

8. 高压氧舱疗法

对收缩压控制在 160 mmHg 以下的患者，脑水肿消退后，用 2 个大气压的高压氧舱治疗 1.5～2 小时，1 次/ 天，10 天为 1 个疗程，对部分患者有一定疗效。

9. 血管扩张药

由于梗死部位二氧化碳聚集、乳酸堆积、血管运动处于麻痹状态，此时血管扩张药将会使梗死区的血流倒流入周围区域，加重周围水肿，所以急性期不主张应用血管扩张药，病情稳定后仍可采用。烟酸：200～300 mg 加入生理盐水 500 mL 静脉点滴，7～10 次为 1 个疗程。川芎嗪：40～80 mg 加入生理盐水 500 mL 静脉点滴，1 次/ 天，14 天为 1 个疗程。路路通：0.5 g 加入生理盐水 250 mL 静脉点滴，1 次/ 天，疗程为半个月。

10. 脑梗死的基因治疗

基因治疗脑梗死很有前景，将腺病毒载体直接注射到局灶性脑缺血的动物模型缺血区和非缺血区，缺血区表达很少，而在缺血灶周围，即缺血性半暗带区，转染基因表达良好，基因转染后脑血流阈值可达静息状态下的 40%，提示此基因转染治疗脑梗死可行。但需进行深入研究，其安全性有待评估。

11. 外科治疗

大面积脑梗死导致颅内高压、脑疝，危及生命时，可行开颅去骨瓣减压术。动脉血栓性脑梗死的血管内介入治疗有多种方法，如颅内外血管经皮腔内血管成形术、血管内支架介入等。介入与溶栓治疗结合已越来越受重视。

（二）恢复期治疗

1. 康复治疗

康复治疗包括物理康复和机械康复。尽早给予瘫痪肢体运动，能防止关节挛缩，还能促进神经功能恢复。对失语患者要加强语言训练，对吞咽困难者给予吞咽功能训练。康复治疗还包括高级神经功能的康复。

2. 药物治疗

可配合使用改善循环和促进脑细胞代谢的药物，如 B 族维生素、ATP、吡拉西坦、钙通道拮抗剂等。服用抗血小板聚集剂对预防复发有益。

（三）心理治疗

焦虑抑郁是动脉粥样硬化血栓形成性脑梗死的并发症，严重影响患者的康复和预后。表现为情绪低落，对治疗失去信心，严重者可导致自杀倾向。诊断：焦虑抑郁量表评分＞41 分，即可诊断。治疗：心理治疗，在积极治疗原发病的基础上，心理医生、责任护士对患者进行心理治疗，消除其存在的顾虑，增加患者战胜疾病的信心。药物治疗，百忧解 20 mg，1 次/早；路优泰 300 mg，1 次/晚，口服。

（四）中医治疗

本病一经发生，急性期以标实为急，治无缓法。病以风、火、痰、气、血为因，导致心、肝、肾三脏阴阳失调，气机逆乱，闭窍阻络发为本病。应把握其病情的轻重，病位的深浅，证候的虚实程度等，便于立法遣方用药，以驱其邪，邪去病自安。

1. 辨证论治

1）风痰入络

突然口眼歪斜，口角流涎，肌肤麻木，手足拘挛，言语不利，甚则半身不遂。苔薄白，脉弦滑而数。

治法：祛风止掣，化痰通络。

方药：牵正散加减。

白附子、全蝎、红花、胆星、橘络各 6 g，僵蚕、丹参各 12 g，半夏 9 g。

2）风阳上扰

平素头晕头痛，耳鸣眼花，突然发生舌强语謇，口眼歪斜，半身不遂。舌质红，苔黄，脉弦滑或细数。

治法：育阴潜阳，镇肝息风。

方药：天麻钩藤饮加减。

天麻 6 g，钩藤、益母草、丹参、桑寄生各 15 g，川牛膝、赤芍、黄芩各 12 g，栀子、杜仲、茯神各 9 g。

3）气虚血瘀

多在休息或睡眠时发病，头痛头晕，肢体麻木，半身不遂，语言不清。舌质紫暗，苔薄白，脉象细弱。

治法：益气活血，逐瘀通络。

方药：党参、黄芪、威灵仙各 15 g，当归、川芎、白芍、秦艽各 12 g，桃仁、红花、地龙各 6 g。

2. 中成药

1）人参再造丸：每次 1 丸，每日 3 次，口服。用治中风症见半身不遂，口眼歪斜，手足麻木。

2）华佗再造丸：1 次 8 g，每日 2～3 次，连服 10 天，停药 1 天，30 天为 1 个疗程。用治中风瘫痪，拘挛麻木，口眼歪斜，言语不清。

3）中风片：每次 2 片，每日 2 次，口服。用治中风不语，半身不遂，口眼歪斜。

4）大活络丸：每次 1 丸，每日 2 次，口服。用治中风痰厥引起的瘫痪，足痿痹痛。

5）再造丸：每次 1 丸，每日 2 次，口服。用治中风，半身不遂，手足麻木，疼痛拘挛，口眼歪斜，言语不清。

6）回天再造丸：每次1丸，每日2次，口服。用治半身不遂，口眼歪斜，手足麻木等。

7）祛风通络丸：每次1丸，每日2次，口服。用治中风症见牙关紧闭，口眼歪斜，半身不遂，麻木不仁，筋脉拘挛等。

8）醒脑再造丸：每次1丸，每日2次，口服。用治脑血栓形成及其后遗症，神志不清，语言謇涩，口角流涎，筋骨酸痛，手足拘挛，半身不遂。

9）消栓再造丸：蜜丸，每次1～2丸，每日2次，口服。用于脑血管病的恢复期及后遗症期。

10）消栓口服液：每次1～2支，每日2～3次，口服。用治气虚血瘀引起中风后遗症，半身不遂，口眼歪斜，言语不清，口有流涎。

11）脉络通冲剂：每次1袋，每日3次，开水冲服。孕妇慎用。用治中风之肢体麻木，半身不遂等。

12）脑得生片：每次4片，每日3次，口服。用治脑血栓形成及中风后遗症。

13）消栓通络片：每次8片，每日3次，口服。用治脑血栓形成。

14）偏瘫复原丸：每次1丸，每日2次，口服。用治中风后半身不遂，口眼歪斜，言语不清等。

15）中风回春片：每次4～6片，每日3次，口服。用治中风偏瘫，口眼歪斜等。

16）通塞脉片：每次8～12片，每日3次，口服。用治脑血栓形成。

17）脉络宁注射液：每次10～20 mL加入5%葡萄糖液250～500 mL内静脉点滴，每日1次，10～14天为1个疗程，根据病情需要，可用3～4个疗程，每疗程之间间隔5～7天，重症患者必要时可连续使用2个疗程。

18）丹参注射液：每次8～12 mL，加入5%或10%葡萄糖液500 mL中静脉滴注，疗程同脉络宁注射液。用治脑血栓形成及中风后遗症。

19）川芎嗪：每次40～80 mg，加入5%葡萄糖液250～500 mL中静脉滴注。用治脑血栓形成及中风后遗症。

3. 单方、验方

1）水蛭、木香（后下）、乌梢蛇各9 g，全蝎6 g，鸡血藤25 g，土元10 g，地龙12 g，丹参20 g，忍冬藤、钩藤各15 g，黄芪50 g。偏头痛加川芎、芜蔚子各9 g；血压偏高加石决明30 g，紫石英15 g，磁石20 g，牛膝15 g；肢体麻木加姜黄8 g，桑枝20 g；肢体疼痛加葛根30 g，桂枝4.5 g；痰盛加天竺黄10 g，胆南星8 g；大便干燥加枳壳6 g，酒大黄（后下）8 g；小便不利加车前子8 g，木通6 g；肝火盛加龙胆草6 g，栀子8 g；失眠加朱砂1.5 g，夜交藤15 g；腿软无力加五加皮、狗脊、川续断各8 g，制马钱子1 g。对偏瘫患者有较好疗效。

2）生黄芪15 g，水蛭1 g，虻虫0.1 g，葛根21 g，桃仁、胆南星各6 g，赤芍、地龙各12 g，酒大黄5 g，红花、毛橘红各9 g，通草0.5 g，红糖15 g，以1根葱白为引。水煎服，每日1剂，饭后服。本方有益气活血化瘀，通经活络开窍之效。适于气虚血瘀、经气内阻、痰湿内聚，上蒙清窍。

3）黄芪 30～60 g，当归 6～12 g，鸡血藤 30 g，丹参 15～30 g，生乳香 3～9 g，川芎 6～12 g，葛根 6～12 g。每日 1 剂，水煎分早晚 2 次服。若口舌謇涩，言语不清，舌苔白腻加菖蒲、郁金、制半夏；血压偏高加钩藤；手足伸屈不利加制豨莶草；腰膝酸软无力加杜仲、桑寄生、枸杞子；服药后觉热加生地、天花粉、麦冬。总有效率为 95%。

4）对于脑血栓形成后手足拘挛者可用伸筋草、透骨草、红花各 3 g，置于搪瓷脸盆中；加清水 2 kg，煮沸 10 分钟，取用的药液温度以 50～60℃为宜，浸泡 15～20 分钟，汤液温度降低后需加热，再浸泡 1 遍，手足拘挛者，先浸泡手部，后浸泡足部，每日 3 次，浸泡时手指、足趾在汤液中进行自由伸屈活动。1 个月为 1 个疗程，疗效好。

5）珍珠母 50 g，生牡蛎 60 g。煮水 500 mL 去渣，用粳米 100 g，煮粥食服，每日 2 次。用于阴虚阳亢之中风患者。

6）桃仁 10 g（打碎），草决明子 12 g。水煎后加白蜜适量冲服。用于脑血栓形成。脑出血者忌服。

7）黑豆适量洗净，加水煮汁，煎至稠为饴膏状，用时先含于口中不咽，片刻再咽下，每日数量不限。用于中风不语。

8）山楂 60 g。水煎 100 mL，分 2 次口服。用于颅内高压者。

9）将大蒜 2 瓣去皮，捣烂如泥，涂于患者牙根处。用于中风不语症。

10）黑木耳、桃仁、蜂蜜各 120 g。将木耳用温水浸泡，洗净，与桃仁、蜂蜜共捣烂如泥，放锅内蒸熟，分 4 天吃完，孕妇禁用。用于中风四肢麻木不仁症。

11）乌龟 3 只，冰糖 5 g。将乌龟头切下取血，碗中放入冰糖共隔水炖熟食，每日 1 次。用于中风后半身不遂、四肢麻木。

4. 针刺治疗

1）气虚血瘀

（1）毫针法

①印堂、合谷、手三里、外关、阳陵泉、悬钟、昆仑。

②印堂、合谷、太溪、三阴交、太冲、足三里。

操作：选 1 组处方或 2 组交替应用，留针 30～40 分钟，每日或隔日 1 次，20 次为 1 个疗程。

（2）水针疗法

①肩髃、支沟。

②阳陵泉、三阴交。

③肩髃、手三里、外关。

④风市、悬钟、足三里。

操作：选用红花注射液或维生素 B_{12} 注射液，隔日选 1 组处方，每穴注入药液 0.5～1 mL，10～20 次为 1 个疗程。

2）风阳上扰

（1）毫针法

①百会、印堂、风池、外关、后溪、合谷、太冲。

②前顶、印堂、上星、支沟、曲池、三阴交、太溪、照海。

操作：选 1 组或 2 组处方交替应用，留针 30 ~ 40 分钟，每日或隔日 1 次，20 次为 1 个疗程。

（2）舌针法

①心穴、肝穴、上肢穴、下肢穴。

②额穴、神根穴、上肢穴、下肢穴。

操作：选 1 组或 2 组处方交替应用，用毫针点刺或留针 3 ~ 5 分钟即可，可单独应用，亦可配合其他针法治疗。隔日 1 次，10 次为 1 个疗程，休息 3 ~ 5 天，进行第 2 个疗程。

（3）水针疗法

①后溪、太冲。

②支沟、行间。

③肩髃、阳陵泉。

④肝俞、肾俞。

操作：选用维生素 B_{12} 注射液，隔日 1 次，在上述处方可选 1 组或 2 组交替进行治疗，每次每穴注入药液 0.5 ~ 1 mL。10 次为 1 个疗程，可配合其他针法进行治疗。

3）痰湿阻络

（1）毫针法

①印堂、中脘、气海、曲池、丰隆、足三里、合谷。

②百会、建里、天枢、手三里、阴陵泉、三阴交、脾俞、胃俞、上巨虚、解溪。

操作：选 1 组或 2 组处方交替应用，留针 30 ~ 40 分钟，每日或隔日 1 次。20 次为 1 个疗程。

（2）头针疗法

①顶中线、顶旁 1 线。

②顶颞前斜线、顶旁两线。

操作：选 1 组或 2 组处方交替应用，按头针操作方法，留针 1 小时，每 10 ~ 20 分钟施手法 1 次。每日针 1 次，10 ~ 20 次为 1 个疗程。

（3）水针疗法

①丰隆、解溪、曲池。

②足三里、阳陵泉、手三里。

③肝俞、胃俞、脾俞。

④血海、三阴交、合谷。

操作：选 2 组处方，交替应用，选用维生素 B_{12} 注射液，每穴注入 0.5 mL 药液。隔日 1 次，10 ~ 20 次为 1 个疗程。

5. 体针加贴压耳穴疗法

治疗方法：体针取患侧穴位，上肢取肩三针、臂臑、极泉、曲池、外关、合谷、手三里，下肢取环跳、阳陵泉、足三里、三阴交、解溪。失语者加金津、玉液点刺放血，针刺廉泉；吞咽障碍加刺风池透喉结；血压升高者泻太冲、太溪。针刺手法以平补平泻为主，其他手法为辅。每日贴压一侧耳穴，次日贴压对侧，以此类推。取穴为脑点、皮质下、肩、肘、膝、踝等穴。血压升高加贴耳后降压沟，失眠加神门。在上述耳穴内找准压痛点后，用王不留行籽进行贴压。嘱患者隔 2 小时按压一次以增强刺激强度。体针和耳针同时进行，1 个疗程后休息 2 天再进行下 1 个疗程治疗。一般治疗 3~5 个疗程。

6. 穴位埋线疗法

穴位埋线疗法主要适用于脑梗死后遗症肢体功能障碍的治疗。

1）上肢瘫痪：取穴分为两组，第一组取臂臑、曲池、内关、列缺、合谷，第二组取颈 4~7 夹脊穴、天井、外关。

2）下肢瘫痪：取穴分为三组，第一组取肾俞、大肠俞、秩边、环跳、殷门、承山，第二组取腰 1~5 夹脊穴、三阴交、绝骨，第三组取伏兔、足三里、丰隆、陷谷、太冲。

3）操作方法：采用穿刺针埋线法，该法适用于单个穴位埋线。

上肢瘫痪：每次从两组穴位中双侧各取 2~3 个，每天治疗 1 次，连续治疗 2~3 天，穴位不重复使用，直到两组穴位均埋线 1 次。

下肢瘫痪：每次从三组穴位中双侧各取 2~3 个，每天治疗 1 次，连续治疗 3~5 天，穴位不重复使用，直到三组穴位均埋线 1 次。

上肢瘫痪：向上平刺臂臑（2.5±0.5）寸*，平刺列缺（1.2±0.2）寸，直刺曲池（1.2±0.2）寸，直刺内关（1.2±0.2）寸，直刺合谷（1.2±0.2）寸。颈 4~7 夹脊穴向脊椎方向斜刺（0.6±0.2）寸，直刺外关（1.2±0.2）寸，直刺天井（0.8±0.2）寸。

下肢瘫痪：向脊椎方向 45°角斜刺肾俞、大肠俞（0.8±0.2）寸，直刺秩边（1.2±0.2）寸，环跳（3.0±0.5）寸，直刺殷门、承山（1.4±0.2）寸。腰 1~5 夹脊穴向脊椎方向斜刺（0.8±0.2）寸，直刺三阴交、绝骨（1.4±0.2）寸。斜刺伏兔（1.4±0.2）寸，直刺足三里、丰隆（2.0±0.5）寸，直刺陷谷、太冲（0.8±0.2）寸。

常规消毒局部皮肤，用镊子取一段 1~2 cm 长已消毒的羊肠线，放置在腰椎穿刺针管的前端，后接针芯，左手拇、示指绷紧或捏起进针部位皮肤，右手拿针，刺入皮肤至所需要的深度；出现针感后，边推针芯边退针管，将羊肠线埋植在穴位的皮下组织或肌层内，针孔处敷盖消毒纱布，5 天后取下纱布即可。每个月治疗 1 次即可。

7. 耳针疗法

耳针疗法适宜于后遗症期。

取穴：皮质下、脑点、肝、神门、三焦、降压沟、肾、心。

方法：毫针强刺激。留针 30~60 分钟，隔日 1 次。

8. 头针疗法

头针疗法适于肢体瘫痪等后遗症者。

取穴：运动区、足运感区、语言区。

方法：同头针常规操作法。

---

* 1 寸 ≈ 3.33 cm。

9. 穴位注射疗法

穴位注射疗法适于后遗症期。

取穴：肩髃、曲池、合谷、伏兔、阳陵泉、足三里。

方法：用红花、川芎、当归注射液，常规操作，每穴注药 1 ~ 2 mL，隔日 1 次，10次为 1 个疗程。

五、监护

1）急性期患者应卧床休息，取头低位，以利脑部的血液供给。有眩晕症状的患者，头部取自然位，避免头部急转动和颈部伸屈，以防因脑血流量改变而加重头晕和产生不稳感。病情稳定后鼓励患者早期于床上或下地活动。

2）起病 24 小时后，对仍不能自行进食的患者应给予鼻饲。对有高血压、心脏病的患者，可根据病情给予低脂或低盐饮食。

3）由于患者长期卧位，要加强皮肤、口腔及大小便的护理，防止压疮的发生。早日进行被动、主动运动，按摩患肢，以促进血液循环。

4）加强心理护理，由于老年人在病前曾看到过脑梗死后遗症对健康的危害，都存有不同程度的恐惧感，瘫痪和失语造成自理能力的丧失，给患者增加了精神上的负担，要做好精神护理，给予安慰、照顾患者，使其积极配合治疗。

5）密切观察病情变化，注意患者的意识改变、呼吸循环状况、瞳孔大小及对光反射、体温、脉搏、血压等，并详细记录。发现异常及时报告医生。

6）应用双香豆素类或肝素等药物进行抗凝治疗时，应严格执行医嘱，密切观察患者的皮肤、黏膜、大小便、呕吐物，注意有无出血倾向，如有出血立即通知医生。

7）观察血压变化，备好止血药物，做好输血准备。

8）对于使用链激酶或尿激酶溶栓治疗者，注意其有无发热、头痛、寒战或其他过敏反应，观察有无出血倾向。发现异常及时报告医生处理。

9）积极防治高血压、糖尿病、高脂血症、高血黏度等脑血管疾病的危险因素，尤其是患高血压的老年人，必须定期监测血压，定期有规律地服用降压药物。高脂血症能促进动脉粥样硬化和血液黏稠度增高等，所以老年人应定期复查血脂、血糖、胆固醇等。注意劳逸结合，避免过度的情绪激动和重体力劳动。

10）多食谷类、豆类、蔬菜、水果等高复合碳水化合物、高纤维、低脂肪的食物，少食甜食，戒除烟酒，保持大便通畅。

11）出院时应注意指导患者避免过度劳累和精神刺激，加强瘫痪肢体功能锻炼，低脂饮食，多吃新鲜蔬菜，坚持语言训练。

（郝光）

第三节　脑栓塞

由于异常物体（固体、液体、气体）沿血液循环进入脑动脉或供应脑的颈部动脉，造成血流阻塞而引起相应供血区的脑功能障碍，称为脑栓塞，亦属于缺血性卒中。

调查显示，脑栓塞的患病率为 13/10 万人口，年发病率为 6/10 万人口。只要产生栓子的病原不消除，脑栓塞就有反复发生的可能。2/3 的复发均发生在第 1 次发病后的 1 年之内。

一、病因

脑栓塞的栓子来源可分为心源性、非心源性、来源不明性三大类。

（一）心源性脑栓塞

心源性是脑栓塞最常见的原因。在发生脑栓塞的患者中一半以上为风湿性心脏病二尖瓣狭窄并发心房颤动。在风湿性心脏病患者中发生脑栓塞的占 14%～48%。亚急性细菌性心内膜瓣膜上的炎性赘生物易脱落；心肌梗死或心肌病时心内膜病变形成的附壁血栓脱落均可形成栓子。

近代心脏手术的发展，也增添了一部分心源性脑栓塞发病。心脏黏液瘤、二尖瓣脱垂等也可引起脑栓塞。

（二）非心源性脑栓塞

1. 气体栓塞

胸壁内肺部损伤可引起空气栓子；许多诊疗措施如静脉穿刺或手术，如产科手术和刮宫术，以及鼻旁窦通气术等，都可并发空气栓塞。

减压疾病的发病机制是，人在高压下减压过速，高压下溶解在血液中的气体（主要是氮气），就会变成气泡，气泡不断产生，由小变大，便可引起气体栓塞。

2. 大动脉粥样硬化性栓塞

动脉粥样硬化溃疡面由血小板与纤维素凝集成血栓栓子，脱落后形成栓塞。颅外动脉硬化斑栓塞是引起 TIA 和老年人脑栓塞最常见的原因。

3. 脂肪栓塞

脂肪栓塞多发生在长骨骨折、长骨手术、脂肪组织严重挫伤后。骨折引起的栓塞多发生在骨折后 6～12 小时。长骨中的血管壁附着于骨小管上，当长骨骨折后，血管并不压缩，脂肪球可以进入血管。脂肪组织挫伤时，必须同时有血管破裂才能引起脂肪栓塞。

4. 寄生虫或虫卵栓塞

溶组织阿米巴、恶性疟原虫、囊虫病和旋毛虫病的病原虫，都可以作为栓子进入脑循环引起脑栓塞。

5. 细菌性栓塞

肺脓肿、支气管扩张并感染或肺炎都可引起感染性栓子。感染性栓子内含病原菌，除能阻断动脉血流外，还可引起血管内膜炎、感染性动脉病、动脉破裂。感染扩散后可致局灶性脑炎。

6. 其他

来自大循环静脉的栓子可引起脑静脉栓塞。

（三）来源不明性脑栓塞

有些患者虽经仔细检查，但仍未能发现栓子来源，可能与检查部位不全面及目前的检查手段不够完善有关。

栓子经颈总动脉进入颈内动脉的机会比进入颈外动脉多 3 倍，颈内动脉的栓子绝大多数进入大脑中动脉或其分支，左右半球受累的机会大致相等。临床上，大脑前动脉栓塞几乎没有，大脑后动脉栓塞亦属少数，椎基底动脉及其分支发生脑栓塞者甚少见。栓子进入脑动脉后，一方面通过直接栓塞血管而引起相应动脉供血区发生脑梗死，另一方面栓子刺激可导致广泛的血管痉挛。脑血管痉挛可发生于阻塞的血管，也可导致弥散性血管痉挛。脑血管对栓子的敏感性有差异，有的栓子虽小，但痉挛反应很广泛，有的栓子虽大，但动脉痉挛不严重。

脑栓塞所致的缺血性脑梗死已转化为出血性脑梗死。一般认为，栓子阻塞脑动脉后固定不动者只引起缺血性脑梗死。部分栓子进入血流后易破碎，碎片能通过原来的阻塞部位到达远端更小的动脉，有的分支血流就可恢复。若缺血时间过久，阻塞部位的血管壁易发生缺血性改变，血流就可从病变的血管壁漏出并进入组织中，形成出血性脑梗死。

二、病理和病理生理

脑栓塞多发生在颈内动脉系统，特别是大脑中动脉，而又以左侧大脑中动脉多见，椎基底动脉少见，仅占脑栓塞 10% 左右。栓子进入血液循环，突然阻塞脑血管，引起血管痉挛，由于侧支循环一时难以建立，因而常导致脑栓塞区的急性坏死及不同程度的脑水肿甚至脑疝。当血管痉挛减轻，侧支循环形成，栓子破裂溶解移向远端，脑缺血范围随之减小，症状亦相应减轻。病理改变和脑血栓形成相似，所不同的是脑栓塞的病灶可多发且出血性脑梗死发生率高，占 30% ~ 50%，这是因栓塞时血管壁破坏，当血流恢复后易发生渗漏性出血。由于栓子性质不同，又形成不同的病理改变。炎性栓子可发生动脉炎、脑脓肿；肿瘤细胞栓子可扩散为转移性脑肿瘤等。另外还可能造成其他器官组织的栓塞，如肺、脾、肾等。

三、诊断

（一）临床表现

1. 症状

好发于 20 ~ 40 岁的青壮年，有风湿性心脏病、心房纤颤、感染性心内膜炎、心肌梗死、二尖瓣脱垂、左心房黏液瘤、心脏手术或全身其他疾病病史者。起病急骤，重者数秒钟或数分钟内达高峰，轻者出现为时数日至数周的脑部症状。较大动脉阻塞时可突然昏迷，全身抽搐，因脑水肿或颅内出血可导致颅内高压综合征甚至脑疝而死亡。

2. 神经系统体征

临床表现常与栓子数量有关。单个血栓者症状较轻，常有局限性定位体征。多发性栓塞者则症状重，体征显示病灶弥散。

3. 原发疾病表现

原发疾病表现可有心悸、心脏扩大、心脏杂音、动脉硬化征等。若同时发生脑外栓塞，如肺、肠黏膜栓塞等则可出现急性胸痛、咯血、呼吸困难、腹痛、皮肤出血点及肢端发绀等表现。

（二）实验室及其他检查

1. 脑脊液检查

脑脊液检查压力不高，多无红细胞，常规化验正常。

2. CT 检查

发病 24~48 小时 CT 检查可发现阻塞动脉供血区低密度影。

3. MRI 检查

起病后数小时可见病灶区异常信号影，T_1W 呈低信号，T_2W 呈高信号。

4. 单光子发射计算机断层摄影检查

发病后即可见病灶部位出现灌注减退区或缺损区。

5. 经颅多普勒超声检查

经颅多普勒超声检查示，梗死区出现相应血管多普勒信号的减弱或者消失。

6. 颈动脉超声检查

颈动脉超声检查可显示颈动脉及颈内、外动脉分叉处的血管情况及有无管壁粥样硬化斑及管腔狭窄等。

7. 心脏超声

心脏超声能证实心源性栓子，但阴性者不能排除心源性栓塞。二维超声对左心室大型血栓比较敏感，对诊断心房血栓不可靠。

8. 动态心电图

动态心电图可查出间歇性心房颤动，而心房颤动是诱发心源性脑栓塞的最常见原因。

（三）诊断和鉴别诊断

通过询问有关心脏病、骨折、气胸等栓子来源的病史和急骤起病、局限性神经系统体征，可诊断脑栓塞。CT 和 MRI 检查对明确脑梗死的部位、范围、数目和是否伴有出血有决定性意义。心电图的异常有诊断参考价值，脑脊液检查一般无异常。脑脊液含血时应与脑出血相鉴别，病情发展稍慢时须与脑血栓形成相鉴别。

四、治疗

治疗包括两方面，一是治疗脑栓塞，二是治疗原发病。

（一）治疗脑栓塞

1. 一般处理

一般患者应采取平卧位或头稍低位，以利脑部血液供应。气体栓塞应取头低位、左侧卧位。如患者意识不清，其一般治疗同脑出血。

2. 降颅内压

伴有颅内高压者可选用脱水剂，由于栓子常为心脏病所致，应用甘露醇、山梨醇时应慎重，有心力衰竭或肾功能不全者禁用；利尿剂或高渗葡萄糖，可用 50% 葡萄糖液 40 mL，静脉注射，每日 4 次。呋塞米 20 mg，肌内注射，每日 2 ~ 3 次。或依他尼酸 25 mg，口服，每日 3 次。

3. 抗凝治疗

抗凝治疗治疗原则与动脉粥样硬化血栓形成性脑梗死相同。已被证明有梗死灶出血者及无症状性二尖瓣脱垂症等不宜行抗凝治疗，由亚急性细菌性心内膜炎所致的脑栓塞，抗凝治疗也被禁止，因为有导致颅内出血的危险。此外，抗凝治疗要求有良好的实验室条件，而且要多次检查，以防止出血。现临床常用精制蝮蛇抗栓酶及藻酸双酯钠。

4. 抗血小板聚集剂

抗血小板聚集剂常用阿司匹林、双嘧达莫、磺吡酮等，应早期重视使用。

5. 抗感染

对亚急性感染性心内膜炎、败血症及其他感染所致脑栓塞，应积极抗感染治疗。通常用大剂量青霉素加链霉素，也可选用头孢菌素。最好是根据药物敏感试验，来选择适当的抗感染药物。

6. 其他

血管扩张药使用方法同脑血栓形成。有条件者可使用高压氧疗法。

（二）治疗原发病

治疗原发病即病因治疗，可预防脑梗死再发。如心源性栓塞患者需卧床休息数周，以减少复发，同时纠正心律失常，控制心率，防治心力衰竭。空气栓塞患者则应头低位并卧向左侧，避免气体继续进入左心室及脑部；对脂肪栓塞患者可静脉滴注低分子右旋糖酐 500 mL 或 5% 碳酸氢钠 250 mL，每日 2 次。

（三）中医治疗

参见本章第二节。

五、预后

脑栓塞的预后与被栓塞的血管大小、栓子数目及性质有关。急性期病死率为 5% ~ 15%，多死于严重脑水肿、脑疝、肺部感染及心力衰竭。如栓子来源未消除，半数以上患者可复发，再发时病死率更高。心肌梗死引起的脑栓塞预后较差，存活的栓塞患者后遗症较多。如栓塞发生后很快即有神经功能恢复者，可能是脑血管痉挛较快解除或栓子向远端移动，预后较好。

六、预防

脑梗死发病一年后仍存在的肢体、语言障碍等就属于后遗症了，30%的脑梗死患者会留下不同程度的后遗症，在我国30%～40%的脑梗死患者面临复发。后遗症期的治疗重点以防止脑梗死复发，改善症状为主。有的患者在发病一年内能够坚持服药，一年后就忽视了可靠用药；有的患者认为只需要坚持锻炼，控制好饮食，吃不吃药没关系。只靠锻炼和饮食调节，这是一级预防，是对尚未发生脑梗死病变，但存在危险因素的人的一种防病措施。对已经发生了脑梗死的患者来说，要防止复发并继续改善症状，让它一直向好的方向发展，除注意清淡饮食，功能锻炼，控制好血压、血脂外，最重要的还是靠用药对脑梗死病因进行持续性防治。脑梗死5年的复发率是在30%以上，而一旦复发，患者及家属将面临更沉重的精神及经济负担，所以说与其发病再治，不如未发先防。脑梗死是慢性病，而且多发于60岁左右的老年人，选择用药的重点，除对脑梗死病因如动脉硬化等有针对性的防治作用外，还应具备长效、安全、无耐药性、剂型合理、剂量小的优势，这才是真正适合中老年脑梗死患者长期服用的最佳二级预防用药，而能够着眼二级预防进行二次研发的临床重点用药，就是脑梗死恢复期及后遗症期的首选用药。

对有明确的缺血性卒中危险因素，如高血压、糖尿病、心房纤颤和颈动脉狭窄等应尽早进行预防性治疗，抗血小板药，如阿司匹林50～100 mg/d和噻氯匹定250 mg/d对脑卒中二级预防有肯定效果，推荐应用；长期用药中要有间断期，有出血倾向者慎用。

1）脑栓塞患者再栓塞机会很大，因此必须采取预防措施。心房纤颤兼有高血压或糖尿病或心力衰竭患者植入人工心瓣者、二尖瓣狭窄的慢性风湿性心脏病兼有心房纤颤患者均属高危人群，即使未发生脑栓塞，也应采取预防措施。

2）多项大规模临床试验清楚证明，遵医嘱口服用药能减少高危人群发生脑栓塞。2/3的二尖瓣狭窄的慢性风湿性心脏病患者，以及植入人工心瓣者应该口服阿司匹林，用药必须严格控制抗凝程度。

3）进行抗凝和抗血小板治疗，能防止被栓塞的血管发生逆行性血栓形成和预防复发，同时要治疗原发病，纠正心律失常，针对心脏瓣膜病和引起心内膜病变的相关疾病进行有效治疗，可根除栓子的来源，防止复发。

七、监护

1）急性期应绝对卧床休息，气体栓塞的患者取头低位，并向左侧卧位，预防更多的空气栓子到脑部与左心室。恢复期视病情逐渐适当活动。

2）给予富有营养、易于消化的食物，若合并心脏疾患应给予低盐饮食，如有吞咽障碍可给予鼻饲。

3）严密观察有无新的栓塞，如突然失语、瘫痪肢体加重、意识逐渐不清、肢体皮肤变色、疼痛及所属动脉是否搏动等，如有异常及时报告医生。

4）注意心率、心律、血压变化，对合并心力衰竭的患者，按医嘱给予强心剂和利尿剂。

5）抗凝治疗时应准确给药，注意药物剂量，根据各种不同药物的作用，观察其不良反应。注意观察出血先兆，如皮肤、黏膜下有无出血点，定期检查凝血酶原时间及小便常规，如有异常及时通知医生。

6）使用血管扩张剂及改善微循环药物时，因此类药物有扩张血管的作用，常见有皮肤潮红、发痒、恶心等不良反应，一般短时即过，可减量用之。盐酸罂粟碱直接作用于血管平滑肌，可使脑血管扩张，脑血管阻力减低，脑血流增加，从而改善氧供量，注射前应先稀释，静脉滴入须缓慢，过速可致心室纤颤，甚至心搏停止。

7）头痛、烦躁不安者应注意其安全，床边加床栏防止其坠床，按医嘱给予止痛剂。

8）脑栓塞伴有抽搐的患者，大多意识不清，不能自主，需加床栏，备缠有纱布的压舌板，插入上下臼齿之间，防止舌咬伤。一切治疗操作应集中，避免光刺激及触动诱发抽搐，应由专人护理，严密观察抽搐的部位、持续的时间和次数，并立即采取有效的措施终止抽搐。

（郝光）

第四节　分水岭脑梗死

分水岭脑梗死（WI）是指脑内相邻动脉供血区之间的边缘带发生的脑梗死，又称边缘带梗死、终端带梗死、低血流梗死、非区域梗死等。占全部脑梗死的 10%。

一、病因及发病机制

目前普遍认为血流动力学障碍是 WI 的主要发病机制。脑边缘带的供血动脉是终末动脉，在体循环低血压和有效循环量减少时，边缘带最先发生缺血改变。WI 是在脑动脉狭窄的基础上，发生血流动力学异常，如血容量减少及体循环低血压等情况所致。

郭宝荣（2005）对 32 例 WI 进行病因分析，认为，WI 的病因主要有脑动脉硬化、体循环低血压及微栓子。与 WI 有关的危险因素主要有高血压及血液成分的异常。在诸多的诱发因素中体循环低血压占 45%。本病主要发生于老年人，特别是那些有脑动脉硬化患者，本身就存在脑部慢性供血不足、自身调节功能减退，若发生体循环低血压、有效循环血量不足，而分水岭区脑血管距离心脏最远，当缺血达到一定程度，持续一定时间，就可以引起这些脑组织缺血坏死。32 例中有 14 例发病前存在体循环低血压，其原因包括不合理用降压药、输液反应、麻醉意外、心律失常等。

二、诊断

（一）临床表现

本病多见于 50 岁以上中老年人；病前可有高血压、动脉硬化、冠心病、糖尿病、低血压病史；部分患者有 TIA 发作史；起病时血压常偏低。临床表现复杂，因其梗死部位不同分下列类型。

1. 皮质前型

本型较少见，占 16.5%。病变位于额叶大脑前动脉与大脑中动脉皮质支供血区之间的边缘带。主要表现为面部以外的偏瘫，下肢明显伴感觉障碍。轻者可无任何症状，重者可引起面部以外的偏侧麻痹，半数患者有感觉障碍，优势半球病损者可伴有皮质运动性失语，非优势半球病损者常有情绪障碍。

2. 皮质后型

本型较为多见，约占 33.6%。梗死灶位于大脑中和大脑后动脉皮质支供血区之间的边缘带，即颞、顶、枕叶交界处。患者表现为偏盲，以下象限为主，伴黄斑回避。常有偏侧感觉（两点辨别和实体感觉）障碍。肢体无力少见。优势半球损害可再现单字发音困难、书写困难、皮质感觉性失语、失计算、记忆障碍。非优势半球损害时双侧常出现偏侧空间忽视症和疾病感觉缺失。

3. 皮质下型

本型最多见，占 44.5%。病灶位于基底节区及侧脑室周围半卵圆中心。主要是颈内动脉系统深穿支小动脉终末供血区，该区侧支循环差，小血管很少吻合成网。当存在血流动力学障碍，尤其是颈动脉严重狭窄或闭塞时，极易引起该部位急性 WI。且微小的病灶即可产生显著症状。表现为各种不同程度的感觉、运动、语言障碍，偏侧忽视，尿失禁，记忆减退，精神抑郁，痴呆等。

4. 全皮质型

此型少见，仅占 1.4%。病灶位于大脑前、中、后动脉皮质供血区，累及额中回，中央前、后回上部，顶叶上部及枕叶前部。表现为严重的感觉、运动、语言障碍及痴呆等。

5. 小脑型 WI

小脑型 WI 主要发生在小脑交界区，多在小脑上动脉和小脑后下动脉之间，表现为轻度小脑性共济失调。

6. 脊髓 WI

脊髓 WI 仅见于个例报道，主要位于颈部脊髓前动脉与根动脉的软膜丛供血区边缘带，该部位为脊髓低灌注易受损部位。表现为颈痛、臂痛、双上肢无力及腱反射消失、远端周围神经性肌萎缩。也可发生于脊髓后动脉与要动脉供血区边缘带。表现为同侧霍纳综合征、颈部感觉缺失、斜方肌无力、面部触觉减退、脊髓后柱细胞功能丧失、偏瘫以及病灶以下对侧脊髓丘脑束功能丧失等。

7. 脑干的分水岭脑梗死

脑干的分水岭脑梗死常见于脑桥被盖部和基底部连接处的内侧区，可表现为意识障碍、瞳孔缩小及双眼向病灶对侧凝视等。

（二）实验室及其他检查

1. CT 检查

CT 检查可发现皮质和皮质下白质梗死灶。皮质前型及皮质后型梗死灶，CT 表现为扇形或三角形尖端朝向脑室、底向脑凸面的低密度灶。皮质全型的病变在半球凸面上部，旁中线呈条带状前后延伸，在大脑皮质上部平面 CT 片上，呈前后宽带状低密度灶。皮质下型病灶呈点片状或条索状低密度灶，有时不易与腔隙性脑梗死相区别。后者病灶小于 1.5 cm，且位置靠下层。

2. MRI 检查

MRI 尤其 T_2 加权影像对白质病变很敏感，因此，对皮质下病灶的诊断率高于 CT。皮质下 WI 灶，T_2 加权可见白质内点片状长 T_2 高强度信号区。MRI 常能发现小脑、脊髓 WI 灶。

3. PET 和 SPECT

PET 和 SPECT 均可测定局部脑血流（rCBF）。脑梗死早期 CT、MRI 尚无变化时，采用 SPECT 和 PET 显像即可检出。梗死处呈放射性缺失或减低区，其范围较 CT 和 MRI 显示病灶大，可能因有病灶周围缺血半影区存在之故。PET 显像可显示梗死区葡萄糖代谢功能丧失。根据 SPECT 测得的 rCBF 与局部脑血容量（rCBV），两者之比（rCBF/rCBV）为脑灌注储备力，是血流动力学的一个敏感指标。CWI 局部脑血流减低，灌注储备力降低，局部氧摄取指数升高。这些血液影像学技术有助于鉴别皮下 WI 与其他类型梗死。由于病因不同，后者脑灌注储备力完整。

4. TCD

TCD 作为一种无伤害的检测手段，是应用较多的评价颈动脉狭窄的方法。可以提供动脉管腔血流特征，可发现颈动脉粥样硬化程度、斑块形态及颈动脉夹层剥离等。

发病前有血压下降或血容量不足的表现，出现局灶性神经功能缺损，CT 或 MRI 显示楔形或带状梗死灶，常可以确诊。

三、治疗

1）首先纠正低血压，补充血容量，并改善患者血液高凝状态，适当扩容治疗，输液可采用生理盐水、右旋糖酐或其他血浆代用品。

2）对分水岭脑梗死的治疗与血栓性脑梗死相同。

3）积极治疗原发病。

（郝光）

第五节 腔隙性脑梗死

腔隙性脑梗死也称腔隙状态、腔隙综合征、腔隙卒中或穿通支梗死，是指深部脑组织中出现小的腔隙病灶，但其实为脑组织发生的小缺血性软化灶或出血灶，经巨噬细胞吞噬被吸收后遗留下来的小囊腔，绝大多数是由于小动脉闭塞所致的缺血性软化灶。腔隙性脑梗死的主要病因是高血压，其好发于脑的深部，尤其是基底节区、丘脑和脑桥，部分也可发生在大脑半球的放射冠，但极少发生在脑皮质、白质、视放射、脊髓等。

腔隙性脑梗死占急性缺血性卒中的 25%，尸检的发现率为 6% ～ 11%。本病在70～80 岁最多见，50 岁以下仅占 8% 左右。

一、病因与发病机制

导致小动脉病变的病理机制有以下 10 种：①玻璃样变性；②玻璃脂肪病变；③玻璃样小动脉坏死；④血管坏死；⑤小动脉粥样硬化；⑥类纤维素性动脉炎；⑦类纤维性坏死；⑧节段性动脉破坏；⑨血浆性血管破坏；⑩脂肪玻璃变性。

在上述各种小动脉病变中，以高血压为主要原因的占 90%，其次为糖尿病和高血脂。小动脉病变使血管腔闭塞，引起相应的脑组织发生缺血性软化，之后又被吸收而遗留小的囊腔。肉眼下可见切面为一小的空腔，可有少许囊液。在尸检中，脑内的腔隙梗死灶少者仅有一个，多者可有 50 个以上。镜下可见囊腔壁为胶质纤维及胶质细胞构成。从病理角度，腔隙状态分为三种类型。①Ⅰ型：为陈旧性小梗死灶。②Ⅱ型：为陈旧性小出血灶遗留的囊腔。③Ⅲ型：系小血管周围间隙的扩大而已，并没有组织的坏死。

二、诊断

（一）临床表现

腔隙性脑梗死的发生可为隐匿性或突然性，有的可以没有发作史，而仅靠影像学检查发现。

依其临床表现特点，分为以下 13 种类型。

1. 纯运动性综合征

纯运动性综合征占腔隙性脑梗死的 60%。病灶主要位于大脑半球的放射冠的中前方、内囊膝部和脑桥基底部等。表现为对侧面、舌和肢体瘫痪，也可表现为单纯的面舌瘫痪或单肢瘫痪，但没有智力障碍、视野缺损、言语障碍、感觉障碍等。数周后可完全恢复，个别可遗留肢体瘫痪。根据脑影像学所见，本综合征又分以下 4 种。

1）内囊—壳核—尾状核梗死：由外侧纹状体动脉病变所致。病灶位于内囊前肢的后部经壳核延及内囊后肢，或以壳核下部延及尾状核体部。临床表现为严重的偏瘫和面瘫，上下肢受损程度相同。

2）内囊—苍白球梗死：由脉络膜前动脉穿支病变所致。病灶位于内囊后肢和苍白球。临床表现为上下肢相同的偏瘫及面瘫。

3）内囊前肢—尾状核梗死：由大脑前动脉的内侧纹状体动脉（Heubner 动脉或回返动脉）病变所致。病灶位于内囊前肢和尾状核头部。临床表现为面及上肢为主的偏瘫，或近端为主的上肢瘫。

4）脑桥梗死：由于基底动脉的粥样硬化斑块使穿通支开口处阻塞所致。病灶位于脑桥基底部。临床表现为上肢为主的偏瘫，面瘫可有可无。

2. 纯感觉性综合征

纯感觉性综合征的发生率仅次于纯运动性综合征。病灶主要位于丘脑腹后核，也可在放射冠后方、内囊后肢、脑干背外侧部分等。典型的表现为半侧身体的感觉异常是以头皮、鼻、舌、颈、躯干、阴部、肛门等按正中轴严格分为两半，这是丘脑性感觉障碍的特征，也是与大脑半球病变的表现完全不同。这种感觉障碍表现为麻木感、冷或热感、酸胀感、肿胀感、疼痛、触电样感、牵扯感、烧灼感、针刺感、肢体变大或小感等。在起病时，可先出现手或足的感觉异常，数秒钟、数分钟或 1 小时左右迅速发展到面、上肢、下肢或半身。如感觉异常仅限于面口和手部者为口—手综合征。没有肢体无力、眩晕、复视、失语及视野缺损等其他症状。本综合征的临床过程有三种情况。①短暂性缺血发作型：即其症状持续不超过 24 小时，并可多次发作。②持续型：即发病后症状一直持续数月甚至数年。③TIA 转为持续型：在反复发作后症状不再缓解。

3. 感觉运动性综合征

感觉运动性综合征也称丘脑内囊型卒中。由大脑后动脉的丘脑穿通支或脉络膜后动脉病变所致。病灶位于丘脑腹后外侧核及内囊后肢。表现为对侧头面部、躯干及上下肢感觉障碍及面、舌及上下肢体轻偏瘫。但无意识障碍、记忆障碍、失语、失认和失用。

4. 偏侧舞蹈性综合征

病灶位于壳核和尾状核等。表现为突然出现的对侧肢体舞蹈样不自主运动，绝大多数在持续 2 周后自行缓解。

5. 半身舞动性综合征

病灶位于丘脑底部的 Luys 核。表现为突然出现对侧肢体呈抛掷样运动。持续几周后消失。

6. 构音障碍及笨拙手综合征

病灶位于脑桥基底部上 1/3 和 2/3 交界处或内囊膝部上方。表现为较为严重的构音障碍，同侧上肢尤其是手无力及精细运动障碍等共济失调，可有同侧锥体束征，但无感觉障碍。

7. 共济失调及下肢轻瘫综合征

病灶位于脑干。表现为同侧肢体共济失调，对侧下肢轻度力弱。

8. 眼肌麻痹及共济失调

病灶位于脑干。表现为同侧眼肌麻痹和肢体共济失调。

9. 延髓外侧综合征

病灶位于延髓外侧。由椎动脉或小脑后下动脉病变所致。

10. 闭锁综合征

病灶位于脑桥基底部的两侧。由基底动脉的两侧穿通支病变所致。

11. 丘脑性痴呆

病灶位于丘脑及丘脑底部。由丘脑底丘脑旁正中前支病变所致。表现为意志缺失、记忆障碍和不完全霍纳综合征。

12. 中脑丘脑综合征

中脑丘脑综合征由大脑后动脉的穿通支丘脑底丘脑旁正中前动脉和后动脉、中脑旁正中上动脉和下动脉等四支动脉中的一或多条病变所致。典型的病灶在影像上表现为梗死性灶呈蝶形，累及两侧中脑旁正中区、丘脑底部。表现为一或双侧动脉眼神经麻痹、帕里诺（Parinaud）综合征，或向下凝视麻痹伴意识障碍、意志缺失和记忆障碍。

13. 无症状性腔隙梗死

病灶位于大脑半球白质的任何部位。没有任何症状和体征。

此外，还有些少见而不典型的表现，如单纯偏瘫不伴面瘫、展神经麻痹伴纯运动轻偏瘫、核间性眼肌麻痹伴轻偏瘫等。

以上主要述及单个的腔隙性脑梗死所引起的表现，但在临床中，以多发性腔隙性脑梗死多见，而在临床表现方面也各不相同，有的可以没有任何表现，有的可能仅出现上述某个综合征的表现，有的则可同时出现多个综合征的表现。严重者除了上述表现外，还伴有精神障碍、智力障碍、大小便障碍等，这主要是多次反复发作所致。

（二）实验室及其他检查

许多患者的腔隙性脑梗死主要靠现代影像学检查才得以确诊。同时，对于患腔隙性脑梗死者，应积极寻找发病的基础，予以及时治疗。

1. CT 检查

CT 检查可发现大脑半球的腔隙性脑梗死呈小的低密度影，其阳性率为 75%。但对于脑干的病灶不易发现。但由于 CT 的分辨率低，有时也常将一些伪影误诊为腔隙性脑梗死。

2. MRI 检查

MRI 检查其阳性率达 95%，尤其对于脑干和小脑的腔隙性脑梗死能清楚地显示。MRI 显示腔隙性脑梗死的病灶为长 T_1 和 T_2 高信号。

3. 脑血管造影检查

脑血管造影主要为了寻找病因。尤其对于中、青年反复发作的腔隙性脑梗死者，应进行脑血管造影检查，以明确有否因脑血管畸形、烟雾病、动脉炎等原因造成的梗死。

4. 血生化检查

有不少的腔隙性脑梗死患者在确诊之前，一直不注意或没有明显的病因。为此，应积极认真地检测血糖和血脂以了解有否糖尿病和高脂血症。必要时，进行糖耐量试验以了解有否糖耐量异常。

5. 心电图

部分腔隙性脑梗死是因心脏来源的栓子所致。通过进行心电图检查可了解心脏有否心律失常和心肌缺血。

6. 监测血压

对部分确诊腔隙性脑梗死的患者，在病前没有高血压者，应在发病后连续监测血压变化，以了解有否高血压。

三、诊断与鉴别诊断

中老年人突然出现定位症状；既往有高血压、糖尿病、高脂血症等病史；脑 CT 或 MRI 检查提示脑内有小灶低密度影或异常信号如长 T_1、长 T_2 者，即可明确诊断本病。部分患者在发病 2 天以内进行脑 CT 或 MRI 检查时，可仍未发现病灶。此时，应在发病 3 天后再次进行检查，则有可能显示出梗死灶。原则上，如果影像学检查未发现病灶者，不能诊断本病。但是，有时在影像学上发现有多个大小不等的梗死灶时，尤其有的梗死灶较大，此时可诊断为多发性脑梗死。本病应与小灶脑出血、癔症样发作、胶质瘤、脱髓鞘病相鉴别。

四、治疗

就腔隙性脑梗死而言，多数可自行恢复。在急性期，应按脑梗死治疗。主要是针对其病因进行有效防治。

1）对于新发的腔隙性脑梗死，按脑梗死治疗。

2）对于偶然发现的腔隙性脑梗死或急性期过后，应进行预防性治疗。如积极治疗高血压、糖尿病、高脂血症、心脏病等。同时可长期服用阿司匹林及 1～2 种活血化瘀的中成药，如复方丹参片等。

（郝光）

第六节　脑出血

脑实质内的出血称为脑出血。据我国的调查，脑出血的患病率为 112/10 万，年发病率为 81/10 万。

一、病因和发病机制

85% 的脑出血是长期高血压和动脉硬化的结果。其常见原因如下：

1）高血压。

2）动脉瘤：囊状动脉瘤、真菌性动脉瘤、动脉粥样硬化性动脉瘤、海绵状动脉瘤。

3）血管畸形：动静脉血管畸形、静脉性血管畸形、毛细血管扩张。

4）脑淀粉样血管瘤。

5）感染性血管瘤和血管炎。

6）出血性梗死。

7）颅内静脉血栓形成。

8）烟雾病。

9）原发性和继发性颅内肿瘤，如绒毛膜上皮细胞癌、黑色素瘤、肺癌、胶质瘤、少突胶质细胞瘤、脉络丛乳头状瘤。

10）血友病和其他凝血因子病、血小板减少性紫癜、DIC、肾衰竭、肺衰竭、蛇咬伤、白血病等。

11）使用抗凝治疗、溶栓治疗、血小板凝集抑制药。

12）单纯疱疹、钩端螺旋体、炭疽病、急性出血性坏死性肺炎、假性脑膜炎。

尸体解剖可见脑深穿支动脉有粟粒状动脉瘤。按其发生频率依次排为大脑中动脉深穿支豆纹动脉、基底动脉脑桥支、大脑后动脉丘脑支、供应小脑齿状核及深部白质的小脑上动脉分支、顶枕交界区和颞叶白质分支。病理检查：出血侧半球肿胀、充血，血液可流入蛛网膜下隙或破入脑室系统，出血灶呈大而不规则空腔，中心充满血液或紫色葡萄浆状血块，周围是坏死组织，并有淤点状出血软化带，血肿周围的脑组织受压，水肿明显，血肿较大时引起中线移位，重者出现脑疝，胶质增生，小出血灶形成胶质瘢痕，大出血灶形成中风囊。

二、诊断

（一）临床表现

1. 症状

症状与出血部位、出血量及病因有关。①头痛：大多数患者有头痛，但必须注意，少量出血及未破入脑室的外囊较大的脑出血可无头痛，而大量出血引起意识障碍者可掩盖头痛。②意识障碍：基底核外侧型及脑叶出血大多数意识清楚，或仅有轻度模糊，内侧型出血量大者72%出现昏迷，而且多为突发昏迷，少数意识障碍逐渐加深，数日后才昏迷。③呕吐：这是脑出血常见症状，由颅内压增高所致，少量出血可无呕吐。

2. 体征

1）血压：急性期血压明显增高，多在180/110 mmHg以上，血压增高与下列因素有关。①原来有高血压；②颅内压增高引起的血管加压反应；③躁动不安引起的反应性增高。

2）呼吸：出血量大者常出现呼吸深而慢，有鼾声，严重的呼吸不规则或呈潮式呼吸。

3）脉搏：多为洪大、有力、缓慢。

4）眼底：可有动脉硬化、视网膜静脉充盈；脑出血量大者，出现视乳头边缘模糊、视乳头水肿及视网膜出血。

5）脑膜刺激征：脑出血破入脑室或蛛网膜下隙者，出现颈强直及克氏征，但需注意深昏迷者脑膜刺激征消失。

6）神经系统定位征

（1）壳核—内囊出血：这是高血压性脑出血的好发部位，占70%～80%，多由大脑中动脉深穿支——豆纹动脉破裂所致。主要体征为：①双眼向病侧注视。②偏瘫，表现为不同程度的病灶对侧中枢性面瘫、舌瘫与偏瘫，急性期偏瘫肢体开始呈弛缓性，腱反射低，无病理反射，休克期（数日至3周）过后逐渐为肌张力增高（上肢屈肌、下肢伸肌），腱反射亢进，出现病理反射。③偏身感觉障碍：多表现为病灶对侧（包括面部）的感觉减退。④偏盲：出血累及内囊后肢的视放射时，引起病灶对侧的同向偏盲。⑤失语或顶叶综合征：出血位于主侧大脑半球出现失语症，出血在非主侧半球则出现顶叶综合征。⑥脑疝：出血量大、病情严重者，出现病灶侧瞳孔扩大及生命体征不稳定等脑疝现象。

（2）尾状核出血：较少见，具有以下特点。①血液局限于尾状核头部时，不影响内囊区的锥体束与感觉传导束，故无明显定位征，当血液向后方扩展，累及内囊后肢时，才有对侧轻瘫和感觉障碍；②尾状核头内侧与侧脑室相连，此外出血很容易破入脑室，引起脑膜刺激征与血性脑脊液，类似蛛网膜下隙出血的临床表现。

（3）丘脑出血：占脑出血的 20%～25%，多见于 50 岁以上，有高血压动脉硬化的病史者。常为丘脑膝状体动脉或丘脑穿动脉破裂出血，前者常为丘脑外侧核出血，后者常为丘脑内侧核出血。丘脑出血的血肿部位很深，位于基底节和内囊的内侧，故又称为内侧型出血。主要体征有：①病灶对侧偏身深浅感觉障碍，可伴自发性疼痛或感觉过度；②出血影响内囊时出现病灶对侧偏瘫；③主侧半球丘脑出血可引起丘脑性失语，表现为言语缓慢、重复言语、发音困难、含糊不清、复述较差，但朗读及认读正常；④非主侧半球丘脑出血可引起偏身失认症、偏瘫无知症及偏侧忽视症；⑤当出血累及丘脑内侧部、后连合、下丘脑、外侧膝状体时，可出现眼部体征，如双眼上视不能，常处于同时向下或内下方注视，即双眼看鼻尖，瞳孔缩小，光反应迟钝或消失，眼球浮动，霍纳征，双眼向病灶侧注视，同向偏盲等。

（4）额叶出血：疼痛位于痛侧前额。主要体征为：①偏瘫，常表现为对侧上肢无力或伴下肢轻瘫；②癫痫发作，表现为发作性头眼转向对侧，伴对侧上下肢或面部抽搐；③两眼侧视障碍；④精神症状；⑤摸索及强握征；⑥优势半球额下回后部受累时，出现运动性失语。

（5）顶叶出血：头痛位于颞顶部。体征为：①对侧偏身感觉障碍；②格斯特曼综合征，包括左右定向、手指识别、书写及计算不能；③两眼对侧视野的同向下 1/4 象限失盲；④偏瘫无知症和偏身失认症。

（6）颞叶出血：头痛在病灶侧，以耳部为中心。主要体征有感觉性失语，颞叶癫痫及两眼对侧视野的同向上 1/4 象限失盲。

（7）枕叶出血：头痛位于病侧枕部或眼眶周围。主要体征为：①视野缺损，出血累及视觉中枢，引起两眼对侧视野同向偏盲，但有黄斑回避现象；②视幻觉，出现的部位比较固定，多在病灶对侧视野范围内；③视觉失认，对物体失去视觉认识能力，但用手抚摸能认识。

（8）小脑出血：好发于小脑上动脉供血区，即半球深部齿状核附近，多数表现为突然眩晕、呕吐、枕部疼痛。定位征为：①病灶侧肢体共济失调；②眼球向病灶侧注视时有粗大震颤；③说话含糊不清、缓慢或暴发性言语；④枕骨大孔疝，仅见于重症大量出血者。

（9）脑干出血：90% 以上的高血压所致的原发性脑干出血发生在脑桥，少数发生在中脑。脑干出血一直被认为是发病急骤、死亡率很高、预后很差的疾病。中脑出血：侵犯一侧大脑脚则同侧眼球神经麻痹，伴对侧肢体瘫痪（Weber 综合征）。脑桥出血：症状取决于出血灶的部位和大小，常突然剧烈头痛、恶心、呕吐、头晕或眩晕，一侧或双侧肢体乏力，偏身或半侧面部麻木；大量出血常迅速出现深昏迷，瞳孔明显缩小呈针尖样，但对光反射存在；四肢瘫痪，双侧锥体束体征阳性，高热，呼吸不规则，血压不稳；头眼和前庭反射消失，部分患者并发消化道出血，病情进行性恶化，多在短时间内死亡。出血量小者，可有核间型眼球运动麻痹、外展麻痹、面神经麻痹、偏瘫、交叉性麻痹或四肢瘫、双下肢瘫等。延髓出血：一经出现迅速死亡。

（10）脑室出血：分原发性和继发性两种。原发性脑室出血罕见，系指脉络丛血管瘤或室管膜下1.5 cm区域内血管畸形等破裂出血引起的脑室出血；继发性脑室出血占绝大多数，系指脑实质出血破入脑室。Pia 根据脑室内血肿大小将脑室出血分为三型：Ⅰ型为全脑室积血；Ⅱ型为部分性脑室出血；Ⅲ型为新鲜血液流入脑室内，但不形成血凝块者。Ⅰ型因影响脑脊液循环而急剧出现颅内压增高、昏迷、高热、四肢弛缓性瘫痪或呈去皮质强直、呼吸不规则。Ⅱ型及Ⅲ型仅有头痛、恶心、呕吐、脑膜刺激征阳性，无局限性神经体征。继发性脑出血还有脑实质出血的定位症状和体征。

多部位同时发生脑出血者罕见，但幕上脑出血可在对称部位发生，称镜像现象，如两侧壳核同时出血。脑出血极易并发内脏综合征，如胃大出血、呼吸节律改变、肺水肿、心电图异常等，这主要是严重脑水肿、脑疝而累及丘脑下部及边缘系统所致。

（二）实验室及其他检查

1. 血常规检查

常有白细胞及中性多核白细胞增高，大多计数在 $10 \times 10^9/L$ 以上。

2. 尿常规检查

多有尿蛋白增高，少数有尿糖出现，可能系应激性血糖增高所致。

3. 血生化检查

高血压动脉硬化性脑出血者尤易出现尿素氮增高。常有应激性血糖增高及糖耐量试验呈延缓现象。昏迷患者发病稍久可有血中电解质及酸碱平衡紊乱。

4. 脑脊液检查

脑脊液压力增高，脑实质内血液破入脑室或蛛网膜下隙者，脑脊液呈血性，蛋白增高，否则脑脊液可为无色透明。目前因 CT 可确诊脑出血，因此脑脊液检查仅在缺乏 CT 情况下才考虑，还需注意腰椎穿刺有发生脑疝的危险。

5. 脑电图检查

大脑半球出血患者，血肿区有弥漫性慢波病灶。

6. 颅脑超声波检查

颅脑超声波检查早期应用有一定的辅助价值。主要测定中线结构是否移位，发病后数小时之内即发现有明显的中线波向出血对侧移位超过 3 mm，则提示确有出血灶存在。若移位出现在发病24小时以后，则应考虑是脑梗死引起的脑水肿所致。

7. 颅脑 CT 检查

颅脑 CT 检查可明确出血的部位、范围和脑水肿的程度以及脑室系统情况。临床一旦怀疑脑出血应立即行颅脑 CT 检查，对指导治疗、估计预后有重要价值。急性期（<1 周）：新鲜血肿平扫呈边界清楚、均匀一致的高密度影，圆形或卵圆形，周围常有一低密度环，半球血肿或蚓部血肿较大时，均可产生占位效应，一般 3~7 天达到高峰，可压迫第四脑室和脑干，甚至发生小脑扁桃体疝。血肿可向前破入脑室；若少量积血，CT 显示脑室内局限高密度影，出血量大可发生脑室铸型时，全脑室呈均匀一致的高密度影，血肿与脑室相连的高密度影，为血肿破入脑室的通道。伴发脑积水时，则脑室系统扩大。出血进入蛛网膜下隙时则显示相应的高密度影。血肿吸收期（2 周至 2 月）：2 周左右（或更早一些），血肿周边溶解，血肿变小，密度变低，边缘较模糊，第四脑室

受压者，脑室形态可有恢复。4 周后，血肿可完全溶解，病灶呈低密度。囊肿形成期（>2 月）：8 周后，低密度灶明显缩小，无占位表现，最后呈低密度囊腔，边缘较清楚，CT 值近于脑脊液。小病灶形成瘢痕。

8. 颅脑 MRI 检查

颅脑 MRI 同 CT 一样，也可明确出血部位、范围、脑水肿及脑室情况。以往认为 MRI 对脑出血不敏感。现在高磁场强度下（1.5 T），磁化率序列对脑出血敏感，是由脱氧血红蛋白的顺磁效应所决定的，其在血肿发生初几个小时就存在。T_1 加权像呈等密度，T_2 加权像呈略高密度影。故脑出血早期也可经 MRI 诊断。有人研究发现 MRI 上 80% 的多发性原发性脑内血肿具有脑室周低度密度区，且 74% 与高血压性脑出血有关，而淀粉样血管病仅占 16.7%。由于磁场强度不同的 MRI 信号显示有差异，现以中、高场强的 MRI 为准进行介绍。MRI 分层血肿在 MRI 上由内向外分 4 层，即核心层、核外层、边缘层和周围脑组织反应带。MRI 表现分为五期。①急性早期（≤24 小时）：T_1 加权像上血肿呈略高或等信号，T_2 加权像为高信号。此期核心层和核外层表现相仿，但无边缘层的信号减低带，早期阶段可无水肿带，但数小时出现轻度水肿。②急性期（2~3 日）：T_1 加权像呈等信号，T_2 加权像为略高信号。此期血肿周围有较明显的血管源水肿，表现 T_1 加权像低信号，T_2 加权像高信号。③亚急性期（4~21 日）：核心层 T_1 加权像呈等信号，T_2 加权像为低信号，核外层 T_1 加权像为高信号，T_2 加权像呈低信号。典型表现是：T_1 加权像上高信号核外层围绕一等信号核心层，而周围水肿带可不甚明显或为一低信号带，在 T_2 加权像上为低信号核外层和连成一片的低信号核心层，绕一高信号的周围水肿带。④慢性早期（14~21 日）：核心层、核外层信号一致，均为高信号，周围水肿带消失，出现低信号边缘层。⑤慢性期（>3 周）：与上一期大致相仿，核心层、核外层、T_1 加权像为均匀一致的高信号，不显示边缘层。无周围带；T_2 加权像上核心层、核外层亦为均匀一致的高信号，边缘层显示低信号，组织水肿不明显或无水肿。此种情况可持续数周或更长，此后形成囊腔，T_1 加权像和 T_2 加权像均为低信号。其余的 MRI 征象基本与 CT 相似。

9. 脑血管造影检查

脑出血患者脑血管造影，其价值在于寻找破裂的动脉瘤或动静脉畸形等病因。出血灶在大脑半球内呈一无血管区，其外血管因受压而移位、集中或分开，借此有助于确定血肿的大小、位置及范围。小脑出血者，颈动脉造影显示脑室对称性扩大，为手术探查提供间接条件。部分脑出血患者，脑血管造影结果可以正常。

三、鉴别诊断

（一）脑出血与其他脑血管病的鉴别

1. 脑梗死

脑梗死具有以下特点：①常见病因为动脉粥样硬化；②多于安静时发病；③起病较缓慢；④多无头痛及呕吐；⑤意识清楚；⑥血压正常；⑦颈软，无脑膜刺激征；⑧眼底显示动脉硬化，典型患者根据上述特点可与脑出血鉴别，但大面积脑梗死因有明显头痛、呕吐、昏迷，临床表现与壳核—内囊出血相似，而小量出血因无头痛、呕吐、脑膜刺激征及意识障碍，难与一般脑梗死鉴别。需靠颅脑 CT 才能确定，脑梗死 CT 表现为脑内低密度灶。

2. 蛛网膜下隙出血

蛛网膜下隙出血具有以下特点：①可发生于任何年龄；②突起剧烈头痛；③颈硬、脑膜刺激征明显；④眼底多有视网膜出血或玻璃体下出血；⑤无偏瘫等神经定位征。根据这些特点可与脑出血鉴别，但蛛网膜下隙出血有时症状与脑室出血甚相似，需 CT 才能确诊。

（二）与脑肿瘤的鉴别

脑肿瘤一般表现为逐渐加重的颅内压增高及神经系统定位征，根据病史、体征，特别是结合脑 CT 不难做出诊断。但有少部分患者特别是老年患者，初期症状不典型类似于缺血性脑血管病的起病形式，无明显颅内压增高的症状，脑 CT 征象又类似于脑梗死则极易误诊。部分脑肿瘤患者由于瘤内出血可使病情突然加重，临床表现类似脑出血的表现，所以在临床上应引起高度重视。一般脑肿瘤患者经临床积极治疗，在降颅内压后症状可有短暂性好转，但总的趋势是病情在发展加重。因此，对于颅内高密度病灶除了考虑脑出血外也应考虑脑肿瘤的可能。必要时可做强化扫描。

关于脑肿瘤引起的脑血管病，即脑肿瘤性卒中，与脑血管病的鉴别，下列几点可做参考：①脑瘤性卒中一般不伴有高血压，而脑血管病多有高血压病史。②脑瘤性卒中多为转移瘤所致，有原发病灶的表现，而脑血管病则无相关疾病症状。③脑瘤性卒中经脱水及对症治疗后，症状可有暂时性好转，但症状很快出现反复，仍会再加重，脑血管病经治疗好转后，一般没有再反复。④脑瘤性卒中偏瘫较轻，并常伴有癫痫发作，而脑血管病偏瘫重，癫痫发生率很低或没有。⑤脑瘤性卒中眼底检查示视神经乳头水肿较重，且常呈进行性加重；而脑血管病视乳头往往没有水肿或水肿较轻，多数经治疗后很快消失。⑥脑瘤性卒中多有头痛、呕吐等颅内压增高的病史，并且逐渐加重，而脑血管病多为急性发病，既往一般没有颅内压增高的病史。⑦脑瘤性卒中一般而言，发病相对较慢，症状多为持续性，进行性加重；而脑血管病性卒中，发病相对较急。⑧脑 CT 平扫和强化，以及脑 MRI 检查可明确诊断。

（三）与其他昏迷的鉴别

1. 肝性昏迷

肝性昏迷即肝性脑病，是急、慢性肝细胞功能衰竭或广泛门—腔侧支循环形成，或门—腔静脉分流术后，使来自肠道的有毒分解产物绕过肝脏而经门—腔分流进入体循环，产生中枢神经系统的功能障碍，而引起精神神经症状或昏迷。

2. 尿毒症

尿毒症是慢性肾功能不全最严重的并发症。

1）常见原因：各型原发性肾小球肾炎、继发性肾小球肾炎，如狼疮肾、紫癜肾以及亚急性感染性心内膜炎引起的肾脏病变等；慢性肾脏感染性疾病，如慢性肾盂肾炎；代谢病，如糖尿病、肾小球硬化症、高尿酸血症、多发性骨髓瘤、长期高血压及动脉硬化等。

2）临床表现：精神萎靡、疲乏、头晕、头痛、记忆减退、失眠。可有四肢麻木、手足灼痛和皮肤痒感；晚期出现嗜睡、烦躁、谵语、肌肉颤动甚至抽搐、惊厥、昏迷，可以伴有胃肠道症状、心血管系统症状、造血系统症状、呼吸系统症状以及皮肤失去光泽、干燥、瘙痒、代谢性酸中毒、电解质平衡紊乱等系列症状。

3）神经系统检查：没有定位体征，根据肾脏病史、临床表现和实验室检查可做出诊断。

3. 糖尿病酮症酸中毒

脑血管病患者常伴有糖尿病，所以应注意与糖尿病酮症酸中毒相鉴别。

1）在糖尿病的基础上胰岛素治疗中断或不适当减量，饮食不当、创伤、手术、感染、妊娠和分娩等可诱发糖尿病酮症酸中毒。

2）糖尿病酮症酸中毒的实验室检查是尿糖和尿酮体阳性，可伴有蛋白尿和管型尿；血糖明显增高，可为 $16.7 \sim 33.3$ mmol/L，有时可达 55.5 mmol/L，伴酮体增高，血液的 pH 值下降，碱剩余负值增大等。

3）临床表现和诊断：早期酮症处于代偿性酸中毒阶段，多尿、口渴、多饮等糖尿病症状加重或首次出现，酸中毒到失代偿阶段病情迅速恶化，出现食欲减退、恶心、呕吐、极度口渴、尿量显著增多等症状，常伴有嗜睡、头痛、烦躁、呼吸急快，呼气中含有丙酮如烂苹果味；后期严重失水，尿量减少，皮肤黏膜干燥，弹性差，眼球下陷，眼压低，声音嘶哑，脉细数，血压下降；晚期各种反射迟钝甚至消失，终于昏迷。少数患者可有腹痛，易误诊为急腹症。

4. 单纯疱疹病毒性脑炎

单纯疱疹病毒性脑炎是由单纯疱疹病毒引起的一种急性中枢神经系统感染，又称急性坏死性脑炎，多急性起病，有神经系统定位体征，容易与脑血管病混淆。单纯疱疹病毒性脑炎，一般年轻人多见，急性起病，以发热和颞叶症候群为主要临床表现，如伴有反复发作的皮肤黏膜单纯疱疹史支持诊断。

5. 一氧化碳中毒

一氧化碳中毒诊断主要应依靠详细的病史资料，必要时检查血液中碳氧血红蛋白浓度，呈阳性反应可确诊，早期脑 CT 或脑 MRI 检查有一定的鉴别诊断意义。

四、治疗

（一）内科治疗

1. 应保持安静，卧床休息，减少探视

严密观察体温、脉搏、呼吸和血压等生命体征，注意瞳孔和意识变化。保持呼吸道通畅，及时清理呼吸道分泌物，必要时吸氧，使动脉血氧饱和度维持在 90% 以上。加强护理，保持肢体的功能位。有意识障碍、消化道出血宜禁食 24 ~ 48 小时，然后酌情安放胃管。

2. 保证水电解质平衡和营养

病后每日入液量可按尿量 + 500 mL 计算，如有高热、多汗、呕吐或腹泻者，可适当增加入液量。维持中心静脉压在 5 ~ 12 mmHg 或肺楔压在 10 ~ 14 mmHg 水平。注意防止低钠血症，以免加重脑水肿。每日补钠 50 ~ 70 mmol/L，补钾 40 ~ 50 mmol/L，糖类13.5～18 g。

3. 控制脑水肿，降低颅内压

脑出血后脑水肿约在48小时达到高峰，维持3～5天逐渐消退，可持续2～3周或更长。脑水肿可使颅内压增高，并致脑疝形成，是影响脑出血死亡率及功能恢复的主要因素。积极控制脑水肿、降低颅内压是脑出血急性期治疗的重要环节；有必要及有条件时可行颅内压监测。可选用：

1）甘露醇：可使血浆渗透压在短时间内明显升高，形成血与脑组织间的渗透压差，当甘露醇从肾脏排出时可带走大量水分，约8 g甘露醇可带出100 mL水分；用药20～30分钟后颅内压开始下降，可维持4～6小时；通常用20%甘露醇125～250 mL，每6～8小时一次，疗程7～10天；如有脑疝形成征象可快速加压经静脉或颈动脉推注，但症状缓解是暂时的，只能为术前准备提供时间；冠心病、心肌梗死、心力衰竭和肾功能不全者宜慎用。

2）利尿剂：呋塞米较常用，常与甘露醇合用，可增强脱水效果，每次40 mg，每日2～4次，静脉注射。

3）甘油：宜在症状较轻或重症的病情好转期使用，10%复方甘油溶液500 mL，每日1次，静脉滴注，3～6小时滴完；脱水、降颅内压作用较甘露醇缓和，用量过大或输液过快时易发生溶血。

4）10%血清白蛋白：50～100 mL，每日1次，静脉滴注，对低蛋白血症患者更适用，可提高胶体渗透压，作用较持久。

5）地塞米松：可降低毛细血管通透性，维持血—脑屏障功能，用药后12～36小时才显示抗脑水肿作用；因易并发感染或促进上消化道应激性溃疡，影响血压和血糖的控制，故不主张常规使用；对病情危重者可早期短时间应用，10～20 mg/d，静脉滴注。

4. 控制高血压

脑出血后血压升高是对颅内压增高情况下为保持相对稳定的脑血流量（CBF）的脑血管自动调节反应，当颅内压下降时血压也会随之下降，因此，通常可不使用降压药，特别是注射利血平等强降压药；应根据患者年龄、病前有无高血压、病后血压情况等确定最适血压水平。收缩压180～230 mmHg或舒张压105～140 mmHg宜口服卡托普利、美托洛尔等降压药；收缩压在180 mmHg以内或舒张压在105 mmHg以内可观察而不用降压药。急性期后颅内压增高不明显而血压持续升高者，应进行系统抗高血压治疗，把血压控制在较理想水平。急性期血压骤然下降提示病情危险，应及时给予多巴胺、间羟胺等。

5. 防治并发症

1）感染：发病早期病情较轻的患者如无感染证据，通常可不使用抗生素；合并意识障碍的老年患者易并发肺部感染，或因尿潴留或导尿等易合并尿路感染，可给予预防性抗生素治疗，可根据经验或痰培养、尿培养及药物敏感试验结果选用抗生素；同时保持气道通畅，加强口腔和气道护理；痰多不易咳出者可及时行气管切开术，尿潴留留置导尿管时应定时进行膀胱冲洗。

2）应激性溃疡：可致消化道出血。预防可用H$_2$受体阻滞剂，如西咪替丁0.2～

0.4 g/d，静脉滴注；雷尼替丁 150 mg，口服，每日 1~2 次；奥美拉唑每日 20~40 mg，口服或静脉注射；奥美拉唑 200 mg，口服，每日 3 次；并可用氢氧化铝凝胶 40~60 mL 口服，每日 4 次；一旦出血应按上消化道出血的常规进行治疗，可应用止血药，如去甲肾上腺素 4~8 mg 加冷生理盐水 80~100 mL，口服，4~6 次/日；云南白药 0.5 g，口服，每日 4 次；若内科保守治疗无效可在内镜直视下止血；应防止呕血时引起窒息，同时应补液或输血以维持血容量。

3）抗利尿激素分泌异常综合征：又称稀释性低钠血症，可发生于约 10% 的颅内出血患者，因经尿排钠增多，血钠降低，加重脑水肿，应限制水摄入量在 800~1 000 mL/d，补钠 9~12 g/d；低钠血症宜缓慢纠正，否则可导致脑桥中央髓鞘溶解症。

4）痫性发作：以全面性发作为主，频繁发作者可静脉缓慢推注地西泮 10~20 mg，或苯妥英钠 15~20 mg/kg 控制发作，不需长期治疗。

5）中枢性高热：宜先行物理降温，效果不佳者可用多巴胺能受体激动剂如溴隐亭 3.75 mg/d，逐渐加量至 7.5~15.0 mg/d，分次服用；也可用丹曲林（硝苯呋海因）0.8~2.5 mg/kg，肌内或静脉给药，6~12 小时 1 次，缓解后用 100 mg，2 次/日。

6）下肢深静脉血栓形成：表现为肢体进行性水肿及发硬，勤翻身、被动活动或抬高瘫痪肢体可以预防，一旦发生，应进行肢体静脉血流图检查，并给予普通肝素 100 mg 静脉滴注，每日一次，或低分子肝素 4 000 U 皮下注射，每日 2 次。

（二）外科治疗

脑出血的外科治疗对挽救重症患者的生命及促进神经功能恢复有益。应根据出血部位、病因、出血量及患者年龄、意识状态、全身状况决定。手术宜在超早期（发病后 24 小时内）进行。

1. 手术适应证

如下列患者无心、肝、肾等重要脏器的明显功能障碍，可考虑手术治疗：①脑出血患者逐渐出现颅内压增高伴脑干受压的体征，如心率减慢、血压升高、呼吸节律变慢、意识水平下降，或有动眼神经瘫痪；②小脑半球出血的血肿 >15 mL、蚓部血肿 >6 mL，血肿破入第四脑室或脑池受压消失，出现脑干受压症状或急性阻塞性脑积水征象者；③脑室出血致梗阻性脑积水；④年轻患者脑叶或壳核有中至大量出血（>30 mL），或有明确的血管病灶（如动脉瘤、动静脉畸形和海绵状血管瘤）。脑桥出血一般不宜手术。

2. 常用的手术方法

①开颅血肿清除术；②钻孔扩大骨窗血肿清除术；③锥孔穿刺血肿吸除术；④立体定向血肿引流术；⑤脑室引流术，用于脑室出血。

（三）康复治疗

脑出血后，只要患者的生命体征平稳、病情稳定、进展停止，康复治疗宜尽早进行。早期康复治疗对恢复患者的神经功能，提高生活质量大有裨益。并应针对患者可能发生的抑郁情绪，及时给予药物治疗和心理支持，如氟西汀 10~20 mg 口服，每日 1 次。

（四）特殊治疗

1. 非高血压性脑出血

如凝血功能异常可用新鲜冰冻血浆和维生素 K 或静脉注射鱼精蛋白纠正；溶栓治疗并发的脑出血可用鱼精蛋白和 6 - 氨基己酸治疗；血友病所致脑出血可补充缺乏的凝血因子或用新鲜血浆治疗；白血病、再生障碍性贫血等血小板功能异常患者应输入血小板；阿司匹林、噻氯匹定等抗血小板药物引起的脑出血停药即可；药物滥用所致的脑出血应立即停药。

2. 多发性脑出血

高血压动脉粥样硬化、淀粉样血管病变、脑血管畸形、瘤卒中、血液病等是常见的病因；通常病情较重、预后差，应积极寻找病因，进行病因治疗。

3. 防治再出血

脑出血再发率约为 10%，调整血压最为关键。

4. 不稳定脑出血

可因血压过高、长期大量饮酒或与发病后不适宜的搬动有关；CT 显示血肿边缘不整、密度不均、形状不规则，病情可继续加重或迅速恶化，或一度稳定后又突然加重，应密切监测，及时复查头颅 CT，并加强治疗措施。

（五）中医治疗

1. 辨证论治

1）阳闭证

突然昏倒，不省人事，牙关紧闭，口噤不开，两手握固，两便闭塞，肢体拘挛，以及面赤身热，气粗口臭，躁扰不宁。舌苔黄腻，脉弦滑而数。

治法：辛凉开窍，清肝息风。

方药：羚角钩藤汤加减。

羚羊角粉 1 g，石决明 30 g，钩藤 12 g，生地、白芍各 15 g，夏枯草、黄芩、僵蚕、菊花、浙贝各 9 g。局方至宝丹或安宫牛黄丸 1 粒。先以局方至宝丹或安宫牛黄丸灌服或研末和水鼻饲，以辛凉透窍，待患者醒后用上方煎后，冲羚羊角粉送服。

2）阴闭证

突然昏倒，不省人事，牙关紧闭，口噤不开，两手握固，两便闭塞，肢体拘挛，以及面白唇青，痰涎壅盛，四肢不温，静卧不烦。苔白腻，脉沉滑缓。

治法：辛温开窍，除痰息风。

方药：导痰汤加味。

半夏、胆南星、枳实、茯苓、石菖蒲各 9 g，陈皮 6 g，甘草 3 g，钩藤 12 g，苏合香丸 1 粒。先以苏合香丸用温开水化开灌服或鼻饲，以温开透窍，再服上方。

3）脱证

突然昏倒，不省人事，目合口张，鼻干息微，手撒肢凉，汗多，两便自遗，肢体软瘫。舌痿，脉微弱。

治法：扶正固脱，益气回阳。

方药：参附汤加味。

人参 9 g（另煎）或参粉 6 g，制附子、炙甘草、五味子各 9 g，龙骨、牡蛎各 30 g，黄芪、五味子各 15 g。

2. 中成药

1）安宫牛黄丸：每次 1 丸，每日服 2 次。

2）局方至宝丹：每次 1 丸，每日服 2 次。

3）脑血康（由动物类活血化瘀药物提取研制而成）：每次 10 mL，每日 3 次，口服（昏迷患者可鼻饲）。

4）清开灵注射液：6 mL 加入 10% 葡萄糖液 500 mL 中，每日 1 次，静脉滴注。适用于急性期。

5）复方丹参液：8 mL 加入 5% 葡萄糖 500 mL 中，每日 1 次，静脉滴注。适用于恢复期。

6）苏合香丸：每次 1 丸，每日 2 次。用于阴闭证者。

7）参附针：10 mL 加入 50% 葡萄糖液 40 mL 中，静脉注射，每日 2～4 次。用于脱证者。

3. 单方、验方

1）生地、丹皮、泽泻、茯苓、枣皮、牡蛎、龙骨、竹茹、白芍各 12 g，山药 15 g，石菖蒲 9 g，远志肉 6 g。水煎服。用于脑溢血，症见猝然昏倒，面部发红，喉间痰鸣辘辘，牙关紧闭。

2）当归、赤芍、合欢皮各 12 g，桂枝、木瓜、地龙干各 45 g，鸡血藤、夜交藤各 30 g，桃仁、黄芩、炒六曲各 9 g。水煎服，适用于卒中后遗症。

3）乌龟 3 只，冰糖 5 g。将乌龟头切下取血，碗中放入冰糖共隔水炖熟食，每日 1 剂。适用于脑卒中后半身不遂，四肢麻木。

4）黑豆 500 g 洗净，加水煮汁，煎至稠为膏状。用时先含于口中不咽，片刻后再饮下，每日数次。适用于脑卒中不语。

5）冬麻子 30 g，荆芥穗 10 g，薄荷叶 6 g，白粟米 100 g。先将荆芥穗、薄荷叶煎汤取汁。用此汁研冬麻子，滤过后下白粟米煮粥，空腹食之。每日 1 剂。适用于脑卒中，言语謇涩，手足不遂。

6）香蕉皮或果柄 30～60 g。煎汤服，能防治脑出血。

7）芹菜（或蓬蒿菜、荠菜、马兰头、藕、绿豆等）适量，经常服食，能预防脑出血。

4. 针灸治疗

针灸对脑出血有很好的疗效。急性期闭证：针十宣（出血）、百会、合谷、丰隆、涌泉。脱证：针百会、人中、合谷、足三里。后遗症期：可针风池、下关、颊车、地仓、肩髃、曲池、外关、合谷、环跳、风市、阳陵泉、悬钟等，偏瘫侧用轻刺激，健侧用强刺激。

5. 推拿疗法

按摩患侧肢体，可防止关节变形、肌肉萎缩，手法多为滚法、按法、搓法和擦法等。

6. 头针疗法

根据功能障碍的不同而选用相应的头穴，四肢运动障碍取病变对侧头部运动区，感觉障碍取头部对侧感觉区，语言障碍取头部语言区，视力障碍取视区，震颤取舞蹈震颤控制区，平衡功能障碍取平衡区，尿失禁取生殖区、足运感区。单侧肢体功能者，以取对侧的头穴为主。

操作方法：常规消毒后，选用28号1.5寸。毫针进行针刺。采用平刺法进针，各穴的刺入深度为（1.2±0.2）寸。每天治疗1~2次，每次留针20分钟，留针期间行针2~3次，用较强刺激的手法行针，捻转的幅度为3~4圈，捻转的频率为每秒3~5个往复，每次行针5~10秒钟。

7. 电针头穴疗法

根据功能障碍的不同而选用相应的头穴，四肢运动障碍取病变对侧头部运动区，感觉障碍取头部对侧感觉区，语言障碍取头部语言区，视力障碍取视区，震颤取舞蹈震颤控制区，平衡功能障碍取平衡区，尿失禁取生殖区、足运感区。单侧肢体功能者，取对侧的头穴为主。除此之外，语言障碍者、面瘫者，均加取风池穴；上肢功能障碍者，加取内关、曲池；下肢功能障碍者加取足三里、三阴交。

操作方法：分为两步，第一步进针操作与普通头针疗法一样，第二步为电针疗法操作方法。第一步操作完毕，语言障碍者、面瘫者，将头穴与风池穴接电针治疗仪；上肢功能障碍者，将头穴与内关、曲池接电针治疗仪；下肢功能障碍者将头穴与足三里、三阴交接通电针治疗仪。采用疏密波，刺激量的大小以出现明显的局部肌肉颤动或患者能够耐受为宜。每次电针20分钟，每天治疗1~2次。

8. 电针加穴位注射疗法

治疗方法：①头穴取患侧运动区、足运感区、患侧感觉区、百会，语言不利加廉泉、通里、外金津、玉液。②体穴取对侧上肢肩髃、曲池、手三里、外关、合谷、中渚；下肢取环跳、髀关、足三里、阳陵泉、悬钟、太冲、侠溪、丘墟透照海。手足拘挛加八风、后溪。皮肤常规消毒后，选用30~32号1.5~2.0寸毫针，用平补平泻手法；上肢选曲池、外关，下肢选足三里、阳陵泉，正极在上，负极在下。得气后在针柄上接通G6805Ⅱ型电针治疗仪，选取疏波，频率150次/分，刺激量的大小以患者能耐受为度，治疗30分钟，每日1次，逢周六、周日休息2天。③穴位注射：取当归注射液4 mL，维生素 B_{12} 注射液1 mL，上、下肢选取4~5个穴位，每穴注射0.5~1 mL，隔日1次，10天为1个疗程。

9. 体针加贴压耳穴疗法

治疗方法：体针取患侧穴位，上肢取肩三针、臂臑、极泉、曲池、外关、合谷、手三里，下肢取环跳、阳陵、足三里、三阴交、解溪。失语者加金津、玉液点刺放血，针刺廉泉；吞咽障碍加刺风池透喉结；血压升高者泻太冲、太溪。针刺手法以平补平泻为主，其他手法为辅。每日贴压一侧耳穴，次日贴压对侧，以此类推。取脑点、皮质下、肩、肘、膝、踝等穴。血压升高者加贴耳后降压沟，失眠者加神门。在上述耳穴内找准压痛点后，用王不留行籽进行贴压。嘱患者隔2小时按压一次以增强刺激度。体针和耳针同时进行，1个疗程后休息2天再进行下1个疗程治疗。一般治疗3~5个疗程。参照《中医病证诊断疗效标准》制定疗效。

10. 穴位注射疗法

治疗中风偏瘫。方法：取穴以患侧阳明经穴位为主，上肢取肩髃、臂臑、曲池、外关、合谷，下肢取伏兔、梁丘、足三里、阳陵泉、丰隆。从上向下，每次上肢和下肢各取一穴，单肢瘫者只取患肢的一穴。采用黄芪注射液 2 mL（相当生药 4 g）。穴位常规消毒后，用 5 号长注射针头直刺入穴位 1.5 寸，提插得气，产生酸麻胀感后，回抽无血，缓缓推入药液。每天 1 次，10 次为 1 个疗程，疗程间休息 3 天。2 个疗程统计疗效。采用以上治疗的同时，根据病情需要，给予减轻脑水肿、保护脑组织治疗。

11. 针罐结合疗法

针罐结合疗法治疗中风偏瘫关节挛缩。方法：①针刺取风池、肩髃、曲池、外关、合谷、肾俞、大肠俞、环跳、髀关、伏兔、风市、阳陵泉、足三里、解溪、昆仑等，常规消毒后，用毫针刺入，并根据体质虚实，施以补泻手法，留针 20 分钟，每日 1 次，8次为 1 个疗程，疗程间休息 3 天。②根据"治痿独取阳明"的原则，主要选阳明经通过的上肢屈肌群、下肢伸肌群的穴位及背部腧穴和肩井、肩三针作为拔罐点。先涂抹红花油，再选用大小合适的火罐拔罐，留针罐 15 分钟，每日 1 次，8 次为 1 个疗程，疗程间休息 3 天。

五、监护

（一）一般护理

1）避免情绪激动，去除不安、恐惧、愤怒，保持心情舒畅。

2）饮食清淡，多吃含纤维素的食物，多食蔬菜、水果，忌烟酒及辛辣等刺激性强的食物。

3）生活要有规律，养成定时排便的习惯，切忌排便时用力过度和憋气。

4）避免重体力劳动，坚持做保健体操、打太极拳等适当的锻炼，注意劳逸结合。

5）康复训练过程艰苦而慢长（一般 1 ~ 3 年，长者终身伴随），需要有信心、耐心、恒心，应在康复医生指导下循序渐进，持之以恒。

6）定期测量血压、复查病情、及时治疗可能并存的动脉粥样硬化、高脂血症、冠心病。

（二）心理指导

1）首先应向家属与患者交代清楚，康复不等于病后吃好、穿好、休息好的代名词，为最大限度地发挥患者的残存功能，康复工作贯穿始终。

2）进行康复训练，特别是行走训练，患者不可过于自信，在无人陪护或看护的情况下不要自行起立或移动身体，以免发生跌倒等意外。

3）有语言障碍的患者，为提高患者训练的积极性，应减少干扰，便于患者集中注意力，训练过程中禁止外人参观，强化训练时应遵循康复医生的要求，督促为主，当患者语言训练达到要求后仍有训练欲望时，可按其要求扩展训练内容。

4）当患者训练出现情绪烦躁、不肯训练时可能为下述几种原因，应及时征求患者及家属意见：

（1）缺少信心和害羞心理影响。应了解患者的思想动态，向其说明练习的重要性、必要性和循序渐进性，对患者的每一点进步都应给予肯定和鼓励。

（2）来自家庭或社会的压力。可找有关人员谈话，争取他们支持，言明康复训练的积极意义及对患者生存质量的影响，努力取得家人的信任与合作。

5）康复训练效果应定期进行评估，以了解患者康复进展情况，及时修改训练计划，告诉患者不要因某些重复检查而烦躁，应尽力配合。根据患者情况，可每周或每月甚至半年安排一次评估。

（三）床上训练指导

急性脑血管疾病的患者，大多数意识障碍、瘫痪卧床，在抢救患者生命的同时，也应重视肢体功能康复。为了减少长期卧床带来的关节痉挛、肌肉萎缩等神经功能障碍，早期应指导患者与家属做好以下工作：

1. 摆放良肢位

1）平卧位时：肩关节屈45°，外展60°，无内外旋；肘关节伸展位；腕关节背伸位，手心向上；手指及各关节稍屈曲，可手握软毛巾等，注意保持拇指的对指中间位；髋关节伸直，防止内外旋；关节屈曲20°～30°（约一拳高），垫以软毛巾或软枕；踝关节于中间位，摆放时顺手托起足跟，防足下垂，不掀被或不在床尾双足部堆放物品压下双足，足底垫软枕。

2）健侧卧位时：健手屈曲外展，健肢屈曲，背部垫软枕，患手置于胸前并垫软枕，手心向下，肘关节、腕关节伸直位；患肢置于软枕上，伸直或关节屈曲20°～30°。

3）患侧卧位时：背部垫软枕，60°～80°倾斜为佳，不可过度侧卧，以免引起窒息；患手可置屈曲90°位于枕边，健手可置于胸前或身上；健肢屈曲，患肢呈迈步或屈曲状，双下肢间垫软枕，以免压迫患肢，影响血循环。

2. 被动运动

患者病情平稳后，除注意良肢位的摆放，无论神志清楚还是昏迷，都应早期开展被动运动。

1）肩关节屈、伸、外展、内旋、外旋等，以患者耐受性为度，昏迷患者最大可达功能位，不能用力过度，幅度由小到大，共2～3分钟，防脱臼。

2）肘关节屈伸、内旋、外旋等，用力适宜，频率不可过快，共2～3分钟。

3）腕关节背屈、背伸、环绕等。各方位活动3～4次，不可过分用力，以免骨折。

4）手指各关节的屈伸活动、拇指外展、环绕及其余4指的对指，每次活动5分钟左右。

5）髋关节外展、内收、内外旋，以患者忍耐为度，昏迷患者外展15°～30°，内收、内旋、外旋均为5°左右，不可用力过猛，速度适当，共2～3分钟，各方位活动2～3次为宜。

6）膝关节外展、内旋、外旋等，以患者忍耐为度，共2～3分钟。

7）踝关节跖屈、跖伸、环绕等，共3分钟，不可用力过大，防止扭伤。

8）趾关节各趾的屈、伸及环绕活动，共4～5分钟。被动运动每日可进行2～3次，并按摩足心、手心、合谷穴、曲池穴等，帮助患者按摩全身肌肉，防止肌肉萎缩。

3. 主动运动

当患者神志清楚、生命体征平稳后，即可开展床上主动训练，以利肢体功能恢复。

1）Bobath 握手：帮助患者将患手五指分开，健手拇指压在患侧拇指下面，余下 4 指对应交叉，并尽量向前伸展肘关节，以坚持健手带动患手上举，在 30°、60°、90°、120°时，可视患者病情要求患者坚持 5～15 秒钟，要求患者手不要晃动，不要憋气或过度用力。

2）桥式运动：嘱患者平卧，双手平放于身体两侧，双足抵于床边，助手压住患者双膝关节，尽量使臀部抬离床面，并保持不摇晃，两膝关节尽量靠拢。做此动作时，抬高高度以患者最大能力为限，嘱患者保持平静呼吸，时间从 5 秒钟开始，渐至 1～2 分钟，每日 2～3 次，每次 5 下，这对腰背肌、臀肌、股四头肌均有锻炼意义，有助于防止甩髋、拖步等不良步态。

3）床上移行：教会患者以健手为着力点，以健肢为支点在床上进行上下移行。健手握紧床栏，健肢助患肢直立于床面，如桥式运动状，臀部抬离床面时顺势往上或往下移动，即可自行完成床上移动。若健手力量达 5 级，可教患者以手抓住床边护栏，健足插入患肢膝关节下翻身。

（四）床边活动指导

1. 起床由健侧起

嘱患者以 Bobath 握手将上身尽量移近床边，带动患肢移出靠近床边放下，以健手肘关节撑住床面，扶住患肩以帮助患者起床。由患侧起，准备情况同健侧，起床时以手掌撑起以助起床。这两种起床方法省力、安全，患者习惯后，能自行起床。

2）患肢平衡训练

帮助患者患侧肩关节取外展 45°位；肘关节伸直、外旋；腕关节被动背曲 90°；五指分开支撑在床面。如患者伸展不充分，可将臂部压住患手，用靠近患者的肘关节，两肩相抵，帮助患者伸直肘关节，患者双下肢并拢，足底着地躯干尽量向患侧倾斜，停留一段时间后坐直，反复练习。移动困难时，患者可用健手触摸置于患侧前方物品或手帮助训练。

3. 站立

帮助患者双足放平置于地面，两腿分开与肩宽，双手以 Bobath 握手尽量向前伸展，低头、弯腰、收腹，重心渐移向双下肢，协助人员双手拉患者肩关节助其起来。如患者患肢力量较弱不能踩实地面时，协助人员可以双膝抵住患者患肢膝关节，双足夹住患足，患者将双手置于协助者腰部，以助其轻松起立，但不要用力拉扯衣服等，以防跌倒。

4. 站相训练

教患者收腹，挺胸，抬头，放松肩、颈部肌肉，不要耸肩或抬肩，腰部伸直，伸髋，双下肢尽量伸直，可用穿衣镜来协助患者自行纠正站相中的不良姿势。

（五）下床活动指导

1. 行走训练指导

行走前，下肢肌力应达到 4 级，最好在康复医生指导下进行，以免产生误用综合征，遗留一些难以纠正的步态。

1）步幅均匀，频率适中。

2）伸髋屈膝，先抬一足跟部，重心转移，另一脚足跟亦先着地，重心又转移至后足，开始下一个周期。

3）上下楼梯训练：上楼梯易于下楼梯，训练时应在康复医生指导下进行，应从10 cm高度开始逐渐训练，以带护栏的防滑木梯为宜，不要擅自进行训练。

4）重心转移训练：教患者立于床尾栏杆处双手与肩同宽抓住栏杆，双目平视，双下肢与肩同宽站立，有条件的患足底垫一30°斜角的木板以利患肢膝关节伸直，嘱患者收腹挺胸直腰状往下半蹲，体会重心由髋部渐至双下肢的感觉。每日2~3次，每次15分钟，可达到纠正不良姿势的目的。

2. 日常生活动作训练

1）击球：可教患者双手交替击球，以训练患者的协同运动，促进患者无意识的自行活动。

2）编织毛线：这属于精细动作训练，既有利于患者手眼配合，又有利于感觉、感官等知觉培养，有助于大脑神经功能恢复。

3）如果患者有兴趣，还可开展其他的训练。

（六）语言训练

1. 口腔操

教患者噘嘴、鼓腮、叩齿、弹舌等，每个动作5~10次。

2. 舌运动

张大嘴，做舌的外伸后缩运动；将舌尖尽量伸出口外，舔上下嘴唇、左右口角；并做舌绕口唇的环绕运动、舌舔上腭的运动。每项运动重复5次，每天2~3次。

3. 教患者学习发（pa，ta，ka）

先单个连贯重复，当患者能准确发音后，3个音连在一起重复（即pa，ta，ka），每日重复训练多次，直到患者训练好为止。

4. 呼吸训练

当患者存在呼吸不均匀现象时，应先训练患者呼吸；双手摸患者两胸肋部，嘱患者吸气，吸气末嘱患者稍停，双手向下轻压嘱患者均匀呼气，如此反复。亦可教患者先用口呼气，再用鼻呼气，以利调整呼吸气流，改善语言功能。

5. 强化患者记忆

早期可利用抄写、自发书写、默写等方法加强患者的语言记忆功能，要求患者多读，大声地读，以刺激记忆。

（七）吞咽障碍指导

1）饮食以清淡、少渣、软食为主，面包、馒头可裹汁食用。饮水反呛明显时，应尽量减少饮水，以汤、汁代替。

2）进食时抬高床头30°~45°。

3）进食前可先用冰水含漱或用冰棉棒刺激咽喉部（因为这些现象多因悬雍垂的肿大下降所致，冷刺激咽喉部，悬雍垂肿胀可好转，异物感消失），以利食物和水的通过。通常在刺激 4 ~ 10 天，这些症状可明显好转甚至消失。

（八）出院指导

1）出院前家访调查，以指导必要的家庭环境改造。

2）出院前试验外宿。

3）康复训练最好有专人陪护，不要随意更改训练。定期回医院复查，在康复医生指导下开展工作。

4）康复训练应持之以恒。神经功能的恢复 1 年内最快，但长期坚持锻炼，数年后仍有恢复可能。

（郝光）

第七节 蛛网膜下隙出血

蛛网膜下隙出血（SAH）是由于各种原因使血液进入颅内或椎管内的蛛网膜下隙所引起的综合征。除了外伤性的出血，更多的患者是自发性的出血，其中又以动脉瘤破裂出血最为常见，文献报道占所有 SAH 的 52% ~ 80%，因此，通常所说的 SAH 主要是指动脉瘤性蛛网膜下隙出血（ASAH）。其他的原因还包括脑血管畸形、高血压动脉硬化、烟雾病、肿瘤等。

一、病因和病理

引起 SAH 的原因主要为先天性颅内动脉瘤及动静脉畸形的破裂，两者合计占全部患者的 57% 左右。其他原因为：高血压脑动脉粥样硬化引起的动脉破裂、血液疾病（如白血病、血友病、恶性贫血、再生障碍性贫血、血小板减少性紫癜、红细胞增多症等）、脑基底异常血管网病、各种感染引起的脑动脉炎、肿瘤破坏血管、结缔组织疾病等。

先天性动脉瘤是血管壁中层发育不良引起，常形成囊状，黄豆或胡桃大。多发部位是大脑基底动脉环的大动脉分支处，环的前半部较多发。高血压及动脉硬化可引起梭形及粟粒样动脉瘤，常见于脑底部较大动脉的主干。脑血管畸形多位于大脑半球穹隆面的大脑中动脉分布区，当血管破裂或渗血流入蛛网膜下隙后，大量积血或凝血块积聚于脑基底部，影响脑脊液循环，引起脑水肿及颅内压增高，从而压迫脑神经，尤其动眼神经；亦可刺激和压迫脑皮质，引起癫痫样发作或肢体瘫痪。亦可伴发脑血管痉挛。脑血管痉挛是 SAH 的严重并发症，多发生在出血后 4 ~ 12 天，可产生脑水肿、局限神经功能障碍，甚至并发脑梗死和脑疝。

二、诊断

（一）发病年龄

任何年龄均可发病，30～60 岁多见。脑血管畸形破裂多发生在青少年，先天性颅内动脉瘤破裂则多在青年以后，老年以动脉硬化而致出血者为多。

（二）发病形式

发病突然，多有明显诱因，如剧烈运动、过劳、激动、用力排便、咳嗽、饮酒、口服避孕药等。

（三）临床症状

1. 头痛

突然发生的剧烈头痛，可呈暴烈样或全头部剧痛，其始发部位常与动脉瘤破裂部位有关。

2. 恶心、呕吐

头痛严重者多伴有恶心、呕吐，面色苍白，全身出冷汗，呕吐多为喷射性、反复性。

3. 意识障碍

半数患者可有不同程度的意识障碍，轻者有短暂意识模糊，重者则出现昏迷。

4. 癫痫发作

部分患者可有全身性或局限性癫痫发作。

5. 精神症状

精神症状可表现为淡漠、嗜睡、谵妄、幻觉、妄想、躁动等。

（四）体征

1. 脑膜刺激征

脑膜刺激征表现为颈项强直，克氏征、布氏征均呈阳性，有时脑膜刺激征是 SAH 唯一的临床表现。

2. 眼底改变

眼底检查可见视网膜出血，视网膜前即玻璃体膜下片状出血，这一征象的出现常具有特征性意义。

3. 脑神经麻痹

以一侧动眼神经麻痹最为常见。

4. 偏瘫

部分患者可发生短暂或持久的肢体偏瘫、单瘫、四肢瘫。

5. 其他

可有感觉障碍、眩晕、共济失调等。

总之因发病年龄、病变部位、破裂血管的大小及发病次数不同，临床表现各异，轻者可无明显症状和体征，重者突然昏迷并在短期内死亡。

（五）实验室及其他检查

1. 血及尿检查

1/3 以上的患者血常规示白细胞增高，约 1/4 有高血糖反应。不少患者出现蛋白尿、血尿，少数有尿糖阳性，有些患者可发生尿毒症反应，尿素氮升高。

2. 脑脊液检查

血性脑脊液为本病最可靠的诊断依据。出血后数小时进行腰椎穿刺，可见脑脊液压力增高，外观呈均匀血性，镜检可见大量红细胞；开始时红细胞与白细胞的比例与血中相似，2～3 天白细胞数可增加，为无菌性炎症反应所致。出血数小时后红细胞即开始溶血，离心后其上清液呈黄色或褐色。如无继续出血，1～2 周红细胞消失，约 3 周后黄变症亦消除，可找到较多的含铁血黄素吞噬细胞。脑脊液蛋白量常增加，糖及氯化物正常。

3. 眼底检查

眼底检查可见有玻璃体后片状出血，此征有特殊诊断意义。

4. CT 检查

CT 检查可见蛛网膜下及脑池内因混有血液而密度增高，分布不均匀，增强检查可能发现呈高密度影的动脉瘤。

5. MRI 检查

出血早期 MRI 检查缺乏特异性，如有血管瘤或血管畸形可显示出流空影像。

6. 脑血管造影检查

现多主张选择股动脉插管法做全脑连续血管造影。借此既可明确动脉瘤的部位，大小、单发或多发，脑血管畸形及其供血动脉及引流静脉的情况，又可了解侧支循环情况，对诊断及手术治疗均有很大价值，对继发性脑血管痉挛的诊断亦有帮助。约 10% 的患者造影未能发现异常，这可能是由于病变较小，血块填塞了动脉瘤等原因引起，此种情况的出血复发率较低。数字减影脑血管造影（DSA）可清晰地显示动、静脉畸形和动脉瘤，是最好的检查方法。

7. 脑电图检查

脑电图检查多显示广泛慢波，若有血肿或较大的血管畸形，可表现为局限性慢波。部分患者显示病侧低波幅慢波，此点常与脑血流图显示的脑缺血相一致。

8. 心电图检查

急性期部分患者可有一种特征性心电图改变，表现为 T 波平坦或倒置。QT 间期延长或出现 U 波，这种改变尚未证实有相应的心肌疾病，常随病情好转而改善。

（六）诊断要点

依据急性或亚急性起病、突然剧烈头痛、呕吐、脑膜刺激征阳性、均匀血性脑脊液，可诊断本病。

三、鉴别诊断

应与下列疾病相鉴别：

1. 脑出血

脑出血时常伴有继发性 SAH，但脑出血多有高血压史，起病不如 SAH 那样突然，且意识障碍重，偏瘫明显，CT 显示脑内出血灶等，均可鉴别。

2. 脑膜炎

虽脑膜炎与 SAH 体征相似，但 SAH 发病突然，有严重头痛与意识障碍；而脑膜炎时有发热及感染中毒症状，脑脊液白细胞数增多等可鉴别。

四、治疗

对于已知病因的 SAH，如动脉瘤、动静脉畸形等，通常需做手术治疗。非手术治疗的主要目标是阻止继续出血，预防再出血和脑血管痉挛，缓解头痛等临床症状和防治各种并发症。

（一）一般处理

保持安静，除非做必要的检查如头颅 CT，否则绝对不要或尽可能避免搬动患者，患者应绝对卧床休息至少 4 周。要保持大小便通畅，可应用通便药。患者有剧烈头痛、烦躁或各种精神症状的，可给予一般的止痛镇静药物，如对乙酰氨基酚、布桂嗪、地西泮、异丙嗪或氯丙嗪等药物，但不可用影响呼吸的麻醉类止痛药，如吗啡、哌替啶等。

（二）监测

密切观测意识、血压、心电图、血氧饱和度、中心静脉压、血尿常规、肝肾功能等。

（三）降压治疗

如血压过高宜逐渐把血压降下来。有高血压史的患者血压不宜降得过低，收缩压保持在 150 ~ 160 mmHg，舒张压在 90 ~ 100 mmHg 是可以允许的。血压轻度增高是机体要维持正常的脑灌注压，对颅内压增高及脑血管痉挛的一种代偿机制。否则易加重脑缺血及脑水肿。

（四）降低颅内压

SAH 比脑出血使用脱水剂要慎重，因本病是脑表面血管破裂，随着大量强脱水剂的快速应用，脑组织向心性收缩，周围缺乏支持破裂血管可能被牵拉而加重出血的危险。选用药物有 20% 甘露醇 250 mL 加压静脉滴注或与 50% 葡萄糖液 60 mL 加入呋塞米 40 mg，静脉推注，每 6 小时交替使用。严重失水和颅内高压时可行颈动脉内注射 20% 甘露醇 40 ~ 60 mL，从而使脑组织脱水对全身影响较小。昏迷深或出现脑疝早期征象时可每 2 小时使用一次脱水剂，或 2 ~ 3 种脱水剂联合交替使用。如肾功能不全亦选用呋喃苯胺或依他尼酸钠。颅内压增高不明显、神志清者可口服 50% 甘油 100 mL，每日 3 次或直肠滴注 20% 甘油 200 mL，20% 甘露醇 200 mL。其他脱水剂有 25% 山梨醇、10% 复方甘油、地塞米松等。但不宜选用尿素，因其可增加血中非蛋白氮使颅内出血加重。

（五）止血剂

主张用较大剂量纤维蛋白溶解抑制剂，除有阻止动脉瘤或静脉畸形破裂处凝血块溶解达到止血外，尚有预防其再破裂和缓解脑血管痉挛作用，常用的药物有：

1. 6 - 氨基己酸

6 - 氨基己酸（EACA）能抑制纤维蛋白溶酶原的形成，对因纤维蛋白溶解活性增高所致的出血症有良好效果。第一日量为 36 ~ 48 g，将 36 ~ 48 g EACA 加入 5% 葡萄糖液内静脉滴注，以后每日 24 g，连续使用 7 ~ 10 天改口服，逐渐减量，通常用药时间不宜少于 3 周。不良反应为有血栓形成可能。

2. 抗血纤溶芳酸

有人认为其止血效力比 EACA 高近 20 倍，对防止 SAH 再发更有效，有待临床进一步观察，但抗血纤溶芳酸（PAMBA）对术中及术后渗血、上消化道出血及一般慢性出血效果较著。每次 100 ~ 200 mg，2 ~ 3 次/日静脉注射，注射须缓慢，以免导致血压下降。

3. 氨甲环酸

氨甲环酸为 PAMBA 的衍化物，但其抗血纤维蛋白溶酶的效价要比 EACA 强 8 ~ 10 倍，具有上述两药的相同功能。可与 5% 葡萄糖液混合使用，每次 250 ~ 500 mg，静脉滴注，1 ~ 2 次/日。本品毒性低，无不良反应，且有消炎作用。

4. 凝血质

凝血质具有促使凝血因子变为凝血酶的作用。每次 15 mg，肌内注射，2 ~ 4 次/日。

5. 酚磺乙胺

酚磺乙胺能促使血小板数增加，缩短凝血时间以达到止血效果。每次 250 ~ 500 mg，肌内或静脉注射，2 ~ 3 次/日。

（六）镇痛镇静

如头痛严重、烦躁不安、抽搐者，可给予罗通定、喷他佐辛（镇痛新）、异丙嗪、可待因等。亦有主张用普鲁卡因 1 g、双氢麦角碱（海得琴）0.6 mg 加入 100 mL10% 葡萄糖液内静脉滴注，以改善自主神经功能。对一般止痛药无效、头痛剧烈或意识障碍逐渐加重、无偏瘫者，有人认为缓慢放出少量脑脊液，有利于降低颅内压，减轻血性脑脊液的刺激，改善症状，减少脑膜粘连的作用。应谨慎小心进行。每次放液宜缓慢、少量（<5 mL），如有效可隔 4 ~ 5 天重复 1 次。腰椎穿刺放液应注意穿刺前最好给予 20% 甘露醇 250 mL，加压静脉滴注，放液量应为 2 ~ 3 mL，放液时缓慢取出针芯或不完全取出，避免放液过快而导致脑疝。抽搐者给予地西泮、苯巴比妥、苯妥英钠治疗。但不宜用对呼吸有抑制的吗啡、哌替啶。

（七）防治迟发性血管痉挛

尼莫地平可减少 SAH 相关的严重神经功能缺损，宜尽早使用。静脉用药如果耐受性良好，无明显血压下降，成人治疗开始 2 小时可按 1 mg/h 给药（相当于 5 mL/h），2 小时后剂量可增至 2 mg/h（相当于 10 mL/h），连续应用 5 ~ 14 天。静脉治疗后可以口服尼莫地平片剂 7 天，每日 6 次，每隔 4 小时服用一次，每次 60 mg。

（八）脑脊液置换方法

腰椎穿刺放脑脊液，每次缓慢放出 10～20 mL，并向椎管内注入等量生理盐水，每周两次，需注意诱发脑疝、颅内感染、再出血的危险性。

（九）预防再出血

一般首次出血后两周内为再出血高峰，第 3 周后渐少，临床上 4 周内视为再出血的危险期，故须绝对卧床。避免激动、用力咳嗽或打喷嚏，并进食低盐少渣饮食，保持大便通畅。

五、预后

SAH 的预后与病因、年龄、动脉瘤的部位、瘤体大小、出血量、出血的部位、血压波动、有无并发症、治疗及时与否、意识状态及是否得到适当的治疗等有关。颅内动脉瘤出血急性期病死率约为 40%，存活者约 1/3 会复发，以发病后两周内复发率最高，其次为第 3～4 周，6 个月后则复发率降低。脑血管畸形引起的预后较动脉瘤为好，病死率为 10%～25%，其复发率也较低（＜25%）。存活者大多留有轻度的神经功能障碍。

六、监护

1）绝对卧床休息 4～6 周，并在此期间避免一切可能引起血压和颅内压增高的因素，如用力排便、打喷嚏、情绪激动等。切不可因无意识障碍、无肢体瘫痪等症状而过早下地活动。6 周后患者可在床上由卧位改为坐位，每日 1～2 次，逐渐增加次数，逐步到下地活动。

2）意识清醒的患者可给予软食或半流质饮食，适当增加含纤维素的食物，如新鲜蔬菜、水果等。有意识障碍的患者，可经胃管进食。发病早期因预防脑水肿，可适当限制水的摄入量。

3）病情危重或昏迷的患者，分别按危重患者护理常规和昏迷患者护理常规进行护理。

4）在急性期患者可出现烦躁、兴奋、谵妄、幻觉、定向障碍及精神症状。如有上述症状，应及时处理。

5）如果患者意识障碍逐渐加深，并伴有剧烈的头痛、呕吐、两侧瞳孔不等大，则提示有脑疝发生的可能。此时应立即通知医生，做好一切抢救准备工作，如备好氧气、吸痰器、脱水剂等抢救器材和药品。

6）为预防再出血，首先要做好患者心理护理，避免其精神紧张，防止情绪波动，病室内应安静，减少探视，尽量减少一切不必要的搬动及检查，治疗护理要集中，保持患者大便通畅。因患者长期卧床休息，肠蠕动减慢，极易发生便秘，如消化功能尚可，可给予有纤维的食物增加肠蠕动，同时训练患者习惯床上排便，告诉患者用力排便造成的不利因素。可用番泻叶泡茶，口服果糖导泻以预防便秘，对已发生便秘的患者可用开塞露 1 支灌肠。

7）应保持患者的呼吸道通畅。痰液黏稠不易咳出者，可给予雾化吸入；咳痰剧烈者，可适当给予止咳剂，同时遵医嘱给予抗生素控制感染。

8）保持患者会阴部的清洁，及时更换床单，每日用1∶5 000高锰酸钾冲洗会阴部2次。对昏迷的患者，行导尿术时，应严格执行无菌操作，并及时冲洗膀胱，定期复查尿常规，并注意观察小便的量及颜色。

9）对剧烈头痛的患者应适当给予止痛剂，烦躁不安者，应床边加床栏，以防坠床。频繁呕吐的患者，应将其头应偏向一侧，严密观察呕吐物的量及性质，及时补充电解质，必要时行腰椎穿刺放脑脊液5～10 mL，术后去枕平卧4小时。

（赵福菊）

第七章　脑寄生虫病

第一节 脑囊虫病

脑囊虫病（即猪囊虫病）是链状带绦虫（猪带绦虫）的幼虫寄生于人脑部所引起的疾病。囊虫（即猪囊尾蚴）也可以寄生于身体其他部位，以皮下、肌内、眼、口腔等处多见；肺、心脏、骨骼处也可见到。在神经系统中，囊虫病多见于脑膜、大脑皮质、脑室系统、脑白质，偶见于椎管内，寄生于脑部的囊虫占60%～96%。囊虫病主要流行于我国华北、东北、西北地区，长江以南地区发病率较低。脑囊虫病好发于青壮年，国内报道14～50岁发病的占80%，男性多于女性，约为5:1。

一、流行病学

1. 分布

猪带绦虫为世界性分布，主要流行于欧洲、中美洲一些国家。在我国主要分布在华北、东北、西北和南方的广西壮族自治区、云南省等，其他各地有散在感染。全国寄生虫病调查显示，带绦虫平均感染率为0.28%，推算全国带绦虫感染人数约为55万；通过血清学方法调查发现囊虫病患病率为0.58%，主要集中在四川、西藏及新疆等西部地区。患者以青壮年为主，男性多于女性，农村多于城市。

2. 流行因素

该病的流行主要是由于居民食肉的习惯或方法不当、猪饲养不善、人粪的处理不当。在猪带绦虫病严重的流行区，当地居民喜食生的或未煮熟的猪肉的习惯，对本病的传播起着决定性的作用。如云南省少数民族地区节庆日菜肴中白族的"生皮"、傣族的"剁生"、哈尼族的"噢嚅"，均系用生猪肉制作；西南地区的"生片火锅"，云南的"过桥米线"，福建的"沙茶面"等吃法；或吃含囊虫的猪肉包子或饺子，因蒸煮时间过短，未将囊虫杀死；或吃熏肉或腌肉不再经火蒸煮等，均可能食入未煮熟的猪肉。使用同一菜刀和砧板切生、熟肉，可能造成交叉污染，而致人感染。

我国有的地方养猪不用圈养或是厕所建造简陋，猪能自由出入，吞食粪便。也有些流行地区居民不习惯使用厕所，或人厕畜圈相连，造成了猪受染的机会。各地猪的囊虫感染率高低不一。

二、病因和发病机制

链状带绦虫是人体主要的寄生绦虫。成虫寄生于人体小肠，引起猪带绦虫病。幼虫寄生于猪，也可以寄生于人体组织器官引起猪囊虫病。

成虫为乳白色，扁长如带状，长2～4 m，前端较细，向后渐宽，节片较薄，略透明。头节近似球形，直径0.6～1 mm，有4个吸盘，顶端具顶突，其上有25～50个小钩，排列成内外两圈。颈部细小，宽约头节的一半，长5～10 mm，颈部有生发功能，链体上的节片均由颈部向后不断长出形成。体表布满尖刀样的微毛。链体由 700～1 000 个节片组成。近颈部的幼节短而宽，生殖器官未发育成熟；成节近方形，有发育成熟的雌雄生殖器官各一套。睾丸 150～200 个，分布于节片的两侧。输精管向一侧横走，经阴茎囊开口于生殖腔。阴道在输精管的后方。卵巢位于节片后 1/3 的中央，分为 3 叶，除左右两叶外，还有一中央小叶。卵黄腺位于卵巢之后。孕节为长方形，只有充满虫卵的子宫，其余生殖器官均退化。子宫向两侧分支，分支不整齐，呈不规则的树枝状，每侧 7～13 支。

虫卵呈球形或椭圆形，直径 31～43 μm。卵壳很薄，易破裂，在虫卵自孕节散出后，卵壳多已脱落，故镜检时通常看到的是不完整的虫卵。胚膜较厚，呈棕黄色，具有放射状的条纹。胚膜内含球形的六钩蚴，直径 14～20μm，有 3 对小钩。

猪囊虫又称猪囊尾蚴，为乳白色半透明的囊状物，黄豆大小，囊内充满透明的囊液，头节向内翻卷收缩呈白色小点状，其形态结构与成虫头节相同。

人是猪带绦虫的终宿主，也可作为中间宿主；猪和野猪是主要的中间宿主。实验证明，猪囊虫也可以感染白掌长臂猿和大狒狒，长臂猿体内有囊虫寄生的记录。

成虫寄生于人的小肠，以头节、小钩和微毛固着于肠壁。孕节常单节或数节相连地从链体脱落，随粪便排出体外，脱落的孕节仍具有一定的活动力，可因受挤压破裂而使虫卵散出。当虫卵或孕节被猪或野猪等中间宿主吞食，虫卵在小肠内在消化液作用下，胚膜破裂，六钩蚴逸出，借助其小钩和分泌物的作用，钻入小肠壁，随血循环或淋巴系统到达宿主全身各处，约经 10 周发育为囊虫。囊虫在猪体寄生的部位以运动较多的肌肉多见，如股、肩、心、舌、颈等，也可寄生于脑、眼等处。被囊虫寄生的猪肉俗称为"米猪肉"或"豆猪肉"。囊虫在猪体内可存活数年。当人误食生的或未煮熟的含囊虫的猪肉后，囊虫在胆汁作用下，囊壁破裂，头节翻出，附着于肠壁，经 2～3 个月发育为成虫。成虫在人体内寿命可达 25 年。

当人误食入虫卵或含有虫卵的孕节后，可在人体内发育为囊虫，但不能继续发育为成虫，此时人为猪带绦虫的中间宿主。人体感染囊虫病的方式有三种：①自体内重复感染，即体内有成虫寄生时，因恶心、呕吐，虫卵及孕节随肠的逆蠕动反流入胃，经消化液作用，六钩蚴孵出，引起自身囊虫病。②自体外重复感染，即体内有成虫寄生，排出的虫卵污染食物或手指，食入后引起自身囊虫病。③异体感染，误食他人排出的虫卵而受感染。

猪带绦虫的成虫及囊虫均可以寄生于人体，成虫引起猪带绦虫病，囊虫引起囊虫病，也称囊尾蚴病。寄生于人体的成虫一般为 1 条，有时为 2～3 条，国内报道感染最多者有 19 条。猪带绦虫病患者常无明显症状，多因在粪便中发现节片而求医。成虫可掠夺宿主营养，其头节上的顶突、小钩及体壁上的微毛损伤肠黏膜，部分患者有上腹或全腹隐痛、腹泻、消化不良、体重减轻等症状。偶尔引起肠穿孔或肠梗阻。甚至有成虫在大腿皮下及甲状腺组织内异位寄生的患者报道。

囊虫病是因误食虫卵所致，是严重危害人体的寄生虫病之一，其危害程度远远大于成虫致病。猪带绦虫病和囊虫病可单独发生，也可同时存在。据报道，16%～25% 的猪带绦虫感染者伴有囊虫病，55.6% 的囊虫病患者伴有猪带绦虫病。

囊虫病的危害程度因囊虫寄生的部位和数量而不同。人体寄生的囊虫可由一个至成千上万个；囊虫寄生部位很广，依次好发于人体的皮下、肌肉、脑和眼，其次为心、舌、口、肝、肺、腹膜、上唇、乳房、子宫、神经鞘、骨等。囊虫寄生在组织器官内，引起占位性病变，压迫周围组织，使其萎缩变性。囊内液体渗出，可诱发变态反应。囊虫在人体内可存活数年，囊虫死后，症状不一定完全消失。

根据主要寄生部位将囊虫病分为三型：

1. 皮下及肌肉囊虫病

囊虫位于皮下、肌肉中，形成结节。结节呈圆形或椭圆形，大小为 0.5 ~ 1.5 cm，硬度近似软骨，与皮下组织无粘连，无压痛。数目可由 1 个至数千个。

2. 脑囊虫病

由于囊虫在脑内的寄生部位与感染程度不同，以及机体的免疫反应不同，患者可终生无症状，也可引起猝死。脑囊虫病的临床症状极为复杂多样。根据临床症状可将脑囊虫病的临床分为五型。

1）癫痫型：最常见，约占脑囊虫病患者的 70.9%。以反复发作各种类型的癫痫为特征，临床表现为小发作、大发作、精神运动性发作。发作后常遗留一时性肢体瘫痪、脑神经麻痹或失语等症状，可能与囊虫寄生于大脑皮质运动区及感觉区有关。

2）颅内压增高型：由于囊虫寄生导致脑脊液循环障碍，或由于脑组织水肿、血管变性所致。以急性起病或进行性加重的颅内压增高为特征，临床表现有头晕、剧烈头痛、恶心、呕吐、耳鸣、记忆力减退等。

3）脑膜炎型：虫体寄生于脑底部，引起慢性脑膜炎，以急性或亚急性脑膜刺激征为特点，临床表现有恶心、呕吐、颈部强直、克氏征阳性等。

4）精神障碍型：患者有进行性加剧的精神异常及痴呆，可出现急性精神错乱、谵妄、幻觉、兴奋或朦胧状态、易怒、恐惧、精神忧郁等症状。

5）运动障碍型：系虫体寄生于小脑或第四脑室所致。患者可出现肌张力增高、肌反射亢进、步态蹒跚、眼球震颤等症状。

3. 眼囊虫病

通常累及单眼。囊虫可寄生在眼的任何部位，但以玻璃体及视网膜下为多见，也可寄生在结膜下、眼前房、眼眶内、眼睑及眼肌等处。可由炎症演变为退行性病变。症状轻者表现为视力障碍，常可见虫体蠕动，重者可失明。当眼内囊虫存活时，一般患者尚能忍受；但囊虫一旦死亡，虫体分解物可产生强烈的刺激，导致玻璃体混浊、视网膜炎、脉络膜炎等，或并发白内障，继发青光眼等终致眼球萎缩而失明。

三、病理

猪囊虫病患者因吞食污染虫卵的蔬菜或瓜果而得病。虫卵于十二指肠内孵化成幼虫，穿过肠壁经血液循环播散，可于皮下组织、肌肉及脑部引起广泛病损。脑猪囊虫病的发病率颇高，占囊虫病患者的 60% ~ 80%。脑部病变以大脑皮质最多见，软脑膜、脑室、脑池及椎管内亦可侵及。囊虫于脑实质内引起局限性炎症，急性期为水肿、坏死，慢性期为萎缩、机化，形成纤维结节性包囊。囊虫寄生于脑室或浮游于脑脊液中，引起局部室管膜炎及瘢痕，产生脑室变形及阻塞性脑积水。囊虫的毒素刺激亦可致脑脊液分泌增加，使脑积水和颅内压增高更严重。囊虫的寿命为数年至数十年不等，死后形成钙化灶，但仍为机械性刺激和化学性刺激的根源，对人体并非无害。

四、诊断

（一）临床表现

有吃未煮熟患绦虫病的猪肉史，粪便内发现过绦虫的妊娠节片。

按其临床特点，可分为以下几种类型。

1. 脑膜炎型

本型较为多见，临床表现有精神异常，如急性错乱、谵妄、朦胧状态、幻觉、忧郁、木僵、痴呆、一时性兴奋等，可有昏迷、瘫痪、失语、癫痫发作、脑神经麻痹等神经症状。由于囊虫可寄生于脑的任何部位，故临床上可同时出现多灶性的局限症状与体征，此为本病的特征之一。常见小脑性共济失调、不规则的锥体束征和锥体外系征，亦可有延髓麻痹，感觉障碍，不规则且少见。

2. 癫痫型

由于囊虫大多位于运动皮质区，故癫痫发作常为突出症状。发作形式可为一般的大发作、小发作、精神运动性发作或局限性发作等。发作后常有一时性的肢体瘫痪，脑神经麻痹或失语症，有时甚至失明。一旦出现癫痫发作，常反复发生，很少有自动停止者。

3. 脑瘤型

有头痛、呕吐、视乳头水肿、癫痫等颅内压增高症状和颅内积水。患者于急速转动头部时，则出现眩晕、恶心、呕吐，甚至摔倒，出现循环、呼吸功能紊乱症状。

4. 脊髓型

由于囊虫侵入椎管内压迫脊髓产生脊髓受压综合征，如截瘫、感觉障碍、大小便潴留等。检查可见有皮下囊虫结节。眼底检查在玻璃体内可见大小不等的圆形或椭圆形浅灰色包囊，周围有虹晕光环。此外可有失明、眼肌麻痹、复视、偏盲、瞳孔改变、视乳头水肿等眼症状。

（二）实验室及其他检查

1. 血常规

少数患者白细胞总数可在 $10 \times 10^9/L$ 以上，多数患者白细胞总数正常，嗜酸粒细胞可高达 50%。

2. 脑脊液

脑脊液压力正常或升高，脑膜炎型白细胞增高，可达 $15 \times 10^6/L$，以淋巴细胞为主，嗜酸性粒细胞可增高，蛋白定量正常或轻度增高，糖、氯化物正常。

3. 免疫学检查

人体被囊虫感染后，可产生相应的抗体，应用囊虫抗原检测人体内特异性抗体，对本病的诊断具有定性价值。

1）间接血凝集试验：以钝化的囊虫为抗原，致敏于羊红细胞表面，按倍数比例稀释受检查血清进行滴定，血清稀释度在 1:20 以上为阳性，脑脊液稀释度在 1:4 以上为阳性。

2）补体结合试验：将受检查者血清或脑脊液 + 囊虫抗原 + 羊红细胞 + 兔抗羊红细胞，未见溶血为阳性。

3）凝胶扩散沉淀试验：用受检者血清或脑脊液与稀释的囊虫抗原作用，出现白色环形沉淀为阳性。

4）酶联免疫法（ELISA）：检查血中囊虫循环抗原或抗体的存在，阳性率为 99% ~ 100%。

4. 特殊检查

1）脑电图检查：对癫痫患者有诊断价值，一般可见弥散性和局灶性异常波，表现为高幅、低幅漫波，尖慢或棘慢复合波。

2）头颅或肌肉 X 线检查：可发现颅内或肌肉内有钙化点，阳性率可为 4.5% ~ 36%。

3）头部 CT 检查：随着 CT 诊断技术的发展，脑囊虫病应用 CT 检查，不仅能确定囊虫的位置、数量、大小、钙化，而且可显示脑水肿、脑积水以及脑室形态改变，由此可做出较为准确的定位或定性诊断。CT 主要表现为散在或集中的 0.5 ~ 1.0 cm 圆形或卵圆形阴影，有高密度、低密度、高低混合密度病灶，增强扫描头节可强化。

4）MRI 检查：可了解囊虫的存活或死亡，从而指导治疗。脑实质囊虫颇具特征性，囊虫呈圆形，大小为 2 ~ 8 mm，其内有偏心的小点状影附在囊壁上，代表囊虫头节，MRI 显示率高。

5）脑组织活检：手术或 CT 立体定向取病灶脑组织进行活检，可发现囊虫。

（三）诊断要点

1）患者具有脑部症状和体征，如癫痫、高颅内压、精神障碍等，并排除其他原因造成的脑损害，或在治疗中出现脑部症状和体征者。

2）脑脊液压力、细胞数一项增高或兼有蛋白或糖增高或查到嗜酸性细胞者。

3）脑脊液或血免疫学（IHA、ELISA 等）检查阳性者。

4）头颅 CT 检查有典型囊虫图像改变者（如单发或多发圆形或椭圆形密度减低区或增高区，有的囊内可见头节影）。

五、鉴别诊断

需与原发性癫痫、脑瘤及其他脑寄生虫病、精神病、慢性脑膜炎等鉴别。皮下结节应与多发性神经纤维瘤、多发性皮脂囊肿、风湿性结节等鉴别。

六、治疗

（一）绦虫病的治疗

1. 吡喹酮

本品为广谱驱虫药物，对带绦虫病、膜壳绦虫病、裂头绦虫病疗效均好，为治疗绦虫病的首选药物。剂量按 15 ~ 25 mg/kg 计算（儿童以 15 mg/kg 为宜），口服。服药后偶有头昏、眩晕、乏力等不适，数日内可自行消失。

2. 甲苯达唑

甲苯达唑 300 mg，每日 2 次，疗程 3 ~ 5 天，孕妇忌服。

3. 丙硫苯咪唑

丙硫苯咪唑 800 mg，每日 1 次，疗程 3 天，孕妇忌服。

4. 硫氯酚（别丁）

硫氯酚成人 3 g，空腹分两次服完，不服泻药。

5. 氯硝柳胺（灭绦灵）

氯硝柳胺 2 g，分两次空腹口服，间隔 1 小时，药片宜嚼碎。

6. 二氯甲双酚

二氯甲双酚，每次 2 g，连服 3 次，不服泻药，肝病患者忌用。

7. 巴龙霉素

巴龙霉素每日 30 ~ 35 mg/kg，疗程 1 ~ 5 天。

8. 南瓜子与槟榔

1）空腹口服 50 ~ 90 g 南瓜子仁粉，2 小时后服槟榔煎剂（槟榔片 80 g 加水 500 mL，煎至 150 ~ 200 mL 滤液），再过 30 分钟服芒硝 30 g 水煎液。一般 3 小时内即有完整活动的虫体排出。

2）南瓜子炒熟去皮或不去皮研粉留用。清晨空腹开水送服带皮南瓜子粉 100 g（去皮为 60 ~ 70 g），2 小时后再用开水 1 次冲服槟榔丑粉（槟榔、二丑）35 g。2 小时后又服硫酸镁 30 g。效果甚佳。

（二）囊虫病的治疗

1. 驱虫治疗

1）吡喹酮：每次 20 mg/kg，每日 3 次，连服 2 ~ 3 天。颅内压高者应采用每日 10 mg/kg，每日 3 次，连服 4 ~ 6 天。

2）丙硫苯咪唑：每日 14 mg/kg，连服 10 天。

2. 对症治疗

对颅内压高者，适当应用脱水剂，20% 甘露醇 250 mL，静脉滴注，每日 3 ~ 4 次；地塞米松 10 mg，静脉滴注，每日 1 ~ 2 次；50% 甘油盐水 60 mL，口服，每日 3 ~ 4 次。

（三）外科治疗

当颅内压增高引起视力恶化或意识障碍时，应做单侧或双侧颞肌下减压术，伴有脑积水者首先做脑室引流或分流术。脑室囊虫病，尤其是单发性者，开颅摘除效果最佳。游离于脑室内的囊虫可以整个取出，术中注意勿将囊壁损坏，以免囊液刺激或绦虫头遗留颅内引起复发。摘除第四脑室囊虫，不能勉强牵拉，应尽可能避免撕破囊疱。为此，可一面用脑压板分开小脑扁桃体及正中孔，一面压迫双侧颈静脉或向侧脑注入生理盐水，使囊虫徐缓地从正中孔逸出，而后仔细检视第四脑室内有无囊虫残留，并证实脑脊液能畅通地从正中孔流出，才能结束手术。脑池及蛛网膜下隙型囊虫病，大多位于颅底，且为多发，实际上不能用手术全部切除，可根据病情摘除较大的和可及的囊虫。对交通性脑积水可做分流手术或脉络丛烧灼，以缓解颅内压增高。

七、监护

1）营造舒适、安静的休息环境，定期通风。

2）患者应保证充足的睡眠，避免过度劳累。

3）生活中注意个人卫生及环境卫生，尤其注意厕所的清洁卫生，养成饭前便后要洗手的卫生习惯，避免虫卵经口传入肠道。

4）注意气候变化，及时添减衣物，避免感冒。

5）提倡圈养猪，控制人畜相互感染。

6）严密监测患者的生命体征（如体温、呼吸、血压、心率等）及意识、瞳孔的改变，注意病情是否好转，观察有无新的症状或突发不适表现；一旦出现异常，要及时告知医生，以免耽误病情。

7）对于癫痫发作的患者，应对患者加以保护，注意保持呼吸道通畅，必要时遵医嘱用抗癫痫药。

8）对于有精神症状的患者，要注意患者的安全，防止摔伤，要有家属陪伴。

9）科学合理的饮食可保证机体功能的正常运转，起到辅助控制病情，维持治疗效果，促进疾病康复的作用。

10）合理膳食，提倡清淡、易消化、富含营养的食物，可以多吃新鲜的蔬菜水果，有助于增强体质。

（赵福菊）

第二节　脑血吸虫病

血吸虫异位于脑部引起的疾病称之为脑血吸虫病。血吸虫包括日本血吸虫、曼氏血吸虫、埃及血吸虫，我国流行的是日本血吸虫。它主要寄生于门静脉系统内，阻塞肝及肠系膜静脉系统，引起一系列临床症状，更重要的是它可异位于全身各脏器和组织内，以异位于肺和脑为主。脑血吸虫病多见于青壮年，国内统计中枢神经系统血吸虫为1.74%~5.1%。血吸虫病主要流行于长江流域和南方13个省、市，日本、菲律宾等地也有流行。

一、流行病学

我国长江流域及其以南的湖南、湖北、江西、安徽、江苏、云南、四川、浙江、广东、广西、上海、福建、重庆等13个省、市、自治区曾经是日本血吸虫病严重流行区。目前，我国血吸虫病流行区主要在湖北、湖南、江西、安徽的江湖洲滩地区以及四川、云南的部分山区。这些疫区的患者数占全国血吸虫病总人数的80%以上，是血吸虫病防治的重点地区。沿江各省的血吸虫病流行区也是我国实施中部崛起战略的重要地域，本病的防治效果如何，直接关系到该地域社会经济的发展以及和谐社会的建设。

（一）流行环节

1. 传染源

日本血吸虫病是人兽共患的寄生虫病。传染源包括感染日本血吸虫的人、畜及一些野生动物。在我国，自然感染日本血吸虫的家畜有黄牛、水牛、山羊、绵羊、马、骡、驴、猪、狗、猫及兔等 10 余种，其中以黄牛和水牛最为重要；野生动物有褐家鼠、野兔、野猪等 30 余种。由于储存宿主种类繁多，分布广泛，防治工作难度较大。在流行病学上，患者和病牛是重要的传染源。

2. 传播途径

血吸虫病在人群中的传播包括含虫卵的粪便污染水源，水体中有钉螺滋生以及人体由于生产和生活活动与疫水接触三个重要环节。除了中间宿主钉螺存在是必需条件外，人群在生产或生活活动过程中接触含有尾蚴的疫水是感染的重要因素。湖北钉螺属两栖淡水螺类，是日本血吸虫唯一的中间宿主。钉螺雌雄异体，螺壳小，圆锥形，有 6 ~ 8 个右旋的螺层，长 10 mm 左右，宽 3 ~ 4 mm，壳口卵圆形，外缘背侧有一粗的隆起称唇嵴。在平原地区螺，壳表面具纵肋，称肋壳钉螺；在山丘地区表面光滑，称光壳钉螺。

钉螺在自然界生存的基本条件是适宜的温度、水、土壤和植物。摄取的食物包括植物、藻类、苔藓等。寿命一般为 1 ~ 2 年。在适宜的条件下钉螺多在泥土表面生活，主要在春季产卵，幼螺在温暖多雨的 4 月、5 月和 6 月出现季节消长高峰。肋壳钉螺主要滋生在湖沼型及水网型疫区的水流缓慢、杂草丛生的洲滩、湖汊、河畔、水田、沟渠边等。光壳钉螺滋生在山丘型疫区的小溪、山涧、水田、河道及草滩等处。患者和病畜的感染分布与钉螺的自然分布是一致的。

3. 易感人群

是指对血吸虫易感者。不论年龄、性别和种族，对日本血吸虫皆有易感性。在多数流行区，感染者年龄通常在 11 ~ 20 岁。

（二）流行因素

包括自然因素和社会因素两方面。自然因素很多，主要是影响血吸虫生长发育和钉螺生存的自然条件，如地理环境、气温、水质、土壤和植被等。社会因素包括政治、经济、文化、生产活动、生活习惯等，特别是社会制度、卫生状况和全民卫生保健制度对防治血吸虫病都十分重要。

（三）流行区类型

我国血吸虫病流行区，根据地理环境，钉螺分布以及流行病学特点可分为三种类型，即平原水网型、山区丘陵型和湖沼型。

1. 平原水网型

主要分布在长江和钱塘江之间的平原地区，如上海、江苏、浙江等地。这类地区河道纵横，密如蛛网，水流缓慢，土壤肥沃，河岸杂草丛生，钉螺沿河岸呈线状分布。此区占全国钉螺总面积 7.6%。

2. 山区丘陵型

主要在我国西南部，如四川、云南等地。华东除上海外，江苏、安徽、福建、浙江及华南的广西、广东都有此型。水系多起于山谷，地形复杂，水系受地形阻隔，钉螺沿水系分布，疫区有明显局限性，消灭钉螺较难。占全国钉螺，总面积9.6%。

3. 湖沼型

主要分布在长江中下游的湖北、湖南、安徽、江西和江苏5省的长江沿岸和湖泊周围。这些地区存在着滋生钉螺的大片冬陆夏水的洲滩，钉螺分布面积大，呈片状分布，占全国钉螺面积82.8%。人畜粪便污染水源，易造成钉螺感染，人体频繁接触疫水，疫情最为严重，为当前我国血吸虫病流行的主要地区。

二、病因和发病机制

血吸虫主要寄生于肠系膜下静脉内。雌雄异体，雌虫（12～28）mm×0.3 mm大小，雄虫较粗短［（10～20）mm×0.55 mm］，其腹吸盘后体两侧向腹面卷折，形成一沟槽（抱雌沟），雌虫即居留其中。两性成虫体表具细皮棘，表皮层经常脱落，由细胞体形成的膜结构不断输送至皮层予以更新，被认为是逃避宿主免疫攻击机制之一。虫体逆血流移行至肠黏膜下层静脉末梢中交配产卵。一条成熟雌虫日可产卵1 000～3 000个（为曼氏和埃及血吸虫的10倍）。虫卵呈卵圆形或圆形，有一短小侧棘。虫卵产出后沉着于组织内，发育至成熟约需11日，成熟后至死亡历时10～11日。随粪便排出的虫卵入水后，在适宜温度（25～30℃）下孵出毛蚴，侵入中间宿主钉螺，在螺体内经母胞蚴和子胞蚴两代发育，7周后即不断有尾蚴逸出，平均每日逸蚴70余条。尾蚴在水面浮游，人畜接触疫水时，尾蚴从皮肤（或黏膜）侵入宿主皮肤后，脱去尾部形成童虫。童虫随血流经肺静脉入左心室至主动脉，随体循环经肠系膜动脉终而进入门静脉分支中寄生，发育至15～16日，雌雄童虫开始合抱、移行至肠系膜下静脉发育成熟，交配产卵。

血吸虫在自然界有广泛的动物贮存宿主，如牛、猪、羊、马等，以及各种野生动物，如鼠等，均可成为它的终宿主。

侵入人体的血吸虫尾蚴，不论是在人体中移行的童虫还是沉着于人体内的虫卵，均会对宿主产生机械性损伤，并引起复杂的免疫病理反应。尾蚴穿破皮肤处可引起皮炎，童虫在体内移动时，可使经过的器官（特别是肺）引起血管炎、血栓，破裂，产生局部的细胞浸润和点状出血，虫卵则主要引起慢性血吸虫病变；虫卵沉着在宿主的肝脏及肠壁等组织，其周围会出现细胞浸润，形成虫卵肉芽肿；晚期血吸虫病的肝硬化，亦由于虫卵肉芽肿引起；成虫的代谢产物参与免疫复合物的形成也是引起病变的一个因素。

日本血吸虫主要寄生在肠系膜下静脉与直肠痔上静脉内。虫卵沉积于肠壁黏膜下层，顺门静脉血流至肝内分支，故病变以肝与结肠最显著。病理变化是直肠及降结肠黏膜充血，溃疡及带褐色小结节。镜下可见黏膜下有行成堆的虫卵。肝脏明显肿大，晚期则缩小，表面凹凸不平。门脉纤维束粗大，静脉内膜炎明显，虫卵极多。脾脏常肿大，主要是血液淤积所致。可大至平脐及脐下。脾脏中偶有虫卵发现，偶可发现肺部等异位损害。

三、病理

患者接触钉螺内发育出的尾蚴，尾蚴经皮肤进入人体，最后进入肝内发育为成虫，成虫不断产生虫卵，引起肝脏病变。虫卵进入脑内引起四种病理变化。

（一）脑膜病变

病变区附近的硬脑膜粗糙增厚，硬脑膜与蛛网膜粘连，软脑膜增厚失去透明性，沿软脑膜血管有乳白色炎性渗出物或出现细小颗粒结节。

（二）软脑膜下，皮层内、皮层白质交接处及白质内

均可出现淡黄色或乳白色小结节，此乃虫卵沉积及周围组织反应所形成的虫卵结节，亦称为假结核。假结核由浆细胞、多核巨细胞、嗜酸粒细胞及纤维组织构成，中心常有干酪样坏死，有时发生钙化。结节可分散存在，直径 2～4 mm，也可密集成串，形成巨大肉芽肿。

（三）脑水肿

发生于假结核及肉芽肿周围，甚至整个半球。病损以顶叶最多，次为颞叶、枕叶，少数可见于小脑。

（四）其他

虫卵亦可引起脑血管栓塞，引起脑组织出血、软化及胶质增生。

四、诊断

（一）临床表现

脑血吸虫病的临床表现分急性型和慢性型两类。

1. 急性脑血吸虫病

当大量尾蚴进入人体，旺盛发育至成虫，并大量产卵，其代谢产物及虫卵刺激机体引起过敏性、中毒性反应，出现全身中毒症状及脑水肿。症状类似急性脑炎，表现为昏迷、抽搐、大小便失禁及瘫痪。此外还可见高热、咳嗽、荨麻疹、腹痛、腹泻、肝脾大等急性血吸虫病症状。

2. 慢性脑血吸虫病

于感染后半年至数年渐缓发病，主要系虫卵肉芽肿所引起，按主要症状可分为癫痫型、脑瘤型、卒中型及脊髓压迫症型。癫痫型最多见，以局限性癫痫发作为多，常自身体某部如口唇、上肢或下肢开始，继之扩展至同侧上下肢或全身抽搐，可不伴有颅内压增高症。脑瘤型为血吸虫肉芽肿及脑水肿引起，除头痛、呕吐及视乳头水肿外往往伴有局灶症状，如局限性癫痫、偏瘫、失语等，临床症状与脑瘤极相似，手术前常诊断为脑瘤。卒中型为脑血管急性虫卵栓塞所引致，发病急骤，出现偏瘫、失语及意识障碍。脊髓压迫症型则为脊髓异位寄生所致，我国流行的日本血吸虫病不多见，而埃及和孟氏血吸虫病则常发生脊髓的异位寄生。

（二）实验室及其他检查

1. 粪便检查

1）直接涂片法：操作简便，但检出率低，慢性或晚期患者，检出率更低。常用于

诊断急性感染者。取黏液血便，可提高检出率。

2）自然沉淀法：操作麻烦，但检出率高。

3）透明法：常用加藤厚涂片法和定量透明集卵法。此类方法可作虫卵计数，用于测定人群的感染度和考核防治效果。但每克粪便虫卵数小于20个时，检出率很低。

4）尼龙袋集卵法：操作比自然沉淀法简单，检出率相近或稍高。但尼龙袋要严格清洗干净，以防止交叉污染。

2. 毛蚴孵化法

有三角烧瓶法，塑料杯顶管法及湿育法等，但常用三角烧瓶孵化法。用自然沉淀法、尼龙袋集卵法收集的沉渣做孵化法，检出率高，但操作较繁。

3. 直肠黏膜活组织检查

用于粪便中查找虫卵有困难的慢性，尤其是晚期血吸取病患者。此法是采用直肠镜钳取组织，置于两块载玻片间压薄、镜检。此法有一定局限性和危险性，无疗效考核价值，不宜大规模应用。只有检到近期变性卵或活卵，方可作为治疗依据。但对未经治疗过的患者，只要检出虫卵就可确诊。用四氮唑盐苘三酮染色法或吖啶橙荧光染色法可鉴别死活虫卵。

4. 免疫学检查

1）循环抗体检测：检测血清循环抗体有多种方法，可检测血吸虫成虫、童虫、尾蚴及虫卵的抗体。但有时存在假阳性、假阴性或与其他吸虫存在交叉反应等缺点，且由于循环抗体在血吸虫病治愈后可存在很长时间，不能区别过去感染和现症感染，故诊断价值有限。

（1）皮内试验：用成虫抗原（1:8 000）0.03 mL于前臂皮内注射，15分钟后观察，局部丘疹直径≥0.8 cm为阳性结果。与其他吸虫病有交叉反应。

（2）环卵沉淀试验：取活虫卵或冰冻干燥的虫卵悬液一滴置载玻片上与等量患者血清混合，加盖玻片，石蜡密封，37℃孵育24～48小时，低倍显微镜下观察。在虫卵周围有沉淀反应，有泡状或条状沉淀物生成，环卵率≥5%为阳性，1%～4%为可疑。

（3）间接血凝试验和酶联免疫吸附试验：简便、快速、敏感性高，应用较广。

2）循环抗原检测：血吸虫的代谢产物和分泌物等进入血液成为循环抗原，可应用单克隆抗体斑点酶联免疫吸附试验进行检测。其阳性结果提示有活动性感染，有早期诊断和疗效考核价值。

五、鉴别诊断

本病需与原发性癫痫、脑瘤、脑炎、脑脓肿、脑血栓性静脉炎等鉴别。

六、治疗

（一）酒石酸锑钾疗法

适用于体质较好者，总量12 mg/kg，最高不超过0.7 g，每次0.1 g，每日上下午各静脉注射1次。经杀虫治疗后，绝大多数可获治愈，无须手术处理。

（二）对症治疗

降低颅内压，抗癫痫。

（三）手术治疗

重症，经上述治疗无效者，须手术治疗。术后仍然进行锑剂治疗。

七、监护

注意患病后，饮食宜以富有营养为原则，凡生冷、油炸、酸辣、烟酒、油腻之品，皆不宜食用。有腹水者还应忌盐。

（刘丽萍）

第三节　脑棘球蚴病

脑棘球蚴病又称脑包虫病，是细粒棘球绦虫幼虫（棘球蚴）引起颅内感染性疾病，约占棘球蚴病的 2%。本病主要见于畜牧地区，我国西北、内蒙古、西藏、四川西部、陕西、河北等地均有散发。任何年龄都可罹患，农村儿童多见。

一、流行病学

（一）分布

细粒棘球绦虫主要分布于世界各地的畜牧区，在欧洲、南美洲、北美洲、大洋洲、非洲和亚洲都有流行。我国棘球蚴病主要流行于新疆、宁夏、青海、西藏和甘肃等西部地区，其次是四川、内蒙古、贵州、陕西、辽宁、云南、广西、山西、吉林和黑龙江等省及自治区。河南、湖南、河北、上海及福建也有输入性的患者报道。细粒棘球绦虫的流行在一定的自然环境中终宿主及中间宿主具有较为固定的动物间循环关系链，由此可分为两型：①森林型，主要在狼、犬和鹿之间形成野生动物循环，分布于较寒冷的地带。②畜牧型，主要为羊—犬、牛—犬和猪—犬等犬和偶蹄类家畜之间形成家畜动物循环，分布于世界各地的畜牧区。我国共有 11 种偶蹄类家畜有不同程度的感染，其中以绵羊感染最为严重，猪感染范围最为广泛。全国因患棘球蚴病而手术的患者每年约2 000例。

（二）流行因素

细粒棘球绦虫对宿主有广泛的适应性，在流行区犬、狼、狐等犬科食肉动物和马、牛、羊、猪、鹿等偶蹄类食草动物相互之间构成了动物间的相互传播，是造成棘球蚴病广泛流行的主要原因。流行区的牧民几乎家家都养犬看家护畜，患棘球蚴病死亡的家畜或其内脏常用来喂犬，或抛于野外被狼、狐等吞食，脏器内的原头蚴便在犬等终宿主的小肠中发育为成虫，孕节或虫卵随粪便排出播散于院落、牧草和水源，家畜因吃草、饮水而感染。人在生产、生活活动中与牧犬、畜群密切接触，如与犬亲昵和嬉戏、挤奶和剪毛等，虫卵极易污染人手造成感染。虫卵的生存力较强，可耐－56℃的低温，在干燥环境中可存活 11～12 天，室温水中可存活 7～16 天。一般的化学消毒剂杀不死该虫卵。虫卵可随人、畜、犬的活动及风、水、沙尘扩大污染范围。由于牧区卫生条件所限及饮食习惯，喝生水、生奶、吃生菜、饭前不洗手，吃饭时直接用手抓取食物，也是造成人群感染的原因之一。非流行区的居民也可通过收购、加工来自流行区的动物皮毛而感染，均可误食虫卵而使人患棘球蚴病。

预防人棘球蚴病的主要措施是加强卫生宣传教育，养成良好的个人卫生和饮食习惯，不喝生水、生奶、不吃生菜，饭前洗手，用餐时不直接用手抓取食物，谨防感染。加强对病畜内脏和尸体管理，采用深埋或焚烧等措施科学处理，防止被犬、狼吞食。严格管理病犬，圈养隔离并给予驱虫治疗，对健康牧犬定期喂药预防感染。捕杀患棘球蚴病的病狼、病狐。对牧区居民进行普查普治，做到早发现、早治疗。目前仍以手术治疗为主，术中应避免囊液外溢，防止发生过敏性休克和继发感染。近年应用阿苯达唑或甲苯达唑、吡喹酮等药物对早期棘球蚴病患者进行治疗，取得一定疗效。

二、病因

细粒棘球绦虫又称包生绦虫。成虫寄生在犬科食肉类动物小肠内，幼虫（棘球蚴或包虫）寄生于家畜等多种食草动物和人的组织器官内，导致棘球蚴病或称包虫病。棘球蚴病是一种严重危害人类健康和畜牧生产的人兽共患寄生虫病，在我国实行西部大开发战略中尤应引起重视。

成虫为绦虫中最小的虫种之一，大小为（2～7）mm×（0.5～0.6）mm。整个虫体由头节和链体组成，链体一般只有幼节、成节和孕节各一节组成，偶尔多 1～2 节。头节呈梨形，直径 0.3 mm，具顶突和 4 个肌性吸盘。顶突可以伸缩，其上有两圈小钩，28～60 个，大小相间呈放射状排列。颈部内含有生发细胞，再生力强。成节的结构与带绦虫相似，睾丸 32～68 个，大多分布在生殖孔之前或前后各半；卵巢一个，分成左右两叶，位于节片中纵轴的腹面，在睾丸之后。孕节最长大，几乎被充满虫卵的子宫占据，子宫具不规则的分支和侧囊，含虫卵 200～800 个。

虫卵在光镜下的形态特征与猪、牛带绦虫卵基本相同，难以区别。虫卵圆形或近似圆形，大小为（30～50）μm×（22～44）μm，虫卵由外向内依次为：被膜、卵壳、胚膜、六钩蚴膜、六钩蚴。六钩蚴居虫卵中央，大小为（29.5～40.5）μm×（27.5～39.5）μm。

幼虫即棘球蚴，为圆形囊状体，单发或多发，其大小因寄生时间长短、寄生部位和宿主不同而异，直径可自数毫米至数十厘米。棘球蚴的结构由囊壁、生发层、原头节、囊砂、子囊、孙囊和囊液等组成。囊壁分两层，外层是角皮层，由多层无细胞结构的膜状物组成，厚约 1mm，乳白色，半透明，似粉皮状，脆弱易破裂；内层为生发层，又称胚层，紧靠角皮层，富含细胞核、少量肌纤维及一些石灰小体，厚 10～15 μm，胚层向囊内芽生出许多原头节和生发囊。原头节又称原头蚴，呈圆形或椭圆形，结构与成虫头节相似，但较小，缺顶突腺，大小约为 170 μm×122 μm，头节向内卷缩，顶突和吸盘凹入体内，保护小钩免受损害。生发囊又称育囊，囊壁仅有一个胚层，直径约 1 mm，内含 5～40 个原头蚴。母囊的生发层可分泌出角皮层，形成与母囊结构相同的子囊，原头蚴或生发囊也可进一步发育为子囊。子囊内又可长出原头节、育囊，以及与子囊相同的孙囊。从囊壁上脱落的原头节、育囊、子囊均可悬浮于无色透明或微带黄色的棘球蚴液中，统称为棘球蚴砂。

因此，一个母囊随寄生时间的延长，其内可形成数以百万计的原头蚴，一旦破裂即可在中间宿主体内播散而形成许多新的棘球蚴。一个原头蚴在终宿主体内可发育为一条成虫。棘球蚴有时可自母囊向外衍生，危害性更大。有的棘球蚴内无原头节和生发囊，称为不育囊。

细粒棘球绦虫的终宿主是犬、狼等犬科食肉动物，中间宿主是牛、羊、骆驼及马等多种食草类动物和人。成虫寄生在终宿主犬、狼小肠上段，以吸盘和顶突上的小钩固着在肠绒毛基部隐窝内。孕节或虫卵随宿主粪便排出体外，污染牧草、水源及动物皮毛等。若中间宿主吞食虫卵或孕节，六钩蚴在肠内孵出，钻入肠壁随血流到达肝、肺等器官，经 3～5 个月发育成棘球蚴。含棘球蚴的牛、羊等动物的内脏被犬、狼吞食后，囊内原头蚴散出，吸附在肠壁上，经 8 周左右发育为成虫。由于每个棘球蚴包含许多的原头蚴，每个原头蚴又可发育为一条成虫，故每条犬、狼肠内寄生的成虫可达成千上万条。成虫的寿命 5～6 个月。若卵或孕节被人误食后，就会导致人的棘球蚴病。

棘球蚴对人体的危害一般以机械性损害为主。六钩蚴侵入人体组织后，可引起急性炎症反应和细胞浸润，在此过程中部分六钩蚴被杀死，未被杀死的即形成纤维性外囊，逐渐发育成棘球蚴。棘球蚴的生长速度因寄生部位而异，一般在感染后半年直径 0.5～1 cm，以后每年增长 1～5 cm。其大小与寄生部位和时间直接相关。棘球蚴在人体内可存活 40 年，甚至更长时间。

棘球蚴在人体常见的寄生部位依次为肝（65.5%）、肺（22%）和腹腔（10%）。其余分布于胸腔、脾、脑、骨、肾、纵隔、胸壁、胰腺、乳腺、咽、盆腔、淋巴、皮下、肌及心脏等处。由于棘球蚴不断生长和发育，对其周围组织和器官造成机械性压迫，引起受累组织细胞萎缩、坏死。若棘球蚴液渗出或溢出便会引起毒性或超敏性反应。原发的棘球蚴一般为单个寄生，多发生于肝右叶，继发感染常为多个，可同时累及多个器官。

三、病理

包虫囊为微白色半透明包膜，其中充满五色透明液体，容积可达数毫升。包虫囊由角化层与发生层组成，发生层可发育，分裂出许多育囊、子囊和原头蚴，可在邻近组织形成新囊肿。包虫囊在脑内引起压迫或阻塞脑脊液循环，导致颅内压增高。

四、诊断

（一）临床表现

患者曾居住牧区，与狗、羊或其他家畜有密切接触史。发病率低（1%～2%），多见于儿童，以顶叶为常见，临床表现为癫痫发作与颅内压增高症状。包囊多为单个，多数位于皮质下，病变广泛者，可累及侧脑室，并可压迫、侵蚀颅骨，出现颅骨隆凸。脑血管造影示巨大球形无血管区，围绕囊肿的脑血管有移位、牵张现象，病灶轮廓清楚或模糊。组织局部反应可形成外囊膜，并可产生线条状不规则钙化影。

（二）实验室及其他检查

1）囊液抗原皮内试验及脑脊液补体结合试验阳性。

2）头部超声波检查可见中线波偏移及液平段波型。

3）颅骨 X 线片有时可见病变附近骨质变薄，局部外凸及颅内压增高征，偶见钙化。

4）脑血管造影可见巨大球形无血管区，环绕该区血管有牵张、移位，常呈弧形、球状。

（三）诊断要点

本病多见于牧区，患者有与狗、羊密切接触史，临床症状以慢性颅内压增高和癫痫为特征。血常规可见嗜酸性粒细胞增多，以囊液做抗原进行皮内试验，阳性率在80% ~ 95%，但可出现假阳性。补体结合试验及间接血凝试验阳性有助于诊断。最后需做脑血管造影或 CT 检查，证实颅内有囊肿性病变，而后开颅探查确诊。

脑血管造影显示巨大球形无血管区，围绕囊肿的脑血管有移位，牵张现象。一般避免做脑室造影，因有穿刺误入囊内，使包虫囊液扩散的危险。脑包囊虫病于 CT 检查中显示边界清楚的蛋形囊肿，造影剂增强有轻度强化，周围有中等程度水肿反应带。根据囊肿没有明显的边缘增强，可与脑脓肿鉴别。由于囊肿没有实质部分，可与胶质瘤囊变鉴别，因此，CT 是诊断脑包囊虫病的最可靠方法。

五、治疗

（一）手术治疗

目前仍以手术切除棘球蚴为主，术中先以 0.1% 西替溴铵杀原头蚴，手术时将内囊剥离完整取出，严防囊液外溢。手术前后两周服阿苯达唑以减少术中并发症及术后复发。

（二）药物治疗

手术禁忌证或术后复发且无法再行手术治疗者，采用药物治疗。常用阿苯达唑，每次剂量为 6.0 ~ 7.5 mg/kg 或 0.4 g，2 次/日，连服 4 周为 1 个疗程，必要时可延长 6 ~ 10 个疗程。对早期肝囊型包虫病的有效率超过 80%，不良反应少而轻，偶可导致可逆性白细胞减少及一过性 ALT 升高。本品有致畸作用，孕妇禁用。

阿苯达唑乳剂对肝囊型包虫病患者的临床疗效优于阿苯达唑片剂。每天口服阿苯达唑乳剂 12.5 mg/kg 后可出现较高的血药浓度，为 0.62 ~ 4.71 mg/L。剂量按每日 12.5 mg/kg，连续服药 3 个月为 1 个疗程。必要时可延长服药时间 6 个月至 2 年。有效率为 86%，治愈率为 52%，复发率为 8%。

（三）对症治疗

肝、肺、脑、肾棘球蚴病出现相应器官损害时，酌情治疗，维护器官功能；继发感染时抗菌治疗；过敏反应时对症处理等。

六、监护

1）对流行区的犬进行普查普治，广泛宣传养犬的危害性。可用吡喹酮驱除犬的细粒棘球蚴绦虫。

2）使广大群众知道避免与犬接触，注意饮食和个人防护。

3）加强屠宰场管理，病畜内脏要深埋，防止被犬吞食，避免犬粪中虫卵污染水源。

（延春霞）

第四节　旋毛虫病

旋毛虫病是由旋毛虫寄生于人体骨骼肌所致的一种人畜共患的寄生虫病，因生食或半生食含有旋毛虫的幼虫包囊的猪肉或其他动物肉类而感染。轻度感染常无临床症状；重度感染有发热、眼睑水肿等过敏反应，以及肌肉剧烈疼痛、乏力等症状。

一、病原学和流行病学

旋毛虫的成虫寄生于人体小肠，以肠黏膜绒毛为食饵，雌雄两性成熟交配后雄虫死亡，雌虫则继续生长，并深入肠黏膜开始产生幼虫，雌虫可活 1~2 个月，每条可产幼虫 500~2 000 条。幼虫通过淋巴或小静脉随血流带到全身各器官或体腔内，但只有到达横纹肌者才能发育，约一个月形成包囊，包囊在一年左右开始钙化，但幼虫在包囊内可活数年之久。

猪是本病主要传染源，其他肉食动物如鼠、猫、犬、狼、狐、羊、马等亦可感染。猪的感染多由吞食混有感染性肉屑的饲料而起，人体感染多由嗜食生猪肉或未熟的香肠或腊肉引起，但食用被鼠类污染的食物，亦有感染可能。

二、发病机制和病理

主要取决于感染虫数。根据感染肉类中幼虫包囊数，吞食 20~30 个者常不发病，如吞食数千个者，则可产生严重感染，可能致命。旋毛虫寄生在空肠，引起肠黏膜充血、水肿与灶性出血，但病变一般轻微。主要病理变化是由于幼虫从肠黏膜侵入血运中，移行至各脏器，穿破毛细血管，其毒性代谢产物引起全身中毒及过敏反应。在各脏器中由于血管损伤，产生急性炎症与间质水肿，如心肌炎、脑炎、肺炎等。

三、诊断

（一）临床表现

1. 病史

本病常暴发流行，如有吃剩余的肉，应取材检查，有很高的诊断价值。

2. 症状和体征

潜伏期 2~14 天，多数 9 天，偶尔长达 42 天。

1）发育成熟期：感染后第一周内可有腹泻、腹痛、恶心、呕吐等胃肠症状。大便水样，无脓血，持续数日至十余日后好转。

2）幼虫移行期：第 2 周内幼虫开始转移入横纹肌，多数出现乏力、畏寒、发热，体温一般在 38~39℃，以弛张热为主，持续 2~4 周，可伴有眼睑与面部水肿。重者可伴有下肢水肿，少数患者有荨麻疹或小丘疹，眼结膜下出血。全身性肌痛是最突出表现，且持续时间长。重症可有腹肌肿胀、腹水、毒血症、继发性肺炎、心力衰竭及脑炎（第 4~8 周）。肌炎较重者可有呼吸、咀嚼、吞咽、眼球运动等肌肉的疼痛（第 3~6 周）。

3）包囊形成期：起病第 4 周后，全身症状减轻，发热消退，但乏力、消瘦、肌肉疼痛可持续数日。

（二）实验室及其他检查

1. 血象

白细胞计数及嗜酸性粒细胞显著增多。

2. 尿液检查

可有蛋白尿及管型尿等肾脏损害表现。

3. 肌肉活组织检查

从患者肌肉组织查出旋毛虫幼虫为最准确诊断方法。早期或轻度感染时阳性率低。一般发病 10 个月后取标本检查。

4. 免疫学诊断

皮内试验在感染两周后可呈阳性，胶乳试验、沉淀反应、絮凝试验及补体结合试验则在感染后 3~4 周开始阳性。皮内反应可持续 7 年，血清反应约仅持续两年。如皮内反应阳性而血清反应阴性，说明感染已无活动性。近年应用环蚴沉淀试验、间接荧光抗体试验有助于早期诊断。

四、鉴别诊断

本病应与风湿热、结节性动脉周围炎、淋巴网状细胞瘤、钩端螺旋体病等相鉴别。

五、治疗

（一）一般治疗和对症治疗

可按一般传染病原则处理。对高热和毒血症状严重者，可用肾上腺皮质激素，以减轻症状。

（二）病原治疗

1. 噻苯达唑

噻苯达唑 50 mg/kg，分 2 ~ 3 次口服，持续 5 ~ 7 天。本品对退热、止痛有显著功效，对旋毛虫未成熟期、成虫、移行期和包囊中的幼虫也都有效，但治疗后肌肉活组织检查仍可能发现活的幼虫。必要时可间歇数日重复治疗。重度感染、病情严重者，可联合应用噻苯达唑及泼尼松。

2. 丙硫苯咪唑

本品优于噻苯咪唑。每日 20 mg/kg，分 2 次口服，连续 7 天。该药除有驱除肠内幼虫、杀死移行期幼虫外，还有显著退热镇痛作用，应强调早期治疗。

3. 甲苯达唑

甲苯达唑每次 100 mg，每日 3 次，7 ~ 10 天为 1 个疗程。

4. 氟苯咪唑

氟苯咪唑每日 200 ~ 400 mg，分 3 次口服，疗程为 10 天。

5. 异丙噻苯达唑

异丙噻苯达唑每次 100 mg，每日 3 次，8 ~ 10 天为 1 个疗程。

六、监护

进行卫生宣传教育，不食未经煮熟的猪肉或其他动物的肉，是预防本病的主要措施。

（刘丽萍）

第五节　弓形虫病

弓形虫病是由弓形虫引起的人畜共患性原虫病。本病为全身性疾病，呈世界性分布，人群普遍易感，通过先天性和获得性两种途径传播，人感染后多呈隐性感染，发病者由于弓形虫寄生部位及机体反应性的不同，临床表现较复杂，有一定病死率及致先天性缺陷率。此外当机体免疫功能缺陷时隐性感染可以变为显性，它是艾滋病的重要机会性感染之一。

一、病原学

弓形虫属顶端复合物亚门孢子虫纲真球虫目，是专性细胞内寄生的原虫。主要有三种形态。

（一）滋养体（速殖体）

（3.5 ~ 8）μm × （1.5 ~ 4）μm 大小，卵圆形或新月形。多个滋养体在细胞内的集落称为假包囊。

（二）组织包囊（缓殖体）

内含缓殖子，直径 10 ~ 200 μm。组织包囊可存在于体内任何器官，多见于脑、心脏和骨骼肌。

（三）卵囊

直径 10 ~ 12 μm，仅见于终末宿主（猫科动物）的肠上皮细胞内。卵囊发育成熟后含二个孢子囊，各含 4 个子孢子。

弓形虫的生活周期分为弓形虫相和等孢子球虫相，其生活史的完成需双宿主。弓形虫相为无性繁殖，可发生于中间宿主（包括人、哺乳类动物和鸟类）和终末宿主的有核细胞内。等孢子球虫相仅发生于终末宿主的小肠上皮细胞内。卵囊被终末宿主吞食后，在其肠中囊内子孢子逸出，侵入回肠末端上皮细胞内，先行无性繁殖产生裂殖体，然后形成配子体进行有性繁殖。雌、雄配子体结合受精成为合子，发育成卵囊。卵囊随粪便排出体外，经 2 ~ 3 天发育，最后形成具有感染性的成熟卵囊。卵囊如被中间宿主吞入，进入小肠后，子孢子穿过肠壁，随血液或淋巴循环播散全身各组织细胞内，以纵二分裂法进行增殖，在细胞内形成多个虫体的集合体即假包囊，囊内的个体即滋养体，为急性期感染的常见形态。宿主细胞破裂后，滋养体散出再侵犯其他组织细胞，如此反复增殖，可致宿主死亡。慢性感染期原虫繁殖减慢，形成组织包囊，其在中间宿主体内可存在数月、数年甚至终身（呈隐性感染状态）。

滋养体对热和一般消毒剂都较敏感；包囊的抵抗力较强，4℃可存活 68 天，胃液内可耐受 3 小时，但不耐干燥和高温，至 56℃持续 10 ~ 15 分钟可杀死包囊；卵囊对高温敏感，80℃1 分钟可死亡，但对酸、碱和一般消毒剂的抵抗力则很强。

二、流行病学

（一）传染源

弓形虫病的传染源主要是动物，猫和猫科动物因其粪便中排卵囊数量多，且持续时间长，是本病最重要的传染源。我国猪的弓形虫感染率也较高，是重要传染源。人与人之间通过输血、器官移植或母婴传播。

（二）传播途径

弓形虫病的传播方式分先天性和获得性两种。传播途径有经口食入、经破损皮肤黏膜侵入及经输血或器官组织移植物进入等。

1. 先天性传播

先天性传播是指胎儿在母亲子宫内经胎盘而感染，又称垂直感染。孕妇在妊娠期间感染弓形虫或原有隐性感染活化时，孕妇可发生弓形虫血症，虫体可通过胎盘进入胎儿血流。此外，胎儿吞入含弓形虫的羊水也可导致感染。胎儿受染率随母体孕期延长而增高。国外学者分别以大鼠和恒河猴为模型研究先天性弓形虫病垂直传播，进一步证实弓形虫的感染对妊娠结局与胎儿发育有严重影响。

2. 获得性传播

指出生后人体由外界获得的感染，又称水平感染。弓形虫感染以获得性传播占大多数。弓形虫的卵囊、包囊及速殖子等均是感染的阶段。猫与猫科动物是弓形虫的终末宿主，卵囊随其大便排出体外，如果人吞食了被卵囊污染的食物、水源等即可获得感染。因此，家中养猫存在弓形虫感染的潜在危险。弓形虫的中间宿主极为广泛。急性感染后，弓形虫在其体内形成包囊，它可长期潜伏下来，而且动物表现正常。猪、牛、羊、鸡、鸭、鹅等是人类获取肉类食物的主要来源，如果人生食或半生食含有弓形虫包囊的肉类就可能受到感染。此外，在制作过程中，生肉污染其他食品及餐具，也有引起感染的可能。实验证明，经损伤的皮肤或黏膜可感染弓形虫病。实验室工作人员接触感染材料，不慎经口、鼻和眼的黏膜或锐器刺伤皮肤等途径感染弓形虫速殖子而发病的事例已有多起。输血或器官移植是传播弓形虫病的另一重要途径。有人报道，在无症状的供血者血液中分离到弓形虫，使用这种人的血会导致严重的弓形虫病；也有报道因心脏移植而发生弓形虫病的情况。

（三）易感人群

人类对弓形虫普遍易感，胎儿、婴幼儿、肿瘤、艾滋病患者及长期使用免疫抑制剂者最易被感染。长期应用免疫抑制剂或免疫缺陷者可使隐性感染复燃而出现急性症状。职业、生活方式、饮食习惯与弓形虫感染率密切相关。兽医、屠宰人员、孕妇及免疫功能低下者为高危人群。

（四）流行特征

本病呈世界性分布，我国为流行地区，人群感染率较高，少数民族地区及农村感染率更高。

三、发病机制与病理改变

弓形虫侵入人体后，经局部淋巴结或直接进入血液循环，造成虫血症。感染初期，机体尚未建立特异性免疫。血流中的弓形虫很快播散侵入器官，在细胞内以速殖子形成迅速分裂增生，直到宿主细胞破裂后，逸出的速殖子再侵入邻近细胞，如此反复，发展为局部组织的坏死病灶，同时伴有以单核细胞浸润为主的急性炎症反应。在慢性感染期，只有当包囊破裂，机体免疫力低下时，才会出现虫血症播散，引起上述病变。弓形虫可侵犯人体任何器官，其好发部位为脑、眼、淋巴结、心、肺、肝和肌肉。随着机体特异性免疫的形成，血中弓形虫被清除，组织中弓形虫形成包囊，可长期在宿主体内存在而无明显症状。包囊最常见于脑和眼，次为心肌和骨骼肌。宿主免疫力一旦下降，包囊破坏逸出的缓殖子除可播散引起上述坏死性病变外，还可引起机体速发型变态反应，导致坏死和强烈的肉芽肿样炎症反应。

弓形虫感染后，可使宿主的 T 细胞、B 细胞功能受抑制，以致在急性感染期虽存在高浓度的循环抗原，但缺乏抗体。而且特异性抗体的保护作用有限。仍有再感染的可能。由于细胞免疫应答受抑制，T 细胞亚群可发生明显变化，症状明显者，CD_4^+/CD_8^+ 比例倒置。NK 细胞活性先增强后抑制，但所起的免疫保护作用不明显。近年的研究发现 IFN、IL－2 均具有保护宿主抗弓形虫的作用。

四、诊断

（一）临床表现

多数是无症状的带虫者，仅少数人发病。该病临床表现复杂，轻者为隐性感染，重者有多器官损害。

1. 先天性弓形虫病

神经系统病变多见，婴儿可出现不同程度的智力发育障碍，智商低下，甚至出现精神性躁动。有作者报道，先天性弓形虫病精神发育障碍在存活婴儿中占90%，其中约70%表现为惊厥、痉挛和瘫痪；部分患儿有脑膜炎、脑炎或脑膜脑炎；患者常有嗜睡、兴奋、啼哭、抽搐及意识障碍等。先天性弓形虫病有脑部表现者预后很差，即使存活也常留有后遗症，如惊厥、智力减退、脉络膜视网膜炎及斜视、失明等。眼部病变可累及双眼，常侵犯脉络膜、视网膜，故可发生脉络膜视网膜炎。此外，尚有视神经炎、虹膜睫状体炎、白内障和眼肌麻痹等。

弓形虫垂直感染还可表现为流产、早产、死胎及多种先天性畸形，如脑积水、无脑儿、小头畸形、小眼畸形和硬腭裂、软腭裂、兔唇、无耳郭、无肛门、两性畸形、短肢畸形、内脏外翻及先天性心脏病等。此外，病儿出生后可有发热、呼吸困难、皮疹、腹泻、呕吐、黄疸及肝大等表现。

2. 获得性弓形虫病

获得性弓形虫感染实为一种机会性感染，发病者往往有免疫功能受损在先。人体免疫力低下时，容易受到新的感染而发病，或者原有潜伏在体内的弓形虫包囊活化扩散，可危及生命。

淋巴结炎是获得性弓形虫病最常见的表现形式之一，以头、颈部的淋巴结肿大多见。轻者除淋巴结肿大外，一般无其他表现。重者可并发心肌炎、肺炎、脑炎等。临床上诊断为"不明原因的淋巴结肿大"患者中，一部分可能是获得性弓形虫病。弓形虫病可以引起各种中枢神经系统的异常表现，且多见于免疫功能低下者，例如器官移植、使用免疫抑制剂、肿瘤及艾滋病等患者。常表现为脑炎、脑膜炎、脑膜脑炎、癫痫和精神异常等。国外报告，弓形虫性脑炎是引起艾滋患者死亡的主要原因之一。弓形虫对眼的损害也见于获得性弓形虫病，病理上具有一定的特征性，常为视网膜脉络膜炎，但亦有斜视、眼肌麻痹、虹膜睫状体炎、白内障、视神经炎和视神经萎缩等。弓形虫病可累及心脏，使心脏扩大或表现为心肌炎、心包炎及心律失常等。呼吸系统受累可有支气管炎和肺炎的临床表现。弓形虫引起的肝脾损害属于感染性肝脾疾病。肝损害一般表现为低热、乏力与体重减轻，且消化道症状如食欲缺乏、恶心呕吐、腹痛腹泻较为明显，但黄疸不多见。

弓形虫对妊娠的影响除了可能经胎盘累及胎儿外，还可能增加妊娠并发症。孕妇患弓形虫病后其妊娠毒血症发病率较一般人群为高。此外，还可发生临产时宫缩无力、产后出血多、子宫复旧不全、子宫内膜炎等。

人体弓形虫病暴发流行也时有报道。多为集体饮用被弓形虫卵囊污染的水源而引起，患者可出现发热、淋巴结肿及肝脾大等临床表现。

（二）实验室检查

1. 血常规

白细胞总数可正常或轻度升高，其中淋巴细胞和嗜酸粒细胞可稍增高，可见异常淋巴细胞。

2. 病原学检查

1）直接镜检：取患者血液、骨髓或脑脊液、胸腹水、痰液、支气管肺泡灌洗液、眼房水、羊水等做涂片，或淋巴结、肌肉、肝、胎盘等活组织切片，做瑞氏或姬氏染色镜检可找到滋养体或包囊，但阳性率不高，亦可做直接免疫荧光法检查组织内弓形虫。

2）动物接种或组织培养：取待检体液或组织悬液，接种于小白鼠腹腔内，可产生感染并找到病原体，第一代接种阴性时，应盲目传代 3 次；或做组织（猴肾或猪肾细胞）培养以分离、鉴定弓形虫。

3）DNA 杂交技术：应用^{32}P 标记含弓形虫特异 DNA 序列的探针，与患者外周血内细胞或组织 DNA 进行分子杂交，显示特异性杂交条带或斑点为阳性反应。特异性和敏感性均高。

3. 免疫学检查

1）染色试验：检测 IgG 抗体。感染后 1~2 周出现阳性，3~5 周抗体效价达高峰，以后逐渐下降，可维持多年。抗体效价 1:64 阳性提示为隐性感染；1:256 为活动性感染；1:1 024 为急性感染。

2）间接荧光素标记抗体试验（IFAT）：检测 IgM 和 IgG 抗体，具灵敏、特异、快速、重复性好等优点，与颅内压监测基本一致。但如有类风湿因子、抗核抗体阳性时，可引起假阳性反应。血清抗体效价 1:64 时为既往感染，余同颅内压监测。

3）间接血凝试验（IHA）：试验方法简便，与颅内压监测结果符合率高，但一般在病后一个月左右出现阳性。结果判断同 TFAT，重复性差和致敏红细胞不稳定是其缺点。

4）酶联免疫吸附试验（ELISA）：可检查 IgM 与 IgG 抗体，并有灵敏度高、特异性强等优点，也可用于抗原鉴定。

5）放射免疫试验（RIA）：具有高度敏感性和特异性。

4. 脑脊液

弓形虫脑膜炎患者脑脊液压力多正常，外观黄色，球蛋白试验多阳性，细胞数稍增加（10~30）×10^6/L，以淋巴细胞为主，糖含量正常或下降，蛋白含量增高，氯化物多正常。

5. 脑 CT 或 MRI

有助于脑弓形虫病的鉴别诊断。

（三）诊断要点

本病临床表现复杂，应综合临床表现、病原学和免疫学检查进行诊断。对先天性畸形如脉络膜视网膜炎、小头畸形、脑积水、脑钙化等或艾滋病患者出现脑炎症状者，均应考虑本病的可能，确诊有赖于实验室检查。

（四）不同人群中弓形虫病的诊断要点

1. 免疫功能正常者患获得性弓形虫病的诊断

对临床考虑弓形虫病的患者，通常通过血清学方法进行诊断，特异性 IgG 和 IgM 阳性可分别诊断为弓形虫的慢性和急性感染。当特异性 IgG 和 IgM 检查结果有疑意时，可行 TSP 确诊。对弓形虫性淋巴结炎，可通过淋巴结的组织病理学检查确诊。弓形虫的病原学诊断措施，对免疫功能正常者患获得性弓形虫病的诊断有意义，但阳性率低。

2. 免疫功能缺陷者患获得性弓形虫病的诊断

免疫功能缺陷者特异性抗体的阳性率较低，血清学检查不能诊断时，应根据病情取不同的组织或体液进行弓形虫感染有关的病原学检查。如对临床怀疑弓形虫脑病的患者可取脑脊液、脑组织活检标本的印片或涂片，用常规染色法或细胞免疫化学法和免疫荧光抗体染色技术做病原学检查，或应用 PCR 检测弓形虫 DNA。头部 CT、MRI 能协助诊断弓形虫性脑病。

3. 孕妇弓形虫感染的诊断

与免疫功能正常者患弓形虫病的诊断一样，首先在妊娠早期通过特异性 IgG 和 IgM 的检测，明确孕妇有无弓形虫感染，对检测阳性者，应尽早明确是弓形虫近期感染还是慢性感染。特异性 IgM 阳性提示为弓形虫近期感染，应通过凝血酶敏感蛋白（TSP）确诊。初筛怀疑弓形虫近期感染者应 3 周后复查，仍有疑问者也应行 TSP 确诊。一旦确诊为弓形虫近期感染后，应积极抗弓形虫治疗和实施对胎儿弓形虫感染状况的监测。

4. 先天性弓形虫感染的诊断

1）先天性弓形虫感染的产前诊断：对诊断为弓形虫近期感染的孕妇，在妊娠 18 周后，可行超声诊断和抽取羊水应用 PCR 检测弓形虫 DNA，对胎儿的先天性弓形虫感染进行产前诊断。

2）新生儿及婴幼儿先天性弓形虫感染的诊断：可检测血清特异性 IgA 和 IgM，前者的敏感性高于后者；也可应用蛋白印迹试验（WB）检测母体和新生儿特异性 IgG 成分的差别进行诊断；也可采取体液（血液、脑脊液、尿液等）和胎盘组织检测弓形虫 DNA 或通过小鼠接种和细胞培养分离弓形虫，以求诊断。

五、鉴别诊断

单纯弓形虫性淋巴结炎应与淋巴结核、细菌性淋巴结炎，以及恶性肿瘤的淋巴结转移相鉴别；伴有全身症状和其他体征时，应与传染性单核细胞增多症、淋巴瘤、猫抓病、野兔热、布氏菌病等相鉴别；中枢神经系统的弓形虫病其临床表现十分复杂，与各种病毒性脑炎、新生隐球菌性脑膜炎、结核性脑膜炎，以及其他真菌或寄生虫引起的脑膜炎或脑膜脑炎很相似，且它们的脑脊液常规检查结果亦无明显区别，需借助病原学与免疫学检查结果予以鉴别。

六、治疗

（一）弓形虫病的治疗指征

1）有明显弓形虫病的症状及体征者。如淋巴结及心、肝、脾、肾等重要脏器和眼弓形虫病。

2）从患者的标本中查到弓形虫滋养体者。

3）检测弓形虫循环抗原或血清 IgM 抗体阳性或血清 IgG 抗体在病程中有 4 倍以上增高的患者。提示此类患者有活动性弓形虫感染，须进行治疗。

4）有弓形虫活动感染的孕妇。

5）有免疫功能缺陷如艾滋病、肿瘤和使用免疫抑制剂的感染者。

6）患先天性弓形虫病的婴儿。

（二）病原治疗

1. 乙胺嘧啶合并磺胺嘧啶（SD）

目前治疗本病最常用的方法。常用剂量为：乙胺嘧啶成人 25 mg；小儿 0.5 mg/（kg·d）。分两次服，首日剂量加倍；同时服用 SD，成人每日 4 g，小儿 100 mg/（kg·d），分 4 次服用。每个疗程 1 个月。疗程的数目视不同情况而定。乙胺嘧啶可引起骨髓抑制，造成血小板、白细胞和红细胞减少，还可引起溶血和神经症状。服药期间应定期检查血象，如毒性反应严重可暂停治疗，待恢复后再行用药。治疗期间同时加用四氢叶酸，可减少上述毒性作用。此外，乙胺嘧啶还有潜在的致畸作用，不宜在妊娠期间服用。

2. 复方新诺明（SMZCo）

用法：成人每次两片，每日两次，儿童酌减，15 日为 1 个疗程，一般需 3~4 个疗程，疗程之间相间隔 5 天。

3. 螺旋霉素

此药毒性小，服药后在胎盘等组织中浓度较高且对胎儿无影响，因此适用于妊娠期的治疗。服用方法为：成人每日 2~4 g；儿童 50~100 mg/（kg·d），分 4 次口服。疗程为 3~4 周。间隔 1~2 周后可再服用。该药可单独服用，亦可与乙胺嘧啶或磺胺类药物联合应用。

4. 克林霉素

其给药途径有口服和注射两种。治疗弓形虫病时，成人口服剂量为 0.6~1.8 g/d；超过 4 周岁的儿童 10~30 mg/（kg·d），分 3~4 次服用。成人肌内注射或静脉滴注常用剂量为 0.6~1.2 g/d。严重感染为 1.2~2.4 g/d；儿童 20~30 mg/（kg·d），均分 2~3 次给药，疗程为 2~4 周。注意：本药每 0.6 g 至少加 100 mL 液体稀释，在 20 分钟以上的时间内滴完。新生儿与孕妇不宜选用。该药可单独应用，亦可与前述其他药物联合使用。

5. 罗红霉素、阿奇霉素等大环内酯类抗生素

罗红霉素、阿奇霉素等大环内酯类抗生素被证明有抗弓形虫作用。特别是后者，有实验表明其可能对包囊有杀灭作用。该药每天口服 1 次，剂量 250 mg，首日加倍，疗程 5~7 天。阿奇霉素几乎不引起不良反应，偶有轻度胃肠道反应。

（三）支持疗法

可采取加强免疫功能的措施，如给予胸腺素等药物。对眼弓形虫病和弓形虫脑炎等可应用肾上腺皮质激素以防治脑水肿。

七、监护

1）妊娠期妇女应进行血清学检查，若为弓形虫急性感染期（尤其检出特异性 IgM 者），在妊娠初期应做人工流产，中、后期妊娠应予治疗。供血者或器官移植供者血清抗体阳性不宜使用其血及器官。

2）切断传播途径，勿与猫、狗等密切接触，防止猫粪污染餐具、水源、食物和饲料。注意个人饮食卫生，不吃生乳、生肉、生蛋等，肉类应充分煮熟以破坏肉内的包囊。

3）保护易感人群，屠宰场及肉类加工厂和畜牧工作人员做好个人防护工作。预防本病的疫苗尚在研究中。

（吴倩倩）

第八章　颅内肿瘤

第一节 概 述

颅内肿瘤包括原发性颅内肿瘤和继发性颅内肿瘤，前者来源于颅内各种组织，后者为全身其他部位恶性肿瘤转移或直接侵犯至颅内。原发性颅内肿瘤良恶性各占一半，任何年龄均可发生，但以 20~50 岁多见，儿童及青少年以颅后窝及中线部位的肿瘤多见，如髓母细胞瘤、颅咽管瘤、松果区肿瘤等。成年患者多为神经胶质瘤、脑膜瘤、垂体瘤、听神经瘤等。老年患者以神经胶质瘤及转移瘤多见。颅内肿瘤主要表现为颅内压增高或局灶性神经功能障碍。

一、病因

已知病因包括某些遗传综合病症临床表现的一部分和继发于放疗。潜在危险因素包括电磁辐射、神经系统致癌物、过敏性疾病和病毒感染等。胚胎发育中一些残留细胞或组织也可分化生长成肿瘤，如颅咽管瘤、脊索瘤和畸胎瘤等。

二、病理分类

2016 年 WHO 中枢神经系统肿瘤分类打破了完全基于组织形态学分类的百年诊断原则，参照血液/淋巴系统诊断体系，革新性地将肿瘤分子遗传学特征纳入病理学分类，建立了组织学病理诊断 + 基因特征的"综合诊断"新模式，标准化的诊断术语如"弥漫星形细胞瘤 – IDH 突变型""髓母细胞瘤 – WNT 激活型"等。

三、诊断

(一) 临床表现

颅内肿瘤是生长在基本密闭的颅腔内的新生物，随其体积逐渐增大而产生相应的临床症状。因此，其症状取决于肿瘤的部位、性质和肿瘤生长的快慢，并与颅脑解剖生理的特殊性相关。

颅内肿瘤的临床表现多种多样，早期症状有时不典型，甚至出现"例外"情况，而当颅内肿瘤的基本特征均已具备时，病情往往已属晚期。通常，将颅内肿瘤的症状归纳为颅内压增高和定位症状两方面，有时尚可出现内分泌与全身症状。

颅内肿瘤发病多缓慢。首发症状可为颅内压增高如头痛、呕吐或为定位症状如肌力减退、癫痫等。数周、数月或数年之后，症状增多，病情加重。发病也有较急的，患者于数小时或数日内突然恶化，陷入瘫痪、昏迷。后者见于肿瘤囊性变、瘤出血、高度恶性的肿瘤或转移并发弥漫性急性脑水肿，或因瘤体突然阻塞脑脊液循环通路，以致颅内压急剧增高，导致脑疝危象。

1. 颅内压增高

约有 80% 的颅内肿瘤患者出现颅内压增高。这一类症状具有共性，是颅内肿瘤扩张生长的结果。引起颅内压增高的原因是多方面的、复杂的。

1）肿瘤在颅腔内占据一定空间，体积达到或超过了机体可代偿的限度，即出现颅内压增高。

2）肿瘤阻塞脑脊液循环通路任何部位，形成梗阻性脑积水或因肿瘤妨碍了脑脊液的吸收。

3）颅内肿瘤压迫脑组织、脑血管，影响血运，引起脑的代谢障碍或因肿瘤特别是恶性神经胶质瘤与转移瘤的毒性作用与异物反应，使颅内肿瘤周围脑组织发生局限或较广泛的脑水肿。

4）肿瘤压迫颅内大静脉与静脉窦，引起颅内淤血。这些因素相互影响，构成恶性循环，使颅内压增高愈来愈剧烈。

头痛、呕吐、视神经乳头水肿是颅内肿瘤引起颅内压增高的三种主要表现，除此之外，尚可引起精神障碍、癫痫、头昏与晕眩、复视或斜视和生命体征的变化，概要说明如下。

（1）头痛：头痛多因颅内压发生变化和肿瘤的直接影响等因素，使颅内敏感结构如脑膜、脑血管、静脉窦和神经受到刺激所引起。此为常见的早期症状。90% 的颅内肿瘤患者均有头痛。头痛的部位与肿瘤的部位多数不相一致，但也有规律性。如脑膜瘤常引起相应部位头痛，垂体腺瘤多为双颞侧或额部头痛；幕下肿瘤的头痛常位于枕颈及额眶部；脑室内肿瘤，可因肿瘤位置移动、头位变化，引起严重颅内压增高，出现发作性剧烈难忍的头痛，严重时，出现颅内压增高危象。另一方面，少数患者颅内肿瘤发展到晚期而无头痛，不可忽略。

（2）呕吐：也常为颅内肿瘤的早期或首发症状，多伴头痛、头昏。仍因颅内压增高或肿瘤直接影响于迷走神经或其他核团之故，也可因颅后窝的脑膜受刺激引起。

呕吐的特点是呈喷射性，与饮食无关，但进食有时也易诱发呕吐，且可能随呕吐而使头痛缓解，可或不伴恶心，头位变动可诱发或加重呕吐。小儿颅后窝肿瘤以呕吐为首发症状而误认为是胃肠道疾病的颇不少见，应高度重视。

（3）视乳头水肿：颅内压增高到一定时期后，方出现视乳头水肿。它的出现和发展与颅内肿瘤的部位、性质、病程缓急有关，在诊断上有重要意义。

（4）精神症状：因大脑皮质细胞的正常新陈代谢受到扰乱引起，表现为一系列类似神经衰弱的症状，如情绪不稳定，易于激怒或哭泣，自觉症状比较多，如头昏、睡眠不佳、记忆减退，继而以一系列精神活动的缓慢、减少为特征，表现为淡漠、迟钝、思维与记忆力减退，性格与行为改变，进而发展为嗜睡、昏迷。恶性肿瘤时，精神障碍较明显。额叶肿瘤常有欣快、多动、爱说、易怒，甚至打人毁物等兴奋型精神症状。

（5）癫痫：在颅内肿瘤病程中曾有癫痫发作者可达 20%。颅内压增高有时可引起癫痫，常为大发作型。成人无原因地出现癫痫，应多想到颅内肿瘤。

（6）生命体征变化：颅内压呈缓慢增高者，生命体征多无变化。颅内压显著增高或急剧增高可表现脉搏缓慢，可慢至每分钟 50 次，呼吸深慢、血压亦可升高，这些已属脑疝前期或已有脑疝的表现。丘脑下部与脑室内肿瘤，恶性肿瘤有时出现体温波动，体温常升高。

2. 定位症状

定位症状是肿瘤所在部位的脑、神经、血管受损害的表现。这一类症状与体征可反映颅内肿瘤的部位所在，因此称为定位症状，各部位颅内肿瘤的定位症状，具有其特点，可联系该部与神经的解剖结构和生理功能求得了解。

1）额叶肿瘤：常见的症状为精神障碍与运动障碍。精神障碍表现为淡漠、迟钝、漠不关心自己和周围事物，理解力和记忆力减退或表现为欣快，多言多语。有时可能误诊为神经衰弱或精神病。运动障碍包括运动性失语、对侧肢体不全性瘫痪与癫痫。同向运动中枢受刺激时出现头及两眼球向对侧偏斜。有时尚出现抓握反射。

2）顶叶肿瘤：常出现感觉性癫痫，对侧肢体、躯干感觉减退、失用等。

3）颞叶肿瘤：颞叶为脑功能的次要区域，此部位肿瘤可以长期不出现定位症状。可有轻微的对侧肢体肌力减弱，颞叶钩回发作性癫痫，表现为幻嗅、幻味，继之嘴唇出现吸吮动作与对侧肢体抽搐以及幻听。尚可引起命名性失语。

4）枕叶肿瘤：可出现幻视与病变对侧同向偏盲，而顶叶与颞叶后部病变，只出现对侧下 1/4 或上 1/4 视野缺损。

5）蝶鞍区肿瘤：包括鞍内、鞍上与鞍旁肿瘤。以腺垂体内分泌障碍，视觉障碍较常见。还可出现丘脑下部症状与海绵窦受累的表现，如第 3、4、6 以及第 5 对脑神经损害的症状。

6）小脑肿瘤：小脑半球受累表现为水平性眼球震颤，同侧上下肢共济失调，向病变侧倾倒。蚓体病变出现下肢与躯干运动失调、暴发性语言。

7）脑桥小脑角肿瘤：以听神经瘤多见，肿瘤依次累及第 8、5、7、9、10、11 对脑神经，表现为耳鸣、耳聋、同侧面部感觉减退与周围性面瘫、饮水呛咳、吞咽困难与声音嘶哑。而后出现一侧或两侧锥体束征，晚期引起梗阻性脑积水、颅内压增高。

8）脑干肿瘤：典型体征为病变侧脑神经与对侧肢体交叉性麻痹，其临床表现视肿瘤累及中脑、脑桥或延髓有所不同。

9）丘脑与基底节肿瘤：可出现对侧肢体轻偏瘫、震颤，有时引起对侧躯干与肢体自发性疼痛或出现偏盲。

10）脑室内肿瘤：原发于脑室内者，较少出现定位症状，至肿瘤较大，影响周围神经结构才出现相应症状。如第三脑室后部肿瘤，常引起两眼球上视、下视受限，瞳孔散大与共济失调；第三脑室前下部肿瘤引起丘脑下部受累的症状；侧脑室肿瘤出现对侧轻偏瘫；第四脑室肿瘤早期出现呕吐与脉搏、呼吸、血压的改变等。

（二）实验室及其他检查

颅内肿瘤的诊断一般都需要选择一项或几项辅助检查，使病变定位诊断十分明确，并争取能达到定性。

辅助诊断的方法很多，应结合具体病情及肿瘤的初步定位恰当地选用。原则上应选用对患者痛苦较少、损伤较少、反应较少、意义较大与操作简便的方法。凡带有一定危险性的诊断措施，都应慎重，不可滥用，并且在进行检查之前，做好应急救治包括紧急手术的准备。

1. 颅骨 X 线检查

颅内肿瘤可以对颅骨产生一些影响，能够从 X 线平片表现出来。20%～30% 的患者可据此诊断。因此应常规进行颅骨正位和侧位摄片，必要时做断层平片及特殊位置照片。并结合临床表现正确分析 X 线征象。

1）颅内压增高：表现为颅缝分离、脑回压迹增多，后床突与鞍背脱钙、吸收或破坏，蝶鞍轻度扩大。

2）具体定位、定性诊断价值的征象

（1）脑膜瘤：相应的征象为脑膜动静脉沟显著增宽与增多，骨质增生或破坏，砂样体型脑膜瘤出现钙化影像。

（2）神经胶质瘤：少数可显示条带状、点片状钙化，松果体瘤可能显示松果体钙斑扩大。

（3）垂体腺瘤：早期的微腺瘤可能在薄断层片上显示鞍底局部凹下或破坏。一般患者的蝶鞍多呈球形扩大，巨大垂体腺瘤引起蝶鞍破坏。

（4）听神经瘤：常显示内耳孔骨质吸收脱钙，内耳孔扩大、破坏。

（5）先天性肿瘤：颅咽管瘤常有钙化斑，畸胎瘤有时也显示有钙化点。

（6）转移瘤或侵入瘤：颅骨转移可显出多发性骨质破坏，颅底侵入瘤显示颅底骨质破坏，眶上裂或眶下裂破坏。

此外，约有 1/3 的成人松果体有时可出现钙化，该钙化斑移位可为间接诊断征象。

2. 脑 CT 检查与 MRI 扫描

脑 CT、MRI 是当前对颅内肿瘤诊断最有价值的诊断方法。阳性率在 95% 以上。能够显示出直径在 1 cm 以上的颅内肿瘤影像，明确肿瘤的部位、大小、范围。肿瘤的影像多数表现为高密度，少数为等密度或低密度，有些肿瘤有增强效应，有助于定性诊断。因此，凡临床疑有颅内肿瘤者，宜作为首选。

近来有应用正电子发射断层扫描，可显示肿瘤影像和局部脑细胞功能活力情况。核素脑扫描则已少用。

3. 脑血管造影

通过脑血管显像，视其位置正常或有移位以判断脑瘤的位置，异常的病理性血管可为定性诊断参考依据，还有利于与脑血管病鉴别。其中尤以数字减影血管造影术显像清晰。

4. 脑室造影与气脑造影

脑室造影与气脑造影过去应用较广，目前只作为必要时的一项补充检查。对了解脑室内肿瘤、垂体腺瘤有一定价值。

5. 脑超声检查

A 型超声一般只能从脑中线波移位与否为定位诊断参考。B 型超声有时能使肿瘤显像。手术中可利用其作为一种探查手段，指示颅内肿瘤的深浅与范围。

6. 腰椎穿刺与脑脊液检查

腰椎穿刺与脑脊液检查对鉴别颅内炎症、脑血管出血性疾病有特殊价值。颅内肿瘤常引起一定程度颅内压增高，但压力正常时，不能排除颅内肿瘤。脑脊液化验，颅内肿瘤有时显示蛋白含量增加而细胞数正常的分离现象，而脑膜炎急性期常是蛋白与细胞数同时增加；慢性炎症时，细胞数已减少或已正常，而蛋白含量增高，易于混淆。可参考病史做分析。

需要注意，已有显著颅内压增高或疑为脑室内或幕下肿瘤时，腰椎穿刺应特别谨慎或禁忌，以免因腰椎穿刺特别是不适当地放出脑脊液，打破颅内与椎管内上下压力平衡状态，促使发生脑疝危象。

7. 内分泌方面检查

内分泌方面检查对诊断垂体腺瘤很有价值，此外酶的改变、免疫学诊断亦有一定参考价值。但多属非特异性的。

8. CT 脑定位定向活检

CT 脑定位定向活检是一种定位准确、损害较小且能明确脑瘤病理性质的手术诊断方法。可为脑瘤的治疗提供可靠依据。

颅内肿瘤早期诊断十分重要，诊断上要求明确三个问题：①究竟有无颅内肿瘤，需要与其他颅内疾病鉴别；②肿瘤生长的部位以及与周围结构的关系，准确的定位对于开颅手术治疗是十分重要的；③肿瘤的病理性质，如能做到定性诊断，对确定治疗方案与估计预后皆有参考价值，一般应按照一定的程序进行检诊，避免漏诊与误诊。

需要详细了解发病时间、首发症状和以后症状出现的顺序。这些对定位诊断具有重要意义。发病年龄、病程缓急、病程长短；有无一般感染、周身肿瘤、结核病、寄生虫。这些方面与颅内肿瘤的定位与定性相关，可资鉴别。病史中凡有下列情况之一者，应考虑颅内肿瘤的可能性。

1）慢性头痛史，尤其伴有恶心、呕吐、眩晕或有精神症状、偏瘫、失语、耳聋、共济失调等。

2）视力进行性减退、视乳头水肿、复视、斜视，难以用眼疾病解释。

3）成年人无原因地突然发生癫痫，尤其是局限性癫痫。

4）有其他部位如肺、乳腺、子宫、胃肠道的肿瘤手术史，数月、数年后出现颅内压增高和定位症状。

5）突然偏瘫昏迷，并有视乳头水肿。

需常规检查眼底，怀疑颅后窝肿瘤，需做前庭功能与听力检查。除血、尿常规化验检查外，根据需要进行内分泌功能检查、血生化检查。

四、治疗

早期诊断、早期治疗是所有疾病的治疗原则，颅内肿瘤的治疗也不例外。治疗愈早，效果愈好。治疗方法包括手术治疗、放疗、化疗、中医治疗和免疫治疗等。

（一）手术治疗

手术治疗为目前颅内肿瘤的基本治疗方法。进行颅内肿瘤手术，要考虑下列原则：①生理上允许；②解剖上可达；③技术上的可能；④得多于失，利多于害。显微手术在神经外科的广泛应用，有助于切除肉眼难以识别的病理组织，且能避免损伤正常脑组织。

（二）放射治疗

在颅内肿瘤的综合治疗中，除手术外，放疗是比较有效的治疗措施。颅内肿瘤不能彻底手术切除者在半数以上，术后辅以放疗可以提高疗效，减少复发或延长寿命。一部分适于放疗的患者也可以放疗为首选或作为术前准备。各类颅内肿瘤对放射能的敏感度不同，垂体腺瘤、鼻咽癌的颅内入侵，颅咽管瘤、血管网状细胞瘤等较敏感或次敏感，适于放疗。近年由于放疗的进展，采用高能放射线及增敏法对过去认为一些对放射能不敏感的肿瘤也有效果，可以试用。此外，尚有采用立体定向的技术向肿瘤内植入特制的含放射性核素的铂针作为脑瘤组织内放疗的方法，取得一定效果。

（三）化学治疗

化疗是颅内肿瘤综合治疗的一部分。但许多化学药物毒性较大，而且不能通过血—脑屏障，不能达到有效的浓度，影响治疗效果。化疗有几种途径，如周身给药、定向由动脉内向肿瘤内注药与局部用药。罗英司丁、卡英司汀、长春新碱等是常用药物。尚有同时采用几种药物联合配伍治疗，但效果都有限。

（四）中医治疗

有人研究应用中医治疗颅内肿瘤，对消除颅内肿瘤引起的脑水肿有一定效果，是否能达到根治的作用，尚待继续研究。也可用于改善患者周身情况，消除放疗反应等。

（五）免疫治疗

颅内肿瘤抗原的免疫原性弱，不易引起强烈的免疫反应，又由于血—脑屏障的存在，抗癌免疫反应不易落实到脑内。这方面有一些实验研究与试验治疗研究，如应用免疫核糖核酸治疗神经胶质瘤取得一定效果，需进一步观察、总结与发展。

五、监护

1）呼吸障碍及继发性呼吸道感染是常见的并发症。定时翻身、拍背、吸痰保持呼吸道通畅尤为重要。对气管切开患者，应重视术后的早期护理，严格把好无菌、气道通畅和湿化三关。对使用人工呼吸机辅助呼吸的患者，为预防肺部感染，应将患者静脉滴注使用的抗生素残留液配成气管内滴液。

2）根据不同部位、不同性质的肿瘤制订有效预防并发症的计划，并根据病情变化及时调整加以实施。

3）严密监测体温变化，采用综合措施，及早、尽快、安全、有效降温。

4）营养支持，采用鼻饲法或深静脉营养支持。鼻饲前给患者翻身、拍背、吸痰，抬高床头30°~40°后再行管饲，这样可以预防误吸。

5）颅内肿瘤患者应调整饮食结构，摄取营养丰富、全面的食物，保证每天有一定量的新鲜蔬菜，摄入全谷食物、摄入有利于排毒和解毒的食物，如绿豆、赤小豆、冬瓜、西瓜等促使毒物排泄，颅内肿瘤患者在使用脱水利尿剂时，应多吃含钾丰富的食物，如香蕉、橘子、玉米、芹菜等。颅内肿瘤患者要保持良好的饮食规律，不要暴饮暴食，注意饮食卫生，养成良好的排便习惯。避免食用含有致癌因子的食物，如腌制品、发霉食物、烧烤烟熏类食物、农药污染的农作物。不吃生冷、坚硬的食物，要戒烟、戒酒。

（吴倩倩）

第二节　神经胶质瘤

神经胶质瘤是指发生于神经外胚叶组织的肿瘤，也称胶质细胞瘤，简称胶质瘤。胶质瘤属颅内肿瘤，是最常见的颅内肿瘤，占颅内肿瘤的 36.0% ~ 52.4%，平均 44%。其中星形细胞瘤和胶质母细胞瘤占 66%，其次是髓母细胞瘤、少突胶质细胞瘤等。胶质瘤的部位和类别与患者年龄有一定的关系，小脑及脑干胶质瘤多见于儿童，大脑半球星形细胞瘤和多形性胶质母细胞瘤则多见于成人；成人的脑干肿瘤常为星形细胞瘤，儿童的脑干肿瘤常为极性成胶质细胞瘤。

胶质瘤包括两类，一类由神经间质细胞形成的肿瘤，包括星形细胞瘤、星形母细胞瘤、间变性星形细胞瘤、少突胶质细胞瘤、松果体细胞瘤、室管膜瘤、脉络膜乳头状瘤、多形性胶质母细胞瘤、极性成胶质细胞瘤、髓母细胞瘤等；另一类是由神经元形成的肿瘤，包括神经节细胞瘤、神经节胶质瘤、神经节母细胞瘤。

2016 年 WHO 中枢神经系统肿瘤分类将星形细胞瘤和少突胶质细胞瘤统称为弥漫性胶质瘤。在所有颅内肿瘤中，发病率最高、治疗最为复杂和难以治愈的是胶质瘤，年发病率为（5~8）/10 万，包括星形细胞瘤（WHO Ⅱ/Ⅲ级）、少突胶质细胞肿瘤（WHO Ⅱ/Ⅲ级）、胶质母细胞瘤（WHO Ⅳ级）和儿童相关弥漫性胶质瘤。临床上习惯将 WHO Ⅱ级胶质瘤称为低级别胶质瘤，将 WHO Ⅲ/Ⅳ级称为高级别胶质瘤。

目前依据肿瘤特定遗传学特点对肿瘤进行分类，将 IDH 突变和染色体 1p/19q 缺失状态作为胶质瘤临床病理分型的重要构成部分。

肿瘤分子遗传学标志物与患者的生存预后和治疗反应关系密切。IDH 突变的胶质瘤生长相对缓慢，有更长的生存期；IDH 野生型的较低级别星形细胞瘤更容易进展为继发性胶质母细胞瘤（GBM），预后差。脑胶质瘤复发过程中 PTPRZ1 – MET 融合基因发挥着重要作用，是继发性 GBM 的一类特殊基因亚型，提示预后不良。O^6 – 甲基鸟嘌呤 – DNA 甲基转移酶（MGMT）启动子甲基化预示烷化剂（替莫唑胺等）化疗敏感。某些具有内源性调控功能的非编码 RNA 的临床预后与预测价值逐渐引起重视，研究发现胶质瘤中微小 RNA 家族 microRNA – 181 是预测预后的可靠分子标志物，提示替莫唑胺化疗敏感。

弥漫性胶质瘤都会复发，肿瘤复发后的治疗仍是医学难题。再手术仍然是最主要的治疗手段。

星形细胞瘤

星形细胞瘤起源于星形细胞，占神经上皮性肿瘤的 21.2% ~ 51.6%，颅内肿瘤的 13% ~ 26%，男：女约为 3:2，发病高峰为 31 ~ 40 岁。星形细胞瘤可发生于中枢神经系统任何部位，成年人多位于大脑半球，以额叶、颞叶多见，顶叶次之，枕叶则少见。儿童多发生于小脑半球。WHO（1993 年）将星形细胞瘤分为Ⅰ级毛细胞型星形细胞瘤；Ⅱ级星形细胞瘤；Ⅲ级间变（恶性）性星形细胞瘤；Ⅳ级多形性胶质母细胞瘤；其中Ⅰ、Ⅱ级组织学分化相对良好；Ⅲ、Ⅳ分化不良，恶性程度高。

一、病理

星形细胞瘤是最常见的脑胶质瘤，在成人多见于额、顶、颞叶，儿童常见于小脑半球。肿瘤没有明显的包膜，在脑白质内侵袭性生长是其特点。小脑星形细胞瘤常呈囊性，囊内有瘤结节，其中Ⅰ ~ Ⅱ级占 90%。肿瘤由成熟的星形细胞构成，根据星形细胞瘤病理形态，可将其分为原浆型、纤维型和肥胖细胞型。

二、诊断

（一）临床表现

主要包括头痛、呕吐、视神经乳头水肿等颅内压增高症状。大脑半球的星形细胞瘤发病缓慢、病程长，多数先出现局灶定位体征和症状，随后出现颅内压增高症。小脑星形细胞瘤由于较早影响脑脊液循环通路，多先出现颅内压增高的症状。脑干星形细胞瘤进展快、病程短，早期出现脑神经损害和锥体束征，颅内压增高的症状常见于晚期。

1. 大脑半球的星形细胞瘤

1）癫痫：是主要症状之一，额叶肿瘤较易出现，其次是颞叶和顶叶，可为全身阵挛性大发作或局灶性发作。

2）精神症状：常见于广泛累及额叶和胼胝体的肿瘤，表现为痴呆和个性改变。

3）感觉障碍：为顶叶常见症状，可表现为对侧肢体的深、浅感觉和复合感觉障碍。

4）运动障碍：表现为对侧肢体肌力减退或瘫痪。

5）失语症：见于优势大脑半球肿瘤，分为运动性失语、感觉性失语、混合性失语和命名性失语等。

6）视野障碍：枕叶及颞叶深部肿瘤因累及视辐射，引起对侧视野同象限视野缺损或同向偏盲。

2. 小脑星形细胞瘤

1）共济失调，肿瘤位于小脑半球者多表现为肢体共济失调。当肿瘤位于小脑蚓部或小脑半球近中线处则表现为躯干共济失调。

2）眼球水平震颤，多见于小脑半球肿瘤。

3）严重小脑损害可出现爆破性小脑语言。

4）存在小脑扁桃体下疝者则可出现颈部抵抗、强迫头位。

（二）实验室及其他检查

1. 头颅 X 线检查

多数患者头颅 X 线平片表现为颅内压增高征象，在部分患者可见到病理性钙化和生理性钙化的移位。

2. 颅脑 CT 检查

星形细胞瘤的 CT 图像多呈低密度影，增强扫描病变不增强或少有增强。小脑星形细胞瘤的实质部分呈低密度或混杂密度，增强扫描可有轻度强化。

3. MRI 检查

良性星形细胞瘤在 T_1 加权像表现为低信号，在 T_2 加权像表现为高信号，注射Gd – DTPA 增强不明显。恶性星形细胞瘤在 T_1 加权像呈混杂信号，以低信号为主。在 T_2 加权像表现为高信号，信号强度不均匀。注射 Gd – DTPA 增强可见环状或结节状强化。

三、治疗

星形细胞瘤的治疗以手术切除为主，但难以做到根治性切除，术后应给予放疗和化疗等综合措施，以延长生存时间。

四、肿瘤复发与再手术、预后

星形细胞瘤疗效判定标准目前尚不统一，可参考增强 CT 影像：①显效，肿瘤病灶消失；②有效，肿瘤缩小 50% 以上；③微效，肿瘤缩小在 25%～50%；④无变化，肿瘤缩小 25% 以下，增大在 25% 以内者；⑤恶化，肿瘤增大超过 25% 或出现新病灶。

（一）肿瘤复发与再手术

1. 肿瘤复发

肿瘤复发指原手术部位及其周围 2 cm 范围内重新发现肿瘤。根据临床表现判断肿瘤复发，主客观因素干扰多。术后 3 天内复查增强 CT 和 MRI，记录肿瘤切除程度，对日后判断肿瘤是否复发十分重要。术后数天，手术部位出血块及血性脑脊液显示高密度；充血脑组织被强化，都影响对残余肿瘤的观察。

2. 再手术指征

恶性星形细胞瘤复发，再手术的必要性及适应证存在争论。全身状态好、两次手术间隔 6 个月以上者，再手术效果可能良好。

（二）预后

40 岁以下低级别星形细胞瘤患者，手术全切肿瘤能使生存期延长。丘脑或脑室肿瘤，肿瘤直径≥5 cm，疗效差。分化不良的星形细胞瘤治疗困难，预后差，90% 于确诊后 2 年内死亡。

成胶质细胞瘤

成胶质细胞瘤占神经上皮性肿瘤的 22.3%，仅次于星形细胞瘤。好发年龄为 30 ～

50 岁，男多于女，男女比例为（2~3）:1，以大脑半球最常见，常累及数个脑叶，并可经胼胝体延至对侧大脑半球，向皮质深部侵犯丘脑、基底节等部位，脑干、颅后窝则极少见。肿瘤起源于白质，呈浸润性生长，肿瘤生长迅速，易坏死、囊变。组织学表现复杂，为明显多形性，同一肿瘤不同部位亦不一致，可由星形细胞瘤恶变而来。本病病程短，颅内高压严重者可出现意识障碍和脑疝。癫痫发生率较低。

一、诊断

（一）临床表现

病程短，多数在 3 个月内就诊，个别患者因肿瘤卒中而就诊。头痛、呕吐、视力减退及视乳头水肿等颅内压增高症状较早出现，这是肿瘤迅速增殖的同时引起严重脑水肿所致。成人的大脑半球多形性胶质母细胞瘤依肿瘤部位不同而临床表现各异，多有不同程度的偏瘫、失语或偏盲等。如肿瘤出血可出现脑膜刺激征。约 25% 的患者可表现为局限性或全身性癫痫发作。

（二）MRI 和 CT 检查

MRI 与 CT 一样可显示病变的广泛性及病灶的囊变和坏死，病灶边缘不规则，占位征象明显，常累及胼胝体，使中线结构变形，脑室变小、封闭，向对侧移位。注射 Gd – DTPA 后显示广泛的病灶中有少许不规则的高强度信号增强影。

二、治疗

（一）手术治疗

成胶质细胞瘤的手术治疗与星形细胞瘤相似。该肿瘤恶性程度高，呈浸润性生长，很难全切。

（二）术后治疗

辅以放疗或化疗，同时给予降低颅内压及抗癫痫治疗。

少突胶质细胞瘤

少突胶质细胞瘤是一种少见的胶质瘤，占胶质瘤的 6% ~ 8%。多见于 30 ~ 50 岁的成人。肿瘤大多数发生于大脑半球，好发于额叶白质，其次是顶叶、颞极等处。该肿瘤常与星形细胞瘤共存，称混合性胶质细胞瘤。

一、病理

（一）肉眼观察

肿瘤开始生长于皮质灰质内，部位表浅，容易察觉。局部脑回扁平而弥散性肥大，脑沟变窄，切面见瘤与周围脑组织界限不清，较正常的脑灰质更加灰暗或灰红。体积大的肿瘤可向下波及白质，并有出血和囊性变发生，但坏死不常见。瘤内常有不同程度的钙化，故以刀切之有沙砾感。

（二）镜下观察

镜下最突出的特点是瘤细胞的蜂窝状结构和瘤细胞均匀一致的排列。瘤细胞颇似植物细胞，圆形，胞核为正圆形，浓染，位于中央。核周围呈透明状空泡间隙，称为蜂窝状或盒状结构，这种现象可用细胞内水肿或黏液样退变解释。胞质边缘为一薄膜，有时与邻近的细胞相连接而构成网格状。在一个蜂窝盒内一般只有一个细胞核，偶可有两个以上细胞核。在金属浸染的切片上，细胞突稀少，胞核不浸染，而呈透亮的小点状。瘤细胞排列较丰富密集，均匀一致，细胞间的距离大体相等。间质稀少，仅有近乎正常或稍扩张的毛细血管，管壁薄，不增生，胶质纤维亦较少。钙化较其他胶质细胞瘤多见，成为该瘤诊断的特征之一。但仅就该瘤而言，只有20%左右的患者有钙化，所以对其诊断价值不能过分强调。钙化常发生在血管壁内，亦可见于肿瘤的任何区域，甚至可出现在瘤外的脑组织内。钙化的大小不一，小者仅在镜下察见，大者可占瘤的大部分；其形成多呈不规则的斑块状，呈同心环状者极少见。囊性变较多见，坏死少见。

二、诊断

（一）临床表现

肿瘤生长缓慢，病程长，从出现症状到就诊一般为3～5年。患者常以长时间的局灶性癫痫为首发症状，占52%～80%，为胶质瘤中最常见者。颅内高压症状出现迟。其他症状及体征与星形细胞瘤一样，并无特殊。

（二）实验室及其他检查

1. 颅骨X线检查

颅骨X线片可显示肿瘤钙化斑，呈条状或点、片状，肿瘤钙化率高达70%。

2. CT检查

少突胶质细胞瘤CT多表现为等或稍低密度病灶，边缘不清楚，周围水肿甚轻或无脑水肿，轻度不均一强化或无增强效应，表浅的肿瘤可有局部颅骨受侵蚀变薄征象。特征性表现为病灶内出现明显钙化。恶性少突胶质细胞瘤内钙化不明显，常表现为稍低密度病灶伴少量钙化或不伴钙化，病灶多呈明显强化，瘤周水肿严重，占位征象明显。

3. MRI检查

瘤体边界十分清楚，几乎无脑水肿，注射Gd-DTPA明显增强。MRI不能可靠地显示钙化灶，小的斑点状钙化灶不能显示，大的钙化灶在T_2-WI呈圆点状黑影。

三、鉴别诊断

少突胶质细胞瘤典型的CT表现为大脑半球（尤其是额叶）的略低或等密度病灶，边界不清，其内出现大而明显的条状或斑片状钙化，一般诊断不难。MRI可帮助进一步了解肿瘤部位和范围。

在鉴别诊断方面，少突胶质细胞瘤主要应与颅内易出现钙化的病灶相鉴别。

1. 星形细胞瘤

星形细胞瘤亦常出现肿瘤内钙化，但钙化多为斑点状，远不如少突胶质细胞瘤的钙化明显，且常出现肿瘤内囊变和环形增强，与少突胶质细胞瘤不同。

2. 脑膜瘤

脑膜瘤亦可发生钙化，易与脑表浅部少突胶质细胞瘤相混淆，但前者钙化多呈斑点状均匀散布，肿瘤边界清楚，平扫多为均匀稍高密度，常伴颅骨增生性改变，可资与少突胶质细胞瘤鉴别。

3. 颅内动静脉畸形

该病常出现条状明显钙化，与少突胶质细胞瘤相似。但前者无占位征象，增强扫描可见血管强化影，脑血管造影可帮助确诊。

4. Sturge – Weber 综合征

Sturge – Weber 综合征亦可出现颅内明显钙化，但钙化较广泛，沿大脑半球表面分布，且常伴患侧大脑半球的萎缩，有时尚可见沿三叉神经分布的颜面血管瘤。

5. 脑内结核瘤

脑内结核瘤常表现为脑内实质性占位病灶，伴小片状钙化，但病灶多较小，周围水肿较明显。

四、治疗

(一) 手术治疗

手术切除方式与星形细胞瘤相似，应尽可能全切肿瘤。

(二) 术后放射治疗或化学治疗

术后放疗或化疗可延长生存期。

髓母细胞瘤

髓母细胞瘤是儿童最常见的原发性肿瘤，多见于 5 ~ 15 岁，第二次发病高峰年龄为 20 ~ 25 岁。约占全部颅内肿瘤的 1.8%，占儿童颅内肿瘤的 10%。

一、病理

(一) 肉眼观察

肿瘤界限一般比较清楚。肿瘤富于细胞和血管，质脆软，呈紫红色或灰红色，似果酱，肿瘤有侵犯软脑膜的倾向。脑膜被浸润后引起增生，致使瘤组织具有弹性且较硬。浸润软脑膜的倾向又可带来蛛网膜下隙和脑室系统转移。肿瘤中心部发生坏死较少见。囊性变和钙化更罕见。

(二) 镜下观察

瘤细胞往往呈椭圆形、长圆形或胡萝卜形，细胞质非常稀少，或几乎看不到；细胞核多呈椭圆形，亦可呈圆形或略长形。核染色质丰富而深染，一般不易察见核膜和核仁；有时少数瘤细胞可以略大些，染色质较少而略显得苍白，可见核膜和核仁，这种细胞曾被认为是瘤细胞向神经元分化的证据。张福林等报道的 218 例髓母细胞瘤中，有 40 例（18.35%）见到向神经元过渡。

瘤细胞非常丰富，大小一致，排列密集，分布不均，无一定方向，倾向于成丛簇状集聚。该瘤可形成对诊断有意义的纤维心菊形团；一般认为 2/3 的患者不见菊形团，但张福林等报道的患者有 72.48% 观察到典型和不典型的菊形团结构。一部分患者的瘤细胞分化高，染色浅淡，出现胞突，排列也较疏松，这些表现被认为是髓母细胞瘤的瘤细胞向胶质过渡。张福林等报道的患者有 54.13% 出现此种过渡。瘤内不形成胶质纤维，亦不形成网状纤维。肿瘤几乎没有间质，血管亦不甚多，血管的管壁甚薄，管腔较小，大多属于毛细血管。大片坏死不常发生，多见个别瘤细胞的坏死。瘤边缘可见到瘤细胞向正常脑组织浸润，往往首先浸润于小血管周围形成瘤细胞袖口，并借此再向远处蔓延。仔细检查可发现有软脑膜浸润。

二、诊断

（一）临床表现

1. 颅内压增高表现

因肿瘤生长于小脑蚓部，使第四脑室和（或）中脑导水管受压，导致梗阻性脑积水，颅内压增高明显。其中呕吐最为常见。年龄较小的患儿可出现头颅增大及破壶音。

2. 小脑损害表现

小脑损害表现主要为躯干性共济失调，肿瘤偏一侧发展可造成不同程度的小脑半球症状，表现为同侧肢体共济失调。半数以上患者可出现眼球水平震颤。

3. 其他表现

肿瘤或小脑扁桃体经枕骨大孔下疝可引起强迫头位；肿瘤压迫挤压脑干可引起脑神经麻痹和锥体束征。

（二）实验室及其他检查

1. 脑 CT 检查

肿瘤多呈均匀一致的高密度或等密度病灶，第四脑室受压向前移位，可伴有梗阻性脑积水。增强检查呈均匀一致强化。部分病灶中央坏死，平扫呈混杂密度，增强呈不均匀强化。

2. MRI 检查

髓母细胞瘤的实质部分多表现为在 T_1 加权像呈低信号，在 T_2 加权像呈高信号。Gd–DTPA 增强扫描，肿瘤的实质部分呈显著异常增强，囊变和坏死区不表现增强。

三、治疗

髓母细胞瘤的治疗主要是手术切除与术后放疗，部分患者可辅以化疗。由于肿瘤可通过脑脊液循环沿蛛网膜下隙播散性种植，脊髓尤其马尾神经是常见受累部位，术后放疗应包括全中枢神经系统（脑脊髓轴），这是延长生存期的重要手段。

室管膜瘤

一、临床表现

（一）第四脑室室管膜瘤

1. 颅内压增高症状

颅内压增高症状出现早，呈间歇性，与头位有关，晚期常呈强迫头位，严重时可发生小脑危象。

2. 脑干及脑神经损害症状

脑干及脑神经损害症状较少见，多发生于颅内压增高之后。当肿瘤压迫或向第四脑室底部浸润时可出现脑桥或延髓诸神经核症状，表现为复视、斜视、呃逆、吞咽困难、声音嘶哑等。脑干长传导束受累时，多系肿瘤或慢性枕骨大孔疝压迫脑干所致。

3. 小脑症状

小脑症状表现为走路不稳、眼球震颤、肌张力减低。

（二）侧脑室室管膜瘤

1. 颅内压增高症状

颅内压增高症状因肿瘤生长缓慢，早期症状不明显。当肿瘤增大引起脑脊液循环受阻时才出现持续头痛、呕吐、视乳头水肿等一系列颅内压增高症状。

2. 局灶症状

局灶症状早期多不明显，肿瘤生长较大时，可出现对侧轻偏瘫、偏侧感觉障碍和中枢性面瘫。

二、辅助检查

（一）头颅 X 线检查

头颅 X 线检查可见颅内压增高征象，如指压痕增多。肿瘤钙化也多见于室管膜瘤。

（二）颅脑 CT 检查

肿瘤多位于脑室内呈等密度或略高密度影像。病变同侧脑室可因肿瘤的占据或室间孔堵塞造成脑室扩大、变形，瘤内可见高密度的钙化和低密度的囊变区。幕下病变多位于第四脑室内，常伴有梗阻性脑积水。增强扫描多呈不均匀强化。

（三）MRI 检查

肿瘤在 T_1 加权像为低或等信号，在 T_2 加权像呈明显高信号，可因钙化出现信号混杂。注射 Gd – DTPA 增强扫描，病变可出现异常对比增强。

三、治疗

以手术切除肿瘤为主要手段。术后辅以放疗和化疗，可延缓肿瘤的复发。

神经脑胶质瘤患者的监护

一、术前护理

1. 术前准备

按外科术前护理常规护理。

2. 体位

颅内压增高患者须绝对卧床休息，床头抬高 15°~30°，以利颅内静脉回流，降低颅内压。避免导致颅内压增高的因素，如咳嗽、用力排便、情绪激动等。无颅内压增高的患者可取自由卧位。

3. 训练床上大小便

训练床上大小便以避免术后因不习惯在床上大小便而引起便秘、尿潴留。

4. 心理护理

神经胶质瘤往往采取综合性治疗，疗程长，化疗、放疗不良反应多，故应加强与患者及家属的交流，及时了解患者的心理状态，针对存在的心理问题，给予心理疏导和精神上的安慰，同时耐心讲解疾病知识，稳定患者情绪，多鼓励患者。在严格执行医疗保护制度的前提下，对一些心理适应能力较差、反应敏感者，应重视患者主观感受，在护患沟通时认真倾听，耐心解释，给患者以心理安慰，以取得患者信任与合作。

5. 症状护理

1）注意观察患者颅内压增高症状，如头痛的性质和部位、持续的时间，呕吐的性质和量。胶质母细胞瘤患者因肿瘤生长迅速、脑水肿广泛、颅内压增高症状明显，要注意观察神志、瞳孔、生命体征的改变，遵医嘱及时应用脱水药物，以防脑疝发生。

2）患者出现精神障碍时，应注意及时采取保护措施，指导家属不让患者独处或单独外出。遵医嘱给予镇静剂，防止意外事件发生。药物应看服到口。

3）有癫痫者注意观察患者癫痫发作的先兆及发作类型，及时采取措施，控制癫痫发作，防止患者受到意外伤害。指导患者按时服用抗癫痫药物。

4）对有视力障碍的患者加强防护，确保患者安全。

5）有偏瘫者注意患者皮肤护理，按时翻身，活动肢体，预防下肢深静脉血栓及肺栓塞的发生。

6）对出现失语的患者采取有效的沟通方式及进行语言锻炼。

二、术后护理

1）体位：麻醉未清醒前去枕平卧，头偏向健侧，以防呕吐物吸入呼吸道。清醒后血压平稳者，可抬高床头 15°~30°，以利颅内静脉回流。

2）饮食：麻醉清醒后 6 小时，如无吞咽障碍可进食少量流质饮食，防止其消化时产气过多，引起肠胀气。以后可逐渐过渡到高热量、高蛋白、富营养、易消化饮食。

3）术后可出现不同程度的脑水肿，常为手术创伤后反应。应密切观察患者意识、瞳孔、生命体征及肢体活动情况，出现异常时及时报告医生并遵医嘱进行相应处理。

4）有癫痫发作者术后给予抗癫痫治疗。术后麻醉清醒前可给予苯巴比妥 0.1 g 肌内注射，直至患者能口服抗癫痫药物。癫痫发作时加强护理，防止意外损伤。

5）对有精神症状的患者，兴奋、狂躁时应尽量避免环境不良刺激，如保持病室安静，做治疗及护理的时间尽量集中安排，专人看护，同时加强巡视，并指导陪护注意采取安全防护措施，防止患者自伤及伤人。

6）术后患者常置有创腔引流管，应保持引流袋内口低于引流管出口，以免逆行感染；头部适当制动，防止引流管扭曲、脱出，保持引流管通畅，观察引流量、颜色并记录；拔管后注意伤口渗血、渗液，一旦发现头部伤口渗湿，应及时报告医生并遵医嘱进行相应处理。

7）术后行化学药物治疗时，注意观察病情变化及药物反应，加强保护性措施。注射化疗药物时应避免药物外渗，以免引起局部组织坏死。

8）术后放疗的护理：放疗会损害周围脑组织而产生脑水肿，引起颅内压增高，一般在术后 8～10 天发生，应注意患者是否有头痛、呕吐、视力下降等颅内压增高表现，并遵医嘱给予脱水治疗。另外，放疗时由于放射线对组织的损伤，会影响伤口周围皮肤血运，引起伤口愈合不佳，伤口易感染，甚至出现脑脊液漏。应保持伤口敷料干燥、固定、包扎不宜过紧，防止伤口受压，遵医嘱合理使用抗生素。

三、健康指导

1）鼓励患者住院后必须进行心理调整，主动适应术后生活，保持积极乐观心态，积极自理个人生活。

2）嘱患者进食高热量、高蛋白、富含纤维素、维生素丰富、低脂肪、低胆固醇食物，增强机体抵抗力，促进康复。

3）嘱患者遵医嘱按时按量服药，不可突然停药、改药及增减药量（尤其是抗癫痫药、抗炎药、脱水药治疗及激素治疗），以避免加重病情。

4）癫痫患者不宜单独外出、登高、游泳、驾驶车辆及高空作业，随时携带疾病卡。教会家属癫痫发作时的紧急处理措施，防止患者受到意外伤害。

5）有意识障碍的患者，指导家属预防压疮的护理措施。保持皮肤、口腔、会阴部清洁，教会家属鼻饲饮食方法。

6）肢体活动障碍者，应加强肢体功能锻炼，瘫痪肢体放置功能位，感觉障碍者禁用热水袋以防烫伤。

7）语言障碍者坚持语言康复训练。

8）伤口愈合 1 个月后可以洗头，注意伤口有红、肿、热、痛时及时就诊。

9）指导患者术后如条件许可，应尽早辅以化学药物治疗和放疗。化疗前后检查血常规和肝、肾功能，以了解化疗药物对骨髓造血功能及肝、肾功能的损害程度。

10）出现下列指征应及时就诊：

（1）原有症状加重。

（2）头痛、头昏、恶心、呕吐。

（3）手术部位有积液、渗液、发红等。

（4）不明原因持续高热。

（5）抽搐。

（6）肢体乏力、麻木。

（吴倩倩）

第三节　脑膜瘤

脑膜瘤从神经外胚层发育而来，起源于蛛网膜内皮细胞，占颅内肿瘤的 10% ~ 15%。几百年来，脑膜瘤以它的引人注目的外观形状、所能达到的巨大体积以及特别的临床表现吸引了外科医生、病理学家和解剖工作者的注意。正是由于脑膜瘤有一种使颅骨增厚的倾向，早在史前的人类颅骨上就留下了它的印记。脑膜瘤系良性肿瘤，早期表现不典型，且由于脑膜瘤血运丰富，常位于颅底及重要血管旁，手术难度大，所以脑膜瘤的研究一直是神经外科的重要课题之一。

脑膜瘤发病率女性高于男性，其比例为 2:1。在儿童，发病率为 1% ~4%，无明显性别差异。随着 CT 及 MRI 技术的应用，脑膜瘤的诊断率有明显增高，尤其是老年人，许多无症状的脑膜瘤常为偶然发现。多发性脑膜瘤占 1% ~2%，但文献报道中有家庭发病史。

一、病因

脑膜瘤的发生与某些遗传因素和环境因素密切相关。头部外伤、病毒、高剂量或低剂量照射、神经纤维瘤病Ⅱ型（BANF）都可能是脑膜瘤的致病因素。

二、病理

肿瘤大都有完整包膜，多为结节状或颗粒状，表面常有迂曲而丰富的血管。质地常较坚韧，有时有钙化或骨化，很少有囊性变。大部分肿瘤为灰白色，少数由于有出血或坏死灶，瘤质变软，色暗红，剖面粗糙，有的呈鱼肉样改变。囊性脑膜瘤少见。所谓囊性脑膜瘤，不包括显微镜下的囊性变。

少数脑膜瘤边界不清，呈浸润性生长，甚至侵蚀颅骨，导致颅骨破坏或反应性骨质增生，严重者可侵犯头皮或颞肌。骨质增生显著的，可能被误诊为颅骨骨瘤，有时很像外生骨疣并突入眼眶和鼻腔。剖面可见骨板增厚，但仍可辨认出内外板的层次，骨小梁粗大，骨腔充血。镜下可见瘤细胞呈弥散性浸润。一般认为，骨质增生与瘤的浸润或肿瘤所造成的硬膜和血管的分离有关，但也有人认为与肿瘤细胞的化生有关。

显微结构：纤维型脑膜瘤的纤维成分多，由梭形狭长的成纤维细胞构成，细胞间有大量的胶原纤维成分，结构上形成典型的或不典型的漩涡状。内皮型脑膜瘤由蛛网膜上皮构成，胞质均匀，细胞核结构清晰，有时出现异形性，大小不一，无核分裂象，纤维成分少。砂粒型脑膜瘤是在纤维型或内皮型脑膜瘤的旋涡状或同心圆结构中发生透明变或钙化，形成砂粒体。血管型脑膜瘤以血管或血窦为基础。这些血管或血窦由极薄的血管内皮细胞构成。和蛛网膜细胞一起形成索状结构，容易发生液化囊变或瘤内出血。脑膜肉瘤为恶性脑膜瘤，呈浸润性生长，组织学上可见大量的细胞核分裂象，甚至失去典型的组织学结构。

三、诊断

（一）临床表现

脑膜瘤生长缓慢，其临床表现取决于肿瘤的起源部位、大小及其对邻近脑组织、脑神经以及脑脊液循环通路的影响。

1. 颅内压增高症状

头痛、呕吐、视力进行性减退。

2. 癫痫

成年人幕上脑膜瘤的癫痫发生率较高，尤以位于中央沟区域及其附近者更为常见。癫痫常为单纯性部分性发作，多伴有对侧肢体的不全瘫痪。嗅沟脑膜瘤、额叶前份脑膜瘤可出现癫痫大发作。

3. 定位症状与体征

由于肿瘤生长部位的不同，产生与受累部位神经功能有关的临床表现也有所差异：

1）大脑镰旁及矢状窦旁脑膜瘤：因肿瘤生长的位置不同症状差别大。①肿瘤位于前1/3：可因肿瘤压迫额叶而出现精神障碍，表现为欣快感、不拘礼节、表情淡漠、性格改变等。②位于中1/3：早期由于中央前后会受到刺激，可能出现 Jackson 癫痫（即部分性癫痫），发作后对侧上下肢出现暂时性瘫痪，称为一过性（Todd）瘫痪；晚期出现对称性上、下肢瘫痪。③位于后1/3：一般只引起视野改变，晚期出现颅内压增高症状、同向偏盲等。

2）嗅沟脑膜瘤：常长至较大时才出现症状。早期常有额部头痛，可放散至眼窝后部。可有一侧嗅觉减退或丧失，但不易被患者觉察。有时出现记忆力减退，注意力不集中或表情淡漠等精神症状，但很少发展至痴呆程度。肿瘤向后生长可压迫视神经，引起原发性视神经萎缩，单眼视力下降，还可因颅内压增高引起对侧视乳头水肿，此即福斯特—肯尼迪综合征。巨大肿瘤也可同时侵犯两侧视神经，引起双眼的视力、视野障碍。少数患者有癫痫大发作，但出现肢体运动障碍者很少。

3）鞍结节脑膜瘤：患者大多有隐匿性进行性发展的视力、视野障碍，而且常常是不对称的。约80%的患者以此为首发症状，少数为急性视力障碍或症状有波动。单侧视力障碍占55%，双侧视力障碍占45%。视野障碍以双颞偏盲或单眼失明最常见，而另一眼颞偏盲多见，也可以表现为单眼视力基本正常，另一眼颞侧偏盲。怀孕有可能加重症状。眼底视乳头原发性萎缩多见，高达80%。还可以出现福斯特—肯尼迪综合征。头痛占20%～25%，大多表现为额部疼痛，也可以表现为眼眶、双颞部疼痛。

肿瘤侵及嗅神经时出现幻嗅、嗅觉减退或丧失；额叶受损患者可出现精神障碍，如嗜睡、记忆力减退、焦虑等；较少有动眼神经麻痹、三叉神经第一支功能障碍；极少数患者由于肿瘤经眶上裂侵入眶内出现眼球突出；个别患者可出现癫痫。

4）蝶骨翼脑膜瘤：蝶骨翼脑膜瘤通常被称为蝶骨嵴脑膜瘤，但越来越多的文献称之为蝶骨翼脑膜瘤。由于该部位的脑膜瘤主要附着于蝶骨大小翼及其内侧的前床突，并非只附着于线状的蝶骨嵴上，因此，称之为蝶骨翼脑膜瘤更为合理。该瘤为颅中窝最常见的肿瘤，占颅内脑膜肿瘤的 10.9%。

5）脑桥小脑角脑膜瘤：内听道前脑桥小脑角脑膜瘤病程较短，平均 1.1 年。临床症状以同侧三叉神经、展神经、面神经和前庭蜗神经损害常见。最多见的脑神经损害症状是早期出现耳鸣、眩晕，中晚期出现听力下降；其次是面肌抽搐、轻度的面瘫；再次是面部麻木，感觉减退，颞肌、咬肌萎缩等三叉神经损害的表现。内听道后脑桥小脑角脑膜瘤生长缓慢，早期症状不明显，因此，起病更为隐匿，病程较长，平均 2.7 年。临床上主要表现为小脑功能障碍，如步态不稳、粗大水平眼球震颤及患侧共济失调，瘤体巨大时可出现颅内压增高症状和后组脑神经损害症状，而三叉神经、面神经、听神经损害少见。

（二）实验室及其他检查

1. 头颅 X 线检查

①可见局部颅骨内板增厚，外板呈针状放射增生或局部骨板变薄和破坏；②颅骨的血管压迹增多，可见脑膜动脉沟增粗扭曲，最常见于脑膜中动脉沟，局部颅骨板障静脉异常增多；③部分患者可见颅内压增高征象。

2. 脑血管造影检查

脑血管造影是诊断脑膜瘤的传统的重要手段，近年来开展的数字减影技术和超选择血管造影对证实肿瘤的血管结构、主要血管的移位以及肿瘤与硬膜窦的关系提供了详细的资料。主要表现如下：

1）脑膜瘤周围脑血管呈包绕状移位。

2）肿瘤血管。在动脉期可见肿瘤区有增生的小动脉。细血管期可见密度均匀的边界分明的肿瘤染色。静脉期可见粗大静脉包绕在肿瘤的外周。

3）肿瘤同时接受来自颈外、颈内或椎动脉的供血。

3. 颅脑 CT 检查

平扫肿瘤多呈等密度或高密度占位病灶，密度均匀一致，边缘清晰。瘤内可见钙化，瘤周有不同程度的脑水肿。增强扫描呈明显增强影像。约 15% 的脑膜瘤可出现坏死囊变或瘤内出血。

4. MRI 检查

MRI 对脑膜瘤的定位和定性诊断明显优于 CT。肿瘤在 T_1 加权像表现为低信号，在 T_2 加权像呈高信号。肿瘤钙化呈低信号。注射 Gd - DTPA 后病变增强明显，并可见到瘤周硬膜增厚强化。

（三）诊断要点

根据进行性加重的头痛等颅内压增高症状，局灶性及全身性大发作癫痫病史，偏瘫、失语等阳性体征，一般应考虑颅内占位性病变，通过头颅 X 线检查、CT 及 MRI 检查,一般可明确诊断。

四、鉴别诊断

生长在大脑凸面、小脑凸面、矢状窦旁、大脑镰旁的脑膜瘤需与相应部位的结节型胶质瘤、转移瘤及其他实质性肿瘤相区别。鞍区脑膜瘤应与垂体腺瘤、颅咽管瘤相区别;桥小脑角、岩尖斜坡区的脑膜瘤应分别与听神经瘤、三叉神经鞘瘤、胆脂瘤等相区别。根据各种病变相应的临床表现和典型的影像学改变,做出上述鉴别诊断并不困难。

五、治疗

(一) 手术治疗

脑膜瘤为颅内良性肿瘤,约占颅内肿瘤的15%。其最佳的治疗方法为完整地切除肿瘤,但由于其血供丰富,增加了手术的难度。对脑膜瘤进行术前栓塞,对减少术中出血、缩短手术时间有很大的帮助。栓塞后肿瘤中心坏死、软化使得术中处理更加容易,可减少因手术操作而引起的周围脑实质的损伤并能减少术后肿瘤的复发。

1. 术前检查

术前检查包括全身情况和脑膜瘤本身的检查。全身检查包括心、肺、肝、肾、血液、内分泌、水电解质和酸碱平衡等方面的检查,评估患者对手术的耐受力。如果患者全身情况欠佳,手术耐受力不良,需做积极和细致的特殊准备后,方可施行手术。

脑膜瘤本身的检查有CT、MRI平扫加增强扫描,这些检查可以了解肿瘤的部位、形态、大小、性质及其与周围结构的关系等;脑血管造影(包括CAG、CTA、MRA、DSA)能了解肿瘤的血供、肿瘤与大血管的关系,如动脉的移位、包裹、闭塞等,中央静脉大脑深静脉系统及静脉窦的通畅情况,以及确定是否有术前栓塞。球囊阻塞试验(BOT)可以观察了解颈内动脉系统的侧支循环情况,判断海绵窦等脑膜瘤术中能否牺牲颈内动脉;诱发电位检查(SSEPs、VEPs、听觉诱发电位等)可以了解皮质、脑干及脑神经受累情况。脑膜瘤本身的检查有助于分析肿瘤可切除性及制订手术方案。

临床上,并不是所有颅内脑膜瘤患者都需要手术。决定是否手术要考虑到许多因素,如患者的年龄、全身情况、期望生存期(根据寿命表分析)、Karnofsky评分和神经功能状况,以及肿瘤大小及部位、风险—利益比率等;如果全身健康状况不佳,如有不能控制的高血压和糖尿病,就会增加外科手术风险;还要考虑到影像学检查所见应与患者的症状和体征相符,如果影像学检查和临床病史和体征不一致,那么整个手术计划必须重新考虑,患者需要进一步检查,不能贸然手术。如果患者没有症状,脑膜瘤是因为某种其他原因行影像学检查时偶然发现的,是否手术可通过观察肿瘤有否生长而做出判断,如果肿瘤生长缓慢或不生长可暂不手术。

术前用药物:①激素药,提高脑组织对手术创伤的耐受性和改善颅内顺应性;②抗惊厥药物,脑膜瘤患者术前、术后容易出现癫痫发作,大多数临床医生主张术前应用抗惊厥药物,直至血清内药物浓度达到治疗浓度后再手术;③抗生素,对手术复杂,手术时间长的颅底脑膜瘤手术,需在手术前一天及手术中预防性应用抗生素;④脱水剂,对严重高颅内压、中线结构移位及瘤周水肿明显者,术前可适当应用脱水剂;⑤镇静剂,保证患者手术前晚休息好，缓解其紧张情绪。术前一般应留置导尿管。

2. 手术原则

手术原则是，在不造成神经功能损害的前提下尽可能全切除肿瘤，因此，手术中必须保护好脑皮质（特别是功能区脑皮质）、脑血管和脑神经。

3. 手术技巧

若脑膜瘤包膜完整，没有突破周围蛛网膜生长，没有包裹、侵犯邻近的动脉和神经，手术切除的一般方法是先处理肿瘤的基底部，阻断肿瘤血供，后做瘤体内切除肿瘤，然后沿蛛网膜界面分离肿瘤包膜，并将其牵离周围脑皮质和神经、血管结构，分块切除，最后处理附着硬脑膜和受累骨质。铲除肿瘤附着的方法是，一手拿吸引器，另一手拿双极电凝，用吸引器吸除出血、夹碎的或质软的肿瘤；用双极电凝烧灼供血血管和分离、夹碎肿瘤组织。若脑膜瘤已经突破周围蛛网膜生长，侵犯邻近的神经组织和动脉壁，甚至造成血供管腔闭塞，手术切除时首先要判断重要血管、神经在瘤体内的部位和走向，以免在做瘤体内切除时损伤这些结构。铲除肿瘤附着、阻断血供后，尽可能在肿瘤的近端或远端找到被肿瘤包裹的血管和神经，然后顺行或逆行追踪血管和神经，分离、切除肿瘤。

4. 注意事项

①重视显微外科技术的应用；②注意利用蛛网膜界面来分离切除肿瘤；③尽量采用锐性分离，锐性分离是最安全的分离，永远不要用力牵拉任何脑组织；④保留、修补或重建血管非常重要，因为血管里流淌着的是维持生命和功能的血液；⑤应特别注意保护静脉，因为它更脆弱；⑥第 1 次手术时应以最大的热情和耐心来寻求全切除肿瘤，因为这是能治愈患者的最佳时机；⑦肿瘤会破坏正常解剖结构，因此要时刻警惕被移位的重要结构，不要在产生损伤后才意识到这是重要的结构；⑧要维持正常脑灌注压，避免低血压和过度牵拉脑组织；⑨开颅前就应想到关颅，切除前就应想到修补，保留就是最好的重建。

5. 术后处理

术后处理和其他颅脑手术相似。

1）体位：麻醉清醒后上身抬高 15°～30°，坐位手术者取半坐位 1～2 天。

2）生命体征监测：包括意识、瞳孔、血压、脉搏、呼吸等，每小时检查 1 次，平稳后改为每 2 小时 1 次，以后每 4 小时 1 次。

3）饮食：清醒患者，术后第 1 天可进流质饮食；昏迷患者及有后组脑神经损伤、饮水呛咳者禁食 2 天后给鼻饲流质饮食。

4）液体和电解质：术后每日补液 1 500～2 000 mL，定期监测电解质，如发现有低钠、低钾等情况应做相应补充。大剂量应用甘露醇及老年患者要定期监测肝、肾功能，血糖并做相应处理。

5）术后用药：酌情应用抗生素、激素脱水剂。有皮质损伤者预防性应用抗癫痫药物，如无癫痫发作，1 年后逐渐减量停药。疑有脑血管痉挛者术后第 2 天开始应用扩血管药。有下丘脑或脑干缺血或挫伤者术后给予西咪替丁或奥美拉唑等预防消化道出血。术后高热、经脑脊液检验证实有颅内感染者要调整抗生素，必要时经鞘内给药控制感染。

6）切口：硬脑膜外引流一般在术后 24～48 小时拔除。幕上切口缝线 5～7 天拆除，幕下及脊髓 8～10 天拆除。糖尿病患者及营养不良者应适当推迟拆线。术后发生脑脊液漏者应缝合漏口，并做腰椎穿刺引流脑脊液 5～7 天，促使漏口愈合。

出院后 1 个月即开始随访，最好能复查 MRI 或 CT，了解有无肿瘤残留，以备日后复查对比。以后每隔 3 个月随访一次，逐渐变为 6 个月随访一次，再后每年随访一次。

6. 手术并发症

1）出血和失血：出血和失血是脑膜瘤手术过程中突出的问题。术前栓塞可以减少颈外动脉分支供血，术中出血将明显减少。

2）皮质损伤：皮质损伤可以是由于手术造成的皮质挫伤、裂伤，也可以是由于皮质血管损伤造成的皮质微小梗死。临床表现为癫痫、偏瘫、失语等神经功能障碍。

3）脑神经损伤：主要见于颅底脑膜瘤，如在海绵窦脑膜瘤、岩斜脑膜瘤和斜坡脑膜瘤手术过程中很容易出现脑神经损伤。

4）有出血倾向的患者在术中、术后容易出血，术后可出现颅内血肿，甚至脑疝形成；血液黏滞度增高引起高凝状态，加上术后应用止血剂均可以导致静脉血栓形成，引起肺栓塞。

5）高龄患者手术危险性明显较中、青年患者高，如术后肺栓塞在老年患者中更容易出现，是老年患者严重的术后并发症之一。

6）Karnofsky 计分高于 50 分、CT 显示肿瘤占位效应不明显、瘤周水肿轻微者并发症发病率低，预后良好。

脑膜瘤手术死亡率为 7%～14.3%。术前一般情况差、临床症状明显（如癫痫）、高龄、肿瘤不能全切除以及并发症的出现（如肺栓塞、颅内血肿等）会使手术死亡率明显增加。

（二）放射治疗

1. 普通放疗

过去认为脑膜瘤对放疗较"抗拒"，主要是因为该肿瘤分化较完全，放疗肿瘤退缩很慢，甚至不退缩。近年来国内外越来越多的临床资料证实放疗确有良效，可减轻头痛，改善视力和眼球运动，明显防止和延缓不完全切除者的术后复发，提高未手术者的局部控制率及生存率。因此通常认为，对确实完全切除的良性脑膜瘤可不做术后放疗，但必须在术后 1 年重复行影像学检查。如发现复发可再次手术，术后行放疗，如不宜手术者，可单纯放疗。对手术切除不彻底，特别是位于颅底、鞍旁、静脉窦旁者宜行术后放疗。

2. 立体定向放射外科

立体定向放射外科（SRS）是指将高能射线（γ 射线或 X 射线）三维非共面聚焦于某一局限性病灶的单次大剂量照射治疗，使受照病灶发生放射反应而凋亡，而病灶外周组织因剂量迅速递减而免受累及，从而在其边缘形成刀割一样的界面，类似外科切除的效果。

脑膜瘤以下特性使其适合立体定向放射外科治疗：①通常有完整的包膜；②除非是

恶性脑膜瘤，一般不会侵犯脑组织；③SRS 放射剂量在照射野外围迅速减小，适合治疗边缘不规则的脑膜瘤；④能在增强 CT 和 MRI 上清楚地显示出来；⑤即使瘤体很小也能发现；⑥大剂量照射后硬脑膜血管会逐渐闭塞。

在适应证掌握方面要考虑到：①病变本身因素，病变的大小、部位及周边脑组织的移位和水肿情况等。病变太大，如大于 3 cm，影像学上可以见到脑组织的明显移位及水肿，则放射本身即可加重原有的水肿，严重时可能会达到颅内高压的临界点，造成严重的后果；鞍区脑膜瘤和视神经、视交叉的距离小于 4 mm，则应考虑边缘剂量对视神经的损害。②患者因素，如患者的体质、对手术的意愿和恐惧，以及对术后可能出现并发症的接受程度等。

具体适应证为：①肿瘤直径小于 3 cm，无明显的神经系统体征及颅高压，患者无意手术者；②年龄偏大，不能耐受麻醉及手术创伤者；③体质较弱，全身情况比较差，内环境不稳定者；④病变位于颅底、矢状窦旁或松果体区，累及动脉、脑神经或长入静脉窦，手术风险大，可切除性低者等，均可施行放射外科治疗。

3. X 刀治疗

X 刀对于脑深部的小型肿瘤具有独特的疗效，但原则上肿瘤直径不宜大于 4 cm，肿瘤体积和总剂量具有相关性，肿瘤周边剂量应控制在各敏感区的耐受剂量之下。

4. 伽马刀治疗

伽马刀治疗脑膜瘤的适应证包括：①生长在颅底或颅内深部的脑膜瘤；②肿瘤平均直径小于 30 mm；③肿瘤边缘距离视神经、视交叉和视束须大于 5 mm；④多发性脑膜瘤、手术后残留或复发的脑膜瘤；⑤高龄（＞70 岁）患者，且影像资料证实肿瘤持续生长者；⑥患有心肺肾疾病、血液系统疾病或糖尿病等手术禁忌或不能耐受手术的情况的患者。

（三）化疗

虽然已有许多关于生物的和不同药物对培养的脑膜瘤细胞生长有抑制作用，并对载瘤裸体鼠模型瘤抑制的报道，但临床上却无药物治疗脑膜瘤的成功报道。细胞毒因子和激素受体阻断因子可以试用。

（四）细胞毒化学治疗

使用抗代谢或者烷基化物因子进行细胞毒内化学治疗的成功报道事实上是不存在的。用环磷酰胺、多柔比星（阿霉素）、长春新碱治疗的 11 例复发性恶性脑膜瘤的报道中，Wilson 发现 1 年内的失败率为 73%，2 年失败率为 100%。未来显然需对脑膜瘤的化学药物治疗进行研究。

（五）激素受体拮抗药

早期的实验室研究指出，在脑膜瘤细胞中存在低浓度的雌激素受体和高浓度孕酮受体，妊娠促进脑膜瘤生长的临床现象也提示雌激素刺激肿瘤生长。Markwalder 等采用抗雌激素因子他莫昔芬（三苯氧胺）治疗 6 例复发性不宜手术的脑膜瘤患者。在 8～12 个月的治疗期内，1 例有初步肿瘤反应，2 例无肿瘤生长，2 例 CT 提示肿瘤有进展，1 例由于肿瘤生长需要再次手术。在一同类的研究中，美国西南肿瘤学组报道，用他莫昔芬治疗 21 例患者，随访 15.1 个月，22% 自觉改善，32% 稳定在影像学上，53% 影像学显示疾病进展。

（六）中医治疗

多年来，许多作者运用中医治疗本病，总结了不少经验，取得了一定的疗效。周仲瑛教授（南京中医药大学）认为病因上应突出肝肾亏虚、风痰瘀毒阻脑，治疗上倡导标本兼顾，攻补并用，用药时注意虫类药物的使用，"巅顶之上，唯风药可到"。也重视化痰祛痰，习用僵蚕、水蛭、泽兰，主张以毒攻毒，常伍用马钱子散。

另外，在辨证用药的基础上，根据不同部位的病症，选择适当的循经药物，如前额加白芷、薄荷、升麻，巅顶加藁本，少阳经加川芎、细辛，可增加疗效。尚需注意，不少抗肿瘤药物有一定的毒性，应用不宜过量或太久。

六、监护

（一）术前护理

1. 术前准备

按外科护理常规进行护理。充分备血，常备 2 000 mL 以上。

2. 体位

参见"神经胶质瘤术前护理"相关内容。

3. 训练床上大小便

训练床上大小便，以避免术后因不习惯在床上大小便而引起便秘、尿潴留。

4. 心理护理

患者因头痛、呕吐、视力下降、肢体运动障碍等因素，自理能力受限，感到痛苦、恐慌；手术备血量大，治疗费用高，手术对生命的威胁等因素使患者焦虑、缺乏安全感。护士应耐心细致与患者沟通，讲解疾病相关知识及预后，鼓励、安慰患者，帮其树立信心，积极配合治疗。

5. 症状护理

1）观察患者颅内压增高症状，头痛的性质、部位、持续时间和呕吐的性质、量。对于巨大肿瘤患者出现颅内压增高者，注意观察头痛程度、神志、瞳孔、生命体征的变化，防止脑疝的发生。

2）有癫痫史者应注意观察癫痫发作的先兆症状、持续时间、性质、次数，按时服抗癫痫药，并设专人陪护。

3）大脑凸面脑膜瘤受压明显时可有精神症状，护理时应注意保护患者，加强巡视，并设专人看护。

4）肿瘤位于矢状窦旁、中部、额顶部者，应注意患者肢体活动情况。

5）位于左侧半球的凸面脑膜瘤患者，应观察各种失语的发生及种类、程度，采取有效沟通方式，加强语言训练。

（二）术后护理

1. 饮食、体位

参见"神经胶质瘤术后护理"相关内容。

2. 较大脑膜瘤切除术后

局部留有较大腔隙时，应禁止取患侧卧位，以防脑组织移位。

3. 脑水肿护理

患者术后可出现不同程度的脑水肿，应密切观察意识、瞳孔、生命体征及肢体活动情况，出现异常情况及时报告医生，并遵医嘱进行相应护理。

4. 癫痫的护理

参见"神经胶质瘤术后护理"相关内容。

5. 精神症状护理

参见"神经胶质瘤术后护理"相关内容。

6. 引流管护理

参见"神经胶质瘤术后护理"相关内容。

7. 潜在并发症

颅内出血是矢状窦及颅底脑膜瘤术后最严重的并发症，如未及时发现和处理，可导致患者死亡。术后48小时内应特别注意患者的意识、瞳孔、生命体征，如患者出现血压升高、脉缓、瞳孔不等大、偏瘫、CCS评分下降或颅内压显著升高表现，提示有颅内血肿，应立即报告医生，遵医嘱脱水治疗的同时及早复查CT，及时发现颅内出血，及早手术处理。

（三）健康指导

参见"神经胶质瘤健康指导"相关内容。

（吴倩倩）

第四节　垂体腺瘤

垂体腺瘤是由腺垂体细胞组成并发生的良性肿瘤，也是颅内常见的肿瘤之一，约占颅内肿瘤的10%，在颅内肿瘤中的发病率仅低于脑胶质瘤和脑膜瘤。垂体腺瘤主要通过：①垂体激素过量分泌或因肿瘤压迫使垂体激素低下而引起一系列的代谢紊乱和脏器损害。②压迫鞍区相邻结构导致相应功能的严重障碍，对机体造成损害。

垂体腺瘤的发病率在男性和女性之间有显著的年龄差异。小于20岁或大于71岁时，垂体瘤的发病率均很低。男、女两性中发病的高峰在20～40岁。有报道，女性有2个发病高峰，即20～30岁和60～70岁；而男性主要在20～70岁发病，随年龄的增加而增加。

一、病因

垂体腺瘤的发病机制尚不清楚，但是其内在基因缺陷、下丘脑、各种生长因子等在垂体腺瘤发病机制中发挥重要作用。近年来的病因研究已进入分子生物学和分子化学层面。主要观点是大多数垂体腺瘤是由于体细胞的单克隆突变引起。

二、病理

腺瘤常为紫红色且质软，有的呈烂泥状。当有变性时，瘤组织可呈灰白色。有的伴瘤组织坏死、出血或囊性变。在光镜下结合尸检材料，垂体腺瘤外有边界，但无包膜。瘤细胞排列：①密集排列；②呈乳头状绕小血管排列；③呈筛网状排列，在瘤细胞间有较多血窦或腔隙；④呈混合型排列。瘤细胞形态较一致，但呈圆形、立方形或多角形的瘤细胞的大小差异很大：小的与淋巴细胞相似，仅在核外有少量胞质，这些多是未分化的干细胞；大的胞质较多，其中可充满一些颗粒或呈泡沫状，瘤细胞的大小较一致，亦常见大核，很少看到核分裂。

三、诊断

（一）临床表现

1. 内分泌功能障碍

垂体腺瘤的内分泌功能障碍包括分泌性垂体腺瘤相应激素分泌过多引起的内分泌亢进症状，和无分泌性垂体腺瘤及分泌性垂体腺瘤压迫、破坏垂体造成的正常垂体激素分泌不足所致的相应靶腺功能减退两组症状。

1）垂体肿瘤激素分泌过多产生的内分泌症状：垂体腺瘤所导致的内分泌亢进症状仅见于分泌性垂体腺瘤，且随肿瘤分泌激素种类的不同而表现为相应症状。

（1）泌乳素腺瘤

①女性泌乳素腺瘤：多见于20～30岁，典型临床表现为闭经—泌乳—不育三联症。

闭经：闭经或月经稀少几乎见于所有患者，这主要是由高泌乳素血症所致。青春期前发生泌乳素腺瘤可引起发育延迟和月经初潮延迟，随后月经稀少至最终闭经；青春期后发生泌乳素腺瘤表现为逐渐出现的继发性闭经。闭经的期限可自数月至数年不等。

泌乳：多数患者表现为自发性泌乳、多为双侧；部分患者在检查时发现，需挤压乳头后才出现少量乳汁。

不孕：泌乳素腺瘤目前已成为不孕症的常见原因之一。

其他症状：部分患者可因雌激素水平低落，出现肥胖，性情急躁，性欲减退，阴道干燥，性交困难，精神异常（8%）等。

②男性泌乳素腺瘤：男性泌乳素腺瘤并不少见。由于临床症状较为隐匿，早期诊断较为困难，往往发展至大腺瘤时才做出诊断。

早期主要症状为性功能减退：表现为性欲减退或缺失、阳痿、精子减少。可能与促性腺激素分泌不足或泌乳素影响雄性激素的生成以及对精子生成的直接干扰有关。部分患者表现为男性乳房发育、泌乳、不育、睾丸萎缩、胡须稀少等。严重者可引起生殖器萎缩，但引起女性变者少见。

（2）生长激素腺瘤：生长激素腺瘤在青春期以前发生表现为肢端肥大症和垂体性巨人症。

①肢端肥大症：女性多于男性，常于30～50岁起病，病程缓慢，早期诊断困难。

肢端肥大常常是患者最早出现的临床表现。长期过量生长激素的刺激引起骨骼的过度发育和结缔组织增生，造成头颅、手和足的体积增大，上颌和下颌增大造成牙齿分离，同时造成容貌的改变，面部软组织增厚使面容变形加重，额部皮纹增多，眼睑、耳、鼻、嘴唇增厚变阔，舌体肥大、皮脂腺过度分泌使皮肤富含皮脂，汗腺肥大造成多汗，因鼻甲肥大、咽喉部增生肥大造成打鼾甚至睡眠性呼吸障碍（38%）。

②代谢紊乱：患者甲状腺常常肿大，但功能多为正常，也可出现甲状腺功能亢进、甲状腺功能低下。基础代谢率往往增高，当伴发垂体功能减退时，基础代谢率降低。约60%的患者胰岛素耐受性增加、糖耐量减低。糖尿病的发生主要与肿瘤细胞长期大量分泌的生长激素有关，多数随生长激素水平的控制而逐渐好转。部分患者因肾小管对磷的重吸收，血清钙、磷升高，尿钙升高，发生尿结石。

③心血管系统表现：肢端肥大症患者全身脏器增生肥大，但心脏肥大的程度往往比其他脏器更为明显，部分存在肥大性心脏病，主要表现为左室肥厚、充血性心力衰竭、心律失常甚至心肌梗死。常伴有动脉硬化，尤其是冠状动脉粥样硬化。部分患者伴高血压。

④垂体性巨人症：生长激素腺瘤在儿童期起病表现为巨人症，大多数患者肢体特别长；在少年期起病者表现为肢端肥大性巨人症，即身体既高大，又有肢端肥大症的表现。生长激素分泌过度和性激素分泌不足是造成肢体过度发育的原因。

⑤其他症状：大部分患者性腺发育迟缓，生殖器发育不良；绝大多数女性患者表现有月经失调甚至闭经，患者一般无排卵功能，不能生育。男性患者在疾病早期可呈性欲亢进，生殖器增大，随着病程的进展，性欲逐渐减退以至完全消失，并逐渐出现生殖器萎缩。

（3）促肾上腺皮质激素腺瘤：因垂体促肾上腺皮质激素分泌增多导致双侧肾上腺皮质增生所引起的库欣综合征，称为库欣病（Cushing病）。

本病多见于青壮年，女性多于男性，任何年龄均可发病，以20～40岁居多，起病大多缓慢。

①一般表现：肥胖是最常见的临床表现（85%～96%），典型患者表现为以躯干为主的向心性肥胖，面部、颈部、躯干和腹部的皮下脂肪积聚导致满月脸、水牛背、锁骨上窝脂肪垫增厚和腹壁脂肪肥厚。重度肥胖比较少见。80%左右的患者伴有高血压，水肿少见。部分患者有腰背疼痛、骨质疏松，肌肉无力也比较常见。

②皮肤改变：表皮及皮下结缔组织萎缩导致面部潮红，皮肤菲薄透亮，皮下血管清晰可见。血管脆性增加使皮肤稍受外力即可出现瘀斑，静脉穿刺处有时也可出现广泛的皮下出血。紫纹的发生率约为50%，紫纹多见于年轻患者，老年患者相对少见，最常见于下腹部，也可发生于大腿部、乳房、臀部、髋部和腋窝等处。一般的细菌感染也不易局限，往往趋慢性经过或向周围扩散。皮肤色素沉着较少见。

多毛见于65%～70%的女性患者，表现为眉毛浓黑，阴毛增多，呈男性分布，面颊和两肩毳毛增多，在须眉区或胸腹部也可出现粗毛。但男性化少见。

③性腺功能障碍：性腺功能减低是比较常见的症状，在病程较长的患者中尤显。75%的绝经期前患者有月经稀少或闭经，常常伴有不育。男性患者表现为性欲低下和阳

痿，精子生成减少。

④代谢障碍：绝大多数的患者糖耐量降低，20%有显性糖尿病，糖尿病性微血管病变和酮症较少见；10%的患者有肾结石，可能与皮质醇诱导的高钙血症有关。10%的患者有多饮、多尿。可能与高钙血症及糖尿病有关。

⑤精神症状：85%的患者出现精神症状，可表现为情感障碍（抑郁症、欣快）、认知障碍（注意力和记忆力减退）和自主神经功能障碍（失眠、性欲减退）等。抑郁症与皮质醇/促肾上腺皮质激素的高低有关。欣快也是比较常见的情绪变化。

2）垂体前叶功能减退症状：分泌性垂体腺瘤和无分泌性垂体腺瘤均可产生垂体前叶功能减退症状，这是由于肿瘤对正常垂体的压迫、破坏所造成的。促性腺激素分泌不足，在男性表现为性欲减退、阳痿、外生殖器萎缩、睾丸和前列腺萎缩、精子量减少、第二性征不明显、皮肤细腻；在女性则主要表现为月经稀少或闭经、不孕、子宫和附件萎缩、性欲减退、阴毛和体毛稀少。促甲状腺激素分泌不足主要表现为畏寒、疲劳乏力、精神不振、食欲减退、嗜睡。促肾上腺皮质激素分泌不足主要表现为虚弱无力、厌食、恶心、抵抗力差、血压偏低、低血糖；在急性严重肾上腺功能不足时表现为极度淡漠、无力。儿童期生长激素分泌不足可影响生长发育。垂体后叶激素分泌不足极为少见。

2. 局部压迫症状

1）头痛：早期约2/3的患者有头痛，常位于双额、前额、眼球后，呈间歇性发作或持续性隐痛。头痛与肿瘤大小有关，垂体微腺瘤头痛常常较为显著，可能是肿瘤刺激局部鞍膈和硬膜所致，一旦肿瘤明显向鞍上发展，头痛也随之减轻；少数巨大腺瘤向鞍上发展突入第三脑室，造成脑室梗阻。出现颅内压增高时头痛剧烈，或肿瘤坏死、出血时头痛剧烈。

2）视力损害：由于鞍膈与视神经之间一般有2~10 mm的间距，因而垂体腺瘤需要达到一定体积、向鞍上发展到一定程度才能接触视神经，再继续发展到一定程度才能因为直接压迫视神经、视交叉和视束的视觉传导纤维或影响视觉传导纤维的血液供应而造成视力障碍。因而早期无视力损害，随着肿瘤长大出现视力损害。初期主要表现为视野障碍，随后再出现视力受损。视野障碍的类型与肿瘤向颅上生长的方式及视交叉的位置有关，当肿瘤在视交叉前下方向上压迫视交叉，则视野以颞上象限—颞下象限—鼻下象限—鼻上象限的顺序发展，双颞侧偏盲为最常见的视野障碍，两侧视野改变的程度可以不相同，当肿瘤偏侧向鞍上发展时可表现为单侧视野障碍。

视力减退大部分是从一侧开始。视力减退可以是渐进性的，也可以是迅速发展的，晚期视力减退是肿瘤压迫视神经引起视神经萎缩所导致。

3）其他结构受压表现：肿瘤显著向海绵窦内发展，可以影响展神经或动眼神经，出现患侧眼球内斜或患侧上睑下垂、瞳孔散大、眼球固定；肿瘤向前伸展至额叶，可引起癫痫、精神症状；肿瘤显著向鞍上发展，可以影响下丘脑出现嗜睡、多食、肥胖、行为异常等症状；肿瘤向蝶鞍和鼻腔发展，可出现鼻出血、脑脊液鼻漏。

（二）实验室及其他检查

1. 内分泌学检查

内分泌学检查是诊断垂体腺瘤的重要依据。详细的内分泌学检查不仅可以检测异常增高的肿瘤激素，为定性诊断和判断病情提供依据；还可以了解正常垂体功能受肿瘤累及的程度，确定是否需要替代治疗。

1）分泌性垂体腺瘤的内分泌学检查

（1）泌乳素腺瘤

①血清泌乳素（PRL）测定：PRL 水平检测是诊断垂体泌乳素瘤特别是泌乳素微腺瘤重要的内分泌学指标，也是判断疗效的可靠指标。PRL 的正常值女性为 30 μg/L，男性为 20 μg/L。明显升高（>200 μg/L）的 PRL 水平可以肯定垂体泌乳素瘤的诊断。垂体微腺瘤患者血清 PRL 水平多为轻度升高，一般不超过 100 μg/L，明显升高提示肿瘤向海绵窦内侵袭生长。在肿瘤坏死、囊变时血清 PRL 水平则相应减低。

②动态试验：促甲状腺激素释放激素兴奋试验、甲氧氯普胺兴奋试验、胰岛素兴奋试验和左旋多巴抑制试验等，可帮助诊断。

（2）生长激素腺瘤

①基础生长激素（GH）水平测定：基础 GH 水平是目前诊断垂体生长激素瘤的指标，是腺瘤和反映肿瘤活动程度的主要内分泌学指标。休息状态 GH 的正常值为 2～4 μg/L，明显升高（>30 μg/L）和显著降低（<2 μg/L）的基础 GH 水平可以肯定或排除活动性肢端肥大症。20% 活动性生长激素腺瘤患者生长激素轻度升高（浓度 10 μg/L），但轻度升高的 GH 水平也可见于正常人，特别是激烈运动、应激状态和睡眠时。

②动态试验：GH 分泌的动态试验有胰岛素兴奋试验、精氨酸刺激试验、左旋多巴试验、胰高血糖素兴奋试验等。对垂体生长激素腺瘤，生长激素分泌的动态试验主要是葡萄糖抑制试验。正常人体在生理条件下 GH 水平常被抑制在 5 μg/L 以下，肢端肥大症患者的 GH 水平不被高血糖所抑制。

③血清生长介素 C 测定：目前认为血清生长介素 C 比 GH 浓度更能反映生长激素腺瘤的活动程度。

（3）促肾上腺皮质激素腺瘤：内分泌学检查对垂体促肾上腺皮质激素腺瘤的诊断和鉴别诊断处于重要地位，通过促肾上腺皮质激素和皮质醇的测定结合各种抑制和刺激试验，一般均可明确诊断。

①库欣综合征的筛选试验：皮质醇是肾上腺皮质束状带分泌的主要糖皮质激素，占肾上腺各种皮质类固醇总量的 81%，在血浆中以结合和游离 2 种形式存在，即一种和皮质类固醇结合球蛋白及白蛋白结合，无生物活性，不能从肾脏滤过，不随尿液排出；另一种以游离形式存在，有生物活性，可从肾脏滤过，随尿液排出。

尿游离皮质醇或皮质醇代谢产物的测定：尿游离皮质醇或皮质醇代谢产物 17-羟类固醇、17-酮类固醇的测定能准确地反映肾上腺皮质的功能状态；不受皮质醇阵发性脉冲式分泌的影响。尿游离皮质醇正常值为 20～80 μg/24 小时，大于 100 μg/24 小时有临床意义。

血浆皮质醇测定：库欣综合征患者皮质醇的分泌增加，但单次采血检测并不能完全真实地反映库欣综合征患者的肾上腺功能，因为 a. 受促肾上腺皮质激素分泌节律的影响，皮质醇的分泌也有昼夜节律。午夜含量最低，清晨 4 时左右开始升高，6 ~ 8 时达到高峰，以后逐渐下降，晚上入睡后逐渐降至最低水平。b. 库欣综合征患者清晨血浆皮质醇水平可以处于正常值范围，但在大多数情况下，下午和晚上的血浆皮质醇水平总是高于正常水平，即昼夜节律丧失。c. 应激反应也可使皮质醇的分泌增加，昼夜节律丧失，因此，测定皮质醇时患者必须处于心理及生理的非应激状态，多次测定动态观察。

隔夜地塞米松抑制试验：隔夜地塞米松抑制试验比血浆皮质醇的测定更有诊断价值。午夜口服地塞米松 1 mg 能够抑制 90% 以上的正常人清晨促肾上腺皮质激素的分泌，从而降低血浆皮质醇浓度 50% 以上。库欣综合征患者不能抑制到这一水平，即隔夜地塞米松抑制试验阳性。隔夜地塞米松抑制试验阳性高度提示为库欣综合征，应进一步行库欣综合征的确诊试验。

②库欣综合征的确诊试验：对隔夜地塞米松抑制试验阳性或尿游离皮质醇或皮质醇代谢产物升高的患者，应进一步行小剂量地塞米松抑制试验以肯定或排除库欣综合征。方法是试验前 1 ~ 2 天收集 24 小时尿测定尿游离皮质醇和（或）17 - 羟类固醇、17 - 酮类固醇，试验第一天上午 9 点开始口服地塞米松 0.5 mg，每 6 小时一次，共 8 次，同时收集 24 小时尿标本，正常情况下，服药第 24 ~ 48 小时的尿游离皮质醇或皮质醇代谢产物应抑制 50% 以上，如不能抑制，即可确诊为库欣综合征。

③库欣综合征的病因诊断试验：血浆促肾上腺皮质激素测定，绝大多数肾上腺肿瘤患者由于肿瘤分泌的高浓度皮质醇对下丘脑及垂体的反馈抑制，血浆促肾上腺皮质激素水平极低甚至难以检出，血浆促肾上腺皮质激素处于正常值范围或升高者极为少见，后者可能与肿瘤产生促肾上腺皮质激素有关。库欣综合征患者血浆促肾上腺皮质激素轻度增高或处于正常值范围。约 1/3 的异位促肾上腺皮质激素分泌性肿瘤患者血浆促肾上腺皮质激素水平处于正常值范围，其余 2/3 血浆促肾上腺皮质激素水平明显升高。血浆促肾上腺皮质激素水平测定能够鉴别出绝大多数肾上腺肿瘤及大部分异位促肾上腺皮质激素分泌性肿瘤。

大剂量地塞米松抑制试验：方法与小剂量地塞米松抑制试验基本相同，只是将地塞米松由每次口服 0.5 mg 改为 2 mg。服药第二日尿游离皮质醇和（或）17 - 羟类固醇抑制超过 50%，即可诊断为库欣病；没有抑制或抑制 <40% 提示为肾上腺肿瘤或异位促肾上腺皮质激素分泌性肿瘤。

甲吡酮试验：甲吡酮能够抑制肾上腺 11 - β 羟化酶的活性，阻断 11 - 去氧皮质醇向皮质醇的转化，血浆皮质醇浓度的降低反馈性增加垂体促肾上腺皮质激素的合成及分泌，促肾上腺皮质激素进一步刺激肾上腺皮质醇的合成过程，使皮质醇的前体 - 11 - 去氧皮质醇或其代谢产物尿 17 - 羟类固醇明显增加。库欣综合征患者由于一定程度的反馈调节机制的存在及垂体促肾上腺皮质激素细胞具有合成及分泌促肾上腺皮质激素的功能，服药后血浆促肾上腺皮质激素水平明显升高。相反，肾上腺肿瘤及异位促肾上腺皮质激素分泌性肿瘤患者由于垂体促肾上腺皮质激素细胞处于高浓度皮质醇的长期抑制状态，促肾上腺皮质激素的分泌并不能迅速增加。甲吡酮试验对库欣病的诊断准确率为

91%。甲吡酮试验可区别库欣病与肾上腺肿瘤。

促肾上腺皮质激素释放激素（CRH）刺激试验：促肾上腺皮质激素释放激素刺激试验主要用于区别库欣病与异位促肾上腺皮质激素分泌性肿瘤。注射促肾上腺皮质激素释放激素后，库欣病患者血浆促肾上腺皮质激素浓度明显上升，而异位促肾上腺皮质激素分泌性肿瘤患者对促肾上腺皮质激素释放激素无反应，促肾上腺皮质激素水平并不上升。促肾上腺皮质激素释放激素刺激试验对库欣病的敏感率为89%，诊断准确率为90%。

库欣综合征的鉴别诊断主要依靠皮质醇分泌的抑制或刺激试验，这些试验结果的解释是假设皮质醇的分泌处于一种近于稳定的状态。然而，部分库欣病、肾上腺肿瘤及异位促肾上腺皮质激素或促肾上腺皮质激素释放激素分泌性肿瘤的皮质醇呈阵发性分泌。这种阵发性分泌可以是随机的，没有任何规律；也可具有一定的周期性，这种周期性节律可以是持续不变的，也可有某些变异。皮质醇的阵发性分泌可使某些试验出现错误的结果或使同一患者的不同试验结果相互矛盾。但一般采用多个试验时不可能都得出同一错误的诊断，因此，当试验结果相互矛盾时应重复进行，或连续数天检测皮质醇、尿游离皮质醇或皮质醇代谢产物，以明确皮质醇的分泌是持续稳定的还是阵发性不稳定的。

（4）促甲状腺激素腺瘤：真性和假性促甲状腺激素腺瘤患者血清促甲状腺激素均明显升高。然而真性促甲状腺激素腺瘤患者在血清促甲状腺激素显著增高的同时，血清甲状腺激素水平也明显升高；假性促甲状腺激素腺瘤患者虽然血清促甲状腺激素也显著升高，但血清甲状腺激素水平却显著降低。内分泌学检查是区别真性与假性促甲状腺激素腺瘤的重要步骤。

2）垂体功能检测：正常垂体功能检测包括垂体激素检测和促激素类激素靶腺功能检测两方面内容。包括促肾上腺皮质激素和肾上腺功能（肾上腺皮质激素）检测、促甲状腺激素和甲状腺功能（甲状腺激素）检测、促性腺激素（促黄体激素和促卵泡激素）水平检测、生长激素水平检测和泌乳素水平检测。目的在于反映正常垂体及其靶腺受肿瘤激素及肿瘤本身的直接破坏所造成的功能障碍和程度，为垂体功能评估和替代治疗提供依据。

2. 垂体腺瘤的影像学表现

1）正常垂体的 CT 和 MRI 表现

（1）垂体高度：一般认为，正常垂体的高度男性≤5 mm，女性≤7 mm。垂体高度与年龄呈负相关，青春期或生育期由于内分泌功能活跃，垂体高度较高。一般认为，青春期或生育期正常垂体高度应≤8 mm。故正常人垂体高度≥10 mm 则可肯定为异常。

（2）垂体密度（信号）：CT 检查正常垂体为低密度，也可呈不均匀的混杂密度，增强扫描垂体强化的程度主要取决于其血液供应，血供越丰富密度越高；其次，也与垂体的组织结构有关，组织结构越致密，密度越高。前叶的血供较后叶丰富，且组织结构较后叶致密，因而密度较高。MRI 扫描正常垂体，T_1 信号与 CT 检查相同；T_2 信号呈均匀一致的高信号区。增强扫描与 CT 相同。正常情况下局部异常密度（信号）区的大小应小于垂体体积的 1/3 或直径在 3 mm 以下。明显的局部低密度（信号）区常为一些先天性变异如中间部囊肿等。

（3）垂体上缘形态：正常垂体多数上缘平坦或稍微凹陷，少数上缘膨隆。垂体上缘膨隆多见于年轻女性，而上缘凹陷多见于老年人，且与鞍膈孔较大、鞍上池压迫垂体有关。

（4）垂体柄：一般认为，绝大多数垂体柄居中或稍微偏离中线。但详细的 MRI 研究发现，46% 的正常垂体柄可以或多或少地偏离中线。根据垂体与垂体柄及大脑中线（纵裂）的关系，垂体柄的位置可分为 3 种类型：①垂体居中，垂体柄无偏斜；②垂体居中，垂体柄偏；③垂体偏离中线，垂体柄仍在垂体中线。由此可见，部分正常人的垂体柄也可稍微偏离中线，只有当垂体柄明显偏离中线，或伴有其他异常时才可以认为异常。

2）垂体腺瘤的 CT 和 MRI 表现

（1）垂体腺瘤的 CT 表现

①垂体大腺瘤：多数垂体大腺瘤都涉及鞍上池，或局限于鞍内生长，或只向下或略偏一侧生长。平扫时肿瘤的密度多数均匀，少数不均匀；多数可见鞍上池前部充盈缺损，少数显示为鞍上池闭塞。充盈缺损的后界常显示清楚，前界则常与额底脑组织相连而不易区分。

增强扫描，除坏死、囊变、出血和钙化区外，整个肿瘤病灶均有强化。肿瘤在鞍上部分大多数为圆形或椭圆形，少数呈分叶状；由于有包膜存在，肿瘤边缘常光滑而锐利。

肿瘤强化的速度一般慢于垂体组织强化的速度，而强化持续的时间则长于垂体组织。增强后扫描，病灶轮廓和病灶中的囊变、坏死区显示得格外清楚。

肿瘤体积较大者，还常伴占位效应所致的邻近结构的受压和移位。肿瘤直径超过 3 cm 者，可见第三脑室前部受压而闭塞；影响孟氏孔时，还可伴有不同程度的侧脑室扩大；肿瘤更大者，还可见侧脑室前角内缘受压；肿瘤向鞍旁生长，可将明显强化的颈内动脉推移向外，甚至将颈内动脉包裹在内。

垂体腺瘤卒中：CT 平扫时，肿瘤可呈现为低密度（水肿或坏死），也可出现高密度区（出血）。注射造影剂后，肿瘤可呈现周边性强化。

②垂体微腺瘤 CT：呈现为等密度病灶或低密度区。如前所述，垂体组织往往先于肿瘤组织增强，而肿瘤组织增强的持续时间长于正常垂体组织。所以在增强扫描的早期阶段，微腺瘤在增强的垂体组织内呈现为局限性低密度区，边界多数常较清楚；肿瘤形态可为圆形、椭圆形或不规则形。如果扫描时间相对较迟或者注射速度较慢，则垂体微腺瘤可以呈现为等密度或高密度病灶。

微腺瘤间接征象：垂体高度增加，垂体上缘凸向上、垂体柄移位和垂体向外膨隆推压颈内动脉，鞍底局限性下限或局限性骨质吸收破坏。

（2）垂体腺瘤的 MRI 表现

①垂体大腺瘤：T_1 和 T_2 弛豫时间大致和正常脑灰质相仿，所以在 T_1、T_2 和质子密度加权图像上可以显示鞍内肿物向鞍上和鞍旁生长，信号强度与脑灰质相似或略低，形态呈圆形、椭圆形或略不规则形，轮廓清楚、光滑或略有分叶。当出现坏死和囊变时，在 T_1 加权图像上，肿瘤中央或偏一侧出现低信号区，其信号强度可以略高于脑脊液者；

在 T_2 加权图像上，则呈现高信号区。发生垂体卒中时，在 T_1 和 T_2 加权图像上，如为出血所致，则可显示病灶内高信号区；如为梗死所致，则可整个或大部分病灶显示低信号区。

②垂体微腺瘤：在 T_1 加权图像上，微腺瘤呈现为低信号区，伴出血时可呈现为高信号区，往往位于垂体的一侧。在 T_2 加权图像上，微腺瘤呈现为高或等信号区。同时MRI 可显示垂体高度增加、垂体上缘上凸和垂体柄移位等垂体腺瘤的间接征象。注射造影剂后，增强的早期病灶信号强度低于正常垂体者，后期病灶强度高于正常垂体者，介于两者之间时则为等信号。

四、鉴别诊断

（一）肿瘤性疾病

1. 颅咽管瘤

颅咽管瘤多见于儿童，也可见于成年人；造釉细胞型颅咽管瘤可见于儿童和成人，特点是有钙化、易囊变；鳞状乳头型仅见于成人，无钙化和囊变。无垂体功能亢进症状，而表现为垂体功能低下如发育迟滞、性征发育不良等，易出现颅内压增高症状；蝶鞍正常或扩大，2/3 的患者有鞍上钙化斑块，蛋壳样钙化对确诊更有价值；CT 和 MRI检查肿瘤多发生于鞍上，向鞍上池、第三脑室和鞍内生长；70%~90% 为囊性，壁薄呈环状强化，多有钙化。

2. 鞍结节脑膜瘤

鞍结节脑膜瘤几乎均见于中老年女性，内分泌症状缺如，以视力损害为突出表现，且视力损害的程度与肿瘤大小不成比例；蝶鞍无扩大，几无骨质破坏，肿瘤向鞍后发展显著时可见鞍背上端骨质吸收；CT 呈高密度影像，显著均匀强化，肿瘤主要位于鞍上且偏前，肿瘤与垂体之间有间隙；矢状重建图像或 MRI 检查可见肿瘤位于鞍上池内、垂体上方，基底位于鞍结节，多数向鞍结节后上方发展较著，可见特征性的"燕尾征"。

3. 脊索瘤

脊索瘤多见于成年人；无垂体功能亢进症状，可见垂体功能低下表现，眼球运动障碍较为显著，向鞍上发展较著时可出现视力损害。X 线检查可见蝶鞍及邻近蝶骨体、蝶骨大翼和枕骨基底部广泛骨质破坏；CT 和 MRI 检查显示肿瘤主要位于颅底，骨质破坏范围广泛，蝶窦、蝶鞍、斜坡等部位被肿瘤侵蚀破坏，呈低密度病灶，中度增强，内有残存的被破坏的碎骨片。

（二）非肿瘤性疾病

1. 空泡蝶鞍综合征

空泡蝶鞍综合征分为先天性和继发性两类。先天性者系鞍膈先天性缺损或形成不全（占 21.5%）。继发性者为垂体手术和放射线疗法后所致。一般无症状，CT 检查为蝶鞍内的低密度区，诊断关键为脑池造影 CT 检查，发现造影剂进入蝶鞍的蛛网膜下隙。有脑脊液漏及进行性视力、视野障碍是手术适应证。

2. 垂体脓肿

垂体脓肿一般为全身性疾病的垂体部位的表现，少见。多发生在应用免疫抑制剂、激素后。放射诊断上可见蝶鞍扩大或破坏，与肿瘤相鉴别困难。使用大量抗生素如效果不好，可考虑经蝶手术引流。

3. 拉克囊肿

正常人的垂体前后叶之间，有 13% ～ 22% 存在着直径 1 ～ 5 mm 的小囊肿。当囊肿增大可引起垂体功能减退、蝶鞍扩大、视交叉受压和其他神经症状，与鞍内型颅咽管瘤或无分泌活动的垂体腺瘤的临床表现相似。很难区别，只有通过活检方能确诊。

4. 鞍区动脉瘤

鞍区动脉瘤临床少见，偶见于中老年人，缺乏内分泌障碍表现，以眼球运动障碍和视力损害为主要表现，且视力损害的程度和眼球运动障碍的出现与病变大小不成比例；蝶鞍多无明显改变、偶尔可见扩大；CT 检查病变边缘清晰，显著增强，且与颈内动脉等脑底动脉关系密切；MRI 扫描可见病变内部的流空效应，病变和脑底动脉环相连，可有附壁血栓；DSA 检查可以明确诊断。但要警惕垂体腺瘤合并动脉瘤的情况。

5. 交通性脑积水

交通性脑积水可致脑室普遍扩张，第三脑室前部扩张，伸至蝶鞍内引起蝶鞍扩大，视力视野可有障碍，CT 检查可帮助鉴别诊断。

五、治疗

不同病理类型的鞍区肿瘤，其治疗原则不同。患者的年龄和一般情况也影响到治疗方案的选择。某些情况下，鞍区病变在手术之前得不到准确的病理诊断；但一部分功能性垂体腺瘤通过内分泌检查可以得到确诊，从而有针对性地选择治疗方案。

垂体腺瘤的治疗目的，一方面是去除或减少功能性垂体腺瘤异常合成及分泌的激素，改善激素过度分泌对全身脏器和代谢的影响；同时也要去除或破坏肿瘤，以解除或减轻压迫症状，尤其是对视交叉的压迫。此外，还要防治继发的垂体功能低减、垂体卒中、肿瘤颅内扩展、糖尿病、高血压、动脉硬化、心脑血管意外、感染等并发症，尽量保证患者良好的生活质量。

（一）垂体腺瘤治疗方法的选择

1）微腺瘤、鞍上发展不严重的腺瘤，首选经蝶手术，术后酌情放疗。

2）瘤体大、明显鞍外发展、严重影响视功能以及肿瘤有急性出血、囊性变的，采用经额手术行肿瘤大部切除术。对于经验丰富的医生，也可考虑经蝶入路，出现并发症的机会较少。术后加用放疗抑制残余肿瘤生长。

3）瘤体大、视力视野已经无望恢复、手术有生命危险及不愿手术者，采用放疗。

4）PRL 瘤首选溴隐停治疗。鞍上发展的大腺瘤也可手术后进行药物治疗。

（二）药物治疗

垂体肿瘤造成的损害主要包括分泌过多的有生理活性的内分泌激素引起的全身性的组织细胞异常改变，以及肿瘤细胞增生对局部压迫、侵犯引起的局部异常。对于其药物治疗，目前较为公认的是 PRL 瘤以药物治疗为首选，部分 GH 和 ACTH 瘤因发现较晚，激素水平持续增高引起全身性病理改变，使患者不能耐受手术治疗，需要先用药物控制，一般状况改善后再考虑手术。

1. 溴隐亭

溴隐亭为多巴胺能药物，该药可降低各种原因引起的 PRL 浓度升高，使之恢复正常。一般用量为 2.5 mg，从每日 1 次开始，渐增至每日 3 次，此后视病情需要而再增大，可每日 10 ~ 30 mg。治疗肢端肥大症时，每日可用 10 ~ 60 mg。不良反应常见的有轻度恶心、呕吐、便秘、眩晕、体位性低血压和排尿性昏厥，多于开始治疗时出现，但很快消失，与食物同服可减少恶心。

近年来又出现一些新药，如诺果宁，为选择性非麦角型多巴胺受体激动剂，半衰期长达 17 小时，每日只需服药 1 次，且不良反应小。卡麦角林，为长效麦角类多巴胺受体激动剂，半衰期长达 115 小时，每周只需给药 1 ~ 3 次。CV205 - 502 可抑制全身脑肠肽分泌。

2. 生长抑制素

生长抑制素（SS）及其类似物可抑制垂体腺瘤分泌 PRL 和 ACTH，并可抑制由促甲状腺素释放激素（TRH）引起的促甲状腺激素（TSH）分泌和由 Nelson 综合征、库欣病引起的 ATCH 分泌，临床使用适当剂量的外源 SS，可有针对性地治疗 GH 瘤、ACTH 瘤、TSH 瘤和 PRL 瘤等。尤其对手术、放疗或溴隐停治疗失败的垂体腺瘤患者，单用或合用 SS 及促性腺激素释放激素更为适宜，

对于有活性的 GH 瘤患者，一般不以药物治疗为首选，而是在手术和（或）放疗的基础上，辅助应用一些抑制 GH/IGF - 1 分泌的药物。目前主要有多巴胺受体激动剂（如前面介绍的溴隐停）和生长抑素类似物两大类，有效率一般在 70% 左右，但血清 GH 水平完全降至正常者仅 20% ~ 30%。

下丘脑分泌的生长抑素通过与垂体分泌 GH 细胞的细胞膜上受体结合，抑制 GH 的释放，天然生长抑素为 14 肽，半衰期仅 3 分钟，给药不便，目前有人工合成的生长抑素 8 肽（奥曲肽），皮下注射 50 ~ 100 μg，8 小时 1 次，可抑制 GH 释放。近来，还有一些缓释制剂以及半衰期更长的同类药物，如兰瑞肽 30 mg，皮下注射，10 ~ 14 天 1 次；善龙 20 ~ 30 mg，皮下注射，每 28 ~ 30 天 1 次，治疗肢端肥大症，可以改善症状，缩小瘤体，使 GH/IGF - 1 水平明显下降，长期使用善龙治疗肢端肥大症的患者病情可望得到持久改善。

3. 赛庚啶

赛庚啶通过拮抗血清素而使 ACTH 分泌减少，皮质醇降至正常，且昼夜节律及地塞米松抑制试验恢复正常，治疗垂体促肾上腺皮质激素瘤（库欣病）可使临床症状改善。国内有人用本药治疗 4 例库欣病患者（其中 1 例为垂体腺瘤术后），每日用量 12 ~ 20 mg，随访 6 个月至 1 年，症状稳定者 3 例，1 例病情加重。

4. 垂体靶腺功能减低的治疗

根据缺什么补什么的原则，以适当的激素补充治疗。常用的药物有泼尼松、甲状腺素及睾酮类和女性激素类。垂体功能减低的患者手术及放疗前、后均应补充适当激素。治疗原则是长期治疗，随时根据病情变化调整剂量。同时存在肾上腺皮质功能和甲状腺

功能低下和尿崩症的患者，注意补充糖皮质激素可能增加水的清除作用，而可能导致尿崩症加重，因此，抗利尿药物的用量可能需要增加。

（三）放射治疗

垂体腺瘤的放疗包括传统的常规放疗和近年来开展的 SRS 两种方法。

（四）手术治疗

鞍区是以蝶鞍为主的骨质和周围软组织构成的，其包括的解剖结构有蝶鞍、蝶窦、海绵窦、垂体、视交叉、下丘脑以及经海绵窦出颅的第Ⅲ、Ⅳ、Ⅵ对脑神经和三叉神经第 1 支。鞍区直径不超过 3 mm，但解剖结构复杂，构成了一个典型的神经外科手术区域。

鞍区肿瘤种类繁多，依据肿瘤发生所在的解剖位置可分为鞍内、鞍旁、鞍上（鞍结节）、鞍前（蝶骨平台）、鞍后（斜坡上部）和鞍底肿瘤。鞍内肿瘤主要是垂体腺瘤。目前并没有任何一种理想的手术方式对所有垂体腺瘤都有效。经蝶手术和开颅手术切除垂体腺瘤分别适用于不同的患者。经蝶垂体腺瘤摘除手术是目前广为采用的方法，具有手术简单、费时少、不经脑、创伤小、手术死亡率低等特点，适用于单纯鞍内生长的中小腺瘤，尤其对微腺瘤有可能完全摘除并保留正常垂体功能，有效率为 40%～80%，对 ACTH 瘤甚至达 90%。经额垂体腺瘤部分切除、视交叉减压手术主要应用于向鞍外发展的大腺瘤，尤其是出现明显视交叉压迫或其他脑神经压迫症状时，以及垂体卒中时。术后一般均加用放疗来防止肿瘤复发或抑制残余肿瘤。

1. 经颅垂体瘤切除术

经颅垂体瘤切除术包括经额叶、经颞叶和经蝶骨翼前外侧入路。近年来，随着显微神经外科技术的发展，经颅内手术的安全性与准确性的提高，在开颅直视下手术，可以更清楚地显示肿瘤与视神经、颈内动脉及垂体柄的关系，从而有利于保护上述重要结构，同时还可运用激光等仪器，能更多地切除延伸到鞍上、鞍旁的肿瘤。另外，有人主张经额—翼点联合入路（扩大翼点入路）、经额—腔及双额底—内侧入路等联合入路而其临床上达到了较满意的效果，因此其适应证又有逐渐扩大的趋势。

适应证：①巨型垂体腺瘤向鞍上发展而蝶窦不扩大者；②肿瘤位于鞍膈上下呈哑铃形生长者；③肿瘤位于鞍内但有鼻腔感染者或蝶窦气化不良者；④肿瘤向前、中、颅后窝生长者。

1）经额叶入路：Horsley 于 1889 年采用此入路做了第一例垂体腺瘤。20 世纪 70 年代以前为神经外科常规垂体瘤切除的术式，其手术适应证主要是较晚期较大的垂体瘤且向鞍上发展，有视功能障碍者，可在直视下切除肿瘤，对视交叉减压较彻底。但对视交叉前置者进入蝶鞍内困难大，对微腺瘤手术更为困难。在经蝶手术开展多的医疗中心已很少采用此术式。

2）经颞叶入路：Horsley 于 1906 年采用经颞入路切除向鞍旁发展的垂体瘤，但此术式对鞍内肿瘤的切除不满意，对向视交叉后上方发展的肿瘤多被经蝶窦入路替代。

2. 经蝶窦切除垂体腺瘤

经蝶窦入路始于 Schloffen（1907 年），以后经 Cushing Guiot 及 Nardy 等加以改进。成为目前广泛应用的经口、鼻中隔、蝶窦入路手术方法。由于应用显微手术，从而对垂体微腺瘤做选择性切除，保留正常垂体组织，使许多分泌性腺瘤患者术后能恢复正常内分泌功能。近年来许多人对大型肿瘤亦采用经蝶窦入路手术，同样取得了较好的疗效。

适应证：各种分泌性微腺瘤，鞍内和鞍上垂直生长者；无分泌功能腺瘤鞍内或鞍上垂体生长者；肿瘤向蝶窦内生长、垂体肿瘤伴有脑脊液鼻漏者；蝶窦气化良好者。

以下几种情况不适合经蝶窦手术切除垂体腺瘤：①显著向额叶或颞叶发展的垂体腺瘤；②显著向海绵窦和上颌窦侵袭生长的垂体腺瘤；③蝶窦发育差或合并蝶窦急性、慢性化脓性炎症的垂体腺瘤；④肿瘤向鞍上发展的部分与鞍内部分连接处明显狭窄的垂体腺瘤。常用的手术方式有经口鼻蝶窦切除垂体腺瘤和经单侧鼻腔—蝶窦入路切除垂体腺瘤两种。

3. 手术常见并发症的治疗

1) 脑脊液鼻漏的治疗：漏液较轻时 1～2 天多可自行愈合，无须特殊处理。漏液较多或虽然漏液较少但 3 天后仍未减轻或停止者，由于漏道周围组织浸泡在脑脊液中往往很难愈合，且一旦继发颅内感染则可能危及患者生命，因此应行腰椎穿刺蛛网膜下隙置管持续体外引流。一般引流 5 天左右可治愈脑脊液漏。引流期间患者取平卧位，全身应用抗生素。引流管不通时多数将引流管向外拔出少许即可，偶尔被蛋白质凝块等堵塞可用生理盐水冲洗。一般置管引流后数小时脑脊液漏即停止，持续 3 天无脑脊液漏则抬高引流袋高度至接近室间孔水平，如 24 小时内仍无脑脊液外漏即可夹闭引流管，夹管 24 小时仍无脑脊液漏即可拔管，抬高和夹闭引流过程中一旦出现脑脊液漏则应再次低位引流。腰椎穿刺蛛网膜下隙置管持续体外引流将脑脊液引流至体外，从而避免脑脊液对漏道周围组织的浸泡，促进漏口早日愈合，是处理术后脑脊液漏简单、安全、有效的方法。对腰椎穿刺蛛网膜下隙置管不成功者，可再次行经蝶窦手术取自体肌肉修补。

2) 尿崩的治疗：对尿崩症的治疗多年来也存在认识上的误区，一是认为由于抗利尿激素缺乏，尿液浓缩功能障碍，尿液成分几乎均为水，电解质含量极低，因而治疗上单纯补充大量水分如 5% 葡萄糖液即可；二是认为术后尿崩为一过性，治疗上不宜使用垂体后叶粉（尿崩停）等长效药物。研究发现，术后尿崩患者尿液电解质（主要是氯化钠）含量约相当于血浆的一半。

术后尿崩多为一过性，如处理正确及时，多在 1～3 天稳定、1～2 周好转。治疗中注意以下原则。①控制尿量：对轻度尿崩，口服氢氯噻嗪（25～50 mg，每天 3～4 次）可将尿量控制。氢氯噻嗪为噻嗪类利尿药，主要通过抑制磷酸二酯酶的活性来增加肾脏远曲小管和集合管细胞对水的通透性，因而能明显减少尿崩患者的尿量。对中重度尿崩，则应使用长效垂体后叶粉来控制尿量。术后急性期用量 30～60 U，多可在 1～2 小时将尿量控制正常，必要时可重复使用；注意从小剂量开始，如用量过大可用呋塞米等利尿药拮抗，尿崩基本控制后改用氢氯噻嗪口服。②纠正水、电解质紊乱：尿崩急性期即予以控制则一般不会发生水电解质紊乱。如尿量控制不满意，术后急性期按尿量的一半补充等渗电解质溶液即可将血浆渗透压控制在大致正常范围内；亚急性期由于患者长期多尿、大量电解质丢失，再加上口服和静脉补液时电解质补充不足，因而临床几乎均表现为低渗性脱水。对术后尿崩导致的低渗性脱水用等渗盐水很难纠正，必须用 3%～5% 高渗盐水才能产生良好效果。

（五）内镜辅助手术

近十余年来，内镜被应用于神经外科领域具有灵活、损伤小、全景化视野等优点，符合微创神经外科的要求，是传统显微神经外科的重要补充。内镜下或内镜辅助下经蝶手术切除垂体瘤具有微创、并发症少、肿瘤切除彻底等优点。

内镜下或内镜辅助手术适用于各种类型的微腺瘤，凡经口—鼻—蝶入路的肿瘤大部分可以内镜下单鼻孔入路，各种类型的较大腺瘤，影像学资料显示瘤组织硬韧者切除范围很难满意。巨大垂体瘤尤其是明显偏向一侧、向鞍上背侧或向额叶底部生长者不宜选择此种方法。

（六）神经导航辅助下蝶窦垂体腺瘤的微创手术

影像导航技术也称为计算机辅助手术，是在有框架立体定向技术基础上发展起来的。立体定向技术最早起源于 19 世纪末，最初是为了给神经外科医生手术中提供病变确切的位置而发展起来的。导航系统借助于一些特殊设计的计算机软件把术前 CT 或 MRI 图像与手术实时相结合，通过有特殊功能的手术显微镜自动导航，帮助医生避开"险境"，将手术器械安全地抵达预定的地点。导航系统的最大优点可以在术中的监视屏幕中实时反馈手术器械在术野中位置，显示病灶离开器械的间距，连续不断显示手术通路上的解剖结构，让医生选择最佳入路，识别重要结构，了解局部操作和整体的关系。这样使手术的损伤及并发症的发生减少到最小。

影像导航系统的原理：患者头部任意一个点都可由 $X - Y - Z$ 坐标表示，其在三维模型上对应的点由 $X' - Y' - Z'$ 坐标表示，计算机在两个坐标之间建立——对应的关系。由于三维模型是根据患者术前影像建立的，所以，患者头部任意一个点的位置都可以由十字交叉的中点在术前影像上指示出来。

耳鼻咽喉影像导航系统的设计思想是：术前获取患者手术部位的影像信息（CT 或 MRI），并将其记录在计算机中；麻醉后先进行配准，在患者的实际位置与影像之间建立起——对应关系；术中用不同的定位方法在术前影像上实时显示手术器械尖端所在的位置及手术路径。

按照上述设计思想，耳鼻咽喉影像导航系统一般包括三部分：储存影像数据及进行数据处理的影像处理系统（包括计算机工作站及其外设），数字化坐标定位系统和专用的计算机软件。

六、监护

（一）术前护理

1. 心理护理

垂体腺瘤由于病程长，常伴有头晕、头痛、视力减退、肢端肥大、性功能障碍、闭经、泌乳等症状，患者常有思想负担重，精神压力大，常有恐惧、焦虑、自卑、抑郁等心理障碍。入院后护士应准确评估患者心理，加强沟通和交流，做好心理疏导。

2. 术前准备

经蝶垂体瘤切除术。①经口呼吸训练：术后患者由于鼻腔填塞碘仿纱条及手术创伤切口疼痛，需经口呼吸，因此术前应训练患者经口呼吸，让患者或他人将双鼻腔捏紧；

②鼻腔准备：因手术经鼻腔蝶窦暴露鞍底，经过鼻腔黏膜，因此需保持口、鼻腔清洁，用生理盐水棉签清洗鼻腔或眼药水滴鼻，注意保暖，防止感冒，术前剃鼻毛。

3. 垂体卒中的应对措施

应避免一切诱使颅内压升高的因素，防止感冒、咳嗽及保持排便通畅。如发生垂体卒中，应遵医嘱应用肾上腺皮质激素，并做好急诊手术的准备工作。

4. 垂体功能低下

晚期由于肿瘤的压迫，垂体萎缩，腺体组织内分泌功能障碍，致垂体功能下降。表现为面色苍白、嗜睡、低体温、低血压、食欲缺乏。如出现上诉症状立即通知医生，遵医嘱应用激素替代治疗。

（二）术后护理

1. 体位

麻醉完全清醒后取半卧位，床头抬高 30°~60°，除有利于呼吸和颅内静脉回流，减轻脑水肿外，对经蝶垂体瘤切除的患者，还可减少创腔渗液，利于切口愈合。

2. 气道管理

经鼻蝶垂体手术术后早期易发生气道梗阻，危险因素与手术入路和患者的基础疾病有关。鼻腔、口腔积血和鼻腔填塞物均可造成堵塞。护理上需注意：①及时清除口腔及呼吸道内分泌物；②由于鼻腔用凡士林纱布条或膨胀海绵填塞，吸氧管应放于口腔或行面罩吸氧，指导患者用口呼吸；③对经蝶入路患者，禁忌经鼻腔安置气管插管、鼻胃管以及经面罩无创正压通气。

3. 视力、视野观察

密切观察患者视力、视野改变，若患者术后视力、视野同术前或较术前明显改善，但数小时后又出现视力、视野损害，甚至失明，应高度警惕继发鞍区血肿或水肿。

4. 鼻部护理

鼻内镜下术后鼻腔伤口一般经过肿胀期、结痂期、恢复期。术后肿胀最为明显，患者术后鼻腔用高分子膨胀海绵填塞止血，由于手术和海绵的刺激，鼻腔常有少量液体渗出，术后应注意观察渗出液的颜色、性质及量，保持鼻前庭周围及敷料清洁，避免打喷嚏、擤鼻等动作，当患者主诉咽部有异物感或窒息感时，立即通知医生处理，直至 48 小时后拔出纱条。

5. 并发症的观察和护理

1）出血：密切观察患者生命体征、意识状态，评估视力及视野变化以及有无剧烈头痛，如有异常，立即通知医生。

2）水钠平衡失调：尿崩症是垂体瘤术后常见的并发症之一，由于垂体柄和神经垂体受损，引起抗利尿激素分泌减少所致。多发生在术后 48 小时内，可出现烦渴、多饮多尿，每小时尿量大于 250 mL，或 24 小时尿量在 4 000~10 000 mL。尿比重 <1.005。护理措施：①及时发现尿崩症状，根据医嘱应用垂体后叶素；②排除引起多尿的因素，如脱水剂的应用、大量饮水、大量及过快地补液等，准确记录尿量、尿比重，严格记录24 小时出入液体量；③遵医嘱在术后 3 日内每日检测 2~3 次血电解质，及时纠正电解质紊乱；④评估患者脱水情况，指导患者饮水；⑤部分患者表现为低钠血症时，需缓慢

纠正，避免中枢脱髓鞘。

3）脑脊液鼻漏：可出现拔出引流条后鼻腔有水样液体流出，患者坐起、低头时加重。

4）消化道出血：由于下丘脑损伤使自主神经功能障碍所致。可出现呕吐或由胃管内抽出大量的咖啡色胃内容物，伴有呃逆、腹胀等症状。护理措施：①密切观察生命体征的变化；②保持静脉输液通畅；③出血期遵医嘱禁食，出血停止后给予温凉流质、半流质和易消化软食；④可遵医嘱给予预防消化道出血的药物；⑤出血后3天未排便者慎用泻药。

5）高热：是由于下丘脑体温调节中枢受损所致。体温可高达40℃，持续不降，肢体发凉。护理措施：①监测体温变化及观察周身情况；②给予物理降温，必要时应用药物降温；③及时更换潮湿的衣服、被褥，保持床单清洁干燥；④给予口腔护理，每日两次，鼓励患者多饮水；⑤给予清淡易消化的高热量、高蛋白流质或半流质饮食。

6）垂体功能低下：护理措施同术前。

7）激素替代治疗的护理：①用药时间，选择早晨静脉滴注或口服激素治疗，使激素水平的波动符合生理周期，减少不良反应；②预防应激性溃疡，应用抑酸剂预防应激性溃疡，增加优质蛋白的摄入，以减少激素的蛋白分解作用所致的营养不良；③监测生命体征，大剂量应用激素者需严格监测生命体征，激素在减量时注意观察患者的意识状态，若意识由清醒转为嗜睡、淡漠甚至昏迷需及时通知医生，同时监测血糖。

（三）健康指导

1. 用药指导

指导患者用药方法和注意事项，自觉遵医嘱服用药物，若服用激素类药物，不可擅自减量，需经门诊检查后遵医嘱调整用量。

2. 活动指导

出院后注意休息，在体力允许的情况下逐渐增加活动量，避免劳累，少去公共场所，注意自我保护，防止感冒。视力、视野障碍未恢复时，尽量不外出，如需外出应有家人陪伴。

3. 饮食

进食清淡易消化饮食，勿食辛辣食物，戒烟酒；术后有尿崩者，需及时补充水分，以保证出入液量的平衡；口渴时喝水要慢，以延长水分在体内停留的时间；血钠过低的患者，可在水中加少许盐，饮食宜偏咸，以补充丢失的盐分。

4. 复诊

出院后3个月到门诊复查。出现以下症状，应立即就诊：①鼻腔流出无色透明液体；②头痛逐渐加重；③视力、视野障碍加重；④精神萎靡不振、食欲差、面色苍白、无力等。

（吴倩倩）

第五节　颅咽管瘤

颅咽管瘤曾称颅颊囊肿瘤（拉克囊肿瘤）、垂体管肿瘤、颅咽管囊肿瘤、埃尔德海姆瘤、釉质瘤，表皮瘤、垂体柄肿瘤以及髓样癌等。它起源于垂体胚胎发生过程中残存的鳞状上皮细胞，是一种常见的颅内先天性肿瘤。

颅咽管瘤一直被认为是颅内最常见的先天性肿瘤，超过先天性肿瘤的一半，占全部颅内肿瘤的 1.2%～6.5%，占儿童全部颅内肿瘤的 13% 和儿童鞍上肿瘤的 54%，为儿童幕上第一位的肿瘤，是继髓母细胞瘤之后，儿童的第二位颅内肿瘤。成人颅咽管瘤则占鞍区肿瘤的 20%。

一、病因

颅咽管瘤是最常见的先天性颅内肿瘤，病因迄今不清。它在人群中呈散发，迄今仅偶见家族性患者报道，但未发现此肿瘤有确定的遗传倾向证据。

二、分类

目前临床上有多种分类方法。有按肿瘤发生部位的分类，有按肿瘤组织成分或性质的分类，也有按临床症状的分类。

三、病理

肿瘤大体形态常呈球形、不规则形，或结节扩张生长，界限清楚，范围大小差异明显，大多为囊性多房状或部分囊性，少数为实质性，只含少数小囊腔。囊性者多位于鞍上，囊性部分常处于实质部的上方，囊壁表面光滑，厚薄不等，薄者可如半透明状，上有多处灰白色或黄褐色钙化点或钙化斑，并可骨化呈蛋壳样，囊内容为退变液化的上皮细胞碎屑（角蛋白样物），囊液呈机油状或金黄色液体，含内烁漂浮的胆固醇结晶，一般 10～30 mL，多者可在 100 mL 以上。肿瘤实质部常位于后下方，呈结节状，内含钙化灶，有时致密坚硬，常与颅内重要血管、垂体柄、视路及第三脑室前部等粘连较紧并压迫上述结构。肿瘤亦可引起脑组织的胶质反应带形成假包膜，有时可呈乳头状突入丘脑下部，使手术牵拉肿瘤时造成丘脑下部损伤。不过 Swect 认为正是这层胶质带，提供了将肿瘤安全分离出脑组织的界面。实质性肿瘤多位于鞍内或第三脑室，体积较囊性者为小。

肿瘤组织形成可分为牙釉质型和鳞状乳头型两种。牙釉质型多见，主要发生于儿童。此型最外层为柱状上皮细胞，向中心逐渐移行为外层呈栅栏状，内层细胞排列疏松的星状细胞。瘤组织常有退行性变，角化及小囊肿，囊内脱落细胞吸收钙后形成很多散在钙化灶，有时可见上皮细胞小岛伸入邻近脑组织内。鳞状乳头型由分化良好的鳞状上皮细胞组成，其中隔有丰富的纤维血管基质，细胞被膜或自然裂开或由于病变裂开形成突出的假乳头状，一般无釉质型的角化珠、钙化，炎性反应及胆固醇沉积，此型多为实体性肿瘤。偶有报道颅咽管瘤生长迅速，呈侵袭性复发，但多数学者并不认为是恶性变，一些电镜下有间变表现的肿瘤，在组织培养中虽有成囊的倾向，但几乎无有丝分裂的活性。

颅咽管瘤的血供因发生部位不同而有差异，鞍上肿瘤的血供主要来自于 Willis 环前循环的小动脉，也有认为有直接来自颈内动脉，后交通动脉的供血。但颅咽管瘤不接受来自大脑后动脉（或基底动脉）的供血，除非肿瘤接近该血管供血的第三脑室底部。鞍内肿瘤的血供来自海绵窦内颈内动脉的小穿通动脉。

四、诊断

（一）临床表现

颅咽管瘤是良性肿瘤，生长缓慢，因而病程较长，一般儿童的病程比成人短，大部分少于半年，成人多数超过 1 年。其临床表现视肿瘤生长部位及发展方向、年龄大小而有所不同。

1. 视功能改变

视功能改变和头痛、头晕是颅咽管瘤最常见的两种症状。由于可致头痛、头晕的疾病和病理因素繁多，因此，视觉症状为该肿瘤的相对特异性症状。视功能改变通常是因肿瘤位于鞍区，对视神经、视交叉及视束引起直接压迫所致，与垂体瘤等其他鞍区肿瘤的病变相似，大部分患者可出现一侧或双侧视力下降及视野的缺损。有时渐进性视力视野改变是儿童患者唯一的症状，这与儿童视力改变相对容易被觉察，而内分泌症状不易早期发现有关。此外，在成人患者，当瘤体还没有对垂体和丘脑下部造成损害时，患者也可能仅表现为视力下降和视野缩小，可持续多时无其他症状，患者常首先就诊于眼科。因病程隐匿，视神经受压时间较长，眼底检查多可发现视神经萎缩，而较少见到视乳头水肿，此时极易误诊为原发性视神经萎缩而导致治疗延误。

2. 内分泌功能紊乱

内分泌功能紊乱是儿童颅咽管瘤常见的症状，主要是由于肿瘤侵犯或压迫视丘下部及垂体所致。儿童常出现身材矮小、肥胖、第二性征发育迟缓。临床表现为乏力倦怠、行动迟缓、食欲差、皮肤苍白无光泽、基础代谢率低下等。在成人则表现为女性闭经，男性性功能下降，阴毛、腋毛稀疏、脱落。

3. 颅内压增高

常见于肿瘤向鞍上发展至一定程度或侵及第三脑室时，特别是肿瘤压迫或堵塞室间孔导致脑脊液循环障碍或脑积水时可引起颅内压增高症状。肿瘤占位效应以及脑积水引起的颅内高压症状并无特异性，一般表现为头痛、恶心、呕吐、食欲下降等，少数表现为视乳头水肿及一侧或双侧的展神经麻痹，偶尔也发生偏瘫、癫痫及其他脑神经损伤症状。肿瘤导致占位效应、颅内压增高或肿瘤刺激硬脑膜可能是产生这些症状的主要原因。

4. 视丘下部损伤

当肿瘤向鞍上发展，增大致第三脑室底部、下丘脑受压，患者可出现尿崩症，表现为多饮多尿，24 小时出入量可达数千毫升。此为肿瘤侵犯视上核、室旁核、下视丘——垂体束或垂体后叶导致抗利尿激素生成减少所致。当肿瘤侵犯灰结节及漏斗部，患者可表现为向心性肥胖，少数可极度消瘦。当肿瘤侵犯视丘下部，患者可出现嗜睡，体温调节障碍，高热或体温低于正常。

成人与儿童的颅咽管瘤临床体征有许多不同之处，儿童以发育障碍及颅内压增高多见，而成人则以视力视野障碍及垂体功能低下多见。

（二）实验室及其他检查

1. 头颅 X 线检查

在 CT 和 MRI 时代以前，头颅 X 线检查和脑室造影是检查颅内肿瘤的最常用辅助手段，由于脑室造影属于有创检查，其使用的含碘造影剂又可能导致患者发生较严重的过敏反应，使得此项检查比较烦琐、风险也相对较大。但 X 线头颅平片检查对颅咽管瘤的诊断和鉴别诊断仍可提供很有意义的资料，2/3 成人患者和超过 90% 的儿童患者可以在普通 X 线平片中显示颅内异常。其中，85% 儿童患者和 40% 成人患者可分别被检测到有钙化。总体来说，80%～90% 的患者头颅平片有异常改变。

2. CT 检查

头颅水平位及冠状位扫描可示肿瘤囊变区呈低密度影，钙化灶呈高密度影（85% 的儿童及近 40% 的成人患者可见钙化灶），肿瘤实质部呈均一密度增高区。注射碘剂后可见实质部均一增强，囊性肿瘤仅有环形薄壁增强。肿瘤长到视交叉后可见第三脑室推向上后方，脚间池及桥前池被挤压。CT 检查可清晰显示出肿瘤生长方向及范围，囊肿大小及有无阻塞性脑积水等。

3. MRI 检查

典型颅咽管瘤 T_1 加权像上表现为高、等或较低信号，T_2 加权像表现为高信号，信号强度均匀或不均匀。但因肿瘤有囊性部及实质部，瘤内成分不同，成像可呈多种信号灶，钙化部分常不能显示。MRI 三维空间成像能更清楚显示肿瘤向各方生长的范围，如与第三脑室的关系等，有利于选择手术入路。

4. 内分泌学检查

具体可参见垂体腺瘤内分泌学检查。德国 Honegger J 提供了一套颅咽管患者治疗前内分泌功能检测方案，既全面又严格，介绍如下：

1. 垂体前叶功能评价

垂体前叶功能评价含基础和应激后 2 种指标。

1）基础指标：包括血清皮质醇、促甲状腺素（TSH）、黄体生成素（LH）、促细胞激素（FSH）、泌乳素（PRL）、T_3、T_4 以及雌激素（E_2，女）和睾酮（男）等。

2）应激指标：包括促肾上腺皮质激素释放激素（LH-RH）刺激后血皮质醇，促甲状腺素释放激素（TRH）刺激后血 TSH，促性激素释放激素（LH-RH）刺激后血 LH 和 FSH 以及胰岛素刺激后血生长激素（GH）。具体方法为：使用 250 μg ACTH、200 μg TRH、100 μg LH-RH 静脉推注，30 分钟后抽取静脉血检查。结果判定：ACTH

刺激后，皮质醇水平低于 18 μg/L 或者较基础值上升少于 7 μg/L 者判断为肾上腺功能低下；甲状腺激素水平低于正常下限伴有对 TRH 刺激不敏感，判断为甲状腺功能减退；LH – RH 刺激后 LH 较基础值上升不足 3 倍和 FSH 较基础值上升不足 2 倍者判断为性腺功能低下；生长激素缺乏则定义为胰岛素耐受试验后 GH 值低于 7 μg/L。胰岛素刺激试验比较复杂，具体操作步骤为：抽血前先在肘前静脉插管，抽血查基础激素值后，迅速静脉推注胰岛素 0.1～0.3 U/kg，分别于注药物 30 分钟、45 分钟、60 分钟、90 分钟和 120 分钟抽血检查激素，抽血检查基础值的时间以上午 9 时较理想。此法可以检查刺激后皮质醇和生长激素。但因此方法刺激后皮质醇激素的测定结果与 ACTH 刺激试验相关性良好，而后者又省事、省时、副作用少，因此，检测刺激后皮质醇不再使用胰岛素刺激试验，仅在检测生长激素时使用该方法。全垂体功能低下的诊断要点是除了泌乳素外，所有垂体前叶分泌激素水平均低下，对于未到发育阶段的儿童患者可以不考虑生长激素和性激素指标（因为患者发育前该指标可以很低）。

2. 垂体后叶功能评价

主要是检测患者的饮水量和排尿量。监测血清和尿渗透压。正常血渗透压为 280～295 mOsm/kg，尿渗透压至少应 2 倍于该值。接受手术疗法的患者，术前和术后 1 周以及手术后 3 个月必须接受所有内分泌检查。除了以上化验指标外，身高异常、便秘或大便次数减少、脉率降低以及女性的月经周期异常等也是考察的重要指标。辅助检查还可发现，心电图各导联均呈低电压，且 P 波宽而低平，血压偏低，血红蛋白偏低等特点。

五、鉴别诊断

根据临床症状如头痛、视功能改变、内分泌改变以及其他颅内压增高或脑积水症状，不难诊断为颅内肿瘤。结合 CT 和 MRI 资料显示鞍区（鞍上、鞍内、鞍旁或鞍内外）圆形或椭圆形占位，囊性变伴钙化，与垂体、丘脑下部和第三脑室的空间位置关系十分密切等特征，以及 X 线平片显示的蝶鞍周围钙化、蝶鞍变异程度轻微等特点，多可诊断为颅咽管瘤。需与以下肿瘤进行鉴别：

（一）鞍结节脑膜瘤

鞍结节脑膜瘤为较为常见的鞍上肿瘤，垂体内分泌障碍与下丘脑损害症状均少见。肿瘤生长偏向一侧时可出现福斯特—肯尼迪综合征。常见鞍结节部位有骨质增生或骨质破坏，累及前床突和蝶骨小翼，但蝶鞍不大。增强 CT 检查可在鞍上区显示肿块影像。MRI 检查可见正常的垂体，同时可见肿瘤内存在流空信号，尤其是肿瘤内血管蒂的显示，为脑膜瘤的特征性表现。

（二）垂体腺瘤

垂体微腺瘤的诊断主要依赖于内分泌学检查。无论分泌型或非分泌型的垂体腺瘤大多见于 15 岁以后，一般不产生颅内压增高的症状，无生长发育迟缓，常有典型双额侧偏盲，眼底可有原发性视神经萎缩。X 线检查可见蝶鞍扩大，鞍底破坏，病理性钙化少见。CT 示鞍上池（五角或六角形）内等密度占位。MRI 可见起源于鞍内的等 T_1、等 T_2 信号的占位病变，并可见正常的垂体，肿瘤较大者向鞍上发展，并向上推移视交叉。

（三）虹吸段动脉瘤

虹吸段动脉瘤在临床上诊断并不困难。鞍区钙化呈圆形，CT 检查其内呈低密度改变，须双侧颈内动脉造影，以排除动脉瘤。

（四）视神经胶质瘤

视神经和视神经交叉的胶质瘤一侧或两侧视神经孔扩大是重要的诊断依据，但也有罕见颅咽管瘤伴有视神经孔扩大的个案报告。

（五）第三脑室前部胶质瘤

第三脑室前部胶质瘤可有典型的临床表现，早期出现颅内压增高，并进行性加重，可呈发作性头痛。一般无蝶鞍改变，无钙化、无内分泌症状，CT 检查有助诊断。

（六）生殖细胞瘤

生殖细胞瘤可发生在鞍上，以前称之为异位松果体瘤，突出的临床表现为尿崩症，可有性早熟征，蝶鞍形态大多正常，也无钙化。生殖细胞瘤在 T_1、T_2 加权像上均呈等信号，且可显著异常对比增强。因其对放疗特敏感，故试验性放疗后病变缩小或消失也支持生殖细胞瘤的诊断。

（七）脊索瘤

脊索瘤大多有数支脑神经损害症状，常见有钙化，颅底（蝶鞍部和斜坡）可有明显骨质破坏，一般能与本病相鉴别。

（八）表皮样囊肿

表皮样囊肿又称胆脂瘤，是由胚胎时期残余的外胚层皮肤组织发展起来的，鞍区为好发部位之一，常生长在颅底或鞍旁。肿瘤可位于硬膜下或硬膜外，但以前者为最多见。为分叶状，边缘类似扇贝，有包绕或在正常神经结构中缓慢生长的趋势。表皮样囊肿的临床特点为病史长，缓慢进展的视力减退，出现原发性视神经萎缩和双颞侧偏盲，丘脑下部—垂体功能多正常。少数有性功能减退、多饮多尿等垂体损害症状。向额叶发展者可出现额叶症状。向后突入第三脑室者阻塞室间孔时可出现颅内压增高症状。累及大脑脚者可出现锥体束征。颅骨平片显示蝶鞍正常。视神经孔、视交叉沟等可有局限性破坏。垂体内分泌测定多为正常，在镜下表皮样囊肿外层为结缔组织，内壁为复层鳞状上皮及脱落的角化物并成层排列，以与颅咽管瘤相鉴别。尽管如此，当肿瘤完全位于鞍内（罕见），信号不典型时，与颅咽管瘤有时难以鉴别。

（九）丘脑下部错构瘤

婴幼儿性早熟大部分继发于丘脑下部错构瘤。当患儿出现性早熟或痴笑样癫痫，MRI 表现为灰结节和乳头体球形肿块伴典型信号改变，应首先考虑本病。对于丘脑下部错构瘤的诊断主要依据临床表现和影像学检查。幼儿或儿童出现性早熟，痴笑样癫痫，MRI 示脚间池占位，注药后无强化，则首先考虑丘脑下部错构瘤。对 MRI 应动态随诊，如果显示病变在形状、大小及信号强度上多年无变化可以证实本病。颅咽管瘤导致性早熟者则罕见，鉴别诊断不是太困难。根据本病上述的临床表现和 MRI 征象，在术前做出定性诊断并不困难。当肿块内部信号不均匀时，丘脑下部神经元错构瘤是一异位的神经组织肿块，静脉注射对比剂后无病理性强化；鞍上池其他实性肿瘤或肉芽肿样病变注药后则均可见异常强化影。

（十）软骨肉瘤

软骨肉瘤以蝶骨和斜坡为好发部位。临床上少见，发病年龄在 35～45 岁。早期常无明显症状，以后逐渐出现局部肿块、脑神经麻痹和颅内压增高征。有时可引起垂体功能低下。CT 检查在斜坡或鞍旁显示等密度或略高密度影，瘤内有钙化。增强扫描肿瘤不强化或轻度强化。鼻窦或鼻腔常受累，邻近骨质受侵蚀。MRI 呈长 T_1、长 T_2 信号。钙化部分为黑色无信号影，囊变区呈更长 T_1、长 T_2 信号；增强扫描呈肿瘤轻度强化。根据本病的临床表现、影像学特点，易与颅咽管瘤相鉴别。

（十一）巨细胞瘤

巨细胞瘤又名破骨细胞瘤，源于骨髓内非成骨性结缔组织的间胚叶细胞，发生于蝶鞍后部。本病少见。早期肿瘤体积较小时，常无症状。肿瘤达到一定体积时，可引起相应症状，如脑神经麻痹和头痛等。X 线片有 3 种不同的表现。①多囊型：为不规则的多房状骨破坏区，内有残留的骨小梁间隔，瘤壁规则，呈高密度线条状影。②单囊型：亦呈膨胀性改变，但瘤内无骨小梁间隔。③单纯骨破坏型：非膨胀性的骨破坏。

CT 表现为均一的高密度灶，不增强或仅有轻度强化。

（十二）转移瘤

大多有症状的垂体转移瘤少见。血源性转移瘤可直接累及丘脑下部、垂体柄或垂体，或累及蝶骨继而蔓延至海绵窦或蝶鞍。许多患者可出现尿崩症。好发于垂体后叶可能与其有直接动脉血供有关。MRI 检查在 T_1WI 常为低信号，T_2WI 可为低到高信号，注射后强化。病变生长迅速，漏斗增粗，蝶鞍骨质破坏多于变形。根据原发肿瘤病史以及病程较短可帮助鉴别。

（十三）Rathke 囊肿

Rathke 囊肿是起源于垂体 Rathke 囊的先天性发育异常，为良性上皮性囊肿，又称垂体囊肿、上皮黏液囊肿、上皮样囊肿、Rathke 袋囊肿和垂体胶样囊肿等。临床症状和体征可与颅咽管瘤类似，表现为头痛、闭经、溢乳、尿崩症、皮质醇功能低下以及性腺功能低下、视功能障碍等。

垂体 Rathke 囊肿手术前难以明确诊断，易与垂体腺瘤、垂体瘤卒中、颅咽管瘤等相混淆。当 CT 及 MRI 显示鞍内或鞍内向鞍上发展的圆形或类圆形肿物，边界清楚，密度或信号均匀，没有强化，而周边较易强化；尤其当肿物大小在 1 cm 左右，与周围垂体组织存在较明显边界时，应考虑垂体 Rothke 囊肿，常通过手术才能确诊。

Rathke 囊肿临床上与鞍区囊性颅咽管瘤非常相似，有的学者将垂体 Rathke 囊肿归为颅咽管 3 种病理分型中的一种，称为上皮样囊肿型或 Rathke 囊肿型。但由于 Rathke 囊肿与颅咽管瘤临床治疗效果、预后差别很大，多数学者仍将二者区分开。病理上，垂体 Rathke 囊肿的囊壁被覆单层立方纤毛柱状上皮，内含黏液，而囊性颅咽管瘤的囊壁为复层鳞状上皮，有实性上皮细胞巢，常常伴有钙化。临床上垂体 Rathke 囊肿很少复发，预后良好；而囊性颅咽管瘤容易复发，预后不良。影像学特征也可以与之相仿，但常无钙化、无增强效应。最后多需手术鉴别。

（十四）空蝶鞍症

空蝶鞍症是指鞍膈孔扩大或鞍膈消失，鞍内空虚并被脑脊液所充填，原有的垂体萎缩并偏居于一侧。分为原发性、继发性和垂体腺瘤伴发3种类型。临床上少见，中年发病，女性多于男性。主要的鉴别方法为气脑造影，或用阳性对比剂造影，高分辨率的MRI可更清楚地显示。

（十五）蛛网膜囊肿

蛛网膜囊肿罕见，约占颅内占位性病变的1%。15%的蛛网膜囊肿发生于蝶鞍和鞍旁。多见于儿童和青少年，男性多见。其病程一般较长，可缓慢增大，引起脑积水、视力减退和视野缺损，少部分患者有内分泌障碍症状。X线片典型特征是囊肿邻近骨质吸收变薄。CT显示脑脊液密度的圆形低密度区，无钙化和强化是其特征。能更好地显示邻近骨质的改变；蝶鞍扩大或双鞍底。MRI显示边缘光滑的类似脑脊液信号强度的团块影。受挤压有位移的神经组织的边缘信号强度正常。根据病史、症状、体征以及影像学表现与颅咽管瘤鉴别多无困难。

（十六）垂体脓肿

垂体脓肿罕见。北京协和医院1979—1997年行鞍区病变经口鼻蝶窦显微手术1 510例，经手术证实垂体脓肿患者共7例，占0.5%。蝶鞍周围或身体其他部位的感染灶可引起垂体组织感染，形成脓肿；鞍区其他病变如垂体腺瘤出血坏死，或者鞍区病变手术合并感染也可引起垂体脓肿，但仍有许多患者找不到感染灶。多发生在应用免疫抑制剂、激素后患者，有蝶窦炎的患者易出现。90%患者表现为头痛，70%有蝶鞍区占位症状及内分泌低下症状。33.3%表现为脑膜炎。尿崩症，尿量为5 000～10 000 mL。前额眉间处疼痛可为剧烈头痛；视力、视野障碍。女性月经紊乱、闭经；眼外肌麻痹。垂体前叶功能减退，表现为易感冒、乏力、纳差、反应迟缓。内分泌功能检查表明肾上腺皮质功能低下及甲状腺功能低下；男性表现为性腺功能低下。如鞍区病变不大，但引起较严重的蝶鞍骨质破坏，出现尿崩症和垂体功能低下时，应首先考虑垂体脓肿。炎性疾病可结合病史进行鉴别。由于抗生素广泛使用，很多患者常无明显感染症状，故鉴别诊断较为困难。垂体脓肿术前容易误诊为垂体腺瘤、垂体腺瘤卒中、囊性颅咽管瘤或先天性囊肿等。当鞍区肿物患者出现以下征象时，应首先考虑为垂体脓肿：①主要表现为尿崩症、垂体功能低下等，同时伴有甲状腺、肾上腺、性腺等靶腺功能低下，需服用皮质醇来改善症状；②症状突然加重，出现剧烈疼痛、全身感染、眼外肌麻痹等海绵窦受压的症状；③蝶鞍体层摄片表现为蝶鞍骨质明显破坏，甚至骨质消失；④鞍区肿物大小在1～2 cm；⑤CT检查表现鞍区囊形肿物，中央均匀低密度，没有强化，周边呈不均匀的等或高密度，多有薄层强化；⑥MRI检查表现鞍内或鞍内向鞍上发展的圆形、类圆形或椭圆形肿物，边界清楚，表现为T_1低信号时T_2高信号，T_1高信号时T_2低信号，有时表现为等或混杂信号；⑦其信号的变化与脓肿的内容物有关。垂体腺瘤早期较少引起垂体功能低下和尿崩症，颅咽管瘤多为鞍上肿物，病程较长，有生长发育障碍。

（十七）蝶窦囊肿

蝶窦囊肿病程较长，以慢性头痛和视力障碍为主要症状，可于数日内突然失明，其他颅内神经系统的损害不明显。鼻咽腔检查表现病侧鼻腔中鼻甲较突出，中鼻道狭窄。鼻腔镜检查可见蝶窦壁向外膨隆。X线平片表示蝶窦腔扩大，周围骨质可变薄而吸收。有时在术中发现蝶窦骨壁消失，但在X线片上却仍有一明显较薄的骨缘显影，这是蝶窦的囊壁增厚所致。CT 和 MRI 检查可发现蝶窦内占位病灶。蝶窦穿刺能证实诊断，骨壁很薄，有的壁薄如纸，轻刺即入囊腔，窦腔较宽大，拔出针芯即有咖啡色较稠液体溢出，肉眼见有发亮的胆固醇结晶。液体较稠有时也不易溢出。若颅底破坏，可见搏动性液体排出。化验检查示囊液含有胆固醇结晶。

（十八）视交叉蛛网膜炎

视交叉蛛网膜炎属颅底型脑蛛网膜炎的一部分，病程长，多有感染病史。常见于成年人。本病的诊断要点：①有脑部邻近组织如鼻窦炎或全身感染病史以及颅脑外伤史；②发病缓慢，少数为急性或亚急性发病，病程多有较长的缓解期；③可有颅内压增高表现；④内分泌障碍较轻或无，垂体内分泌测定正常或减退；⑤视力减退发生早，与眼底改变程度不相吻合，视野呈不规则特征改变；⑥确诊须手术探查证实。

（十九）颅内动脉瘤

动脉瘤一般在鞍上或鞍旁，鞍内动脉瘤罕见。鞍旁动脉瘤可起于前交通支、眼动脉、床突上段颈内动脉或后交通动脉，鞍内延伸可导致垂体受压，多见于中老年人。患者可突然出现头痛，特别是一侧额部、眶部痛及一侧动眼神经麻痹。如动脉瘤破裂，腰椎穿刺脑脊液为血性应考虑动脉瘤的可能。鞍内动脉瘤罕见，患者可出现双颞侧偏盲、垂体功能减退及蝶鞍扩大。鞍区动脉瘤有时也可以表现类似颅咽管瘤的症状，但缺乏内分泌障碍表现，以眼球运动障碍和视力损害为主要表现，且视力损害的程度和眼球运动障碍的出现与病变大小不成比例。本病常易误诊为垂体腺瘤或颅咽管瘤。对于中年以后，如有突发性头痛及单侧Ⅲ、Ⅳ、Ⅵ脑神经的突然麻痹，蝶鞍无改变，应考虑到动脉瘤的可能。脑血管造影检查可协助诊断。

（二十）结核性脑膜炎和蝶鞍结核瘤

结核性脑膜炎可引起颅内广泛性粘连，导致颅内压增高。有的由于结核灶钙化，在鞍上可出现钙化斑而误诊为颅咽管瘤并行手术治疗。鉴别时主要根据病史，注意详细追问患者的既往史，了解过去是否患过结核性脑膜炎，以资鉴别。

蝶鞍结核瘤少见，可能因血行播散而来或由颅底直接延伸导致。基底部脑膜炎则是结核瘤更典型的类型，其临床表现与结节病相似。有 86% 的患者向鞍上延伸至垂体柄或丘脑下部。CT 和 MRI 一般可见漏斗增厚伴明显强化。

六、治疗

（一）一般治疗

1. 降低颅内压

降低颅内压可使用甘露醇、呋塞米等，危重患者在进行适当的药物脱水后可行脑室—腹腔（或心房）分流术。现在多主张手术前进行短暂的脑室外引流，待术中肿瘤切除、梗阻性脑积水原因解除后再去除临时性引流装置，这样可避免植入永久性脑室分流装置，减少脑室分流手术可能带来的并发症。

2. 对症治疗

1）患者出现癫痫症状时应首先行抗癫痫治疗，并不可因症状减轻而随意停药或更换抗癫痫药。

2）颅咽管瘤继发尿崩症时，程度较轻时可通过口服氢氯噻嗪加螺内酯改善症状。较重患者则必须使用 ADH 替代疗法，其中通过限水并口服去氨加压素效果较可靠。该药既增加了抗利尿活性又降低了加压作用，使疗效可靠而无血压升高作用。

3）儿童生长激素缺乏者，在青春期前的儿童患者应及时给予 GH 替代疗法，可使身高达到遗传因素决定值。方法：每日 2 ~ 8 U，皮下注射，持续 2 周。剂量可根据患者 GH 水平而定。

4）颅咽管瘤导致丘脑下部或垂体前叶损伤均可引起继发性肾上腺皮质激素分泌减少，从而导致继发性肾上腺皮质功能减退综合征。由于肾上腺皮质激素广泛参与三大基础代谢，可维持人体正常应激水平，与生长激素、性激素、胰高血糖素等激素分泌与功能有密切联系，并有维持神经系统兴奋性作用，治疗可以通过口服皮质醇激素来改善症状。地塞米松使用方便，适当应用副作用并不大，因此临床中可常规使用。术前 2 ~ 3 日口服 2.5 ~ 5 mg 地塞米松，术后使用维持量。对于术前无肾上腺功能障碍的患者则在术后每天给予地塞米松 5 mg 口服，3 日左右逐渐减量，如果激素水平渐正常，则一般于 1 个月左右停药。

5）颅咽管瘤导致丘脑下部或垂体前叶损伤均可以导致甲状腺激素分泌不足，其表现类似甲状腺功能减退症。因该类患者手术易发生甲状腺危象，术前应适当补充甲状腺激素，手术后则长期维持量口服。剂量应根据检查基础甲状腺功能，尤其是 TRH 水平决定，然后从小剂量开始口服甲状腺素，逐步加大剂量，每日检查患者的基础心率，1 个月后复查激素水平，根据用药后结果确定最适药量，这样可以减少激素替代引起的副作用。

（二）放射治疗

颅咽管瘤的内放疗是一种行之有效的治疗方法，主要适用于囊性颅咽管瘤。所用药物主要有^{198}金^{32}磷和^{90}钇等，产生组织穿透性较弱但具较强瘤壁杀伤作用的放射线，放射性损伤囊性颅咽管瘤的内壁。该法应先行神经放射学和神经外科检查，CT 测出肿瘤囊腔体积、囊壁厚度，计算放射性药物的剂量，经过脑立体定向头架外科检查，行精确的肿瘤囊腔穿刺，注入放射性药物。植入放射源后，均应运用成像技术检测放射线的外泄情况，头颅 CT 复查随访囊腔缩小情况。在内放射治疗 10 日后，射线可穿透组织 3 ~ 4 mm，开始伤及囊壁的内层上皮细胞，使肿瘤的增生细胞得到抑制。活检标本显示大量的胶原纤维和透明细胞坏死。受放射线影响，肿瘤囊腔内膜细胞增生和小血管狭窄改变，以及鳞状上皮坏死等。致使囊腔缩小、囊液生成减少。

对次全切除或部分切除后残留肿瘤的治疗，复发性治疗和全身条件差不适宜手术切除者可行常规放疗，一般采用直线加速器局部照射，每 2 ~ 2.5 Gy，总剂量为 45 ~ 60 Gy，小儿一般不超过 45 Gy。放疗可以抑制肿瘤生长，减轻症状，减少复发，提高生存率。

（三）化学治疗

采用博来霉素等药物行内化疗也是治疗颅咽管瘤的方法之一，据国内外文献报道，主要针对囊性颅咽管瘤。方法：在 CT 监视下的 HB - 3 型立体定向仪引导下穿刺瘤囊并导入一 TF 硅胶管，多囊者选择一最大囊为置管加药对象，导入成功的标准是能抽吸出囊液。存在高颅内压的患者首次抽出一半囊液缓解压力即可，之后每日抽出囊液 1 mL 留做化验，然后往瘤囊内注入博来霉素的生理盐水溶液 0.5 mL，剂量自 1～5 mg/d 开始，渐加量至 15 mg/d，持续 8 日，末次注药前抽净囊液，加药后迅速拔管，治疗的平均总药量为（67.5±24.7）mg。化疗后定期复查 CT，评定疗效。

（四）免疫治疗

据报道以 α-2a 干扰素治疗 15 例儿童和青少年复发颅咽管瘤患者，为防止其他治疗因素的干扰，限定患者此前未接受放疗或 8 周内未接受放疗。治疗采用皮下注射法，诱导剂量和持续剂量均为 α-2a 干扰素 800 万 U/（m²·d），诱导治疗时间为 16 周，持续治疗时间为 32 周，共 48 周。治疗第一周，每次治疗前 30 分钟先给对乙酰氨基酚和（或）非皮质醇抗炎药。每隔几周抽血监测患者血象及其他成分，一旦患者有血液学改变、有肝功能或中枢神经系统症状，立即停药，直到实验室指标恢复正常才可以使用预定处方量的 50%～75% 继续治疗。诱导期前、诱导治疗 8 周和 16 周分别做一次头颅 MRI 检查，持续期则每 12 周检查 1 次。定义肿瘤缩小比例大于 50% 者为部分反应，肿瘤完全消失为完全反应，肿瘤缩小 25%～50% 为轻微反应，肿瘤实体或整体直径在 6 个月内缩小或增大不超过 0.4 cm 为稳定，而 6 个月内直径增大超过 0.4 cm 则定义为增大。结果 12 例患者完成了治疗并随访了 20～46 个月。1 例完全反应，1 例部分反应，1 例轻微反应，6 例稳定，3 例肿瘤增大，其他患者失访或中途放弃治疗。结果提示：主要结构为囊性的肿瘤相对于主要结构为实体的肿瘤对于该药物的疗效反应更好。但所有患者都有不同程度药物反应：治疗的最初几天所有患者均有发热反应，伴寒战和肌肉疼痛，其中 2 例治疗前有全垂体功能低下者还伴发低血压和嗜睡。其他反应还有色素沉着症、短暂的癫痫发作、体重下降。其中 7 例患者因副反应较重，一度中断治疗或不得不减少药量，但 30 日后，所有症状几乎都得到缓解且继续治疗也未再出现这些症状。作者认为，干扰素的抗肿瘤机制是通过直接抑制细胞增殖、细胞毒作用、催熟幼稚细胞以及调节宿主免疫反应等机制来进行的。已经证明干扰素可有效抑制皮肤基底细胞癌和鳞状细胞癌，而且 α-2a 干扰素可诱发皮肤鳞癌的细胞凋亡。颅咽管瘤与鳞状细胞癌具有同样的胚胎起源，因此，设想以干扰素治疗颅咽管瘤是有根据的。另外，由于干扰素的副反应并不是很严重，且只要停药或减量用药所有副反应均可消失，因此，对于那些肿瘤不可能全切且拒绝放疗者，该治疗不失为一可选择的方法。

（五）手术治疗

手术治疗颅咽管瘤的途径和入路有很多种，医生决策手术路径时，必须权衡考虑肿瘤的位置、大小、生长方向、钙化程度、囊肿所处的位置、脑积水程度以及脑脊液循环通路等。中轴外入路常优于经中轴入路，而单侧路径则常要上抬双侧额叶，为了到达肿瘤而切除有功能的神经结构则不符合治疗原则。手术前 15%～30% 的颅咽管瘤患者有脑积水，对慢性脑积水行术中脑室外引流以重建脑脊液通路，可使脑组织产生一定程度回缩，有利于手术操作和控制术后颅内压力。对巨大瘤囊伴脑积水行术中囊液外引流也有利于脑组织的回缩，便于手术。如果肿瘤结构以囊性为主，无须进行脑室引流，经单侧入路就足以完成肿瘤切除。

七、预后

颅咽管瘤手术的死亡率和复发率各家报道不一。多数报道复发率为 4% ~17% 。手术死亡率为 0 ~42% 。Doff 研究发现肿瘤复发与其鞍上部分较大肿瘤次全切除、肿瘤与周围结构粘连以及肿瘤对放疗不敏感有关。因此，各种治疗本病首选的手术根治切除术仍有一定的复发率和死亡率。

（刘丽萍）

第六节　听神经瘤

听神经瘤是起源于第Ⅷ对脑神经的颅内、脑外肿瘤；占颅内肿瘤总数的 8% ~13% ，占桥小脑角肿瘤的 75% ~95% ；是颅内常见的良性肿瘤之一。男女发病无明显差异，发病年龄以 30 ~50 岁最多见。病程一般较长，平均 4 年左右，最长可达 18 年，亦有临床表现症状出现时间仅 14 天的报道。

一、病因和发病机制

目前，从肿瘤的基因研究表明，听神经瘤是施万细胞过度增生形成，而这种细胞过度增生是因为抑癌基因的失活，导致基因产物不能作用于正常细胞抑制细胞生长，该基因即是 NF_2 基因。连锁分析和细胞基因分析提示，NF_2 基因存在于第 22 号染色体，它能调节施万细胞生长。无论是单侧或双侧听神经瘤（神经纤维瘤病）其形成肿瘤因素是相同的，但更多见的听神经瘤，基因失活表现为体细胞的基因突变。此外，从本病的生物化学基础研究证明，听神经的发生与神经生长因子（PDGF）等调节前庭神经中的施万细胞增殖的这些生化因素失常有关。虽然基因研究表明 NGF 等不是 NF_2 基因产物，但它们可能在听神经瘤形成中起一定的作用。

二、病理

肿瘤大部分来源于听神经的前庭部分，3/4 起源于上前庭神经，少部分来自耳蜗部分。前庭神经内听道部分（外侧部）长约 10 mm，桥小脑角部分（内侧部）长约 15 mm，总长度约 25 mm。其神经胶质髓鞘和施万细胞髓鞘之间存在一分界带，即 Obersteiner – Redlich 区。此分界带恰在内耳孔区。其所以常常发生在内听道，是因肿瘤起源于施万细胞。约 3/4 的肿瘤发生在外侧部，仅有 1/4 发生在内侧部。当肿瘤生长增大时，可引起内听道扩大，突向桥小脑角部，充填于桥小脑角内。肿瘤大多数为单侧性，少数为双侧性；若伴神经纤维瘤病时，则正相反。听神经瘤包膜完整，表面光滑，有时可略呈结节状，肿瘤的形状和大小根据生长情况而定，一般在临床诊断确立前，其体积大多已超直径 2.5 cm。肿瘤较大时可占据整个一侧颅后窝，并向上经天幕裂孔达幕上，下至枕骨大孔的边缘，内侧可跨越脑桥的前面而达对侧。肿瘤在颅腔内常是居于蛛网膜下隙内，因此表面总有一层增厚的蛛网膜覆盖，并包裹着一定数量的脑脊液，似乎像一蛛网膜囊肿。肿瘤的实质部分色泽灰黄至灰红色，质坚而脆。瘤组织内常有大小不等的囊腔，内含有淡黄色透明囊液，有时并有纤维蛋白凝块。瘤与小脑邻接之处黏着较紧，但多不侵犯小脑实质，分界清楚。肿瘤多数有一角伸入内听道内，使其开口扩大，此处脑膜常与瘤紧密黏着。面神经管紧贴于瘤的内侧，由于粘连较多，肉眼多无法分清，这使手术保留面神经成为难题，因而显微手术就尤其重要。

肿瘤的主要血供来自小脑前下动脉，此血管在接近肿瘤处分出一支进入肿瘤包膜，并分成若干小支进入肿瘤组织。其他有基底动脉分出的脑桥动脉、小脑上动脉、小脑后下动脉的分支至肿瘤。小听神经瘤时与其密切相关的血管则为小脑前下动脉。与小脑相接触的表面亦接受来自小脑表面的动脉供血。其静脉回流主要通过岩静脉进入岩上窦。

听神经瘤的病理组织检查特征可概括为 4 种：①瘤细胞排列呈小栅栏状；②互相交织的纤维束；③有退行性变病灶及小的色素沉着区；④有泡沫细胞。细胞核的栅栏状排列为特征，细胞的原纤维也平行，细胞束与原纤维互相交织，瘤细胞的这种原纤维极性排列称为 Antoni A 型组织，而 Antoni B 型组织呈疏松网状非极性排列，又称之为混合型。不管瘤的组成以何者占优势，瘤内的间质均由细的网状纤维组织组成，胶原纤维很少，多可伴有各种退行性变，如脂肪性变、色素沉着及小区域的出血等。

听神经瘤在电子显微镜下可见肿瘤细胞具有大量的胞质突和常见的细胞器。含有丰富颗粒的内质网，细胞内微丝，无数圆形致密均匀一致的微粒，多伴有膜状的髓磷脂降解产物。这些细胞由一层厚 35～36 nm 的基底膜包围，并形成无数突起伸展至由絮状物和一些胶原纤维所充满的细胞外间隙。在胶质瘤不能见到基底膜，在脑膜瘤存在基底膜，但基底膜包绕一组细胞，而不像施万细胞瘤中那样，基底膜包绕单个细胞。电子显微镜证实了光学显微镜下所见的结构。听神经瘤的电子显微镜下改变由于组织结构不同而略有差异。在 Antoni A 型结构的听神经瘤其超微结构的特点是瘤细胞呈长梭形，核染色质较致密，覆有基底膜物质的，纤维的细胞突起呈手指状交叉在一起。Antoni B 型结构的听神经瘤，瘤细胞突起呈网状交织在一起，细胞质内含有多量的细胞器，如线粒体溶酶体和无界膜的嗜铋小体，与高度的代谢活动有关。另一个特征性表现是肿瘤细胞间可见到带状梭形胶原纤维，两端有 120～150 nm 的交叉带，由 Luse 所描述，现称为 Luse 小体。

由于电子显微镜的应用，不会再将听神经鞘膜瘤和听神经瘤混淆。听神经瘤是神经根部或神经的多发性肿瘤，最具有特征性的是神经纤维瘤病。其解剖学、组织学结构和组织超微结构的特征与听神经瘤完全不同（Poirier 1968），无论是在光学显微镜下还是在电子显微镜下，神经纤维瘤均具有与神经本身相同的基本结构。依据 Masson 的观点，仅仅根据鞘膜成分的增生还是纤维组织的增生就能鉴别神经纤维瘤和神经鞘膜瘤。在神经纤维瘤中，增殖的神经支架组织将神经纤维分开。然而，有时候由于一些不常见的神经鞘膜瘤属于神经纤维瘤病的表现之一而使问题复杂化，与通常情况不同的是它是多发性的，最典型的是双侧听神经瘤。另一方面人们可以发现某些神经纤维瘤病的组织学特征介于神经瘤和神经纤维瘤之间，在典型的神经纤维瘤组织中可发现坏死的神经组织。

另一点须提及的是神经纤维瘤与单侧神经鞘膜瘤不同，它可能发生恶性变。

听神经瘤和其他部位的神经鞘瘤一样，可有不同的组织类型，常见的类型有：

（一）退行性神经鞘瘤

此型代表为具有严重退行性变的良性神经鞘瘤，无严格的诊断标准。依据有明显的核异型性或多型性，或其中 Antoni A 型细胞非常少或呈灶性，以至于只有利用 S-100 蛋白免疫组织化学染色才可确诊。退行性核异型的特征是核深染，染色质呈粗块状，核仁不清或没有，一般不见病理性核分裂象。

（二）富细胞型神经鞘瘤

此型较少见于听神经瘤，常发生于腹膜后或纵隔，且多起源于大神经，有些患者可见有灶性浸润和破坏骨组织，如切除不完全，可出现复发。镜下不同于一般的神经鞘瘤，每个视野几乎均为细胞密集区（Antoni B 型成分不明显），呈明显的束状或漩涡状排列，罕见有核呈栅栏状排列，核分裂可达 10 个/10HPE，也可见有核的多型性，后者属于退行性变。且通常与核分裂象无关。其他常见的特征有厚的包膜，其内可见有密集的淋巴细胞浸润，肿瘤内多有大量的泡沫细胞。

（三）黑色素性神经鞘瘤

此型为一罕见的类型，一般见于中年人，好发于脊神经根，典型的特征通常为上皮样施万细胞和大量的 Fontana 阳性的黑色素。超微结构可见肿瘤细胞有典型的施万细胞的特征，甚至含有黑色素小体。如果病变有包膜，肿瘤细胞无核分裂，则其临床经过为良性。少数黑色素性神经鞘瘤临床表现为恶性，并可发生转移。此类肿瘤常发生于交感神经链，且具有相当多的核分裂象。但也有少数患者其原发瘤的组织学图像极似良性肿瘤，可导致误诊。

（四）腺样神经鞘瘤

此型具有争议，大多数具有腺样分化的神经鞘瘤为恶性。但也存在良性肿瘤，可能大多数腺样结构是被肿瘤包绕起来的正常结构，而且此结构存在某种程度上的变化。

三、诊断

（一）临床表现

听神经瘤病期较长，临床表现较为复杂。其临床症状并不完全一样，症状可轻可重，这主要与肿瘤起始部位、生长速度、发展方向、肿瘤大小、血供情况以及是否囊变等诸多因素有关。为方便起见，将其具体临床表现分别描述。

1. 首发症状

神经的颅内段可分为两部分，即内侧部分和外侧部分，位于内听道内者称为外侧部，自脑干发生处至内耳孔处称为内侧部，两部分相接处大致是神经胶质髓鞘和施万细胞髓鞘分界带，即 Obersteiner-Redlich 区。肿瘤大部分发生在外侧部，大多数患者的首发症状为进行性单侧听力减退伴以耳鸣、眩晕，约占70%，并且此症状持续时间较长，一般持续 3~5 年，当肿瘤起源于听神经近端，由于内侧部肿瘤没有骨壁的限制，早期不会对听神经造成影响，其首发症状并非听力障碍，而是头痛、恶心、呕吐、视力障碍。少数老年患者可出现精神方面改变，表现为精神萎靡不振、意识淡漠，对周围事物反应迟钝。可能与老年人脑动脉硬化及颅内压增高有关。向上扩展的肿瘤，患者以三叉神经刺激或破坏症状为首发症状，有时易被误诊而得不到及时正确的治疗。过去认为听神经瘤以头痛作为首发症状者罕见，有学者曾遇 1 例仅有头部轻微痛而就诊的患者，查体无任何体征，颅脑 CT 检查示右侧较大的桥小脑角占位性病变，手术证实为听神经瘤。在临床实际工作中，务必进行认真的全面的神经系统检查，以做出正确的诊断。

2. 继发症状、体征

1）听力表现：是最典型，也是最常见的表现，主要为单侧或一侧更为严重的感音性耳聋，又称感音神经性耳聋，占 80%。最能引起人们警惕的是语音的分辨率下降，典型的表现是打电话时感到困难。

尽管最典型的表现是高频听力下降，但也可以表现为低频听力下降，听力曲线呈"U"形或为平坦形，或纯音听力完全正常。

听力下降呈进行性。但有 10% 的患者表现为突然耳聋，或在听力下降过程中发生突然改变。因此，对突发性耳聋患者应警惕听神经瘤的可能。

有些患者表现为波动性耳聋。对此类患者应考虑到本病，并做进一步检查。

耳蜗神经受累的另一症状是耳鸣。以此症状为主就诊者的比例不高，但没有此症状者极少。耳聋为间断性或持续性，高音调或低音调，或伴有其他临床症状。

极少数患者肿瘤达 2 cm，但听力正常，仅表现为骤然发生的单侧汽笛样的持续性耳鸣。

2）前庭症状：前庭神经受损最常见的症状为旋转性眩晕或走路不稳，或呈酒醉步态，或仅仅为向一侧偏倒，甚至出现椭圆囊感觉过敏症状。短暂轻度眩晕，可能是由于位置改变而诱发。

前庭功能检查：

（1）冷热水试验：又称变温试验。前庭神经瘤的早期几乎都能发现患侧的前庭功能减退或消失，因此该试验是诊断本瘤的常用方法。健侧也可有 10% 左右的前庭功能受损。这是因为从前庭核发出的纤维经脑桥交叉至对侧时位置较浅，容易受到较大的脑桥小脑三角肿瘤的压迫。

（2）前庭直流电刺激试验：是另一种鉴别耳蜗病变和神经病变的方法。当直流电刺激前庭系统时，可引起平衡失调及眼球震颤。眼球震颤的快相总是指向阴极一侧。若前庭终器被破坏，这反应仍然存在。若前庭核内神经元及前庭神经纤维被破坏，则直流电反应完全消失。因此，这一方法可用来做早期诊断，以区别耳蜗病变与耳蜗后病变。但由于前庭神经瘤患者常有自发的眼球震颤，干扰前庭的直流电反应。因此，用肉眼观察眼球震颤的变化比较困难，必须用光电眼球震颤描记仪的配合才能做出较正确的判断。

3）三叉神经症状：大多数患者以面部麻木为主要症状出现，北京天坛医院 602 例听神经患者中，自觉面部麻木者 262 例，占 43.5%，为早期症状者 54 例，占 9%，临床检查时发现患者面部麻木者为 354 例，占 58.8%，较主观感觉者明显增多。说明部分患者早已有感觉减退症状，但未引起注意。部分患者表现为三叉神经痛。患者中出现三叉神经痛者 30 例（5.0%），以三叉神经痛为首发症状者 11 例（1.8%）。其中有 4

例患者以原发性三叉神经痛收入院。可伴有咀嚼肌萎缩。检查患者可见张口下颌偏向患侧，病侧颞肌和咬肌收缩无力并萎缩。孤立的三叉神经一支受影响比较少见。多半是两支或三支同时受影响。一般平均持续时间为1.3年。若三叉神经症状中以Ⅰ、Ⅱ支为主，角膜反射减退或消失，但往往不被患者所注意。对于有一侧角膜反射减退或消失，同时存在一侧听神经症状和体征，可视为早期听神经瘤的表现。双侧角膜反射受损与颅内压增高以及肿瘤压迫脑干移位有关，患者往往病变侧更为明显。

三叉神经检查可分为运动、感觉和反射三部分。

（1）运动功能：主要是咀嚼肌群的作用。注意检查患者有无咀嚼肌松弛、萎缩，张口时下颌有无偏斜，如一侧翼肌萎缩时，下颌偏向同侧。

（2）感觉功能：三叉神经分布区域内皮肤的触、痛、温度觉检查方法与身体其他部位检查相同，应注意3个分支感觉障碍的分布情况。

（3）反射：①角膜反射，以棉丝从侧方轻触角膜引起双眼瞬目动作。当病变侧三叉神经受损时，则刺激患侧角膜双眼均无眨眼动作，而刺激对侧角膜时双眼均有反射。若为面神经损害引起，则不论刺激哪一侧角膜患眼均无眨眼，而对侧均有反射，可资鉴别。②下颌反射，检查者以拇指置于患者颏部，令患者轻微张口，敲击拇指，可引起其下颌轻微闭合，正常反应大都轻微。下颌反射亢进常见于双侧锥体束损害如假性延髓麻痹等，下颌反射消失则见于三叉神经下颌支或脑桥运动核损害。

4）面神经表现：听神经瘤患者起初较少出现面神经麻痹症状和体征。面神经损害体征出现较晚，其程度亦较轻，可能为运动神经纤维对外来压力有较大的耐受性之故，故听神经瘤引起长期面瘫罕见且多为非典型性的，主要因为面神经50%的神经纤维即能维持正常的功能。若Ramsey Hunt区感觉纤维受刺激可产生耳痛、感觉过敏或感觉倒错，或在其运动区出现一些症状，如瞬目减少、鼻唇沟变浅等不易发现的轻微面瘫。查体时应认真仔细，以免遗漏，另外，尚有以反复发作的半侧面肌痉挛为主要表现的听神经瘤者。

5）颅内压增高症状：颅内压增高是听神经瘤常见的临床特征之一。出现的早晚及程度根据肿瘤大小、生长速度、生长部位等因素而不同。肿瘤体积越大，颅内压增高症状越明显，但内侧型肿瘤，由于肿瘤靠近中线部位，尽管肿瘤体积不大，由于早期脑脊液循环受到影响，产生梗阻性脑积水，颅内压增高症状可在疾病的早期出现且较显著。颅内压增高症状以头痛最多见，严重者伴有恶心、呕吐，常常出现视力下降。头痛症状多位于额枕部或双颞部，单侧枕部疼痛似有定位意义，部分患者尚不能明确疼痛的部位。头痛的原因除颅内压增高使脑膜血管和神经受刺激与牵扯所致外，另有其他原因引起，故头痛可在早期出现。头痛可为持续性疼痛，也可为持续性疼痛阵发性加重，往往早上头痛更重，间歇期可以正常。单纯头痛的患者病程可持续数年以上。如头痛与其他症状同时出现时，则表示病程较短，颅内压增高使视神经受压，眼静脉回流受阻，导致视神经乳头水肿，严重颅内压增高者可发生眼底视网膜出血。颅内压增高持续时间较长时，可引视神经继发性萎缩，眼底检查时可见视神经乳头变淡，边缘不清，患者通常视力减退或黑蒙，甚至有部分患者失明，通常两侧均受影响。个别患者因颅内压增高进展较快，而出现突然昏迷、双侧瞳孔缩小，以后散大，很快出现呼吸障碍，表现为呼吸慢，不规则或出现呼吸暂停等枕骨大孔疝综合征。因此，有作者认为颅内压增高综合征的出现表明患者病情已进入中期或晚期阶段。对于内侧型听神经瘤患者，由于缺乏脑桥小脑角部症状和体征，只表现早期颅内压增高症状，与颅后窝肿瘤如小脑半球肿瘤及中线部肿瘤难以鉴别，故应借助神经耳科检查及神经放射检查加以确定诊断。

6）小脑功能障碍：小脑半球受肿瘤压迫而变形，甚至小脑传入和传出神经纤维的通道——小脑脚及小脑内核团亦受压，导致小脑功能障碍。

（1）静止平衡障碍：患者站立时身体前倾或左右摇晃，上肢呈不同程度的外旋，两足分开，足基底变宽，身体摇晃不稳。若小脑蚓部受影响，可伴有躯干性共济失调。严重者不能站立，甚至不能坐起。

（2）四肢小脑性共济失调：指鼻试验呈过度状或偏斜。快速轮替试验呈现患侧肢体动作不规则而迟缓。反跳现象出现。嘱患者在胸前用力屈其肘关节，因患侧肢体共济运动失调，当突然放松拉力时，屈曲的前臂不能立即停止，而呈过度回跃，反击到患者胸壁或面部。跟膝胫试验时动作震颤不稳，愈接近最后目标时，其震颤幅度越大，共济失调大多数表现在病变同侧，部分患者可表现为双侧性。

（3）步态异常：如走路不稳，呈蹒跚步态，有向患侧倾倒的趋势，并有时跌倒。

（4）书写障碍：书写时因辨距不良，协调不能，静止障碍，不能保持一定姿势，表现为笔尖将纸划破、字线不规则、字行间距不等、字越写越大（书写过大症）。

（5）语言呐吃：因唇、舌、喉等与说话有关的肌肉共济失调，患者说话唐突，吐字不清，声音忽高忽低而无规律性，或呈中断性吟诗式语言。

（6）肌张力障碍：病变侧肢体肌肉松弛无力，被动运动时关节运动过度。嘱患者将两上肢向前水平伸直时，患侧上肢较健侧低落。检查下肢时，让患者下肢自然下垂，腿摆动幅度较大，称为"钟摆腿"。

（7）眼球震颤：眼球震颤是小脑病变或继发脑干损害影响到前庭神经核所致。以水平型多见，垂直或旋转型者也可出现，而且向患侧注视时震颤比较粗大。眼球震颤对听神经瘤诊断具有重要意义，但非早期体征。

（8）联合运动障碍：又称为协调运动障碍。如走路时，正常人两上肢不断前后摆动，而当小脑受损时，患侧上肢不能摆动。后仰时，正常人膝关节呈屈曲状，以防后倒，当小脑受损时，膝关节不屈曲，仍呈伸直状，因此容易跌倒。

7）脑干体征：脑干体征是肿瘤向内侧生长，压迫脑干相应结构所致。内侧型听神经瘤患者由于肿瘤生长点接近脑干，因此脑干症状出现早且多较重，而对大多数患者来说，脑干症状出现相对较晚，而且多见于大型及巨大型听神经瘤患者。可出现对侧的偏瘫、偏身浅感觉障碍及锥体束征。有部分患者可出现双侧锥体束征。偶有患者锥体外系也受影响被诊断为帕金森综合征。脑干移位如使脑干对侧挤于小脑幕裂孔的边缘上，可引起患侧的偏瘫或偏身浅感觉减退。运动和感觉障碍的程度可轻可重，轻者仅表现为一侧肢体轻度瘫痪或感觉减退，重的患者可出现肢体僵直。脑干受压严重时患者可出现发作性昏迷或肢体抽搐。有的内侧型肿瘤可出现交叉性麻痹症状，病变压迫中脑可出现病变侧瞳孔散大，对侧肢体瘫痪。脑桥水平遭受压迫可出现面神经、三叉神经、展神经功能障碍及对侧肢体瘫痪。

8）其他：由于肿瘤的发展方向不同，可出现相应的脑神经损害症状，脑干向下移位时可引起动眼神经的牵拉而出现双侧或单侧眼球运动障碍，眼睑下垂及瞳孔对光反射改变。颈静脉孔与内耳孔相邻近，肿瘤向下发展可压迫第Ⅸ、Ⅹ、Ⅺ对脑神经，表现为进食时发呛、吞咽困难、声音嘶哑。检查时见患侧软腭下垂，发"阿"声时，患侧软腭上举无力或完全不能运动，悬雍垂因健侧软腭肌的牵引而偏向健侧；患侧咽反射和软腭反射消失。如有副神经损伤可表现为患侧转颈耸肩无力，检查时胸锁乳突肌及斜方肌萎缩。后组脑神经损害可为单侧性，也可为两侧性，或病变侧重，对侧损害症状略轻等。舌下神经损害时可见患侧舌肌萎缩，并有舌肌纤颤，伸舌时向病侧偏斜。

（二）实验室及其他检查

1. 脑干听觉诱发电位

脑干听觉诱发电位（BAEP）是听神经瘤早期诊断的有力方法。用短声多次反复刺激一侧耳，从头皮上可记录到一组电位活动，由连续的 7 个波形所组成，分别用Ⅰ～Ⅶ波来标记。Ⅰ波起源于蜗神经，Ⅱ波起源于蜗神经核，Ⅲ波起源于上橄榄核，Ⅳ波起源于外侧丘系核，Ⅴ波起源于四叠体下丘核，Ⅵ波起源于丘脑的内侧膝状体核，Ⅶ波可能起源于丘脑到皮质的听放射。以上各波除Ⅰ波、Ⅱ波系来自受检测的蜗神经与蜗神经核外，其余各波均代表双侧，因听觉通路入脑后是在两侧上升。Ⅵ、Ⅶ两波的形态变异较大，应用于临床尚缺乏资料。

2. 脑脊液检查

据统计，97.2% 的听神经瘤患者的脑脊液内蛋白质含量是增高的。多数在 1～2 g/L，个别患者可高达 10 g/L。因此，早期患者测定脑脊液内蛋白质含量也是诊断本病的常用方法。脑脊液内蛋白质含量不高说明肿瘤可能很小，还局限于听道内，或根本不是听神经瘤。此外，听神经瘤患者的脑脊液色泽大多是无色透明的，仅少数可略呈黄色。细胞数大多正常。有颅内压增高的患者，做这项检查要慎重。

3. 普通 X 线检查

1）颅骨平片：是诊断听神经瘤的基础。其投照方式有：斯氏位、反斯位、汤氏位、内听道前后位。

2）断层摄影：此方法主要用于普通 X 线摄影不能很好确定内耳道的情况时。

3）听神经瘤的 X 线表现：只有当听神经瘤较大时，在 X 线上才有阳性发现。其确定征象主要表现如下：内听道局部扩大，与健侧相应部位比较，直径相差 2 mm 以上。两侧内耳道形态不对称，或呈内宽外窄的漏斗形（但应注意在颅底位片上，正常内听道可以呈漏斗形）。镰状肌移位。内耳道骨壁皮质线侵蚀和破坏；严重者可有岩尖骨质破坏。内耳道后唇模糊，后唇缩短与对侧相比超过 3 mm。

4. 脑池造影

早期用气脑造影（空气、氧气、氮气）诊断听神经瘤。近年采用水溶性造影剂阿米培克（Amipaque）取代碘油，在无 CT 时可用于听神经瘤的诊断。

5. 脑血管造影

其特征是基底动脉向对侧移位，肿瘤染色，肿瘤较大时可见小脑下前动脉被推移，基底动脉和脑桥、中脑前静脉向后推移。

6. CT 检查

CT 检查表现为脑桥小脑角区肿瘤，一般在 CT 平扫时为等密度或低密度，当表现为高密度时可能是肿瘤内出血。对较小的肿瘤在 MRI 临床应用以前，CT 脑池造影、气体—CT 脑池造影等有助于诊断。薄层骨窗扫描结果有助于了解内耳孔变化，对决定手术磨除内听道的范围是最为主要的依据，尤其是在枕下开颅，确定外侧半规管、总脚、颈静脉球的位置时更显得重要。

7. MRI 检查

MRI 检查是目前诊断听神经瘤的最佳方法，无创、无辐射；能直接显示第Ⅶ、Ⅷ对脑神经束，加之增强和薄层扫描技术的应用，对微小听神经瘤的诊断有较大优势。听神经瘤的 MRI 表现为第Ⅶ、Ⅷ对脑神经束明显增粗，与脑桥小脑角区肿瘤相连；肿瘤在 T_1WI 上显示低或等信号，T_2WI 上为高信号。注射 Gd – DTPA 后肿瘤呈均匀、不均匀或环状强化，增强后肿瘤边界清晰、边缘光整。微小听神经瘤的主要表现为第Ⅶ、Ⅷ对脑神经束结节状增粗，呈结节状强化。

（三）诊断要点

1. 典型的听神经瘤的特点

1）早期症状多由听神经的前庭神经及耳蜗神经损害开始，表现为眩晕、进行性单侧听力减退伴以耳鸣。首发症状多为耳鸣及耳聋，耳鸣往往持续时间较短，而耳聋症状发展缓慢，可持续数年或十数年，大多数不被患者所注意。

2）肿瘤相邻近脑神经损害表现，一般以三叉神经及面神经损害多见，表现为患侧周围性面瘫，或患侧面部麻木、咬肌无力或萎缩。

3）进而出现步态不稳、动作不协调等小脑性共济失调症状或一侧锥体征表现。

4）头痛、恶心、呕吐、视神经乳头水肿等颅内压增高症状以及吞咽困难、饮水呛咳、声音嘶哑等后组脑神经损害表现。

根据患者典型的病情演变过程及具体表现，诊断听神经瘤并不困难，但问题的关键在于听神经瘤的早期诊断，最好能在前庭神经和耳蜗神经受损的"耳科"阶段或肿瘤局限在内听道时就能做出准确的诊断，以便能够提高听神经瘤的全切除率，减少手术危险性，使面神经、听神经功能得以最大可能的保留。

2. 早期具有以下症状者应考虑有听神经瘤的可能

1）间歇性发作或进行性加重的耳鸣。

2）听力呈现进行性减退或突然耳聋。

3）头晕或体位改变时出现一时性不平稳感觉。

4）外耳道深部或乳突深部间歇性刺痛。"耳科"阶段的患者除有耳鸣、听力下降外常缺乏其他神经系统症状和体征，患者大多数到耳科门诊就诊，广大医务人员应提高警惕。

因此对于中年前后出现听力减退的患者，如无其他原因如外伤、中耳炎等，均应想到是否患有听神经瘤之可能。应进行听力和前庭功能检查，以及脑干诱发电位、普通放射线检查等，必要时应行颅脑 CT 及 MRI 检查，以便进一步明确诊断。

四、鉴别诊断

（一）前庭神经炎

前庭神经炎病前多有呼吸道或胃肠道病毒感染史，最突出的症状为严重眩晕、眼球震颤、缺乏其他神经系统症状和体征。

（二）药物性前庭神经损害

药物性前庭神经损害有应用氨基糖苷类抗生素（如链霉素、阿米卡星等）等损害第Ⅷ对脑神经的药物史。常发生在注射过程中，也可发生于已经停用注射几天后。患者表现头晕、恶心、步态不稳，但静卧时好转，不伴有眼球震颤，前庭功能试验反应显著减弱，甚至无反应，多为双侧。眩晕症状一般在停药 1~2 周好转。

（三）梅尼埃病

此病多见于 20~40 岁的青壮年，以发作性眩晕、恶心、呕吐、耳聋、耳鸣和眼球震颤为主要表现。耳聋和耳鸣可同时发生，眩晕发作随耳聋的加重而减少，至完全耳聋时迷路功能消失，眩晕发作即可停止。

（四）脑膜瘤

脑膜瘤多见于 40 岁以上的成年人，占脑桥小脑角区肿瘤的 3%~4%，因肿瘤基底多附着于岩下窦、乙状窦部位的硬脑膜；肿瘤多为良性，生长缓慢。主要临床表现为进行性颅内压增高症状，脑桥小脑角症状出现较晚。听力损害症状远较听神经瘤轻，而面神经和三叉神经损害症状相对较重。前庭功能改变不明显。肿瘤较大时，向上可侵及颅中窝，向下可达枕骨大孔。X 线片可见岩骨嵴和岩尖骨质吸收，有时可见局部骨质增生或肿瘤钙化，内听道大多数正常。CT 显示脑桥小脑角区均匀一致的高密度影，有时可有钙化，均匀强化；肿瘤基底宽广；内听道一般不扩大。MRI 示等 T_1、等 T_2 信号，显著均匀强化，瘤内可有流空现象。脑血管造影显示肿瘤染色。

（五）上皮样囊肿

上皮样囊肿多见于 25~45 岁成年人，肿瘤常常沿蛛网膜下隙缓慢生长，病程一般较长。首发症状为三叉神经痛，且多限于第 3 支。患者听力障碍不明显，前庭功能正常。脑脊液蛋白质含量正常。颅骨 X 线检查示无骨质破坏。CT 表现为低密度，形态不规则，肿瘤大部分位于脑桥小脑角池内，可沿脑池向周围延伸，占位征象不明显。MRI 示长 T_1、等 T_2 信号，无强化。

（六）三叉神经纤维瘤

该肿瘤为良性，包膜完整，部分患者可有囊变。该肿瘤生长缓慢，病变早期可有三叉神经痛、三叉神经分布区感觉减退及咀嚼肌无力、萎缩等。随着肿瘤的发展，可逐渐出现展神经、面神经、前庭蜗神经症状，晚期可有小脑症状，颅内压增高及舌咽神经、迷走神经和副神经症状。X 线平片可有岩尖骨质破坏。CT 示脑桥小脑角区有混杂密度，不均匀强化。MRI 示 T_1 呈短或短，等混杂信号，长 T_2，不均匀强化。肿瘤常跨越颅中窝、颅后窝，呈哑铃状。

（七）胶质瘤

胶质瘤多来自脑干或小脑，也可为第四脑室内室管膜瘤或脉络丛乳头状瘤通过第四脑室侧孔突入脑桥小脑角部，由于肿瘤引起脑脊液循环受阻，导致脑积水，病程进展较快，颅内压增高症状出现较早，有的患者表现为 Burn 征，多伴有明显的脑干及小脑损害症状。听觉障碍临床极不典型，前庭功能试验多正常。X 线检查示颅骨质无变化。内听道不扩大。CT 或 MRI 检查可帮助进一步明确诊断。

（八）蛛网膜炎

蛛网膜炎患者多有中耳炎或颅内感染病史，患者继之出现脑神经损害症状或脑桥小脑角综合征表现，多组脑神经损害症状可同时出现，而脑干症状往往缺乏。此外，耳鸣、耳聋症状比较轻，抗感染治疗后临床症状可缓解，病情具有波动性，表现为反复发作。脑脊液化验细胞数增高，而蛋白质含量无明显变化。颅骨 X 线检查无异常改变。

（九）蛛网膜囊肿

蛛网膜囊肿症状不明显。CT、MRI 图像上病灶的密度、信号强度均与脑脊液相似，囊壁薄，囊壁与囊体无强化。

五、治疗

听神经瘤患者的治疗方案包括观察、显微外科手术切除和手术治疗。方案的选择一定要考虑到患者的年龄和一般状况、患者听力质量、肿瘤大小、术者的经验，当然还有患者的意愿。

（一）非手术治疗

立体定向放疗听神经瘤开始于 1968 年，实现了人们不用开颅手术即可治疗颅内肿瘤的梦想。主要应用 γ 刀、X 刀经 CT、MRI 的靶点定位，通过与之相配套的计算机控制、图像处理技术，对肿瘤进行一次性大剂量的 γ 刀照射。它主要适用于中、小型听神经瘤，一般体积 <3 cm、无颅内压增高症状者；因年龄、其他器质性疾病等因素无法选择肿瘤切除术者；听神经瘤经手术治疗，肿瘤不能全切者；双侧听神经瘤，经一侧手术后，患者为保留一侧面神经或听神经功能而拒绝另一侧手术者。目前临床资料已证实 γ 刀对小型和中型听神经瘤的治愈及控制率达 88%，早期面神经功能保留率为100%；听力保留率为 94%。

（二）手术治疗

听神经瘤为良性肿瘤，手术切除可以获得根治。但如果存在患者年龄过高、体质太弱、有严重系统性疾病，或肿瘤体积过大、部位过于内侧、与脑干黏着过紧，分离困难等情况时，则不宜勉强做全切除，应改做次全切除或包膜下大部切除。此种次全切除手术虽不够彻底，但仍有较大部分患者术后可得长期缓解。待以后症状复发时可再次手术，且仍有全切除的可能。关于术中面神经的保留问题，长期以来一直是一个难题。第一期患者由于肿瘤较小，面神经保留的机会较多，故解决这一问题的关键在于早期诊断，外科手术技术的改进，尤其是显微手术的开展，新手术入路的设计，如经颅后窝磨开内听道的方法（Rand - Kurxe 手术），对提高面神经保留的机会起了重大的作用。但须指出，争取肿瘤全切除是本病的治疗原则，而保留面神经功能是次要的，故绝不可因保留面神经而放弃对肿瘤的全切除，除非患者自己有此要求。手术中采用面肌电图监护亦可增加面神经功能保留的机会。术前有残余听力的患者甚至能保全其听力，这在过去用传统手术方法时是难以想象的。

六、预后和并发症

长期以来听神经瘤一直是颅内良性肿瘤中治疗效果较差的一种疾病。在 Cushing 开创了听神经瘤手术治疗的新时代以来，手术死亡率曾高达 35%，且多数患者只能做到部分或次全切除。Dandy（1941）报道了他的入路及先包膜内、后包膜外的分块切除方法以来，全切除率大为增加，手术死亡率亦显著下降。但除他本人手术死亡率只 2.5% 的记录外，一般仍均保持于 10% 左右。1965 年 Rand 及 Kurze 采用显微外科技术并从颅内打开内听道进行手术，使手术效果又提高了一步。目前多数病组的全切除率已提高到 90% 以上，手术死亡率已降到 2%，有的甚至更佳。加上该瘤的早期诊断方法增多，使面神经的保全，甚至听力的保存成为可能。

听神经瘤的术后并发症有以下几种：

（一）脑神经损伤

听神经瘤手术除可损伤第Ⅶ、Ⅷ对脑神经外，还可损及第Ⅴ、Ⅵ、Ⅸ、Ⅹ和Ⅺ对脑神经。第Ⅴ对脑神经居肿瘤内上方，被损伤机会较少。第Ⅵ对脑神经多在岩下窦出血压迫填塞时受损，一般属暂时性。第Ⅸ、Ⅹ和Ⅺ对脑神经居耳蜗导水管下方，做迷路入路时，若入路低于耳蜗导水管，有可能被电钻损伤。听神经瘤较大时可推移第Ⅸ、Ⅹ对脑神经。将第Ⅸ、Ⅹ对脑神经从肿瘤包膜表面游离时，有可能发生心率变慢（30~40 次/分），此时，应暂停手术，待其恢复。过度压迫颈静脉孔也可能导致第Ⅸ~Ⅺ对脑神经麻痹，应予以避免。

（二）脑脊液漏

脑脊液漏是听神经瘤手术的常见并发症，文献报道发生率为 16%。大多数发生于术后 1 周，但也有 32% 发生于术后 10 日。脑脊液漏有诱发脑膜炎的潜在可能。脑脊液漏的发生，是因为蛛网膜下隙与颞岩骨或乳突之间持续存在一个交通或瘘管。而此种情况通常由手术分离和暴露造成，而不是肿瘤侵蚀颞骨的原因。它可以 3 种方式发生于经枕下入路开颅术后：

1）由于伤口愈合不好或缝合技术错误，脑脊液直接通过硬脑膜切口和缝合各层从头皮切口漏出。

2）脑脊液通过术中打开的乳突气房或磨除内听道后壁时，进入的岩骨尖气房外渗到中耳，再经咽鼓管到鼻咽部造成脑脊液鼻漏。

3）脑脊液也可通过上述二者中的通道，再经过术前就存在或手术时造成（如置入 EcoG 电极时）的鼓膜穿孔，或经过破损的外耳道壁流到外耳道，造成脑脊液耳漏。

（三）脑积水

术后中脑、脑桥或延髓的水肿可能导致脑积水的发生，多伴有脑室或蛛网膜下隙的阻塞，脑实质内血肿、颅后窝表面血肿或出血破入第四脑室，也可诱发脑积水。早期诊断尤其重要，CT 检查可以确诊所有类型。急诊处理脑室引流常常有效，但持续存在的脑积水将需要永久分流。Tator 报道，约 70% 伴有术前脑积水的患者，肿瘤完全切除后不需要永久分流。

（四）脑膜炎

有报道，2%～10%经枕下入路听神经瘤手术的患者发生脑膜炎。无菌性脑膜炎多见，主要为血液、骨粉或其他污染蛛网膜下隙引起。细菌性脑膜炎大多与脑脊液漏有关。术后脑膜炎的早期诊断，可能会被术后临床表现和脑脊液指标的常规改变所妨碍。细菌性脑膜炎的一个重要诊断特征是临床状况进行性恶化。当疑及此诊断时，应行腰椎穿刺并开始使用覆盖金黄色葡萄球菌（最常见致病菌）的广谱抗生素。血液中白细胞明显增多、脑脊液中糖含量降低，多为细菌性脑膜炎，只有47%脑脊液培养阳性。在有明显无菌性脑膜炎的征象的患者，激素应用可能会有帮助。

（五）血肿

脑实质内血肿可在术后数小时或48小时之后发生，若发生于小脑或脑干，可引起严重神经功能缺损，尤其当出血出现于脑桥时。虽然出血大多发生于手术时，但是很少能在术中识别。原因是较大听神经瘤使脑桥受压、扭曲变形，一旦手术减压，脑桥扩张撕裂脑桥内静脉造成出血。脑桥血肿用术后CT检查容易发现。如果神经损害严重或逐步加重，应采取手术去除血肿。偶尔会发生硬脑膜下或硬脑膜外血肿，尤其是坐位手术之后，需紧急清除。

（六）头痛及颈项疼痛

头痛及颈项疼痛是经枕下入路开颅术后的少见并发症，病因不清，头痛通常局限，具有紧张性头痛的一些特点。经枕下入路开颅术后比经乳突入路开颅后头痛发生率稍高。骨瓣还原或颅骨成形术，可以通过减少颈项肌肉与硬脑膜的粘连，将头痛和颈项疼痛的发生率及严重程度降低到最低限度。安慰、止痛、理疗或扳机点封闭的综合疗法对大多数患者有效。

（七）肿瘤复发

虽然听神经瘤的手术治疗目的是全切肿瘤，但在某些情况下，为了保护第Ⅶ、Ⅷ对脑神经或降低由脑干操作引起的致残率（尤其在老年患者），会残余一小部分肿瘤，通常为黏附的肿瘤囊。有报道，听神经瘤术后平均随访12年后有18%的患者复发。大多数复发发生于随访的前3年，但其中许多不需要重新手术。

（八）致残率和死亡率

在听神经瘤较小的患者中，致残率几乎为零。但听神经瘤较大患者的致残率和死亡率为5%～10%和1%～2%。据报道，Tator早期的181例听神经瘤手术死亡率为1.1%，而自1978年采取经枕下入路开颅切除听神经瘤后，没有死亡患者。

七、监护

（一）术前护理

1. 疾病指导

告知患者各项术前检查的目的和重要性，如何做好各项检查的配合，完善术前准备；了解患者对疾病和手术的认知程度，告知术后可能发生的并发症及需要配合的事项。

2. 预防枕骨大孔疝发生

观察患者意识状态、生命体征、肢体活动情况，避免一切诱发颅内压升高的因素。若出现剧烈头痛、频繁呕吐、颈强直、呼吸变慢，应及时通知医生。

3. 改善患者的营养状况

注意监测肝脏功能及水、电解质情况，保持水、电解质及酸碱平衡。对后组脑神经麻痹有饮水呛咳或吞咽困难的患者，行肠内、肠外营养支持，防止吸入性肺内感染。

4. 生活护理

患者存在小脑性共济失调，动作不协调。嘱患者卧床休息，指导患者练习床上大小便，给予生活护理，加强安全护理，防止意外发生。

5. 沟通障碍的护理

耐心与患者交谈，必要时辅助手势及文字或护患沟通图解进行沟通，以满足患者需求。

6. 心理护理

评估患者的文化程度及对疾病的认识程度，向患者讲解手术和麻醉的相关知识、手术的目的和意义，减轻患者的焦虑和恐惧。

（二）术后护理

1. 病情观察

观察患者意识状态、生命体征、瞳孔、肢体活动情况，密切观察患者呼吸、血氧饱和度的变化。给予吸氧、心电血氧监测。遵医嘱给予脱水剂及激素类药物。注意观察患者是否有头痛、呕吐及颈强直的情况。

2. 体位

麻醉未清醒者取仰卧位头偏向健侧，清醒后头部抬高 15°～30°，对肿瘤切除后残腔较大的患者，术后 24～48 小时取头部健侧卧位，行轴位翻身，避免颈部扭曲或动作过猛，造成脑干摆动或移位，而导致呼吸骤停。

3. 呼吸道护理

第 Ⅴ、Ⅶ、Ⅸ、Ⅹ、Ⅻ 对脑神经损伤，可导致吞咽和呛咳反射异常；由于手术时间长，常采取侧卧位，气管插管的留置和摩擦也会导致咽后部水肿。患者可有不同程度的咳嗽无力，痰液不能排出，导致窒息和并发肺部感染。护理措施：①及时吸痰保持呼吸道通畅，充足给氧；②每 2 小时翻身、叩背 1 次，每 4～6 小时雾化吸入 1 次，防止呕吐物误吸引起窒息；③术后咳嗽无力不能排痰者，可用导管插入气管吸出分泌物，必要时协助医生通过支气管镜吸痰。发生呼吸困难、发绀，血氧饱和度低于 90% 时应及时通知医生，必要时考虑行气管切开。

4. 并发症的预防和护理

1）颅内继发出血：颅内血肿多发生在术后 24～48 小时，由于颅后窝容积狭小，代偿容积相对较小，术区脑组织水肿或瘤腔渗血时病情变化较快。需监测患者生命体征，特别是血压、呼吸、动脉血氧饱和度；因此术后 24 小时内应严密观察患者有无剧烈头痛、频繁呕吐及血压升高、心率减慢、呼吸深慢或不规则、动脉血氧饱和度下降、烦躁不安、意识模糊等颅内压增高症状，如有变化应立即通知医生，并做好抢救的准备。

2）颅内继发感染：颅内感染与脑室外引流、切口愈合不良、脑脊液漏有关。护理措施：①保持脑室外引流或腰大池引流装置通畅，管道勿受压、扭曲、脱落，倾倒时严格遵守无菌操作原则，防止逆流；②保持头部敷料清洁干燥，发现切口渗出，及时通知医生处理；③监测体温的变化，遵医嘱合理应用抗生素。

3）暴露性角膜炎：患者肿瘤体积较大时，术前可出现周围性面瘫及三叉神经功能障碍，手术也可导致或加重脑神经的损伤，出现眼睑闭合不全、瞬目动作减少、球结膜干燥、面部感觉消失、口角向健侧歪斜等症状。护理措施：①给患者戴眼罩，形成湿房；②日间用眼药水滴眼2~3次，夜间涂眼膏；③保持眼部清洁，每日进行眼部护理2次。如果出现暴露性角膜炎，必要时需要行眼睑缝合术。

4）吞咽困难：由于手术牵拉刺激可伴有舌咽和迷走神经的损伤，出现声音嘶哑、吞咽困难。①饮水试验：术后6小时需进行饮水试验，进食呛咳者，予以鼻饲流食，并行吞咽康复训练，待吞咽功能恢复后给予经口饮食；经口进食无呛咳者，给予流食，并逐渐改为半流食及软食。②进食时需注意：床头抬高30°~45°，健侧卧位；食物温度在38~40℃，避免过热造成烫伤；注意进食速度，将食物放在健侧舌上方，小口、细嚼慢咽，少量多餐，防误吸发生。③口腔清洁：进食后漱口或行口腔护理，以免食物残留发生口腔感染。④吞咽功能训练：临床上可应用日本洼田饮水试验评估，筛选患者吞咽障碍的程度，以便及时给予相应的干预。进行咽部冷刺激、空吞咽、屏气—发声运动及摄食训练，有助于吞咽功能的恢复。

5）面部带状疱疹：与术中三叉神经受刺激有关，多在2周内消失。护理措施：①每日2次口腔护理，保持口唇周围清洁，并涂抗生素软膏；②根据医嘱给予抗病毒药物及B族维生素；③超短波治疗。

（三）健康指导

1. 用药指导

根据医嘱服用药物，不可擅自停药或漏服药物。

2. 眼睑闭合不全

保持眼部清洁，指导患者禁止用不洁净的物品擦眼，白天滴眼药水，外出时戴太阳镜或眼罩，以防阳光和异物的伤害；睡前涂眼药膏，用干净的塑料薄膜覆盖，以形成湿房，防止发生暴露性角膜炎。

3. 面瘫

指导患者进行面部肌肉练习，对着镜子做皱眉、闭眼、吹口哨及呲齿等动作；避免进食过硬、不易嚼碎的食物，最好进食软食；每日进行2次患侧面部按摩，按摩时力度适宜、部位准确。

4. 活动指导

出院后注意休息，在身体尚未完全恢复前，减少去公共场所的机会，注意自我保护，防止感染其他疾病。逐渐增加活动量，3个月后根据身体恢复情况可适当做些简单的家务，避免头部剧烈运动及重体力劳动。

5. 饮食指导

饮食合理，忌食辛辣等刺激性食物，给予高热量、高蛋白、丰富维生素及易消化的饮食，多吃富含维生素 A、维生素 C 的绿色蔬菜和水果。吞咽困难者应进软食，并遵循少量多餐、小口慢咽的原则。

6. 复诊

出院后 3 个月到门诊复查，若病情稳定，每 6 个月复查 1 次，持续 2 年，此后，改为每年复查 1 次。出现以下症状，应立即随诊：切口处出现漏液；头痛逐渐加重，恶心、呕吐；体温持续高于 38℃，颈部僵直；不稳步态加重等。

（于世梅）

第七节　三叉神经鞘瘤

三叉神经鞘瘤多属良性。以 40 岁左右的中青年人多见，女性患病率略高于男性。根据肿瘤生长的不同部位，分为颅中窝型、颅后窝型及哑铃型。

一、病理

肿瘤多起源于三叉神经根或半月神经节，典型的病理改变是由神经鞘膜或束膜的梭形细胞组成。肿瘤的主要成分为施万细胞及神经胶质，瘤细胞较密集，胞质丰富，细胞核排列成栅栏状。

二、诊断

（一）临床表现

根据肿瘤部位不同，三叉神经损害，邻近组织受累及颅内压增高症状不尽相同，临床依据肿瘤生长部位分为颅中窝型、颅后窝型及横跨颅中窝和颅后窝的哑铃型 3 种。

1. 颅中窝型

肿瘤多发生于半月神经节 Meckel 囊，位于颅中窝硬膜外，早期受累三叉神经运动支和感觉支，出现非典型三叉神经痛及相应部位面部麻木伴咀嚼肌和颞肌萎缩，当肿瘤累及海绵窦及眶上裂，则出现患侧眼球运动障碍、复视、眼球突出、视力减退及视野改变，偶见同侧瞳孔散大，颞叶癫痫及幻嗅，晚期第三脑室及导水管上部移位或狭窄而产生颅内压增高。

2. 颅后窝型

肿瘤发生于三叉神经根鞘膜，位于颅后窝脑桥小脑角，三叉神经痛少见，三叉神经感觉根第 I、II、III 支同时受累，面部感觉减退，同侧运动根受累出现颞肌、咀嚼肌萎缩。肿瘤向下压迫面神经和听神经，引起面肌抽搐、周围性面瘫、耳鸣、听力减退、前庭功能减退，因肿瘤上极靠近小脑幕，第 IX、X、XI 对脑神经受累很少，肿瘤累及小脑则出现小脑性共济失调，如脑干受压和移位，常出现对侧肢体感觉及运动障碍，颅内压增高症状比颅中窝型早些出现。

3. 哑铃型

肿瘤骑跨于颅中窝及颅后窝，呈哑铃状，大小不一，可由颅中窝向下或由颅后窝向上生长，症状较复杂，兼有上述两型的临床表现。

（二）影像学检查

1. 颅骨 X 线检查

颅骨 X 线平片对诊断有重要帮助。常见岩骨尖骨质吸收或破坏，边缘清晰、整齐；颅底片可见圆孔和卵圆孔扩大。肿瘤向眶部发展时，多有蝶骨翼板及眶上裂等部位的骨质吸收。

2. CT 检查

CT 检查表现为颅中窝底或颅后窝的卵圆形或哑铃型肿块，等密度或低密度，囊形变者密度更低，一般无瘤周水肿。呈均一性增强效应，囊性变者呈环形强化，岩尖有骨质吸收或破坏。

3. MRI 检查

肿瘤信号较 CT 显示更清楚。在 T_1 加权像上呈低信号或等信号，在 T_2 加权像上呈高信号，囊性变者 T_1 与 T_2 值更长。注射 Gd – DTPA 后多数呈明显均一性或不均一性强化，边界清晰；少数囊变者呈环状强化，瘤周水肿不明显。

三、鉴别诊断

（一）颅中窝脑膜瘤

颅中窝脑膜瘤常发生于颅中窝底内侧蝶鞍旁，早期即可出现病侧第Ⅲ、Ⅳ、Ⅴ、Ⅵ对脑神经损害症状，如复视、眼球活动受限、面部感觉减退等，并多伴颞叶癫痫。颅骨摄片可表现颅中窝底骨质增生或破坏，脑血管造影除显示占位影像，多有肿瘤染色征象。头颅 CT 显示等密度占位病灶，增强后明显强化，均匀增高密度。

（二）颅中窝底软骨瘤

颅中窝底软骨瘤常发生于颅中窝底，多见于蝶鞍旁或岩骨尖部。临床表现主要是第Ⅲ、Ⅳ、Ⅴ、Ⅵ对脑神经损害症状，如眼球活动受限、面部感觉减退等。颅骨摄片表现密度增高的骨性肿块，边界多不规则，在其周围多有破坏，头颅 CT 显示高而不均匀的密度肿块，边界清，常有钙化或骨化。增强 CT 后肿瘤非钙化部分强化。MRI 检查病灶为长 T_1 和 T_2 信号改变。

（三）听神经瘤

听神经瘤常发生于内听道前庭神经鞘膜，向脑桥小脑角发展，出现一侧耳鸣或头晕，再继续发展出现第Ⅵ、Ⅶ、Ⅷ对脑神经受损症状，小脑性共济失调等脑桥小脑角症候群。头颅摄片常见病侧内耳孔扩大。头颅 CT 及 MRI 显示脑桥小脑角占位影像。

（四）岩骨后部脑膜瘤（亦称脑桥小脑角脑膜瘤）

岩骨后部脑膜瘤起初仍以头痛为主要症状，继续发展出现第Ⅵ、Ⅶ、Ⅷ对脑神经受损症状及小脑共济失调等不典型脑桥小脑角综合征。头颅摄片表现为岩骨嵴骨质破坏。头颅 CT 显示为脑桥小脑角区占位影像，增强 CT 后可见占位病灶均一强化，呈圆形，基底部宽且附着于岩骨。呈明显脑膜尾症。MRI 同样显示占位呈 T_1 等信号，增强后信号强化。

四、治疗

（一）非手术治疗

γ刀或X刀放疗：肿瘤直径<3 cm者，肿瘤术后残留或术后肿瘤复发者，不能耐受手术或拒绝手术者，均可行γ刀或X刀放疗，以达到肿瘤不长大或缩小的目的。

（二）手术治疗

为了便于选择恰当的手术入路，1955年Jefferson根据三叉神经鞘瘤主要生长部将其分成三型：A型，肿瘤起源于三叉神经半月节，主要位居颅中窝；B型，肿瘤起源于三叉神经根，主要位居颅后窝；C型，肿瘤骑跨颅中、后窝，呈"哑铃"状。虽然以后有学者依据肿瘤的发展做过一些改良分型，但Jefferson分类方法简明实用，已被临床广泛接受。手术入路的选择原则是：最易接近肿瘤，而又不对重要神经和血管造成严重损害。

五、预后

三叉神经鞘瘤属缓慢生长的良性肿瘤，随着神经放射影像学和手术设备、器械的不断发展，显微外科技术的不断提高，手术入路的不断改进，肿瘤的全切除或次全切除率已在70%以上，即便是侵及海绵窦与脑干及脑神经粘连严重的肿瘤切除，亦可获得满意的临床效果。

（吴倩倩）

第八节　脑转移瘤

脑转移瘤系指身体其他部位的恶性肿瘤转移至脑者，较原发性脑肿瘤多见。占所有颅内肿瘤的5.1%~23.8%。好发年龄为40~60岁，男性略多于女性。

一、病因和病理

脑转移瘤以肺癌居多，占50%以上，其他如乳腺、消化道、泌尿道、鼻咽部、子宫、骨与淋巴系肿瘤、恶性黑色素瘤均可经血液或淋巴转移到颅内。肿瘤多见于大脑半球，以顶叶、额叶最多，亦可发生于小脑等处，常为多发；可有数个甚至更多个病灶，肿瘤大小不等，多呈类球形或结节状，也可呈弥漫性脑膜转移和脑实质浸润。

二、诊断

（一）临床表现

常见于中年或老年，大多数发病急剧，病程短，有的呈卒中样发病。

1. 颅内压增高及一般症状

头痛为最常见的症状，开始时可局限于病灶侧，以后逐渐发展为剧烈的弥漫性头痛，发作时伴有恶心、呕吐。此外，可有视神经乳头水肿、癫痫、中风（偏瘫）、精神症状、明显消瘦等。

2. 局部症状

主要有运动、感觉、语言等障碍和脑膜刺激征。

（二）实验室及其他检查

如 X 线检查、脑脊液检查、CT 检查、MRI 检查等均有利于明确诊断。

（三）诊断要点

1）患者年龄超过 40 岁，有身体其他部位恶性肿瘤病史或肿瘤切除史，尤其是肺癌、绒毛膜癌、乳腺癌等。

2）常有明显颅内压增高表现，少数可无颅内压增高。

3）多有局部脑病灶征象，少数患者可不出现病灶症状。

4）脑血管造影、核素扫描或 CT 检查可显示病变。

5）经病理检查确诊。

三、鉴别诊断

脑转移瘤主要应与原发性脑肿瘤相区别。脑转移瘤的颅内压增高远不如原发性脑肿瘤严重，即使头痛剧烈，伴恶心、呕吐却很少，眼底水肿。

四、治疗

脑转移瘤的治疗纯属姑息性治疗，故应采用以手术为主的综合疗法，即手术、放疗、化疗和对原发肿瘤的治疗。

（一）手术治疗

以下情况可考虑手术治疗：单发者可手术切除；脑转移瘤与原发肿瘤同时存在者，可先做脑部肿瘤切除，解除颅内压增高症状，然后治疗原发肿瘤；肿瘤位置较深或多发散在或脑膜广泛转移，可做内、外减压术；多发，但对其中危及生命的大型肿瘤可先手术后再放疗。

（二）放疗

患者一般情况较好，术后可行放疗。鼻咽癌颅内转移者可行放疗，未做减压手术者放疗宜慎重。以下情况不主张放疗：有明显的颅内高压症、颅外其他部位广泛转移、原发灶未控制、一般情况极差。

（三）化疗

体质较好的患者可用化疗。化疗方案如下：

1. VC 方案

替尼泊苷（VM–26）50 mg，静脉输入，$d_{1,2}$；

亚硝脲类（CCNU）100 mg，口服，$d_{3,4}$；

每月重复 1 次，连用 6 个月。

2. MBF 方案

卡氮芥（BCNU）125 mg，静脉滴注，每月1次；

甲氨蝶呤（MTX）12.5 mg，口服，每天2次；

5-氟尿嘧啶（5-FU）500 mg，口服，每周2次。

间隔4周重复。

（四）其他治疗

对于无手术条件者可用激素、脱水等治疗以减轻症状。

（五）中医治疗

中医治疗中可酌情选用下列验方：

1）蜈蚣1条，冰片0.6 g研为末，每日吸入。适用于脑转移瘤出现鼻塞、头痛者。

2）威灵仙、薏苡仁、八月札各30 g，七叶一枝花、橘叶、郁金各15 g，党参、白术、白芍、茯苓各9 g。浓煎200 mL，每次20 mL，口服，每日3次。对缓解转移性脑肿瘤的症状有效。

3）土鳖虫、僵蚕、蜈蚣、全蝎各等量，共研为细末，每日服3次，每次6 g。对缓解转移性脑肿瘤的症状有效。

（吴倩倩）

第九章　中枢神经系统感染性疾病

第一节　单纯疱疹病毒性脑炎

单纯疱疹病毒性脑炎（HSE）是单纯疱疹病毒（HSV）引起的中枢神经系统病毒感染性疾病，是散发性致命性脑炎最常见的病因。国外 HSE 发病率为（4~8）/10 万，患病率为 10/10 万，国内尚缺乏准确的流行病学资料。HSV 常累及大脑颞叶、额叶及边缘系统，引起脑组织出血性坏死和变态反应性脑损害，又称为急性坏死性脑炎或出血性脑炎。

一、病因

HSV 的核心为线型双链 DNA，故 HSV 为 DNA 病毒，可分为两个抗原亚型，即 Ⅰ 型和 Ⅱ 型。HSV-Ⅰ 常引起唇、颊、鼻、耳及口腔黏膜等非生殖器部位疱疹感染，是绝大多数（95% 以上）儿童及成人 HSE 的病原。HSV-Ⅱ 存在于女性的阴道中，引起生殖器部位的感染，是新生儿全身疱疹感染和发生脑炎的病因。

二、病理

主要是脑组织水肿、软化、出血性坏死。这种改变呈不对称分布，以颞叶、边缘系统和额叶最明显，枕叶也可受累。

镜下见脑膜和血管周围有大量淋巴细胞形成袖套状，小胶质细胞增生，神经细胞广泛变性和坏死。神经细胞和胶质细胞核内有嗜酸性包涵体，包涵体内含有疱疹病毒的颗粒和抗原。

晚期可有脑组织萎缩。

三、诊断

（一）临床表现

任何年龄均可发病，10 岁以下和 20~30 岁为发病高峰。急性起病多见。25% 的患者有口唇单纯疱疹病史。前驱期有呼吸道感染史，发热、乏力、头痛、呕吐及轻度行为、精神或性格改变。

1. 神经症状

表现为头痛、记忆力减退、抽搐、偏瘫、脑膜刺激征、大小便失禁、去大脑强直等。

2. 精神症状

表现为人格改变、记忆及定向力障碍、行为异常、幻觉、妄想、谵妄、欣快及虚构等。

3. 意识障碍

早期出现嗜睡与不同程度的意识障碍。急进型单纯疱疹病毒性脑炎早期有严重意识障碍，短期内因脑水肿而致脑疝死亡。

本病病程长短不一，严重者可在数日内死亡，也有迁延达数月者。有极少数患者经治疗后 1~3 个月又复发。

（二）实验室及其他检查

1. 脑脊液常规检查

HSV - Ⅰ型脑炎常见脑脊液压力增高，脑脊液淋巴细胞增多或淋巴与多形核细胞增多 [（5~10）×10^6/L]，可高达 $1×10^9$/L，蛋白正常或轻度增高，糖和氯化物含量正常；重症患者可见脑脊液黄变和红细胞，糖含量减少。

2. 脑脊液病原学检查

①HSV - IgM、HSV - IgG 特异性抗体检测：采用 ELISA 和 Western 印迹洗，病程中 2 次及 2 次以上抗体滴度呈 4 倍以上增加即可确诊。②脑脊液中 HSV - DNA 检测：部分患者用 PCR 能检测出病毒 DNA，可早期快速诊断。③脑脊液一般不能分离出病毒。标本最好在发病后 2 周内送检。

3. 脑电图

常可发现一侧或双侧颞叶、额区周期性弥散性高波幅慢波，也可出现颞区尖波和棘波。

4. 脑组织活检

脑组织活检的诊断价值可达 96%，如果由有经验的医生施行，并发症率仅 2%。检查项目包括：①组织病理学检查 Cowdry A 型核内包涵体；②电镜证实 HSV 颗粒；③免疫荧光技术发现 HSV 抗原；④病毒培养。活检标本还应进行细菌和真菌培养，以排除其他致病因素。

5. 影像学检查

1）CT 检查：异常改变为病变好发部位的边界不清的低密度区，造影剂部分可增强，还可见到肿块效应与脑水肿；疾病早期 CT 可能正常。

2）MRI 检查：对脑的含水量改变很敏感，能多维成像，病程早期即可见异常改变，特别是 T_2 加权的高信号改变，T_1 加权像则显示低信号病灶，以颞叶为常见，其次为额叶，偶见于枕叶，均同时累及白质和灰质，并与侧脑室不相关联。

3）放射性核素（^{99m}锝）脑扫描：显示坏死区吸收异常或弥漫性吸收异常，阳性率约占半数。

海马及边缘系统局灶性低密度区，可扩展至额叶或顶叶，注射造影剂可显示增强效应。低密度病灶中散布点状高密度提示颞叶出血性坏死，更支持 HSE 诊断。MRI 可发现脑实质 T_1 低信号、T_2 高信号病灶。但影像学检查也可正常。

（三）诊断要点

单纯疱疹病毒性脑炎的主要诊断依据是：①起病急，病情重，发热等感染征象突出；②口唇皮肤黏膜疱疹（1/4）；③脑实质损害表现以意识障碍、精神症状和癫痫发作为主；④脑脊液常规检查符合病毒感染特点；⑤脑电图广泛异常，颞叶更为突出；⑥

影像学（CT、MRI）检查示额、颞叶病灶；⑦双份血清和脑脊液抗体检查有显著变化趋势；⑧病毒学检查阳性。

四、鉴别诊断

本病须与中枢神经系统细菌感染、真菌感染和其他病毒感染（如乙型病毒脑炎、腮腺炎病毒脑炎、麻疹病毒脑炎）等鉴别。

五、治疗

（一）一般治疗

首先应加强供给充足蛋白质、糖、脂肪、无机盐、维生素、水分，以保证营养。对昏迷、瘫痪患者应加强护理，预防压疮的发生。

（二）降颅内压

常用20%甘露醇250 mL，每4~6小时1次，静脉点滴（每次在30分钟内滴完）；也可采用甘油、呋塞米、山梨醇等，可交替使用，同时应注意肾功能变化及水、电解质平衡，特别应注意钾的补充。

（三）应用糖皮质激素

多数学者主张早期、大量、短程使用激素治疗，效果满意。首选地塞米松10~20 mg，加入10%葡萄糖液500 mL静脉点滴，每日1次，急性期过后（一般3~4日至多5~7日）逐渐减量，可口服泼尼松、甲泼尼龙，共用10~14日。儿童用量酌减。

（四）抗病毒治疗

1. 金刚烷胺

该药是1966年上市的并经美国FDA批准的第一种抗病毒药。其作用机制是阻止病毒穿入细胞或脱去外膜，低浓度药物与病毒的血细胞凝集相互作用，抑制病毒装配；高浓度则抑制早期感染，包括抑制病毒被膜与次级溶酶体膜融合。不良反应中以中枢神经系统表现最常见，包括焦虑、失眠和精神错乱等。

2. 利巴韦林

利巴韦林（又叫病毒唑）是合成鸟嘌呤核苷制剂，属于广谱抗病毒药物，1986年被美国FDA批准上市。该药对DNA和RNA病毒的核酸合成起抑制作用，但对HIV感染无效。

成人每天口服0.8~1 mg，分3~4次服用。主要不良反应是可逆性贫血，一般发生在用药1周后。

3. 阿糖胞苷

阿糖胞苷（Ara－C）机制是通过抑制合成DNA必要成分的酶系统，从而抑制病毒DNA合成，发挥抗病毒作用。此药能透过血—脑屏障，对HSE和若干其他病毒脑炎有一定疗效，但不良反应较大，如骨髓抑制等，有时甚至造成继发性感染或全身出血，所以国内多数主张用较小剂量，1~2 mg/（kg·d）（国外介绍用量为每日4~8 mg/kg），静脉滴注或分次（间隔12小时）肌内注射，连用5~10日，必要时停药5日后再重复应用。此药早期应用对降低HSE病死率，改善症状，减少、减轻后遗症有一定作用。

近年来已逐渐被其他不良反应较轻的抗病毒药代替。

4. 环胞苷

环胞苷（Cyclo - C）为阿糖胞苷的衍生物，在体内转变为阿糖胞苷，作用与 Ara - C 相似，但不良反应较轻。成人每日 50 ~ 200 mg，溶于 5% 葡萄糖液或生理盐水 500 mL 中静脉滴注或分次（间隔 12 小时）肌内注射，5 ~ 10 日为 1 个疗程。

5. 阿糖腺苷

阿糖腺苷（Ara - A）为同类药物中疗效较好者，不良反应亦较轻，能很好地透过血—脑屏障。成人每日 15 mg/kg 左右，1 个疗程为 10 日。但因溶解度较低，每毫升液体的浓度不超过 0.7 mg（一般按 200 mg 药物，加于 500 mL 葡萄糖液中静脉滴注），本药半衰期较短（仅 1.5 小时），故每日须持续滴注 12 小时以上（每日 1 次或 2 次滴注）。用药时应注意大量液体随之进入体内，影响水、电解质平衡。已配好的药液不宜冷藏，以免析出结晶。不良反应有恶心、呕吐、腹泻、震颤、眩晕、皮疹等，但发生率较低；偶可有肝肾功能受损，但多数较轻，停药后可恢复。本品不宜与别嘌醇合用。

6. 无环鸟苷

无环鸟苷是 20 世纪 80 年代研制的新型抗病毒药。其机制是此药进入体内后通过受病毒感染的细胞内病毒胸腺嘧啶激酶的作用，转化为三磷酸化合物，选择性抑制病毒 DNA 聚合酶，抑制病毒 DNA 的复制，因而阻断了病毒的生长、繁殖。本药分子量小，易透过血—脑屏障。有人报道本药对 HSE 的疗效明显优于阿糖腺苷。临床上如遇到散发性脑炎，病情重，疑为 HSE 又无条件做病毒学检查者，亦可用本药为首选药物，但亦应早期应用。无环鸟苷仅作用于活动期病毒，对潜伏期或静止期的病毒无抑制作用。成人每天 10 ~ 15 mg/kg，分 2 ~ 3 次静脉滴注，1 个疗程 10 日；有首日量为 10 mg/kg 后改为每日 5 mg/kg，亦获显著疗效者的报道。国内有人推荐成人每次 250 mg，每日 1 ~ 2 次，1 个疗程为 10 日。本品血浆半减期约 2.5 小时，静脉滴注需缓慢。有肾功能不全患者应相应减少剂量，或延长给药间隔时间。本药不宜与其他肾毒性药物合用。不良反应有皮疹、荨麻疹、头痛、恶心等。静脉给药渗漏时可致局部皮肤坏死；偶致肝、肾功能受损。

7. 伐昔洛韦

伐昔洛韦（缬昔洛韦，VCV）是阿昔洛韦的 L - 缬氨酸酯，是阿昔洛韦（ACV）一种前体药物。该药能迅速代谢为具有抗病毒活性的阿昔洛韦及人体必需氨基酸 L - 缬氨酸。伐昔洛韦的重要特征是口服伐昔洛韦释出的阿昔洛韦其绝对生物利用度大于口服阿昔洛韦所达到的生物利用度（3 ~ 4.5 倍）。进食不影响伐昔洛韦的阿昔洛韦生物利用度。伐昔洛韦经胃壁吸收比口服阿昔洛韦好，可能是通过活化可饱和的转运蛋白迅速摄入肠刷状缘膜，在动物组织中伐昔洛韦流入肠刷状缘膜囊泡的速度比阿昔洛韦快 6 ~ 10 倍，转运蛋白对伐昔洛韦有立体选择性。使用剂量为 500 mg，每天 2 次，给药 5 ~ 10 天。

8. 更昔洛韦

更昔洛韦（丙氧鸟苷，GCV）是抗疱疹病毒的开糖环鸟苷类药，为一种鸟嘌呤衍生物。其结构类似阿昔洛韦，但比阿昔洛韦具有更强更广谱的抗病毒作用、更低的毒性和更好的溶解度。更昔洛韦抗单纯疱疹病毒作用是通过其在感染细胞中被病毒 TK 激活，进而磷酸化为三磷酸酯，竞争性抑制病毒 DNA 聚合酶实现的，但它对病毒 DNA 聚合酶的作用位点显然与阿昔洛韦不同。更昔洛韦对巨细胞病毒（CMV）和其他病毒的作用可能是直接抑制病毒 DNA 聚合酶，或通过被另一种病毒特异酶或需病毒修饰的宿主酶激活，进而抑制病毒的 DNA 聚合酶。更昔洛韦可能通过完全不同于阿昔洛韦的作用机制干扰病毒复制。适宜于治疗 HSV - 1、HSV - 2、CMV、EBV、水痘—带状疱疹病毒和 HIV 感染。国外也广泛用于治疗中枢神经系统的人 CMV 感染。对阿昔洛韦耐药并有 DNA 聚合酶改变的 HSV 突变株对更昔洛韦亦敏感。抗 HSV 的作用疗效是阿昔洛韦的 25 ~ 100 倍。使用剂量是 5 ~ 10 mg/（kg·d），1 个疗程 10 ~ 14 天，静脉滴注。主要不良反应是中性粒细胞减少，并与剂量相关，是可逆的。其他不良反应有肾功能损害、骨髓抑制和血小板减少。

9. 膦甲酸钠

膦甲酸钠（PFA）是焦磷酸盐的类似物，为非核苷类抗病毒药物。作用机制是直接作用于病毒核酸聚合酶的焦磷酸结合部位，抑制 DNA 和 RNA 的合成。有广谱抗病毒作用，适宜治疗所有人类疱疹病毒类和 HIV 的感染，特别对 HSV - 1 和 HSV - 2 均有抑制作用，细胞毒性小。使用剂量是 0.16 mg/（kg·d），连用 14 天。不良反应是肾损害、电解质异常、头痛、疲劳等。

10. 泛昔洛韦和喷昔洛韦

泛昔洛韦（FCA）是开环核苷类抗疱疹病毒药，是一种 6 - 脱氧喷昔洛韦双乙酸酯，系喷昔洛韦（PCV）的前体药，口服后迅速代谢为具抗病毒活性的代谢产物喷昔洛韦。喷昔洛韦对 HSV - 1、HSV - 2、EBV 和带状疱疹病毒有抑制作用，但对 CMV 作用很弱。在病毒感染的细胞中，喷昔洛韦在病毒胸苷激酶的作用下，生成单磷酸酯，经细胞酶进一步磷酸化，生成活性代谢产物喷昔洛韦三磷酸酯，与病毒 DNA 聚合酶相互作用，从而抑制病毒 DNA 的合成。体外实验中喷昔洛韦对 HSV 和带状疱疹病毒的抑制作用比阿昔洛韦更持久。在细胞培养内，喷昔洛韦与阿昔洛韦或更昔洛韦合用对 HSV - 1 和 HSV - 2 的抗病毒活性有加成作用；与人 IFN - α、β、γ 合用对抗 HSV - 1 和 HSV - 2 的活性有协同作用；与膦甲酸钠合用对 HSV - 1 有协同作用，对 HSV - 2 有加成作用。但喷昔洛韦和索利夫定是竞争抑制剂，合并用药减弱了喷昔洛韦抗 HSV 的作用。该药抗病毒活性持续时间长，血药浓度高，口服 15 分钟即可达到血药峰浓度。使用剂量为口服泛昔洛韦 250 ~ 500 mg，每天 3 次，共 7 天。不良反应为头痛、恶心和腹泻等。

11. 索利夫定

索利夫定（BVAU）是新一代抗病毒核苷类似物，也是具有高度选择性的抗疱疹病毒制剂。该药是胸腺嘧啶核苷的类似物，能优先被病毒编码的胸苷激酶磷酸化，对 HSV - 1 和水痘—带状疱疹病毒（VZV）有特异性的抑制作用，对 HSV - 2 或 CMV 活性很低或几乎没有活性。作用机制是该药能明显抑制〔^{3}H〕- 胸腺嘧啶核苷整合入 HSV - 1 和 VZV 感染细胞的 DNA 片段，而对感染细胞摄取〔^{3}H〕- 胸腺嘧啶核苷没有影响。体外抗病毒实验中，该药对 EBV 也有抑制作用。口服使用剂量为 50 mg，每天 3 次，治疗 7 天。不良反应中偶见红细胞、白细胞、血细胞比容和血红蛋白下降，以及转氨酶、乳酸脱氢酶（LDH）和 γ - 谷氨酰转移酶（γ - GTP）、血液尿素氮、肌酐和尿蛋白升高，亦可能发生恶心、呕吐、厌食、腹泻、上腹部疼痛和胃痛。有不良反应应立即停药。用氟尿嘧啶（替加氟、去氧氟尿苷、5 - 氟尿嘧啶等）治疗的患者禁止同时服用索利夫定，合并用药能引起严重的血液学紊乱，甚至可引起患者死亡。对本品有过敏史的患者禁用。

12. 西多福韦

西多福韦是开环核苷酸类似物，能抑制病毒 DNA 聚合酶，对人 CMV 有很强的抑制作用，对其他疱疹病毒如 HSV - 1、HSV - 2、VZV、EBV、HHV - 6 及腺病毒、人乳头瘤状病毒也有很强的活性。作用机制是该药被细胞吸收后，在细胞胸苷激酶的作用下转化为活性代谢物单磷酸酯、二磷酸酯和与磷酸胆碱的加成物。西多福韦二磷酸酯通过抑制病毒 DNA 聚合酶，竞争性地抑制脱氧胞嘧啶核苷 - 5' - 三磷酸酯整合入病毒的 DNA，缓解 DNA 的合成，并使病毒的 DNA 失去稳定性，从而抑制病毒的复制。体外试验表明，尽管西多福韦对 HSV - 1 和 HSV - 2 的作用是阿昔洛韦的 1/10，但对缺乏胸苷激酶的 HSV - 1 突变病毒株的作用则比阿昔洛韦强。从 HIV 感染者分离的对阿昔洛韦产生耐药性的 HSV - 2 病毒株，西多福韦对其有很强的抑制作用。免疫印迹分析表明，西多福韦能阻滞 HSV 特异性蛋白的表达，1 μg 能抑制 Vero 细胞释放 HSV - 1 90% 以上。用法为 1 周 1 次，静脉注射，5 mg/kg，共 2 周。其后隔 1 周注射 3 ~ 5 mg/kg，可再用数次。不良反应有呕吐、头痛、发热和潮红、蛋白尿、中性粒细胞减少、血清肌酐升高等。

（五）免疫治疗

1. 干扰素及其诱生剂

干扰素是细胞在病毒感染后产生的一组高活性糖蛋白，有广谱抗病毒活性，对宿主细胞损害极小；可用 α - 干扰素，治疗剂量为 6×10^7 IU/d，肌内注射，连续 30 日；亦可用 β - 干扰素全身用药与鞘内注射联合治疗。干扰素诱生剂如聚肌苷聚胞啶酸和聚鸟苷聚胞啶酸、青枝霉素、麻疹活疫苗等，可使人体产生足量的内源性干扰素。

2. 转移因子

转移因子可使淋巴细胞致敏转化为免疫淋巴细胞，剂量为 1 支，皮下注射，每周 1 ~ 2 次。

（六）使用苏醒剂

昏迷者可用乙胺硫脲（克脑迷）、甲氯酚酯（氯酯醒）、安宫牛黄丸等，以利清醒，同时应用广谱抗生素预防呼吸道及泌尿系统感染，对高热者给予物理降温及解热镇痛剂。

（七）人工冬眠治疗

对于高热、躁动不安及大剂量解痉剂不能控制的癫痫患者，应采用亚冬眠治疗（氯丙嗪 50 mg、哌替啶 50 mg、异丙嗪 50 mg 混合），每次用 1/4 ~ 1/2 量肌内注射或静脉注射。呼吸循环衰竭者禁用。可配用冰帽及四肢大血管区冰敷降温，以使患者体温维持在 35 ~ 36℃，采用本法治疗不能超过 2 周。

（八）增加机体抵抗力

维生素 C 3.0 g 加入 10% 葡萄糖液 500 mL 中静脉滴注；或 0.3 g，每日 3 次，口服；病情危重者可输新鲜血 100 mL/次，每周 1～2 次。也可肌内注射丙种球蛋白或胎盘球蛋白，共同增强机体的抵抗力。

六、预后

预后取决于治疗和疾病的严重程度，未经抗病毒治疗、治疗不及时或治疗不充分，以及病情严重的患者预后不良，死亡率为 60%～80%。发病数日内及时给予足量的抗病毒药物（如阿昔洛韦），预后大为改观，病死率可降为 20%～28%。因此，强调早期诊断和早期治疗。

（孙靖）

第二节 脑膜炎

病毒性脑膜炎

病毒性脑膜炎可伴有脉络膜炎，而脑实质损害轻。引起该病的有肠道病毒（柯萨奇 A、B 组病毒，Echo 病毒）、非瘫痪型的脊髓灰质炎病毒、腮腺炎病毒、淋巴细胞脉络膜脑膜炎病毒、腺病毒、美加州病毒、传染性肝炎病毒（黄疸期）、传染性单核细胞增多症、支原体属肺炎及脑心肌病毒等。

一、病因和发病机制

本病可由多种病毒引起，常见有各种肠道病毒、腮腺炎病毒、传染性单核细胞增多症病毒、水痘—带状疱疹病毒、虫媒病毒、单纯疱疹病毒等。病毒经胃肠道、呼吸道、皮肤或眼结膜进入机体，在侵入部位和局部淋巴结内复制后，于病毒血症的初期经血源性途径播散至中枢神经系统以外的组织（如皮肤、肝脏、心内膜、腮腺等），偶尔进入中枢神经系统。中枢神经系统的感染发生在病毒血症的后期，即病毒在中枢神经系统以外部位多次复制后，经脉络丛进入脑脊液。

二、诊断

（一）临床表现

该病多为散在发病，亦可呈地区性流行。不同病原其季节性亦不同。肠道病毒所致者多于夏末初秋发病，呈小流行；腮腺炎病毒所致者则多散发于春季；淋巴细胞脉络膜脑膜炎以冬季较多见，但单纯疱疹病毒脑膜炎无明显季节性。突然起病，发热、头痛或相应病毒所致的全身症状，并出现脑膜刺激征。可有易激惹、嗜睡，有时有恶心、呕吐、畏光、眩晕、腹痛、颈背痛、喉痛，少数重症患者有抽搐、昏迷或显著意识障碍，不自主运动，共济失调或肌无力。有些柯萨奇病毒感染出现明显的皮疹；腮腺炎病毒所致的脑膜炎，可伴腮腺炎；疱疹病毒所致脑膜炎者可伴发疱疹。

（二）实验室及其他检查

1. 脑脊液检查

脑脊液压力正常或稍高，外观无色透明，白细胞增高，一般为（1~100）×10^6/L。起病数小时以中性多核白细胞为主，8小时后主要为淋巴细胞。腮腺炎病毒性脑膜炎则始终以淋巴细胞为主。糖及氯化物多正常，细菌培养及涂片染色均为阴性。脑脊液中IgM、IgA、IgG正常或轻度升高。乳酸脱氢酶和乳酸含量正常。

2. 血清学检查、病毒分离及PCR检查

该检查可明确诊断。

（三）诊断要点

1）病前有发热及各种原发病，如呼吸道或胃肠道感染，以及腮腺炎、疱疹、麻疹、水痘等症状。

2）急性或亚急性发病，有明显头痛、呕吐、发热及脑膜刺激征。

3）多无明显的脑实质局灶损害体征。

4）脑脊液绝大多数无色透明，细胞计数自数十至数百，少数可逾千。除早期可有中性粒细胞增多外，余均以淋巴细胞为主。蛋白质含量少数可轻度增高，糖及氯化物多正常，免疫球蛋白多有异常。

5）可有原发病的体征及实验室检查所见。有的体液及排泄物可分离出病毒。

三、鉴别诊断

（一）结核性脑膜炎

结核性脑膜炎是较常见的亚急性或慢性脑膜炎，但也有急性起病并迅速发展的患者。脑脊液中蛋白质含量常高于病毒性脑膜炎，一般为1~2 g/L，但也有脑脊液常规检查、糖和氯化物含量均正常者，且由于出现脑实质受累的症状，临床易误诊为病毒性脑膜炎。脑脊液离心沉淀进行抗酸染色检查有助于诊断。

（二）肺炎支原体引起的无菌性脑膜炎

该病常有数日至3周的呼吸道感染，脑脊液检查与病毒性脑膜炎不能区别，确诊需要支原体培养阳性和恢复期血清标本抗体滴度升高。

（三）钩端螺旋体脑膜炎

钩端螺旋体脑膜炎有急性、慢性两种类型，常作为钩端螺旋体病神经系统损害的一部分出现，慢性者罕见。脑脊液检查早期为中性粒细胞增多，确诊需依靠抗体检测和血培养阳性。

四、治疗

治疗主要包括对症及支持治疗、抗病毒治疗和抗生素治疗。

（一）对症及支持治疗

卧床休息，给予富含多种维生素饮食。发热、头痛者可用退热镇痛药。有颅内压增高者用甘露醇等脱水剂。剧烈呕吐者应予静脉补液，预防压疮及继发感染。注意纠正水、电解质紊乱。干扰素及诱生剂如聚肌胞等能提高人体抵抗力，可试用。肾上腺皮质激素的应用长期以来存有争议，近年来许多临床报道认为肾上腺皮质激素治疗病毒性脑膜炎有效，能促进患者的恢复，预防和减轻脑水肿，降低颅内压。现多主张早期应用，尤以地塞米松静脉滴注的疗效最佳。

（二）抗病毒治疗

一般先选用较安全的药物，如板蓝根注射液，每次 2~4 mL（相当于生药 1~2 g），肌内注射，每日 1~2 次；大蒜素注射液（每毫升含 30 mg），每次 90~150 mg 加入 5% 或 10% 葡萄糖液 500~1 000 mL 中，静脉滴注，每日 1 次，连续 5~10 日；吗啉胍，每次 0.2~0.3 g，口服，每日 3 次，小儿每日量为 10 mg/kg，分 3 次用；或银翘解毒片每次 4~6 片，每日 2~3 次。对上述治疗无效或病情严重者则需在严密观察下选用阿昔洛韦或阿糖腺苷等。

（三）抗生素治疗

由于在急性期常难与细菌性脑膜炎相鉴别，因此经验性治疗常需选用某种抗生素。一旦排除细菌性脑膜炎，则可中止抗生素治疗。

化脓性脑膜炎

化脓性细菌引起的脑膜炎症称之为化脓性脑膜炎，是严重的颅内感染之一。好发于婴幼儿、儿童和老年人。

一、病因和发病机制

化脓性脑膜炎的病原菌具有年龄特征，新生儿最常见的是大肠杆菌、B 族链球菌和流感嗜血杆菌等；成年人以脑膜炎奈瑟菌、肺炎链球菌、链球菌和葡萄球菌多见。当机体抵抗力降低时，细菌经血液循环或邻近感染病灶进入颅内，部分患者感染途径不清。

二、病理

不同病原菌引起的急性化脓性脑膜炎病理改变基本相同。①软脑膜及大脑浅表血管扩张充血，蛛网膜下隙大量脓性渗出物覆盖脑表面，并沉积于脑沟及脑基底池。②脓性渗出物颜色与病原菌种类有关，脑膜炎奈瑟菌及金黄色葡萄球菌呈灰黄色，肺炎链球菌为淡绿色，流感嗜血杆菌呈灰色，绿脓杆菌为草绿色。③脓性渗出物阻塞蛛网膜颗粒或脑池，影响脑脊液的吸收和循环，造成交通性或梗阻性脑积水。④镜下可见蛛网膜下隙大量多型核粒细胞及纤维蛋白渗出物，少量淋巴细胞和单核细胞浸润，用革兰染色，细胞内外均可找到病原菌。邻近软脑膜的脑皮质轻度水肿，重者可发生动、静脉炎和血栓形成，导致脑实质梗死。

三、诊断

（一）临床表现

患者常于发病前有鼻、咽喉、耳的感染或手术史，流行性脑膜炎接触史，腰椎穿刺及脊髓麻醉史，头外伤史，肺炎史或肺部感染的症状及皮肤化脓性感染病灶。感染灶可能为脑膜炎的感染来源。

各种病原菌所致的化脓性脑膜炎，其临床表现大致相仿。一般起病急，有发热、嗜睡、精神错乱、头痛、呕吐等。病情重者可出现惊厥和昏迷。体检可见面色苍白、发灰、双目凝视、感觉过敏，脑膜刺激征阳性（在新生儿、幼儿与昏迷患者中，脑膜刺激征常不明显）。如脑水肿严重，可有颅内压增高现象，如频繁呕吐、心率减慢及血压升高等，严重者可发生脑疝，出现瞳孔大小不等、对光反应迟钝、呼吸不规则，甚至呼吸衰竭。

（二）实验室及其他检查

1. 脑脊液检查

1）脑脊液常规检查：典型患者的脑脊液压力增高，外观混浊；白细胞总数显著增加，多在 $1 \times 10^9/L$ 以上，以中性粒细胞为主；糖含量降低，常小于 $1.11mmol/L$；蛋白质含量增加，多在 $1 g/L$ 以上。

2）脑脊液病原学检查

（1）细菌培养及涂片找细菌：涂片做革兰、亚甲蓝 2 种染色找病菌是早期、快速、简便、实用的方法。细菌培养应争取在抗生素治疗之前，加药敏试验能指导临床用药。

（2）特异性抗原检测：其原理是利用当地常见的化脓性脑膜炎细菌株提纯抗原（多糖抗原）制备抗体。利用已知的抗体（诊断血清）测定标本中的细菌抗原快速诊断。目前有多种检测方法。

2. 外周血常规

白细胞总数明显升高，分类以中性粒细胞为主；严重感染患者白细胞总数有时反而减少。

3. 头颅 CT、MRI 检查

出现局灶性神经系统异常体征或疑有并发症时应进行 CT 或 MRI 检查，以便及时诊断和处理。

4. 其他

血培养不一定能获阳性结果，但阳性有助明确病原菌。皮肤瘀斑涂片找细菌是脑膜炎奈瑟菌脑膜炎的病因诊断方法之一。

四、鉴别诊断

（一）病毒性脑膜炎

感染中毒症状不重，脑脊液外观清亮或微混，细胞数在 $3 \times 10^8/L$ 以下，淋巴细胞增多，蛋白正常或略高，糖及氯化物含量正常。细菌学检查阴性。

（二）结核性脑膜炎

常有结核病接触史，起病较慢。结核菌素试验阳性，可伴有肺部或其他部位结核病灶。脑脊液外观呈毛玻璃样混浊，细胞数多在 $5 \times 10^8/L$ 以下，蛋白含量增高，糖及氯化物含量减少，静置 24 小时可见薄膜，将薄膜涂片可查到抗酸杆菌。

（三）流行性脑膜炎

临床表现与本病酷似，鉴别要点主要靠流行病学资料和细菌学检查，有典型瘀斑者，流行性脑脊膜炎可能性较大。

五、治疗

（一）一般治疗

流质饮食，给予易消化、营养丰富的食物。维持水、电解质和酸碱平衡。保持呼吸道通畅，及时吸痰等，保持皮肤黏膜的清洁。

（二）抗生素治疗

1. 用药原则

①尽量明确病原体，根据药物敏感试验选择用药；②考虑到药物对血—脑屏障的穿透能力，必须使用穿透能力差的药物时可同时加用鞘内注射；③足够的剂量和恰当的用药方法，脑脊液中达不到有效浓度的药物，应鞘内注射；④恰当的疗程，一般为 2～4 周；⑤脑脊液复查是指导治疗的重要依据。

2. 病原菌未明者的治疗

病原菌未明者应选择对常见的脑膜炎奈瑟菌、肺炎链球菌和流感杆菌都有效的抗生素，如青霉素加氯霉素、青霉素加氨苄西林等。

3. 病原菌明确后的治疗

1）流感嗜血杆菌性脑膜炎：对青霉素敏感又无并发症者可用氨苄西林，如耐药则改用第二、三代头孢菌素，疗程不少于 2 周。

2）脑膜炎奈瑟菌性脑膜炎：无并发症者用青霉素每日 30 万 U/kg，静脉注射 7～10 天，对青霉素耐药者可改用二、三、四代头孢菌素。

3）肺炎链球菌性脑膜炎：无合并症且对青霉素敏感者可用青霉素每日 30 万～60 万 U/kg 静脉分次注射，不少于 2 周，对青霉素耐药者选用头孢曲松，高度耐药者选用万古霉素和/或氯霉素。

4）B 族链球菌性脑膜炎：选用氨苄西林或青霉素，疗程不少于 14 天。

5）大肠杆菌、绿脓杆菌、金黄色葡萄球菌脑膜炎：选用头孢呋辛，疗程不少于 3 周或至脑脊液无菌后 2 周，也可联合应用氨苄西林及庆大霉素等。

（三）对症及支持疗法

保证足够的能量和营养供给，注意水、电解质平衡；急性期应用肾上腺皮质激素，以减轻脑水肿、防止脑膜粘连；降低颅内压；控制惊厥；纠正呼吸循环衰竭等。

（四）防治并发症

1. 硬脑膜下积液

化脓性脑膜炎治疗过程中，如体温不降或更高，出现明显的颅内高压症，颅骨透照检查阳性，则要及早做硬脑膜下穿刺，以明确是否并发了硬脑膜下积液。少量积液能自行吸收，液量多时需反复穿刺放液。首次穿刺放液最好不超过 15 mL，以后每次放液不超过 20 mL，以免颅内压骤然降低引起休克。每日或隔日放液 1 次，直至积液消失。

2. 脑室管膜炎

除全身抗感染治疗外，可做侧脑室控制引流，减轻脑室内压，并注入抗生素。

3. 脑性低钠血症

限制液体入量并逐渐补充钠盐纠正。

（五）中医治疗

1. 辨证论治

1）风热上扰

发热微恶寒，头痛胀欲裂，无汗或少汗，胸闷胸痛，口渴。舌红苔白微黄，脉浮数。

治法：疏风解表。

方药：银翘散加减。

银花、连翘、蒲公英、桑叶各 12 g，桔梗、竹叶、炙桑皮、菊花、黄芩各 9 g，荆芥、胆草各 6 g，甘草 5 g，薄荷、木通各 3 g。

2）热盛动风

身热壮盛，头晕胀痛，手足躁扰，甚则瘛疭，狂乱痉厥。舌红苔燥，脉弦数。

治法：清热解毒凉肝息风。

方药：羚角钩藤饮加减。

羚角片（先煎）4.5 g，鲜生地 15 g，京川贝（去心）12 g，菊花、双钩藤（后入）、生白芍、茯神木各 9 g，霜桑叶 6 g，生甘草 3 g，淡竹茹鲜刮与羚角先煎代水 15 g。

3）热邪伤阴

本证多为病之恢复期，身热未净或无热，口舌干燥而渴，无汗形瘦，时有烦躁。

治法：养阴清热。

方药：沙参麦门冬汤加减。

沙参、麦冬、天花粉各 15 g，玉竹 10 g，扁豆、生甘草各 6 g。

4）肝肾亏损

本证多见于化脓性脑膜炎后期，手足发热，口干，低热久留不退，神倦，耳鸣耳聋。舌干绛，脉虚大。

治法：滋养肝肾。

方药：六味地黄汤加减。

生地、茯苓、竹叶各 9 g，萸肉、山药、丹皮、泽泻各 6 g。

2. 中成药

1）羚翘解毒丸：每服 1 丸，每日服 2~3 次。用于邪在卫分。

2）紫雪丹：每服 2 g，每日服 2 次。用于邪在卫气分。

3）安宫牛黄丸：每服 1 丸，每日服 2 次。用于热入营血。

4）局方至宝丹：每服 1 丸，每日服 2 次。用于热入营血。

3. 针灸治疗

1）体针：治法为解表泄热，息风开窍。

选穴：曲池、大椎、合谷、血海、少商、中冲、百会、印堂、人中、外关、十宣。

抽搐、角弓反张取阳陵泉、太冲；呕吐加内关、膻中、太冲、中脘。

2）耳针：选穴为肾上腺、内分泌、皮质下、肝、肺、枕、心、神门。

六、预防

避免感染，讲究卫生，增强体质。室内空气保持新鲜，勤晒衣被，隔离发病者，特别是在脑膜炎多发季节尽量少到公共场所。避免呼吸道感染。

<h1 style="text-align:center">结核性脑膜炎</h1>

结核性脑膜炎（TBM），是由结核分枝杆菌感染所致的脑膜和脊髓膜非化脓性炎症。约 6% 结核病侵及神经系统，主要发生在婴幼儿及青少年。神经系统结核病的高危人群包括艾滋病患者，经常接触结核传染源者，乙醇中毒和营养不良者，流浪者，长期用类固醇治疗或因器官移植而用免疫抑制剂者，其他部位结核病已进入抗结核治疗的患者，有高热、外伤、妊娠、传染病者等。

一、发病机制

结核性脑膜炎发病过程通常是粟粒性肺结核时，结核分枝杆菌可随血行播散到脑膜及脑。婴幼儿结核性脑膜炎往往因纵隔淋巴结干酪样坏死溃破到血管，结核分枝杆菌大量侵入血循环，在脑部及脑膜下种植，形成结核结节，以后病灶破裂，大量结核分枝杆菌蔓延及软脑膜、蛛网膜及脑室引起结核性脑膜炎。

二、病理

主要病理改变为脑膜广泛性慢性纤维蛋白渗出性炎症，混浊、充血，形成粟粒样结节。脑膜炎症广泛，尤其是脑基底部、Willis 动脉环、脚间池、视交叉及环池等处，脑皮质、脑血管、脊髓、脊髓膜、脑神经等都有结核病变。脑膜增厚，粘连，压迫颅底脑神经及阻塞脑脊液循环通路，引起脑积水。脑膜血管因结核性动脉内膜炎及血栓形成而引起多处脑梗死及软化。尸检发现，脑基底部渗出物 100%，脑积水 71%，干酪样坏死 68%，脑梗死 35%。

三、诊断

（一）临床表现

该病常为急性或亚急性起病，慢性病程，常缺乏结核病接触史。早期表现发热、头痛、呕吐和体重减轻，通常持续 1~2 周。如早期未及时治疗，4~8 周时常出现脑实质损害症状，如精神萎靡、淡漠、谵妄或妄想，部分性、全身性癫痫发作或癫痫持续状态，昏睡或意识模糊；肢体瘫痪；如为结核性动脉炎引起可卒中样发病，出现偏瘫、交叉瘫、四肢瘫和截瘫等；如由结核瘤或脑脊髓蛛网膜炎引起，表现类似肿瘤的慢性瘫痪。

体检常见颈强、克氏征和意识模糊状态，并发症包括脊髓蛛网膜下隙阻塞、脑积水、脑水肿引起颅内压增高，表现头痛、呕吐、视力障碍和视神经乳头水肿；可见眼肌麻痹、复视和轻偏瘫，严重时出现去大脑强直发作或去皮质状态。

老年人结核性脑膜炎症状不典型，如头痛、呕吐较轻，颅内压增高症状不明显，约半数患者脑脊液改变不典型。在动脉硬化基础上发生结核性动脉内膜炎引起脑梗死较多。

（二）实验室及其他检查

1. 血常规

血白细胞总数及中性粒细胞比例增高。血沉加快或偶尔正常。

2. 结核菌素试验

结核菌素试验早期即呈阳性，病程中由阴性转阳性意义较大，免疫力低下及严重患者可呈阴性反应需注意。

3. 胸部 X 线检查

胸部 X 线片可有结核病灶或粟粒型肺结核。阴性结果不能否定诊断。

4. 脑脊液常规检查

脑脊液压力增高，外观多微混呈毛玻璃状，细胞数一般在每升数十到数百之间，以淋巴细胞为主（早期可有中性粒细胞增多），静置 12～24 小时，有薄膜形成。蛋白含量明显升高，糖及氯化物含量降低。用沉淀法或以薄膜做涂片，可找到抗酸杆菌，或直接荧光抗体法检查阳性，脑脊液培养或动物接种阳性。

5. 脑脊液特殊检查

1）荧光素钠试验：在结核性脑膜炎患者中几乎全部阳性，具有可靠的早期诊断价值。

2）色氨酸试验：阳性率可在 90% 以上。

3）乳酸测定：此为中枢神经系统细菌性和病毒性感染的鉴别方法。

4）免疫球蛋白测定：结核性脑膜炎 IgG 升高最明显。

5）聚合酶链式反应（PCR）：此法为基于 DNA 复制原理而设计的一种体外 DNA 扩增法。有报道此法可检测 10～20 个结核分枝杆菌，甚至 1 个结核分枝杆菌 DNA 的量。因此，脑脊液中有微量结核分枝杆菌即可不经培养直接用于检测。

6. 眼底检查

眼底检查有时可见视神经炎、视神经乳头水肿、脉络膜炎或结核结节。

7. 头颅 CT 检查

CT 检查可见不同程度的脑室扩大。

四、鉴别诊断

正确诊断取决于对结核性脑膜炎病理生理发展过程和特点的充分认识，对其临床表现、实验室和影像学检查的正确评价，以及对中枢神经系统以外结核病灶的取证。由于亚临床感染的广泛存在，结核菌素试验对成年人诊断意义不大。不系统或不合理的治疗可使临床表现或脑脊液改变不典型，从而增加了诊断的难度。常须鉴别的疾病如下：

（一）病毒性脑膜炎

轻型或早期结核性脑膜炎的脑脊液改变与病毒性脑膜炎极为相似，有时需抗结核和抗病毒治疗同时进行，边密切观察，边寻找诊断证据。病毒感染有自限性特征，4 周左右病情明显好转或痊愈，而结核性脑膜炎病程迁延，短期治疗后不易改善。

（二）化脓性脑膜炎

急性重症结核性脑膜炎无论临床表现或实验室检查均须与化脓性脑膜炎鉴别，特别当脑脊液细胞总数 $>1 \times 10^9/L$，分类多形核粒细胞占优势时。化脓性脑膜炎对治疗反应很好，病情在较短时间内迅速好转；而结核性脑膜炎治疗后不能迅速控制病情。

（三）隐球菌性脑膜炎

结核性脑膜炎与隐球菌性脑膜炎的鉴别诊断最为困难，因为两种脑膜炎均为慢性临床过程，脑脊液的改变亦极为相似，重要的是坚持不懈地寻找结核分枝杆菌和隐球菌，以此作为确诊的证据。

五、治疗

治疗原则是尽量早期治疗，且要彻底，以减少后遗症，防止复发。联合应用易透过血—脑屏障的抗结核药物，积极有效地处理颅内压增高。

（一）一般治疗

卧床休息，细心护理，经常变换体位。病室应通风良好，保证空气新鲜。给予高热量、高维生素、低盐（有颅内高压者）、易消化饮食。注意口腔卫生，保持大便通畅。防治肺部及泌尿系统感染、压疮等并发症。

（二）抗结核治疗

初治应采用标准化疗，即链霉素、异烟肼、对氨水杨酸。复治患者，可根据耐药情况和既往用药史，适当选用利福平、乙胺丁醇、吡嗪酰胺、卡那霉素等组成新方案。强化期一般 3~4 个月，巩固期选用两种药物再用 1~1.5 年。常常采用下列具体方案：

1. 异烟肼、链霉素及对氨水杨酸联合

异烟肼儿童每日 20~30 mg/kg，口服，症状好转后改为每日 10 mg/kg，疗程 1.5~2 年；成人每日 300 mg，口服，重症者每天 10~15 mg/kg，不超过 0.9 g/d，加入 5%~10% 葡萄糖液 500 mL 中，静脉滴注，每日 1 次，治疗期间加用维生素 B_6。链霉素儿童每日 20~30 mg/kg，成人每日 1 g，分 2 次肌内注射，连续 2 个月，以后改隔日 1 次或每周 2 次，成人总量 90 g。对氨水杨酸儿童每日 300 mg/kg，成人每日 8~12 g，以生理盐水或 5% 葡萄糖液配成 3%~4% 的液体，静脉注射。

2. 异烟肼、利福平、链霉素联合

异烟肼、链霉素剂量同上，利福平儿童每日 10~20 mg/kg，成人每日 450~600 mg，治疗半年以后，可以用异烟肼＋对氨水杨酸巩固疗效。

3. 异烟肼、利福平、乙胺丁醇联合

异烟肼、利福平用量同上，乙胺丁醇儿童每日 25 mg/kg，成人每日 15 mg/kg，口服。

（三）肾上腺皮质激素的应用

肾上腺皮质激素具有抗感染、抑制纤维化和溶解渗出物等作用，因此在有效地抗结核治疗的基础上，早期应用肾上腺皮质激素很有必要。常用地塞米松 5 ~ 10 mg/d，静脉滴注，或泼尼松 30 ~ 40 mg/d，口服。应用时间不宜过长，待症状及脑脊液检查结果开始好转后，逐渐减量停药。

（四）鞘内用药

对晚期患者，经上述处理疗效不佳时可考虑使用鞘内用药，但须放出等量脑脊液。异烟肼 25 ~ 50 mg/次，隔日 1 次，待病情改善后停用，疗程 7 ~ 14 次。地塞米松 0.5 mg/次（2 岁以下）或 1.0 mg/次（2 岁以上），隔日 1 次。待病情改善后改为每周 1 次，共 7 ~ 14 次。

（五）降颅内压治疗

结核性脑膜炎死亡原因之一是颅内压增高导致脑疝，所以对早期颅内高压必须积极争取时间，给予有效治疗。

1. 常规应用 20% 甘露醇

每次 1 ~ 2 g/kg 于 15 ~ 30 分钟静脉推注或快速滴入，每 6 ~ 8 小时 1 次。用药期间应注意监测水、电解质及酸碱平衡情况。

2. 放脑脊液疗法

对有心肾功能不全、长期应用大量脱水剂及利尿剂，并有严重脱水，全身衰竭，休克，水、电解质平衡紊乱，颅内压增高不能控制，颅内压 > 2.9 kPa，交通或不完全梗阻性颅内压增高者，在常规降颅内压同时并用放脑脊液治疗。每周 1 ~ 3 次，量为每次 10 ~ 40 mL，至颅内压恢复正常。应用此疗法时要掌握好适应证，放脑脊液速度要慢，用穿刺针芯放在穿刺针尾控制脑脊液滴速。一般认为重度颅内压增高时腰椎穿刺放脑脊液，有促发脑疝危险，但并未见到腰椎穿刺引起脑疝死亡的详细观察报道。目前有学者应用放脑脊液疗法治疗结核性脑膜炎并发重度颅内高压 450 余例取得较好疗效，未发生脑疝或使病情加重情况。研究表明 1 次放脑脊液 10 mL，即可降颅内压 1.471 ~ 1.961 kPa，颅内压降至正常范围后可维持 98 ~ 120 分钟，控制头痛症状 36 ~ 46 小时。因此，对放脑脊液疗法需重新认识，只要掌握好适应证及方法，还是可以选用的。

3. 侧脑室穿刺引流

适应证：结核性脑膜炎昏迷；严重脑水肿伴高颅压综合征；脑疝前期或早期者侧脑室穿刺引流术可收到明显效果；枕骨大孔疝突然出现，立即做侧脑室穿刺引流术，积极综合治疗，有时可挽救生命；对慢性颅内压增高患者，病情突然恶化，侧脑室穿刺引流术可缓解病情，有益于综合疗法的实施。本手术对中期脑膜炎型疗效最佳，对晚期患者，尤其是脑膜炎型伴脑实质损害者疗效差。侧脑室穿刺引流术是重症结核性脑膜炎治疗的一个组成部分，故在引流期间不容忽视全身综合治疗。侧脑室穿刺引流术同时，配合应用异烟肼 100 mg 加地塞米松 2 mg 脑室内注射，隔日 1 次，可代替鞘内用药，达到全身用药和鞘内用药达不到的效果。侧脑室穿刺引流术后要注意护理，掌握好拔管时机，拔管后注意脑脊液外漏。

（六）对症治疗

如高热、惊厥等治疗，详见有关章节。

（七）中医治疗

1. 辨证论治

1）元气不足，气阴两虚

面色萎黄，时有潮红，呕吐，四肢不温，虚烦，便秘，肢体瘫痪无力，时有抽搐。舌质干淡，光滑无苔，脉象细数。

治法：固本培元，益气养阴。

方药：固真汤合大定风珠丸加减。

党参、黄芪、茯苓、阿胶、麦冬各9 g，肉桂3 g（后下），炙甘草4.5 g，怀山药、白芍、地黄、麻仁各15 g，龟板、鳖甲、牡蛎各30 g，鸡子黄1枚（打冲）。

2）脾胃虚寒，虚风内动

吐泻日久，面色㿠白或灰滞，四肢逆冷，终日昏睡，露睛斜视，口鼻气微，肢体拘挛强直，震颤抽搐，时急时缓。舌质淡白，舌苔白滑，脉象沉缓。

治法：温阳救逆，扶脾搜风。

方药：逐寒荡惊汤合附子理中及止痉散。

胡椒3 g（研），炮姜4.5 g，肉桂4.5 g（后下），丁香1粒（研），熟附子、党参、白术各9 g，甘草3 g，伏龙肝90 g（煎汤代水煎药），止痉散3 g（分服）。

2. 中成药

1）芎芍丸：水丸每次9 g，每日2~3次，温开水送服。

2）三合素片：每次12片，每日2次，口服。

3）紫金康复丸：每次3丸，每日3次，口服。

4）清开灵注射液或醒脑静注射液：10~20 mL加入10%葡萄糖液250~500 mL中，静脉滴注，每日1~2次。

3. 单方、验方

1）夏枯草、牡蛎、玄参、猫爪草、连翘、地丁各15 g，海藻、泽兰叶各9 g。炼蜜为丸，每丸重6 g。每次1丸，每日3次，口服，小儿酌减。

2）蜈蚣、全蝎、地鳖虫各为细末，按各等量比例混合，加入适量的黄连粉而成。每次8 g，每日3次，口服，小儿酌减。

4. 针灸治疗

可选合谷、曲池、大椎、内关、足三里、三阴交穴，用强刺激的泻法。

5. 现代研究

由于中药抗结核的治疗效果仍在研究与总结之中，而本病对患者的危害性十分严重，故临床上，在应用中药抗结核的同时，仍应联合应用抗结核的西药，才能明显提高疗效。

六、预后

结核性脑膜炎若能及时诊断和积极治疗，预后多良好，80%可治愈，但亦可继发蛛网膜粘连、视神经萎缩、脑神经麻痹、瘫痪、癫痫、内分泌功能紊乱、性早熟、尿崩症及颅内钙化等。

七、预防

唯卡介苗接种，可使原发性结核性脑膜炎发病率明显降低。新生儿时期接种卡介苗，成年时结核病发病率亦可减少。

结核性脑膜炎为结核病中最严重者，应住院治疗，住院时间不得少于3个月，在入院后1~4周要密切观察病情动态变化及神志、瞳孔变化，实际服药情况（有时患者吐出要补服）。做好生活护理，昏迷时要按昏迷常规护理。

隐球菌性脑膜炎

新型隐球菌分布广泛，主要存在于土壤和鸽等鸟类的粪便中，也可以从正常人体分离出来，对中枢神经系统具有特殊的亲和力。病菌多从呼吸道侵入，先在肺部形成病灶，再在经血管扩散到脑或全身；也可以经消化道、皮肤、黏膜或头部血管侵入，个别患者可经腰椎穿刺或手术等直接植入而引起脑膜和脑的感染。半数以上感染发生于健康人群，亦好伴发于长期使用免疫抑制药、进行激素或抗生素治疗、化疗、放疗及患有各类慢性消耗性患者。重症晚期患者的病死率和病残率仍较高，多死于颅内压增高和脑疝。

一、诊断

（一）临床表现

该病多呈亚急性起病，少数慢性起病，表现为发热，颅内压增高症状，脑膜刺激征；常出现脑神经损害，导致视力下降、听力下降、眼肌麻痹、吞咽困难和面舌瘫等症状；脑实质受损和脑内肉芽肿形成时，可出现嗜睡、烦躁不安和智能障碍等精神症状，还可有肢体瘫痪和感觉减退等局灶性定位体征，严重者可有意识障碍。

（二）实验室及其他检查

1. 实验室检查

脑脊液检查多数可见压力增高，但慢性患者的脑脊液压力可在正常范围内，细胞数轻至中度增加，一般为（0.1~5.0）×10^8/L，以淋巴细胞增加为主，约93.6%的患者糖含量降低，75.3%的患者氯化物含量降低，94.7%的患者蛋白质含量增高。检查脑脊液细胞时，常规MGG染色即可发现隐球菌，其黏多糖荚膜不着色，使菌体间保持等距离，颇为特殊。一般常规脑脊液墨汁染色涂片镜检，其中第1次即发现隐球菌者约占66%，第2次发现阳性者约占17.3%，其余须经3~20次涂片才可发现阳性。如将脑脊液加隐球菌抗血清，然后离心，再做墨汁染色涂片镜检测阳性率可提高至近于100%。

必要时尚可做真菌培养，经 2 ~ 4 日，最迟 10 日可有隐球菌菌落出现。

2. 影像学检查

做颅脑 CT 可观察到较大的肉芽肿或低密度软化灶，亦可发现梗阻性脑积水。MRI 则可发现脑实质肉芽肿在 T_1 加权像上呈等或略低信号区。T_2 加权像则从略低信号到明显高信号均有可能，周围的水肿则为高信号。胸部 X 线检查约 65.2% 可见异常，可类似于肺结核灶，亦可为肺炎样改变，少数可并发肺不张、胸膜改变或肺部占位影。

二、鉴别诊断

在全身慢性消耗性疾病或免疫功能损害的基础上，出现亚急性或慢性起病的脑膜炎的症状，以及与结核性脑膜炎相似的脑脊液常规、生化改变时，应考虑本病的可能。

本病与结核性脑膜炎、脑脓肿、经部分治疗的化脓性脑膜炎以及其他真菌性脑膜炎的脑脊液改变很相似，因此，在找到病原体以前很难鉴别，常需反复多次检查才能最后确诊。

三、治疗

（一）抗真菌治疗

抗真菌治疗特别强调早期治疗的重要性，必要时可多途径用药、合并用药。药量及疗程要足够，脑脊液检查须 3 次连续无菌后，才能考虑停药。

1. 两性霉素 B

两性霉素 B 是一种土稀类抗真菌的抗生素，通过对细胞膜脂醇的作用达到破坏菌体的目的，为首选药物，口服不易吸收，需静脉滴注，首次剂量为 1 ~ 5 mg/d，将其加入 5% 葡萄糖液 500 mL 中，6 小时滴完，以后每日逐渐增加 2 ~ 5 mg，最大剂量可达 1 mg/（kg·d），注射浓度不能超过 0.1 mg/mL，总量 2 ~ 3 g。为提高疗效，有时尚需合并或改用脑室内或鞘内给药法：每周 2 ~ 3 次，总疗程一般需 20 ~ 30 次，开始每次剂量 0.1 mg，以后逐渐递增，每次可增加 0.1 mg，直至 1 mg，注射时先溶于注射用水 1 ~ 2 mL 中，再缓慢地反复用脑脊液 3 ~ 5 mL 稀释后注入。必要时尚可加入地塞米松 2 ~ 4 mg，颅内压增高者慎用。不良反应有头痛、寒战、高热、恶心、呕吐、肾功能损害、电解质紊乱、贫血、静脉炎等。

2. 5 - 氟胞嘧啶

5 - 氟胞嘧啶为口服的抗真菌药物，对新型隐球菌脑膜炎有一定疗效。剂量为每日 4 g，或 50 ~ 150 mg/（kg·d），分 4 次服用，连服 3 个月以上，不良反应有呕吐、腹泻、肝功能损害等。可与两性霉素 B 合用。

3. 克霉唑

克霉唑治疗隐球菌有一定疗效，剂量 2 ~ 4 g/d，或 30 ~ 60 mg/（kg·d），分 3 次口服。

4. 大蒜素

大蒜素每日 20 ~ 60 mg 静脉滴注，2 周至 4 个月为 1 个疗程。

5. 咪康唑

本品系抗真菌药咪唑的衍生物，属广谱抗真菌剂，毒性低，较安全。一般开始给予 200 mg 加入 5% 葡萄糖液 250~500 mL 中静脉滴注，总量不超过 90 g，由于不易向脑脊液移行，可直接做鞘内注射，剂量为 20 mg/次，每日或隔日 1 次。静脉滴注易致静脉炎，不良反应有恶心、呕吐、低钠血症等。

（二）对症及支持治疗

1）降低颅内压，保护视神经和防止脑疝发生是隐球菌性脑膜炎最重要的对症治疗方法，当甘露醇、甘油果糖、呋塞米等降低颅内压药物难以奏效时，可采取骨片减压术和脑室穿刺引流术（脑室扩大的情况下）。

2）因病程长、病情重、消耗大而应予以高热量和高维生素饮食。卧床或昏迷者注意口腔、皮肤和胸部护理，防止压疮、下呼吸道感染和尿路感染。大剂量脱水降颅内压治疗时注意水、电解质平衡。

（三）外科治疗

脑和脊髓的肉芽肿或囊肿可引起颅内压增高，占位性病变压迫脑室系统时，可导致梗阻性脑积水，此时药物疗效有限，应考虑手术治疗。

（孙靖）

第三节　脑脓肿

化脓性细菌侵入脑组织引起化脓性炎症，并形成局限性脓肿，称脑脓肿。

一、病因和发病机制

脑脓肿常见的致病菌为葡萄球菌、肺炎球菌、大肠杆菌等，有时为混合感染。感染途径主要有：

（一）邻近的感染病灶

中耳炎、乳突炎、鼻窦炎等感染病灶直接波及邻近的脑组织引起脑脓肿。

（二）血行感染

常由脓毒血症或远处感染灶的感染栓子经血行播散而形成，脓肿常位于大脑中动脉分布区域，且常为多发性脓肿。

（三）外伤性感染

由于开放性颅脑损伤，化脓性细菌直接从外界侵入脑部，清创不彻底或感染得不到控制所致，脓肿多见于伤道内或异物存留部位。

（四）隐源性感染

隐源性感染指临床上无法确定其感染来源，此类脑脓肿的发病率有增多趋势。

二、诊断

（一）临床表现

1. 全身症状

多数患者有近期感染或慢性中耳炎急性发作史，伴发脑膜脑炎者可有畏寒、发热、头痛、呕吐、意识障碍（嗜睡、谵妄或昏迷）、脑膜刺激征等。周围血常规呈现白细胞总数增高，中性多核白细胞比例增高，血沉加快等。此时神经系统并无定位体征。一般不超过3周，上述症状逐渐消退。隐源性脑脓肿可无这些症状。

2. 颅内压增高症状

颅内压增高虽然在急性脑膜脑炎期可出现，但是大多数患者于脓肿形成后才逐渐表现出来。表现为头痛好转后又出现，且呈持续性，阵发性加重，剧烈时伴呕吐、缓脉、血压升高等。半数患者有视神经乳头水肿。严重患者可有意识障碍。上述诸症状可与脑膜脑炎期的表现相互交错，也可于后者症状缓解后再出现。

3. 脑部定位征

神经系统定位体征因脓肿所在部位而异。颞叶脓肿可出现欣快、健忘等精神症状，对侧同向偏盲，轻偏瘫，感觉性或命名性失语（优势半球）等，也可无任何定位征。小脑脓肿头痛多在枕部并向颈部或前额放射，眼底水肿多见，向患侧注视时出现粗大的眼球震颤，还常有一侧肢体共济失调、肌张力降低、肌腱反射下降、强迫性头位和脑膜刺激征等，晚期可出现后组脑神经麻痹。额叶脓肿常有表情淡漠、记忆力减退、个性改变等精神症状，亦可伴有对侧肢体局灶性癫痫或全身大发作，偏瘫和运动性失语（优势半球）等。若鼻窦前壁呈现局部红肿、压痛，则提示原发感染灶可能即在此处。顶叶脓肿以感觉障碍为主，如浅感觉减退、皮质感觉丧失、空间定向障碍，优势半球受损可有自体不识症、失读、失写、计算不能等。丘脑脓肿可表现偏瘫、偏身感觉障碍和偏盲，少数有命名性失语，也可无任何定位体征。

4. 并发症

脑脓肿可发生以下2种危象。

1）脑疝形成：颞叶脓肿易发生颞叶钩回疝，小脑脓肿则常引起小脑扁桃体疝，而且脓肿所引起的脑疝比脑瘤所致者发展更加迅速。有时以脑疝为首发症状而掩盖其他定位征象。

2）脓肿破裂而引起急性脑膜脑炎、脑室管膜炎：当脓肿接近脑室或脑表面，因用力、咳嗽、腰椎穿刺、脑室造影、不恰当的脓肿穿刺等，使脓肿突然溃破，引起化脓性脑膜脑炎或脑室管膜炎并发症。常表现为突然高热、头痛、昏迷、脑膜刺激征、角弓反张、癫痫等。其脑脊液可呈脓性，颇似急性化脓性脑膜炎，但其病情更凶险，且多有局灶性神经系统体征。

（二）实验室及其他检查

1. 实验室检查

白细胞总数明显增多，核左移。血沉增快。

2. 头颅 X 线检查

X 线片可发现乳突、鼻窦和颞骨岩部炎性病变、金属异物、外伤性气颅、颅内压增高和钙化松果腺侧移等。

3. 头颅超声波检查

大脑半球脓肿可显示中线波向对侧移位或出现脓肿波。

4. 脑电图检查

在脓肿处可呈现局灶性慢波，主要对大脑半球脓肿有定位意义。

5. 腰椎穿刺

早期颅内压稍高，脑脊液白细胞增多，一般（0.5~1.0）×10^8/L，伴有化脓性脑膜炎时则较高。当脓肿形成后，颅内压增高明显，而白细胞正常或淋巴细胞增多为主，脑脊液蛋白质含量增加，一般为 1~2 g/L 或更高，糖和氯化物大多正常，脑脊液中淋巴细胞增多或表现细胞数少而蛋白质含量增加的细胞蛋白分离现象，脓肿破入脑室，脑脊液多为脓性，细胞数和蛋白质增多，糖和氯化物降低，可培养出细菌。脓肿形成后腰椎穿刺易诱发脑疝，故仅在鉴别诊断所必需时或有明显脑膜炎症状时方宜施行，应用细腰椎穿刺针进行，测压后留取脑脊液不应超过 3 mL，送验常规和生化，术毕可经静脉应用高渗脱水剂及进行其他降颅内压措施。

6. 脑血管造影

脑血管造影显示大脑半球相应脓肿区无病理血管的占位影像。

7. 脑室造影

小脑脓肿可做脑室造影。侧位片显示导水管和第四脑室向前移位，正位片显示导水管和第四脑室移向对侧。

8. CT 检查

CT 检查是诊断脑脓肿的主要方法，适用于各部位的脓脑肿。由于脑 CT 检查方便、有效，可准确地显示脓肿的大小、部位和数目，故已成为诊断脑脓肿的首选和重要方法。在脑脓肿有特征性改变，即脓肿周围显示高密度的环形带和中心部的低密度改变。并能精确地显示多发性和多房性脓肿、脓肿周围脑水肿程度及脑室系统移位情况，并能及时了解手术效果、术后恢复情况及有无复发。

9. MRI 检查

脓肿形成的时期不同其表现不同，需结合患者年龄和病史来诊断，并注意与胶质瘤或转移瘤相鉴别。

10. 钻孔穿刺

钻孔穿刺具有诊断和治疗的双重价值，适用于采取上述各检查方法后还不能确诊，而又怀疑脑脓肿者。在无上述检查设备的单位，临床上高度怀疑脑脓肿者，可在脓肿好发部位钻孔穿刺。

三、鉴别诊断

本病应与化脓性脑膜炎、硬脑膜外或硬脑膜下脓肿、静脉窦感染性血栓形成、耳源性脑积水、化脓性迷路炎、脑肿瘤等相鉴别。

四、治疗

在脓肿尚未局限以前，应积极进行内科治疗。虽然仅少数化脓性脑膜炎患者可得以治愈，但大多数炎症迅速局限。当脓肿形成后，手术是唯一有效的治疗方法。一旦因严重颅内压增高已出现脑疝迹象时，则不论脓肿是否已局限，都必须施行紧急手术以解除危象。故脑脓肿的诊治过程必须遵循两个原则：一是要抓紧，凡较重患者均需按急症处理；二是对不同来源不同部位和不同发展阶段的脓肿，选用治疗方法。

（一）急性化脓性脑炎或化脓性脑膜炎阶段

此阶段最重要的处理是抗感染和抗脑水肿，合理地应用抗生素和脱水药物等综合措施，促使化脓病灶炎症缓解和局限。

1. 抗生素的选择

原则上选用对相应细菌敏感的抗生素，在原发灶细菌尚未检出前，应选用广谱易透过血—脑屏障的抗生素，用药要及时、足量。

常用抗生素剂量：青霉素 500 万 ~ 1 000 万 U/d；庆大霉素 16 万 ~ 32 万 U/d；氯霉素 2.0 g/d；氨苄西林 4.0 ~ 6.0 g/d；卡那霉素 1 ~ 1.5 g/d。采用分次静脉滴注效果较好。若上述药物效果不好，可通过细菌培养或药敏结果调整抗生素，或选下列抗生素静脉滴注：头孢哌酮 6.0 ~ 12.0 g/d；头孢曲松 2.0 ~ 4.0 g/d；头孢他啶 4.0 g/d。为提高脑脊液内浓度，可鞘内同时给药，常用药物及每次剂量：庆大霉素 1 万 ~ 2 万 U；青霉素 1 万 ~ 2 万 U；链霉素 50 ~ 100 mg；氨苄西林 40 mg；头孢哌酮 V 50 mg；头孢哌酮 50 mg；头孢曲松 50 mg；多黏菌素 1 万 ~ 2 万 U。

2. 肾上腺皮质激素

除非在很严重的脑水肿做短期的紧急用药外，一般脑脓肿并发的脑水肿，尽可能不用或少用肾上腺皮质激素，以免削弱机体免疫机制，使炎症难以控制。

3. 全身的辅助疗法

不能进食或昏迷患者超过 3 天者，应给予鼻饲，补充营养，提高抗病能力。通过血气分析及血液电解质、CO_2 结合力等检查，指导临床，纠正水、电解质和酸碱平衡失调。病重体弱者可给予输血浆、白蛋白、水解蛋白、氨基酸及脂肪乳等支持疗法。

（二）脓肿形成阶段

除继续应用上述对症治疗外，应及时选择恰当的手术方式和时机。强调早期和争取在脑干尚未出现不可逆的继发性损害以前，清除病灶，解除脑受压。

1. 反复穿刺抽脓术

简便安全，既可诊断又可治疗，适用于各种部位的脓肿，特别是对脓肿位于脑功能区或深部（如丘脑、基底节）、老年体弱、有先天性心脏病及病情危重不能耐受开颅手术者适用。而且穿刺法失败后，仍可改用其他方法。因此随着脑 CT 的应用，穿刺法常作为首选的治疗方法，甚至用于多发性脑脓肿。

穿刺抽脓宜缓慢，吸力勿过度，以免吸破脓肿壁。据脓肿大小，1 ~ 3 天可重复穿刺抽脓，以后每次间隔时间可延长至 5 ~ 7 天，小脑脓肿忌向中线穿刺，以免损伤脑干。穿刺时尽量把脓液抽吸出来，并反复、小心地用生理盐水做脓腔冲洗，防止脓液污染术野。最后向脓腔内注入含抗生素的硫酸钡混悬液，做脓腔造影，以便以后摄头颅正侧位片随访和作为再穿刺的标志，也可不做脓腔造影，单纯注入抗生素，而用脑 CT 随访来指导穿刺。

2. 脓肿穿刺置管引流术

该方法适用于穿刺抽脓因脓液较多或脑脓肿开放引流不畅，以及脓肿切除困难改为引流者。可在脓肿内置管（导尿管、硅胶管、塑料管等）引流，并固定在头皮上，以便引流和冲洗，于脓腔消失后拔出。

3. 脓肿切除术

该方法为最有效的手术方式。适应证有：脓肿包膜形成好，位置不深且在非重要功能区者；反复穿刺抽脓效果不好的脑脓肿，尤其是小脑脓肿应较早切除；多房或多发性脑脓肿；外伤性脑脓肿含有异物和碎骨片者；脑脓肿破溃入脑室或蛛网膜下隙，应急症切除；脑疝患者，急症钻颅抽脓不多，应切除脓肿，去骨瓣减压；开颅探查发现为脑脓肿者；脑脓肿切除术后复发者。

脑脓肿切除术的操作方法与一般脑肿瘤开颅术相类似，要点是术中尽量完整切除脓肿，防止破溃、炎症扩散及切口感染。

（三）根治原发病灶预防脑脓肿复发

如中耳炎、乳突炎等需行根治术。

五、预后与预防

脑脓肿的发病率和死亡率仍较高，各种疗法都有程度不等的后遗症，如偏瘫、癫痫、视野缺损、失语、精神意识改变、脑积水等。因此，对脑脓肿来说，预防和早期诊疗是关键，尤应重视对中耳炎、肺部化脓性感染及其他原发病灶的根治，以期防患于未然。影响疗效和预后的因素有：①诊治是否及时，晚期患者常因脑干受压或脓肿破溃而导致死亡；②致病菌的毒力，特别是厌氧链球菌引起的脑脓肿发病率和死亡率均较高，可能与其破坏脑组织的毒力有关；③心源性、肺源性和多发性脑脓肿预后差；④婴幼儿患者预后较成人差。

（孙靖）

第四节　中枢神经系统感染监护技术

中枢神经系统感染是指各种生物病原体，包括病毒、细菌、螺旋体、寄生虫、立克次体等，侵犯中枢神经系统实质、被膜及血管等引起的急性或慢性炎症性疾病。

一、一般护理

按神经内科疾病患者一般护理常规进行护理。

二、体位护理

卧床休息，对呕吐频繁的患者给予平卧位，头偏向一侧，防止发生误吸，保持呼吸道通畅。

三、饮食护理

给予高热量、清淡、易消化、营养丰富的饮食，少量多餐，减少胃饱胀，防止呕吐，昏迷的患者可给予鼻饲。

四、病情观察

1）观察神志、瞳孔、头痛、抽搐发作情况，如出现持续而剧烈头痛、频繁呕吐、双侧瞳孔不等大、对光反射减弱，甚至突然意识丧失等颅内压增高症状时，应立即通知医生，遵医嘱给予脱水药以降低颅内压并配合抢救。

2）高热患者按高热护理常规给予护理，严密观察体温变化，及时降温。告知患者多饮水，污染的衣物及时更换，注意保暖。

3）惊厥发作时注意安全防护，防止坠床、舌咬伤。

4）当患者烦躁、出现暴力行为时，遵医嘱适时给予镇静药，并适当约束。

五、药物应用

1）脱水药：快速静脉滴注或静脉注射，以保证脱水效果。严密观察血压、尿量及尿液颜色的变化，准确记录 24 小时出入液量。

2）抗生素：现配现用，严格按时、按量使用，长期使用抗生素者应观察是否有口腔溃疡等二重感染情况，并做好口腔护理。

3）抗惊厥药：应遵照医嘱按时、按量服用。

4）抗结核药：应定期复查肝、肾功能。

5）抗真菌药物：应严格控制输液速度并严密观察不良反应。

6）遵医嘱正确服药：避免漏服、自行停药或更改剂量，鼓励患者坚持彻底治疗。

六、健康指导

1）知识宣教：加强疾病相关知识宣教，叮嘱恢复期患者注意休息，避免受凉，增加营养，提高机体的抵抗力，防止复发。

2）功能锻炼：恢复期和有神经系统后遗症的患者，应及早进行功能锻炼。

3）安全防护：有继发性癫痫发作的患者应随身携带个人信息卡片，禁止从事高空、机械操作等危险工作，防止受伤和意外。

（孙靖）

第十章　神经系统先天性疾病

第一节 脑性瘫痪

　　脑性瘫痪是指从出生前到出生后 1 个月内，各种原因所致的非进行性加重的脑损害。主要表现为中枢性运动障碍及姿势异常。诊断脑性瘫痪需满足两个条件：①婴儿时期出现症状，如运动发育落后或各种运动障碍；②排除进行性疾病如各种代谢性疾病或变性疾病所致的中枢性瘫痪。

一、病因

　　近年来产科技术的提高，使引起脑性瘫痪的主要原因不断改变。通过前瞻性的调查分析，认为产前的因素比围生期因素更为重要。最近研究认为，不少脑性瘫痪的发生与产前胎儿的内在缺陷有关；例如，脑发育不全的胎儿在分娩时常常出现窒息，有些臀位产的婴儿在胎内已有脑发育的异常，而以往都将这些情况归咎于分娩时的因素。

　　引起脑性瘫痪的产前因素有早产、低体重儿、宫内窒息、羊膜炎、颅内出血、胎位异常、产程延长、严重感染等。近年来低体重儿中脑性瘫痪的发生率在增加，可能与新生儿重症监护有关，将一些过去认为难以存活的婴儿抢救过来，而这些低体重儿、早产儿可能原先已有神经系统发育上的缺陷。

　　遗传因素中如父母为近亲结婚、母亲智能低下或生过一个运动障碍者的孩子均可是引起脑性瘫痪的危险因素。

二、病理

　　严重者有广泛的脑萎缩，脑内空洞形成或脑穿通畸形。脑回增多、狭小或脑沟增宽等。中等度患者虽然脑的外形无异常，但脑重量轻，显微镜下可见大脑皮质神经细胞数目减少，层次紊乱，胶质细胞增生，皮质下白质的神经纤维稀少。

三、诊断

（一）临床表现

根据运动障碍的表现，可有以下几型：

1. 痉挛型

　　脑性瘫痪中大多数属此型。主要病变在锥体束。重型患者受累肌肉萎缩，肌张力增高，肌力差，肌腱反射亢进，锥体束征阳性，两侧上肢内收，肘关节、手腕部及指间关节屈曲。两侧下肢伸直，扶立时足尖着地，大腿内收肌紧张，两下肢呈"剪刀"样姿势。

　　另一型为肌张力低下性的两侧瘫痪，自初生到 2~3 岁肌张力低下。检查者的两手置于患儿腋下，将其悬空竖起，患儿两髋关节屈曲，此为特征性体征。肌腱反射正常或亢进，智能明显落后，随着年龄的增长，肌张力逐渐增高，肌腱反射亢进，锥体束征阳性。肌张力低下持续时间越久，说明病情越严重。

2. 手足徐动型

手足徐动型较痉挛型少见。手足不自主不规则地持续扭转与蠕动，动作没有目的性，也不协调，好似舞蹈样，多伴有智力低下。

3. 共济失调型

少见。共济失调是指因肌肉的协调动作和控制力丧失表现出的症状和体征。平衡功能失调，肌肉张力低下，眼球震颤，反射减退，体位感觉丧失，重者不能站立，轻者步态蹒跚，其中智力低下者较多见。

4. 强直型

更少见。全身肌张力增加，呈强直状态时可表现为角弓反张，此型脑病变广泛而严重，智力低下明显，预后不良。

5. 混合型

包括上述 2 型或 2 型以上的症状和体征。

（二）实验室及其他检查

1. 电生理检查

疑有癫痫发作者应做脑电图检查，多数显示非特异性异常，可见两侧不对称或有棘波。

2. 影像学检查

①头颅 X 线片，少数患儿可显示小头畸形；②头颅 CT 或 MRI，常可发现脑室不同程度的对称或不对称扩大、颅内出血或软化、硬膜下积水、透明隔囊肿及胼胝体缺损等。痉挛型多为额顶叶的软化、侧脑室扩大及侧脑室中央部异常。手足徐动型多有第三脑室扩大。共济失调型以第四脑室扩大及小脑软化为主。

（三）诊断标准

目前脑性瘫痪的诊断主要依靠病史、体检和影像学检查。我国小儿脑性瘫痪会议拟订的三条诊断标准是：①婴儿期出现的中枢性瘫痪；②可伴有智力低下、惊厥、行为异常、感觉障碍及其他异常；③需要排除进行性疾病所致的中枢性瘫痪及正常小儿一过性运动发育落后。

一般来说，临床上如有以下情况应当高度警惕有脑性瘫痪可能。

1. 病史方面

①早产儿；②低出生体重儿；③出生时或新生儿期有严重缺氧、惊厥、核黄疸和颅内出血；④患儿的症状和体征随年龄增长有所改善。

2. 症状、体征方面

①运动发育迟缓；②智力发育迟缓；③肢体和躯干肌张力增高，反射和姿势异常。

四、鉴别诊断

本病暂时的弛缓性瘫痪应与脊髓灰质炎、周围神经麻痹相鉴别。

五、治疗

无特殊治疗，主要是对症处理。可根据病情采取以下综合治疗，以改善症状。

（一）一般治疗

对患儿应注意功能锻炼及适宜的教育，加强听力与视力的矫治，并进行语言训练。要注意防止并发症发生，如肺炎、压疮等。

（二）药物治疗

1. 抗癫痫药物

有癫痫者可根据不同类型选择适当的抗癫痫药物（详见癫痫治疗部分）。

2. 苯海索

苯海索（安坦）每次 2～4 mg，每日 3 次，以后逐渐增至每日 20 mg，口服。

3. 丹曲林

丹曲林初始剂量为 1 mg/kg，每日 2 次，口服，逐渐加量直至收到良好效果。最大剂量为 3 mg/kg，每日 2～4 次，每次不超过 100 mg。

4. 谷氨酸

谷氨酸每日 0.3～0.5 mg/kg，分 2～3 次口服。用于情绪过分紧张及肌肉过度紧张而阻碍活动者。

（三）综合性康复治疗

康复尽可能早期开始，采取以功能训练为主的现代康复手段，包括物理疗法、作业疗法、语言疗法、理疗、按摩及手术矫形等，设法平衡肌张力，重视姿势纠正，促进运动功能"正常化"发育。还要进行必要的社会康复和职业康复。

1. 头的控制训练

头的控制是患儿维持坐位和进行各项运动的基础。正常婴儿神经反射发育在 1～2 个月时，俯卧位的迷路性调整反应和视觉性调整反应即为阳性。此时小儿可在俯卧位的状态下抬头并维持在 45°。如患儿以上两种反应呈阴性，应对其进行俯卧位视觉调整反应易化训练。

方法：治疗师（或母亲）仰卧在床上，患儿在其身上呈俯卧位，治疗师用双手控制患儿胸部诱发其做抬头动作。也可以将患儿放在床上呈俯卧位，利用玩具、奶瓶等物品诱发患儿的抬头动作。对障碍严重的患儿，可在胸部下方摆放楔形垫并在脊柱两侧施以刺激手法。当小儿发育到 3～4 个月时，头部可获得较好的控制，否则应对其进行头部控制训练。治疗师辅助患儿利用颈部和躯干的屈肌完成从仰卧位坐起的动作。治疗师呈跪位，用双膝夹住患儿屈曲的下肢，双手握住其上肢诱发患儿出现头部前屈、下颏向胸骨靠近的坐起动作。呈角弓反张的患儿，可以利用治疗师的手指刺激其胸大肌、腹直肌诱发屈肌模式或被动地将患儿控制在头部屈曲、肩胛骨外展位使屈肌群处于容易收缩的状态。

本训练适用于各种类型的手足徐动型脑性瘫痪以及伸肌模式与屈肌模式转换困难的患儿。不适用于痉挛型，特别是痉挛型四肢瘫以屈肌占优势的患儿。

2. 躯干旋转训练

躯干旋转提高腹外斜肌的控制能力可为翻身、坐位练习的前期准备训练。现以向右侧旋转为例：患儿呈仰卧位，将右侧下肢在左侧下肢的上方交叉或将其双下肢屈曲呈膝立位。治疗师用膝关节予以固定，防止骨盆向右旋转。用右手将小儿的右上肢轻轻地按向内收位。左手握住患儿的左上肢，令患儿头向右侧转动的同时协助其完成躯干的屈曲与向右侧的旋转。本训练是从头部的主动或被动前屈开始的躯干旋转的辅助主动运动，可有效地易化躯干旋转调整反应。训练中应注意动作的要点是在躯干前屈的同时进行旋转，对条件允许的患儿可以在此基础上进行坐起训练。要防止错误地变换为躯干侧屈的被动运动。

3. 腹支撑训练

本训练是为了获得头部的稳定和腰背肌控制能力的训练，也是练习坐位前期的基本训练之一。对于全身屈肌模式向伸肌模式随意转换有困难；上肢运动功能障碍；肩胛骨内收功能低下；不能脱离紧张性迷路反射影响的患儿都具有特殊的意义。训练可分为两个阶段。

第一阶段：患儿取俯卧位，治疗师用手控制骨盆使髋关节伸展，双上肢伸展至背后。治疗师用手支撑患儿的上臂或肩部，使肩胛骨内收、躯干后伸，同时令患儿抬头并尽量后伸。治疗师可用指尖刺激双侧肩胛骨中间部位和骶棘肌以诱发腹支撑运动。

第二阶段：本阶段的训练要点是头部与躯干的分离控制。即躯干在保持上翘的同时，头部进行中立位、前屈、后伸和左右旋转等各种姿势的训练。

4. 翻身训练

训练患儿翻身动作应从抑制非对称性紧张性颈反射、易化躯干旋转调整反应入手。非对称性紧张性颈反射如不能被抑制，躯干旋转调整反应就不能出现。躯干旋转调整反应是身体旋转和翻身动作的基础。

现以从仰卧位向右侧翻身为例予以说明：首先头用力向右侧旋转，左侧上肢上举、内收超越身体中线，躯干上部顺势向右侧转动，全身轻度屈曲完成侧卧位。头继续向右侧旋转，全身轻度伸展，在身体旋转中变为俯卧位。在完成动作的最后阶段应将右上肢抽出，如右上肢活动有困难时，仅在此阶段予以辅助。

翻身训练从俯卧位继续将头向右侧旋转，右侧上肢或下肢支撑地面即可成为左侧在下方的侧卧位。在此基础上轻轻地去掉屈曲模式，即可变为仰卧位。通过以上训练可完成一个翻身动作。一般患儿完成从俯卧位到仰卧位动作多无困难，而从仰卧位到俯卧位时，常因伸肌张力高，向屈肌模式转换发生困难。

在临床中经常看到患儿翻身时身体后翘，下肢向后踢。这种异常模式对躯干控制和坐位练习极为不利，应予以抑制。翻身训练对躯干、头部控制均有较高要求，对以后的坐位维持、步行和各项日常生活动作训练均有重要意义。

5. 肘支撑训练

这是颈、肩控制的基础训练，同时也是膝手位上下肢随意运动训练的重要组成部分。患儿肘关节屈曲90°，前臂支撑呈俯卧位。肘与肩在一条垂线上，上臂与地面垂直。在维持以上姿势的情况下抬头目视前方，然后练习头在各种位置上的保持以及颈的屈曲、伸展、侧屈、旋转等运动。对完成有困难的患儿可以对其上臂予以辅助，协助抬头或用指尖刺激患儿的斜方肌。开始练习时还可以在胸部垫楔形垫、枕头等物品。

6. 手支撑训练

当肘支撑熟练地掌握后，将肘关节伸展进入手支撑练习。本练习的目的、作用与肘支撑大体相同，是在强化颈、肩、上肢肌肉控制训练的基础上，提高肘关节、腕关节以及手的控制能力，抑制对称性紧张性颈反射。训练时，患儿取俯卧位，双手指伸展、外展平放在地面上，两手的距离与肩同宽，肘关节伸展，肩、肘、手在一条垂线上，腹部以上躯干必须抬起离开地面。开始训练时，一般需治疗师对其肘关节的控制予以辅助或使用肘关节矫形器。在患儿维持以上姿势的基础上，练习头部各方向的运动以抑制对称性紧张性颈反射。

7. 膝手卧位训练

本训练是在手支撑动作熟练掌握后进行的训练项目，其目的、作用与手支撑训练相同。患儿髋关节和膝关节屈曲90°，用双手和膝关节支撑体重，手和膝关节分别在肩和髋关节的正下方，上肢与大腿始终保持与地面垂直。部分患儿常因上肢与下肢的控制能力低下或对称性紧张性颈反射阳性，抬头时上肢伸肌张力增高，下肢屈肌张力增高，从而出现髋关节与膝关节成锐角，臀部后坐的问题，使膝手卧位姿势遭到破坏。膝手卧位姿势的稳定是小儿爬行的基础，应在治疗师的辅助下反复练习。当患儿能较好地维持膝手卧位时，治疗师协助完成头的各方向转动，抑制对称性紧张性颈反射及非对称张性颈反射，易化平衡反应。在不能正确掌握以上姿势的情况下不得进入爬行训练。

8. 坐位训练

坐位平衡反应正常儿在出生后10～12个月出现，并维持一生，是小儿维持坐位的基本条件。应在训练患儿坐位的同时予以易化。维持稳定的坐位是患儿上肢活动、站立、行走的基础，在患儿获得翻身、手支撑、膝手卧位的能力后，通过治疗师的辅助完成长坐位、椅坐位。当患儿可以独立完成时，诱发患儿头与躯干的调整反应以及上肢的保护性伸展反应。

9. 跪位及单腿跪位训练

跪位是患儿站立及行走的必要条件，尤其以单腿跪位更为重要。以左膝负重训练为例：当跪位能力不充分时，会出现右侧髋关节内收，膝关节超越正中线向左侧倾斜。同时左侧髋关节内旋、屈曲，不能维持跪位。此时治疗师一手置于患儿右侧大转子部，向左侧推、按，另一手将右膝向外侧固定（髋外展位），使小儿体会维持单腿跪位的运动感觉。痉挛型和下肢痉挛的手足徐动型脑性瘫痪患儿较难掌握上述动作，必须反复训练。无痉挛的手足徐动型脑性瘫痪患儿容易掌握，可不做专门训练。

10. 站立及立位平衡训练

站立是步行的基础，无论对于哪种类型的脑性瘫痪，站立都是最重要的训练项目，所需要的时间也是最多的。由于家长与患儿期盼着站立和步行能力的提高，往往忽略发育的程序和必要的基本功训练。采取不适当的训练，如盲目地进行抓物站立或利用辅助具勉强行走等，对具有独立步行潜力的患儿极其有害。站立是在具有较好的坐位平衡及单腿跪位平衡的基础上进行的。患儿位于站立架内，双腿分开，可抑制髋关节内收、内旋与踝关节跖屈、内翻。将其双手放在站立架的台面上，抑制肘关节屈曲。治疗师通过头、躯干、肩、骨盆的控制调整患儿的姿势。当患儿能保持正确姿势后，将其上肢离开台面或设计一些游戏解除上肢对台面的依靠，然后逐渐减少下肢外展的角度，提高站立的难度。对伴有屈肌痉挛模式的患儿，为了防止过多地依靠站立架，可令其背靠在墙上，治疗师用脚固定患儿足面，使其全脚掌着地。根据患儿存在的问题，可用小腿固定其膝关节，使其髋、膝关节伸展（防止膝关节过伸展），或用双手固定双肩，使其躯干伸展、肩胛骨内收等手法调整其立位姿势。在可以维持正确姿势的前提下，令患儿脱离器械的辅助，治疗师根据患儿的平衡能力，按辅助量由大到小的顺序分别对骨盆、大腿上部、膝关节、小腿上部进行辅助，直至能维持独立站立。在此基础上再进行立位平衡训练。

11. 步行训练

独立步行必须具备正常的立位平衡反应、双侧下肢交替协调运动和一侧下肢支撑体重等基本条件。对脑性瘫痪患儿进行步行训练以前必须做认真的评价，根据评价结果判断患儿步行可能达到的水平，如独立步行、拄拐步行还是终生依靠轮椅生活。在做出判断以前应充分考虑到患儿发育的特点，尽最大努力争取达到独立步行。应当严格地设计训练方案，使其尽量接近正常的步态。除少数重度脑性瘫痪患儿外，大部分患儿通过综合康复治疗是可以达到独立步行水平的。

（四）手术治疗

用于痉挛型患者，对手足徐动、共济失调型所致的功能障碍无效，但对无论何型最终造成的骨关节畸形者均为手术适应证。智力严重低下，手术后不能配合治疗，无法接受训练的患儿，是手术的禁忌证。

常用的手术方法有肌腱手术、神经手术和骨关节手术。

六、预后

轻度脑性瘫痪者，智力可正常或接近正常，瘫痪的肌肉经过治疗及锻炼而在原来的基础上得到改善，预后较好。瘫痪严重者肌肉可致挛缩。智力低下则较难恢复，癫痫发作频繁者可使智力低下更趋严重。

七、监护

主要为加强孕妇及围产期的保健工作。预防早产、难产。分娩时防止窒息及颅内出血。一旦发生应积极抢救，预防治疗高胆红素血症。

（王磊）

第二节 先天性脑积水

先天性脑积水是由于脑室系统先天异常引起脑脊液循环受阻、吸收障碍或分泌过多，以致脑脊液在脑室系统及蛛网膜下隙积聚过多并不断增长而造成的脑部疾病。主要病变为继发性脑室扩大、颅内压增高和脑实质萎缩。临床特征为婴儿头围迅速扩大，颅缝分离和双眼下视呈"落日征"。

一、病因和发病机制

先天性脑积水的病因到目前为止尚不十分清楚。国外资料报道显示，先天性脑积水的发病率在（4～10）/10万，是最常见的先天性神经系统畸形疾病，常与其他畸形同时存在，一般认为与下列因素有关。

（一）宫内感染

宫内感染是常见的先天性脑积水病因之一，有研究显示，母亲妊娠期间弓形虫感染是胎儿脑积水的常见病因，该病原体感染母体后穿过胎盘到胎儿中枢神经系统，产生脑实质内的血管炎性肉芽肿和室管膜炎，血管闭塞和导水管阻塞，产生脑积水，多与妊娠3个月前弓形虫感染有关，并伴有其他神经系统损害。其他宫内感染性因素，病毒感染也比较多见，如柯萨奇病毒，可产生脑膜炎，导致蛛网膜粘连，从而造成胎儿先天性脑积水。

（二）染色体异常

染色体异常与胎儿先天性脑积水有一定的关系，1949年Bicker和Aclams首先发现部分先天性脑积水患者，是由于隐性遗传性X染色体基因缺失产生的中脑导水管狭窄或阻塞。脑室扩大与智力障碍不成比例，在没有脑积水的家族男性中也可有智力低下，脑积水分流后，智力障碍无明显恢复。25%～50%的患者由于神经功能缺失，产生拇指内收肌屈曲畸形。

（三）中枢神经系统畸形

中枢神经系统畸形是胎儿先天性脑积水的另一常见病因，如脑脊膜膨出、Chiari Ⅱ畸形、Dandy-Walker畸形、枕大池畸形、颅后窝及中脑导水管周围蛛网膜囊肿、第五及第六脑室畸形、先天性中脑导水管闭锁、第四脑室正中孔及侧孔闭塞、侧脑室穿通畸形等均可伴发脑积水。

（四）外部性脑积水

外部性脑积水是先天性脑积水比较少见的病因之一。CT和MRI发现，有些头颅较大的儿童，伴有明显的蛛网膜下隙增宽，没有或仅有轻度的脑室扩大。这与颅外静脉阻塞或颅内静脉窦闭塞，引起颅内静脉压力增高，产生蛛网膜颗粒水平的脑脊液吸收障碍有关。绝大部分为良性病程，在出生后12～18个月病情好转，一般不需要手术治疗。

如有颅内压增高症状可用多次腰椎穿刺放液缓解症状。有报道认为，外部性脑积水是交通性脑积水的早期阶段。通常把这一疾病认为是良性颅内高压的主要原因。

二、病理

主要表现为脑室扩大，脑实质变薄、脑回平坦、脑沟变浅；胼胝体、锥体束、基底节、四叠体、脉络丛因长期受压而萎缩；第三脑室底向下凸压迫视神经和脑垂体。

三、诊断

（一）临床表现

据 WHO 在不同国家 24 个中心的统计，伴有或不伴有脊柱裂的新生儿脑积水（包括死婴）的发病率为 0.87‰，少数患者有家族史。婴儿发病率不易统计，但出生时母亲年龄过大的婴儿，其发病率较高。

1. 头围增大

头围增大常在产时或产后不久出现，大多数在生后数周或数月头围开始呈进行性扩展。患儿因头重致颈不能直立。

2. 囟门增宽

囟门增宽主要表现为前囟增宽，张力增高，部分患儿后囟或侧囟亦可裂开，严重者颅缝移开，颅骨变薄。叩打前囟附近颅盖骨有破壶音（Macewen 征阳性）。

3. 落日眼征

由于颅内压增高致双眼上视受限，两眼球下转，眼球下半部沉落到下眼睑下方（落日眼征），此为重要的体征。

4. 颅内压增高症状

由于婴幼儿骨缝未闭合，虽然患儿颅内压逐渐增加，但颅缝随之扩大，因此颅内压增高症状得以代偿，故头痛、呕吐等颅内压增高症状，仅在脑积水进展迅速者发生。随着颅内压增高，晚期则出现锥体束征、痉挛性瘫痪、去大脑强直、眼底视神经萎缩和视力减退、表情呆滞、智力迟钝，脑积水末期常变成白痴。

（二）实验室及其他检查

1. 测量头围

正常小儿出生时头的周径为 33～35 cm，6 个月时为 44 cm，1 岁为 46 cm，2 岁为 48 cm，6 岁为 50 cm，16 岁为 55 cm，先天性脑积水患儿头围可不同程度增大。早期患儿可通过定期测量头围，以观察其发展情况。头围测量一般测 3 个头径，即周径（最大头围，眉间至枕外粗隆间的周径）、直径（眉间至枕外粗隆，沿矢状线）、横径（两耳孔额面连线）。

2. 颅骨 X 线检查

颅骨 X 线片突出的改变为颅腔容积扩大，颅骨变薄，囟门增宽，颅骨比面骨明显增大。

3. 脑超声波检查

脑超声波检查显示侧脑室波增高增宽。

4. CT 检查

CT 检查为确诊性检查，交通性脑积水显示整个脑室系统扩大，脑皮质变薄；梗阻性脑积水可显示梗阻部位以上脑室扩大。

5. 创伤性检查

1）双针穿刺及酚红试验

（1）经前囟脑室侧角穿刺，测量脑室压及脑皮质厚度。

（2）腰椎穿刺测脑脊液压力。

（3）抬高或放低床头 30°，分别记录两侧压力。脑室—脊髓蛛网膜下隙交通，两侧压力可迅速达同一水平，如有梗阻则两侧高低不同，部分梗阻则变化缓慢。

（4）向脑室注入酚红 1 mL，正常时注药后 12 分钟脑脊髓出现红色；超过 30 分钟不出现，则表示为梗阻性积水。

2）脑室碘溶液或碘油造影：对诊断导水管梗阻有帮助。

3）脑室气造影和气脑造影：通过向脑室注气 100～200 mL，了解脑室大小、皮质厚度、梗阻部位等。或做气脑造影，了解脑底池和蛛网膜下隙状态。

4）静脉窦造影：向上矢状窦直接注入造影剂进行造影，以了解有无静脉窦闭塞或畸形。

5）放射性核素检查：向脑室内注入放射性碘化血清蛋白（RISA），通过颅外描素器了解脑室系统梗阻部位，或经腰椎穿刺注入蛛网膜下隙，通过了解 RISA 脑表面有无聚集或时间长短而确定有无梗阻。

（三）诊断要点

根据婴儿出生后头围快速增大，前囟宽、张力高，叩诊出现"破壶音""落日征"等特殊体征，不难诊断。头颅 CT 或 MRI 可证实脑积水，并可明确脑室系统阻塞部位和推测其原因。但需与下列疾病鉴别。①巨脑症：头颅大，头围增长快，智力低下，但无落日征和前囟张力高，头颅 CT 或 MRI 示无脑积水。②佝偻病：头颅增大多呈方形，前囟张力不高，有缺钙导致的骨骼异常。③婴儿硬膜下血肿：头颅增大较慢，无落日征，多有视神经乳头水肿，前囟穿刺可见黄色或红色液体。

四、治疗

（一）一般治疗

抬高床头 20°～30°。限制入量，除喂奶外尽量少进水，尤其少食含盐饮食。

（二）药物治疗

1. 乙酰唑胺

该药可抑制脑脊液的生成，长期口服对脑积水可有一定疗效。用法：每日 10～30 mg/kg。

2. 50% 甘油盐水

50% 甘油盐水 1～1.5 mL/kg，3～6 小时口服 1 次。

3. 20% 甘露醇

症状发展快时可短期应用 20% 甘露醇或 25% 山梨醇等。

（三）外科疗法

切除占位性病变，小脑扁桃体下疝畸形（Arnold－Chiari 畸形）可做颅后窝及上颈椎板减压术，第四脑室闭锁畸形可做第四脑室正中孔切开解除梗阻，对非阻塞性脑积水过去曾用侧脑室的脉络丛切除或烧灼疗法，因缺乏疗效，现一般废弃不用。如阻塞部位在第三或第四脑室，可用导管连接侧脑室和小脑延髓池。在较重的非阻塞性脑积水，也可用导管将脑脊液由侧脑室和脊髓部的蛛网膜下隙导向腹腔、输尿管、右心房或胸腔。这些手术可有不同程度的疗效，但术后应注意多种并发症，如导管堵塞或脱落、白色葡萄球菌败血症及肺部栓塞等，应予以适当处理。总之，目前手术效果尚未达到完全满意的程度。

五、监护

加强营养，增强体质，避免受凉，防止感染。注意保护患儿头部，抱起时必须托着头颈部位。本病预后欠佳，可严重影响小儿智力和生长发育。

（王磊）

第十一章 脱髓鞘疾病

第一节 多发性硬化

多发性硬化（MS）是中枢神经系统白质脱髓鞘疾病，其病因不清，病理特征为中枢神经系统白质区域多个部位的炎症、脱髓鞘及胶质增生病灶。临床上多为青壮年时期起病，症状和体征提示中枢神经系统多部位受累，病程有复发、缓解的特征。

一、病因和发病机制

至今尚未完全明确，近几年的研究提出了病毒感染、自身免疫、遗传倾向、环境因素及个体易感因素综合作用的多因素病因学说。

（一）病毒感染学说

研究发现，本病最初发病或以后的复发，常有一次急性感染。MS 患者不仅麻疹病毒抗体效价增高，其他多种病毒抗体效价也增高。所以多数学者认为本病是由于多种非特异体感染所致的自身免疫性疾病。

（二）自身免疫学说

这一观点在很大程度上起自实验性变态反应性脑脊髓炎（EAE），其免疫发病机制和病损与 MS 相似，同时临床上应用免疫抑制药或免疫调节药物对 MS 治疗有明显的缓解作用，从而提示 MS 也可能是一种与自身免疫有关的疾病。MS 的免疫机制的重要环节应包括以下几个方面：

1）抗原呈递细胞与辅助性 T 细胞（Th）的接触，共刺激分子起重要作用。

2）Th 细胞的分化，细胞因子起重要作用。

3）髓鞘碱性蛋白特异性 T 细胞进入中枢神经系统的过程，黏附因子起重要作用。

4）免疫反应的效应阶段，过氧化物也起重要作用。

MS 患者的免疫发病机制具体讲，是具有易感基因的个体感染了某些病毒后通过分子模拟机制激活自身反应 T 细胞，从外周移行进入中枢神经系统，进入中枢神经系统的致敏 T 细胞与小胶质等相互作用被激活，分化为 Th_1 细胞和 Th_2 细胞，分泌相应的细胞因子进一步活化小胶质、CD_8^+ CTL，并激活自身反应 B 细胞，从而触发复杂的炎症级联反应，最终破坏少突胶质细胞和髓鞘，产生中枢神经系统炎症性脱髓鞘病变。至于 MS 反复发作和自行缓解的机制，目前认为可能与抗原激活的 T 细胞凋亡，自动限制病情的发展有关。目前比较明确的是 MS 发作期以 Th_1 类反应为主，当 Th_1 类反应向 Th_2 类反应转移时，病情趋于缓解。

（三）遗传学说

研究发现，MS 患者约 10% 有家族史，患者第 1 代亲属中 MS 发病概率较普通人群增高 5～15 倍；单卵双胞胎中，患病概率可达 50%。

（四）地理环境

流行病学资料表明，接近地球两极地带，特别是北半球北部高纬度地带的国家，本病发病率较高。

（五）诱发因素

感染、过度劳累、外伤、情绪激动，以及激素治疗中停药等，均可促发疾病或促使本病复发或加重。

二、病理

中枢神经系统多部位散在分布有大小不一、病期不同的脱髓鞘斑，以脊髓白质、视神经、视交叉、脑室周围的白质病变最明显，脑干和小脑次之。病灶小至 1 mm，大至数厘米，界限清楚。脱髓鞘斑大多围绕于中、小静脉周围。病灶早期呈淡红色、质软、边界欠清，晚期呈灰白或灰褐色，边界清楚，因星形胶质细胞增生而形成瘢痕，因质硬，又称"硬化斑"。在较轻的病灶内，因轴突完整、髓鞘部分保留，可再生而出现临床症状的缓解；如轴突破坏，硬化斑形成，则神经功能损害不能恢复。

三、诊断

（一）临床表现

1）发病年龄为 10～60 岁，好发年龄为 20～40 岁，男女之比为 1:(1.5～1.9)。

2）症状和体征表明，中枢神经系统白质内同时存在两个或两个以上的病灶。不同部位损害的表现分述如下：

（1）视觉症状包括复视、视觉模糊、视力下降、视野缺损及同向偏盲。眼底检查可见有视神经炎的改变，晚期可出现视神经萎缩。内侧纵束病变可造成核间麻痹，是 MS 的重要体征。其特征表现为内直肌麻痹而造成一侧眼球不能内收，并有对侧外直肌无力和眼震。

（2）某些患者三叉神经根部可能会损害，表现为面部感觉异常，角膜反射消失。三叉神经痛应考虑 MS 的可能。

（3）其他如眩晕、面瘫、构音障碍、假延髓麻痹均可以出现。

（4）肢体无力是最常见的体征。单瘫、轻偏瘫、四肢瘫均能见到，还可能有不对称性四肢瘫。肌力常与步行困难不成比例。某些患者，特别是晚发性患者，会表现为慢性进行性截瘫，可能只出现锥体束征及较轻的本体觉异常。

（5）小脑及其与脑干的联系纤维常常受累，引起构音障碍、共济失调、震颤及肢体协调不能，其语言具有特征性的扫描式语言，是腭和唇肌的小脑性协调不能加上皮质脑干束受累所致。出现夏科三联征（构音不全、震颤及共济失调）。

（6）排尿障碍症状包括尿失禁、尿急、尿频等。排便障碍少于排尿障碍。男性患者可以出现性欲减低和阳痿。女性性功能障碍亦不少见。

（7）感觉异常较常见：颈部被动或主动屈曲时会出现背部向下放射的闪电样疼痛，即前核间型眼肌麻痹综合征（Lhermitte 征），提示颈髓后柱的受累。各种疼痛除 Lhermitte 征外，还有三叉神经痛、咽喉部疼痛、肢体的痛性痉挛、肢体的局部疼痛及头痛等。

（8）精神症状亦不少见，常见有抑郁、欣快，亦有可能并发情感性精神病。认知、思维、记忆等均可受累。

（二）临床分型

1. 小良性型

小良性型发病轻微，以后即完全或近于完全缓解，全无或只有最低程度的病变。

2. 病势加重至缓解型

病势加重至缓解型具有长时间的稳定性，仅稍有因病残废。

3. 慢性复发型

慢性复发型病情继续发展，缓解随之越来越少，而因病残废则相应增加。

4. 慢性进行型

慢性进行型起病隐匿，病势稳步发展。

（三）实验室及其他检查

1. 脑脊液检查

免疫球蛋白数增高，可见 IgG 单克隆带。但不是本病的特异性改变，无绝对性诊断意义。

2. 脑电图检查

约有 35% 的急性期患者可见异常慢波，在慢性或缓解期常为正常或轻度异常。

3. CT 检查

本病约有 1/3 的患者可发现 CT 异常。颅脑 CT 的主要改变是脑白质区，特别是脑室周围、侧脑室前角、体部、三角区、半卵圆中心、小脑和脑干等部位，可见大小不等低密度病灶，以及脑室扩大、脑萎缩等。

4. MRI 检查

MRI 检查可发现静止性病灶，特别是脑干、小脑、高位脊髓等处，在 CT 检查未能显示，在 MRI 检查可发现其病灶。因此，它是非常敏感的方法。

（四）诊断标准

1）以同时或先后相继出现多灶性脑、脊髓白质损害症状为主。

2）病程迁延，可有明显复发缓解，复发后又出现新的神经症状。

3）多见于青壮年。

4）已排除有关疾病，如急性播散性脑脊髓炎和脑脊髓蛛网膜炎。

5）脑脊液免疫球蛋白数有增高。

6）视、听和体感诱发电位检查可明显异常。

四、鉴别诊断

应与下列疾病鉴别：

（一）急性播散性脑脊髓炎

起病较急，病前多有感染或疫苗接种史，病程短，一般无复发，有关实验室检查可资鉴别。

（二）进行性多灶性白质脑病

虽病灶呈散在多发，但多并发于恶性肿瘤等，临床呈进行性加重而无缓解，发病年龄较大，几乎无视神经和脊髓损害。血清学检查可发现乳头多瘤空泡病毒及 SV－40 抗体呈阳性等以资鉴别。

五、治疗

目前尚无任何特效治疗方法能肯定根治。因此，治疗的主要目的是，急性活动期抑制其炎性脱髓鞘过程，遏制病情的发展；缓解期尽量预防能促使复发的外因，以减少复发次数，延长缓解间歇期，预防并发症；对症及支持疗法，尽量减轻神经功能障碍带来的痛苦。

（一）一般治疗

MS 的急性期或复发期，应卧床休息，室内保持安静，空气要新鲜。控制和避免诱发因素，如过劳、精神紧张或精神刺激，特别是感冒、发热等，避免在过寒过热地区居住，禁止吸烟，并采用低脂肪高糖中等量蛋白饮食。对瘫痪者应注意防治压疮、呼吸系统及泌尿系统感染。对出现延髓麻痹者，饮食应予以鼻饲，并防止食物误入气道而引起坠入性肺炎。

（二）药物治疗

1. 肾上腺皮质激素

肾上腺皮质激素对绝大多数 MS 患者有效，为治疗本病的首选药物。目前，常用的制剂有地塞米松、甲泼尼龙（甲强龙）和泼尼松 3 种。急性起病或复发初期患者一般采用大剂量冲击治疗，每日地塞米松 10～20 mg，或甲泼尼龙 0.5～1.0 g 加入 5% 葡萄糖液中，静脉滴注。1～2 周，待症状明显减轻再改用泼尼松口服巩固，减量维持治疗。

对于轻症患者，可在门诊采用中剂量泼尼松（40～60 mg/d）冲击，小剂量维持疗法。口服泼尼松巩固治疗，维持治疗期间应注意剂量逐渐递减法则，一般每周减量 1 次，在日剂量 5 mg 时应放慢减量速度，以免发生肾上腺皮质危象。激素治疗疗程一般以 3～6 个月为宜。

2. 免疫抑制剂

对于伴有严重溃疡病、高血压和糖尿病，不能应用肾上腺皮质激素的患者，以及经正规激素治疗 1 个月症状仍无改善的患者（激素无效型或激素剂量依赖型），均应改用或加用免疫抑制剂。通常环磷酰胺（CTX）200 mg/d，口服或静脉注射（每个疗程 2～4 g）；硫唑嘌呤（AZP）100 mg/d，口服。

3. 干扰素

干扰素有抗病毒及免疫作用。α 干扰素对复发者稍有效，但有的进入进行性病期，难以判断疗效。

IFN－β 具有免疫调节作用，可抑制细胞免疫，IFN－βa 和 IFN－βb 两类重组制剂已作为治疗 R－R 型 MS 的推荐用药在美国和欧洲被批准上市。IFN－β 与人类生理性 IFN－β 结构基本无差异，IFN－βb 结构缺少一个糖基，17 位上由丝氨酸取代了半胱氨酸。IFN－βb 和 IFN－βa 对急性恶化效果明显，IFN－βa 对维持病情稳定有效。

IFN – β1a（Rebif）治疗首次发作 MS 可用 22 μg 或 44 μg，皮下注射，1～2 次/周；确诊的 R－R MS，22 μg，2～3 次/周。耐受性较好，发生残疾较轻。IFN – β1b 为 250 μg，隔日皮下注射。IFN – β1a 和 IFN – β1b 通常均需持续用药两年以上，通常用药 3 年后疗效下降。

常见不良反应为流感样症状，持续 24～48 小时，2～3 个月后通常不再发生。IFN – β1a 可引起注射部位红肿及疼痛、肝功能损害及严重过敏反应（如呼吸困难）。IFN – β1b 可引起注射部位红肿、触痛，偶引起局部坏死、血清转氨酶轻度增高、白细胞总数减少或贫血。妊娠时应立即停药。

4. 环孢素

环孢素是一种霉菌代谢产物。口服 5 mg/（kg·d）24～32 个月，对进行性复发—缓解患者有一定作用。不影响生血细胞或巨噬细胞。可有肝肾毒性，并可使血压升高。

5. 辅多聚 I

辅多聚 I 是一种合成肽，对 MS 的无明显疗效，但亦有使早期复发—缓解患者的复发次数减少的报道。对病情较重者，辅多聚 I 每日肌内注射 20 mg（溶于 1 mL 生理盐水中），可用两年。

6. 单克隆抗体

目前仅用小规模单克隆抗体治疗 MS 的实验，正在研究中。抗 T 细胞单克隆抗体 0.2 mg/（kg·d）静脉注射，用 5 天，无不良反应。

7. 秋水仙碱

秋水仙碱 1 mg 口服，每日 2～3 次，可影响巨噬细胞功能，对 MS 的实验正在研究中。

8. 醋酸格拉太咪尔

醋酸格拉太咪尔是人工合成的亲和力高于天然髓鞘碱性蛋白（MBP）的无毒类似物，免疫化学特性模拟抗原 MBP 进行免疫耐受治疗，可作为 IFN – β 治疗 R－R 型 MS 的替代疗法，国际 MS 协会推荐醋酸格拉太咪尔和 IFN – β 作为 MS 复发期的首选治疗。用量 20 mg，1 次/日，皮下注射。本药耐受性较好，但注射部位可产生红斑，约 15% 的患者注射后出现暂时性面红、呼吸困难、胸闷、心悸、焦虑等。

9. 大剂量免疫球蛋白静脉输注

免疫球蛋白 0.4 g/（kg·d），连续 3～5 天。对降低 R－R 型患者复发率有肯定疗效。但最好在复发早期应用。可根据病情需要每月加强治疗 1 次，用量仍为 0.4 g/（kg·d），连续 3～6 个月。

（三）淋巴系统照射

从甲状软骨顶至第一腰椎底部（包括脾），双臂完全伸展在头上，使锁骨下结节也包括在照射野内。总剂量 180 cGy，分 11 次照射，前后照射野皆为每周照射 5 次，对淋巴细胞计数少的患者有较好疗效。此法是一种安全方法，对慢性进行性 MS 有长期疗效。

（四）血浆交换

抽患者血液，经洗涤后，将沉淀的细胞加等量的 5% 白蛋白及生理盐水，可去除血内有害抗体，每周血浆交换1次，每次交换总量相当于体重的5%，10次后渐延长交换间期，最大改善需9~34次。开始交换后，即每日用环磷酰胺1~1.5 mg/（kg·d）及隔日口服泼尼松1 mg/kg，最后一次交换后，再继续用一个月，以防抗体回升。不长期做交换或不并用免疫抑制剂无效。

（五）淋巴细胞去除法

无确切疗效。这与胸导管引流治疗MS相似。人类免疫系统内有10^{12}以上的淋巴细胞，而此法仅可去除一小部分淋巴细胞。

总之，MS急性发作时，最常用皮质类固醇，亦可并用ACTH及环磷酰胺。为了防止或减少复发次数，可用环磷酰胺及硫唑嘌呤。为了防止进入进行性病期，可做淋巴系统照射。为了停止进行性病期的进行，可用环磷酰胺及淋巴系统照射。已稳定的MS仍可用免疫治疗。

（六）对症治疗

1. 痉挛性肌张力增高

常应用巴氯芬，也可应用氯美扎酮等药物治疗。

2. 痉挛性疼痛

可应用卡马西平或苯妥英钠等药物治疗。

3. 括约肌功能障碍

对残余尿量少、尿频的患者可应用溴丙胺太林等药物进行治疗；残余尿量多时可应用导尿管导尿。外出参加社交活动或夜间睡眠时，女性可应用外导尿装置，男性可应用避孕套。对便秘者可应用高纤维素食品或麻仁润肠药等。

4. 疲劳综合征

让患者学会自身调节，运动和休息相结合，解除心理负担因素。药物治疗常应用金刚烷胺，可缓解患者的疲劳症状。也可应用匹莫林等。

5. 认知功能障碍

可应用茴拉西坦、石杉碱甲等药物治疗。

6. 精神症状

抑郁者可应用5-羟色胺再摄取抑制剂（SSRI）类药物，如百忧解等药物。行为思维障碍者可应用奋乃静或利培酮等药物治疗。

六、监护

1）家庭关爱方面，注意多关心患者，缓解患者焦虑、抑郁等心理障碍。

2）饮食方面，注意均衡饮食，指导患者咀嚼及其他方面的恢复。

3）肢体活动方面，防止患者跌倒，帮助患者肢体锻炼，防止肌肉挛缩。

4）晚期患者要防止尿路感染、压疮感染等。

（郝光）

第二节 急性播散性脑脊髓炎

急性播散性脑脊髓炎（ADEM）是一组发生在某些感染性疾病或免疫接种后的急性脱髓鞘性疾病。病理特征为小静脉周围的炎细胞浸润与脱髓鞘性改变。如病势暴发、凶险，病理改变显示中枢神经系统白质坏死、出血者，称为急性出血性坏死性白质脑病。

一、病因

（一）感染

各种感染性疾病，如麻疹、风疹、天花、水痘、带状疱疹、流行性感冒、猩红热、传染性单核细胞增多症或腮腺炎，均可诱发本病，又称为感染后脑脊髓炎。

（二）疫苗接种

狂犬病疫苗、乙型脑炎疫苗、牛痘疫苗、风疹疫苗、百日咳疫苗、白喉疫苗等疫苗接种后发病者称为疫苗接种后脑脊髓炎。

（三）无明显诱因

可能存在隐性感染。

二、发病机制

本病病理改变与实验性变态反应性脑脊髓炎（EAE）相似，目前普遍认为是非特异的病毒感染或疫苗接种后，由于病毒蛋白或异体蛋白上某些肽片段与髓鞘蛋白成分中的某些肽片段结构，如髓鞘碱性蛋白（MBP）相似，通过分子模拟机制导致了中枢神经系统小静脉旁炎症性反应，由 CD_3^+ 和 CD_4^+ 的辅助性 T 细胞介导了自身免疫性中枢神经系统脱髓鞘疾病。

三、病理

病变主要累及大脑半球的白质、基底节、脑干、小脑和脊髓等处的白质，部分患者神经根也可受累，脑膜一般正常。病变常常位于小静脉的周围，不规则地散在出现，病灶直径多在 0.1 ~ 1.0 mm。脱髓鞘改变明显，轴索相对完整。炎细胞浸润明显，常常形成明显的袖套状淋巴细胞、浆细胞浸润。小的病灶可融合成片。某些严重患者，其白质内可见点状出血，但比较轻。胶质细胞增生反应明显，也在小静脉周围。总之，急性播散性脑脊髓炎的主要病理改变是静脉周围显著的髓鞘脱失伴胶质细胞增生。

四、诊断

（一）临床表现

1）多在发热出疹或疫苗接种后 1 ~ 2 周急性起病，多数病情凶险、预后不良。

2）症状、体征与损害部位有关。脑炎型者突发头痛、呕吐、嗜睡、谵妄、抽搐、昏迷。脊髓炎型患者突发四肢弛缓性瘫痪或截瘫，有传导束性感觉障碍及大小便障碍。视神经损害者，视力下降甚至失明。体检可见偏瘫、四肢瘫、视神经乳头水肿、去皮质强直和脑膜刺激征。

（二）实验室及其他检查

1）多数患者急性期周围血常规中白细胞数增高，以单核细胞为主，很少超过$25 \times 10^9/L$。

2）腰椎穿刺脑脊液压力正常或轻中度增高，白细胞数和蛋白数亦可轻度增高。脑脊液蛋白电泳主要成分为IgG。

（1）脑电图呈弥散性慢波增多，常为高波幅的$4 \sim 6$ Hz的Q波。

（2）脑CT检查常显示白质内弥散性、多灶性、斑片状低密度区，急性期可有明显强化。MRI显示病变为短T_1、长T_2信号改变。

（三）诊断要点

本病的诊断依赖于临床和辅助检查，确诊靠病理检查。大多数患者有感染或疫苗接种史，经过$1 \sim 2$周间歇期后，再出现多灶性或弥散性中枢神经系统症状。首先应当确认是中枢神经系统的弥散性病变，可出现锥体系、锥体外系、脑干、小脑、脊髓、自主神经中枢或脑高级功能病变的症状和体征，有时精神症状特别突出，也可有脑膜受累的体征。其次应确认为脱髓鞘病变。大多在起病时没有发热，以此与中枢神经系统感染性疾病相鉴别。影像学检查显示白质内多灶性病变对诊断有重要的价值。

五、治疗与监护

1）及早短期给予大剂量肾上腺皮质激素药物治疗，以迅速控制病情，方法同MS。

2）对症、支持和并发症处理：躁动患者，可适当予以镇静剂，有头痛、呕吐等颅内压增高的表现时，可给予高渗葡萄糖或甘露醇类药物快速静脉滴注。对高热昏迷者，可以考虑选用冬眠疗法，或予以适当物理降温。有惊厥者，给予止痉剂。需注意热量与维生素的补给，必要时采用鼻饲，同时注意水、电解质平衡。

3）恢复期给予康复治疗。

（于世梅）

第十二章　神经肌肉接头与肌肉疾病

神经肌肉接头疾病是指神经肌肉接头间传递功能障碍所引起的疾病，主要包括重症肌无力和肌无力综合征（LEMS）等。肌肉疾病是指骨骼肌疾病，主要包括周期性瘫痪、多发性肌炎、进行性肌营养不良症、强直性肌营养不良症和线粒体肌病等。

骨骼肌是执行人体运动功能的主要器官，同时也是人体能量代谢的主要部位。人体骨骼肌重量占体重的30%～40%，供血量占心脏总输出量的12%，耗氧占全身耗氧量的18%。每块肌肉由许多肌束组成，每条肌束由数百至数千条纵向排列的肌纤维组成。肌纤维（肌细胞）为多核细胞，呈圆柱状，长为10～15 cm，直径为7～100 μm，外被肌膜，内含肌浆。细胞核位于肌膜下，呈椭圆状，数目可达数百个。肌膜是一层匀质性薄膜，密度比较高，除了具有普通细胞膜的功能外，还具有兴奋传递的功能。神经肌肉兴奋传递功能是通过肌膜的特定部位——终板与神经末梢构成神经肌肉突触联系而实现的。每间隔一定距离肌膜还向内凹陷形成横管，穿行分布于肌原纤维之间。横管与肌原纤维表面包绕的肌质网共同构成膜管系统。横管将肌膜去极化时的冲动传达到肌纤维的内部，引起肌质网中钙离子的释放，导致肌纤维收缩。肌浆中含有许多肌原纤维，直径约1μm，每个肌原纤维又由许多纵行排列的粗、细肌丝组成，粗肌丝含肌球蛋白，细肌丝含肌动蛋白。前者固定于肌节的暗带（A带），后者一端固定于Z线，另一端游离伸向暗带。明带（I带）为Z线两侧仅含细肌丝的部分。肌节为两条Z线之间的节段（即两个半节的明带和1个暗带），是肌肉收缩的最小单位。数百个肌节组成肌原纤维，含有数百个明暗相间的横纹，因此称为横纹肌。电镜下，在暗带区断面上可见每根粗肌丝周围有6根细肌丝包绕，粗细肌丝均呈六角形排列。静息状态时，暗带两侧的细肌丝相距较远；肌肉收缩时，细肌丝向暗带中央M线滑动靠近，使肌节缩短。

骨骼肌由两型肌纤维构成：I型肌纤维为红肌纤维，又称慢缩肌纤维。其氧化酶活性较高，糖原水解酶活性较低，脂类含量高，主要通过有氧代谢获取能量，在维持与体位有关的肌肉中比例较高，如竖脊肌等躯干肌肉。II型肌纤维为白肌纤维，又称快缩肌纤维，与I型肌纤维相反，氧化酶活性低，糖原水解酶活性高，通过糖原无氧代谢获得能量，在与运动直接有关的肌肉中比例高。

骨骼肌受运动神经支配。运动单位是指一个运动神经元所支配的范围，包括脊髓和脑干的运动神经细胞的胞体、周围运动神经、神经肌肉接头和所支配的肌纤维，是运动系统的最小单位。不同肌肉包含的运动单位数量不同。神经肌肉接头由突触前膜（突入肌纤维的神经末梢）、突触后膜（肌膜的终板）和突触间隙构成。神经末梢不被髓鞘分成细支，终端呈杵状膨大，通过"胞纳作用"摄取细胞外液的胆碱，然后合成乙酰胆碱（ACh），进入突触囊泡储存。囊泡直径约45 nm，每个囊泡内约含1万个ACh分子。突触后膜即肌膜的终板含有许多皱褶，乙酰胆碱受体（AChR）就分布于这些皱褶的嵴上，密度为$10^4/\mu m^2$。突触间隙非常狭小，约为50 nm，其间充满细胞外液，内含乙酰胆碱酯酶可以降解ACh。

神经肌肉接头的传递过程是电学和化学传递相结合的复杂过程，当电冲动从神经轴突传到神经末梢，电压门控钙通道开放，Ca^{2+}内流使突触囊泡与突触前膜融合，囊泡中的ACh以量子形式释放进入突触间隙。ACh的这种释放遵从全或无的定律，每次大约10^7个ACh分子进入突触间隙。其中1/3 ACh分子弥漫到突触后膜，通过与AChR的结合，促使阳离子通道开放，引起细胞膜钾、钠离子通透性改变，Na^+ 内流，K^+ 外溢，导致肌膜去极化产生终板电位，并通过横管系统扩散至整个肌纤维全长及肌纤维内部，最终引起肌纤维收缩。另 1/3 的 ACh 分子在到达 AChR 前被突触间隙中的胆碱酯酶水解灭活，生成乙酸和胆碱，后者可被突触前膜摄取重新合成 ACh。其余 1/3 的 ACh 分子释放后即被突触前膜重新摄取，准备另一次释放。肌纤维收缩后由肌质网释放到肌浆中的钙迅速被肌质网重吸收，肌浆中 Ca^{2+} 浓度下降，粗细肌丝复位，引起肌肉舒张。与此同时，肌细胞 Na^+ 外流，K^+ 内流，静息膜电位恢复，一次肌肉收缩周期完成。

第一节　重症肌无力

重症肌无力（MG）是一种神经肌肉接头传递障碍的获得性自身免疫性疾病。临床特征为部分或全身骨骼肌极易疲劳，通常在活动后症状加重，经休息和抗胆碱酯酶药物治疗后症状减轻。

一、病因和发病机制

MG 是一种自身免疫性疾病，其病因尚不明确，可能与胸腺病毒、细菌感染有关。

MG 的发病机制与自身抗体介导的突触后膜 AChR 的损害有关。主要依据有：①动物实验发现，将电鳗鱼放电器官提纯的 AChR 注入家兔，可制成 MG 的实验性自身免疫动物模型，其血清中可检测到 AChR 抗体，可与突触后膜的 AChR 结合。免疫荧光发现实验动物突触后膜上的 AChR 的数量大量减少。②将 MG 患者的血清输入小鼠可产生类 MG 的症状和电生理改变。③80% ~90% 的 MG 患者血清中可以检测到 AChR 抗体，并且其肌无力症状可以经血浆交换治疗得到暂时改善。④MG 患者胸腺有与其他自身免疫病相似的改变，80% 的患者有胸腺肥大，淋巴滤泡增生，10% ~20% 的患者有胸腺瘤。胸腺切除后 70% 的患者临床症状可得到改善或疾病痊愈。⑤MG 患者常合并甲状腺功能亢进、甲状腺炎、系统性红斑狼疮、类风湿性关节炎和天疱疮等其他自身免疫性疾病。

研究表明 MG 是一种主要累及神经肌肉接头突触后膜 AChR 的自身免疫性疾病，主要由 AChR 抗体介导，在细胞免疫和补体参与下突触后膜的 AChR 被大量破坏，不能产生足够的终板电位，导致突触后膜传递功能障碍而发生肌无力。骨骼肌烟碱型 AChR 由 α、β、γ、δ 4 种同源亚单位构成五聚体（α、$α_2$、β、γ、δ）跨膜糖蛋白，α 亚单位上有一个与 ACh 结合的特异结合部位，也是 AChR 抗体的结合位点。AChR 抗体是一种多克隆抗体，主要成分为 IgG，10% 为 IgM。在 AChR 抗体中，直接封闭抗体可以直接竞争性抑制 ACh 与 AChR 的结合；间接封闭抗体可以干扰 ACh 与 AChR 结合。细胞免疫在 MG 的发病中也发挥一定的作用，MG 患者周围血中辅助性 T 细胞增多，抑制性 T 细胞减少，造成 B 细胞活性增强而产生过量抗体。AChR 抗体与 AChR 的结合还可以通过激活补体而使 AChR 降解和结构改变，导致突触后膜上的 AChR 数量减少。最终，神经肌肉接头的传递功能发生障碍，当连续的神经冲动到来时，不能产生引起肌纤维收缩的动作电位，从而在临床上表现为易疲劳的肌无力。

引起 MG 免疫应答的始动环节仍不清楚。一种可能是神经肌肉接头处 AChR 的免疫原性改变。另一种可能是"分子模拟"发病机制。由于几乎所有的 MG 患者都有胸腺异常，并且增生的胸腺中的 B 细胞可产生 AChR 抗体，T 细胞可与 AChR 反应，故推断胸腺可能是诱发免疫反应的起始部位。正常时胸腺是使 T 细胞成熟的免疫器官，T 细胞可以介导免疫耐受以免发生自身免疫反应。胸腺中存在肌样细胞，具有横纹，并与肌细胞存在共同抗原 AChR。推测在一些特定的遗传素质个体中，由于病毒或其他非特异性因子感染后，导致"肌样细胞"的 AChR 构型发生某些变化，成为新的抗原并刺激免疫系统产生 AChR 抗体，它既可与"肌样细胞"上的 AChR 相作用，又可与骨骼肌突触后膜上的 AChR（交叉反应）相作用。增生的胸腺的 B 细胞还可产生 AChR 抗体并随淋巴系统循环流出胸腺，通过体循环到达神经肌肉接头与突触后膜的 AChR 发生抗原抗体反应。AChR 抗体的 IgG 也可由周围淋巴器官和骨髓产生。另外，家族性 MG 的发现以及其与人类白细胞抗原（HLA）的密切关系提示 MG 的发病与遗传因素有关。

二、病理

（一）胸腺

80% 的 MG 患者胸腺重量增加，淋巴滤泡增生，生发中心增多；10% ~20% 的 MG 患者合并胸腺瘤。

（二）神经肌肉接头

神经肌肉接头突触间隙加宽，突触后膜皱褶变浅并且数量减少，免疫电镜可见突触后膜崩解，其上 AChR 明显减少并且可见 IgG – C3 – AChR 结合的免疫复合物沉积等。

（三）肌纤维

肌纤维本身变化不明显，有时可见肌纤维凝固、坏死、肿胀。少数患者肌纤维和小血管周围可见淋巴细胞浸润，称为"淋巴溢"。慢性病变可见肌萎缩。

三、诊断

（一）临床表现

本病可见于任何年龄，小至数个月，大至 80 岁。发病年龄有两个高峰：20 ~40 岁发病者女性多于男性，两者比例约为 3:2；40 ~60 岁发病者以男性多见，多合并胸腺瘤。少数患者有家族史。常见诱因有感染、手术、精神创伤、全身性疾病、过度疲劳、妊娠、分娩等，有时甚至可以诱发 MG 危象。

1. 受累骨骼肌病态疲劳

肌肉连续收缩后出现严重无力甚至瘫痪，休息后症状可减轻。肌无力于下午或傍晚劳累后加重，晨起或休息后减轻，此种波动现象称之为"晨轻暮重"。

2. 受累肌的分布和表现

全身骨骼肌均可受累，多以脑神经支配的肌肉最先受累。肌无力常从一组肌群开始，范围逐步扩大。首发症状常为一侧或双侧眼外肌麻痹，如上睑下垂、斜视和复视，重者眼球运动明显受限，甚至眼球固定，但瞳孔括约肌不受累。面部肌肉和口咽肌受累时出现表情淡漠、苦笑面容；连续咀嚼无力、饮水呛咳、吞咽困难；说话带鼻音、发音障碍。累及胸锁乳突肌和斜方肌时则表现为颈软，抬头困难，转颈、耸肩无力。四肢肌肉受累以近端无力为重，表现为抬肩、梳头、上楼梯困难，腱反射通常不受影响，感觉正常。

3. MG 现象

MG 现象指呼吸肌受累时出现咳嗽无力甚至呼吸困难，需用呼吸机辅助通气，是致死的主要原因。口咽肌无力和呼吸肌乏力者易发生危象，诱发因素包括呼吸道感染、手术（包括胸腺切除术）、精神紧张、全身性疾病等。心肌偶可受累，可引起突然死亡。大约 10% 的 MG 患者出现 MG 危象。

4. 胆碱酯酶抑制剂治疗有效

这是 MG 一个重要的临床特征。

5. 病程特点

起病隐匿，整个病程有波动，缓解与复发交替。晚期患者休息后不能完全恢复。多数患者迁延数年至数十年，靠药物维持。少数患者可自然缓解。

（二）临床分型

1. 成年型

Ⅰ 眼肌型（15%~20%）：病变仅限于眼外肌，出现上睑下垂和复视。

Ⅱ A 轻度全身型（30%）：可累及眼、面、四肢肌肉，生活多可自理，无明显咽喉肌受累。

Ⅱ B 中度全身型（25%）：四肢肌群受累明显，除伴有眼外肌麻痹外，还有较明显的咽喉肌无力症状，如说话含糊不清、吞咽困难、饮水呛咳、咀嚼无力，但呼吸肌受累不明显。

Ⅲ 急性重症型（15%）：急性起病，常在数周内累及延髓肌、肢带肌、躯干肌和呼吸肌，肌无力严重，有 MG 危象，需做气管切开，死亡率较高。

Ⅳ 迟发重症型（10%）：病程在 2 年以上，常由 Ⅰ、Ⅱ A、Ⅱ B 型发展而来，症状同Ⅲ型，常合并胸腺瘤，预后较差。

Ⅴ肌萎缩型：少数患者肌无力伴肌萎缩。

2. 儿童型

儿童型 MG 约占我国 MG 患者的 10%，大多数患者的临床表现仅限于眼外肌麻痹，双眼睑下垂可交替出现呈拉锯状。约 1/4 的患者可自然缓解，仅少数患者累及全身骨骼肌。

1）新生儿型：母亲患 MG，约有 10% 的概率可将 AChR 抗体 IgG 经胎盘传给新生婴儿而使之产生肌无力。患儿出生后即哭声低、吸吮无力、肌张力低、动作减少。经治疗多在 1 周至 3 个月缓解。

2）先天性肌无力综合征：出生后短期内出现持续的眼外肌麻痹，常有阳性家族史，但其母亲未患 MG。

3）少年型：多在 10 岁后发病，多为单纯眼外肌麻痹，部分伴吞咽困难及四肢无力。

（三）实验室及其他检查

1. 血、尿、脑脊液检查

血、尿、脑脊液检查正常。

2. 常规肌电图检查

常规肌电图检查基本正常。神经传导速度正常。

3. 重复神经电刺激

重复神经电刺激为常用的具有确诊价值的检查方法。应在停用新斯的明 17 小时后进行，否则可出现假阴性。方法为以低频（3~5 Hz）和高频（10 Hz 以上）重复刺激尺神经、正中神经和副神经等运动神经。MG 典型改变为动作电位波幅第 5 波比第 1 波在低频刺激时递减 10% 以上或高频刺激时递减 30% 以上。90% 的 MG 患者低频刺激时为阳性，且与病情轻重相关。

4. 单纤维肌电图

通过特殊的单纤维针电极测量并判断同一运动单位内的肌纤维产生动作电位的时间是否延长来反映神经肌肉接头处的功能，此病表现为间隔时间延长。

5. AChR 抗体滴度的检测

AChR 抗体滴度的检测对 MG 的诊断具有特征性意义。85% 以上全身型 MG 患者的血清中 AChR 抗体浓度明显升高，但眼肌型患者的 AChR 抗体升高可不明显，且抗体滴度的高低与临床症状的严重程度并不完全一致。

6. 胸腺 CT、MRI 检查

胸腺 CT、MRI 检查可发现胸腺增生和肥大。

7. 其他检查

5% 的 MG 患者有甲状腺功能亢进，表现为 T_3、T_4 升高。部分患者抗核抗体和甲状腺抗体阳性。

四、鉴别诊断

（一）肌无力综合征

肌无力综合征为一组自身免疫性疾病，其自身抗体的靶器官为周围神经末梢突触前膜的钙离子通道和 ACh 囊泡释放区。多见于男性，约 2/3 的患者伴发癌肿，尤其是燕麦细胞型支气管肺癌，也可伴发其他自身免疫性疾病。临床表现为四肢近端肌无力，需与 MG 鉴别。此病患者虽然活动后即感疲劳，但短暂用力收缩后肌力反而增强，而持续收缩后又呈疲劳状态，脑神经支配的肌肉很少受累。另外，约半数患者伴有自主神经症状，出现口干、少汗、便秘、阳痿。新斯的明试验可呈阳性，但不如 MG 敏感；神经低频重复刺激时波幅变化不大，但高频重复刺激波幅增高可在 200% 以上；血清 AChR 抗体阴性；用盐酸胍治疗可使 ACh 释放增加而使症状改善。这些特征可与 MG 鉴别。

（二）肉毒杆菌中毒

肉毒杆菌作用在突触前膜阻碍了神经肌肉接头的传递功能，临床表现为对称性脑神经损害和骨骼肌瘫痪。但患者多有肉毒杆菌中毒的流行病学史，新斯的明试验或依酚氯铵（腾喜龙）试验阴性，与 MG 不同。

（三）肌营养不良症

肌营养不良症多隐匿起病，症状无波动，病情逐渐加重，肌萎缩明显，血肌酶明显升高，新斯的明试验阴性，抗胆碱酯酶药治疗无效。

（四）延髓麻痹

因延髓发出的后组脑神经受损出现咽喉肌无力表现，但多有其他定位的神经体征，病情进行性加重无波动，疲劳试验和新斯的明试验阴性，抗胆碱酯酶药治疗无效。

（五）多发性肌炎

多发性肌炎表现为四肢近端肌无力，多伴有肌肉压痛，无晨轻暮重的波动现象，病情逐渐进展，血清肌酶明显增高。

五、治疗

应注意生活规律，避免过度劳累、紧张和精神刺激，注意气候、节气变化，预防感冒。同时采取必要的心理治疗。

（一）病因治疗

避免过度疲劳、妊娠和分娩，防止各种外伤、感染等诱因。禁用抑制神经肌肉传导功能药物，如奎尼丁类药物，新霉素、卡那霉素等抗生素，以及吗啡、氯丙嗪、苯妥英钠、巴比妥、普萘洛尔、箭毒等。

（二）药物治疗

1. 胆碱酯酶抑制剂

此类药物可抑制胆碱酯酶活性力，使 ACh 免于水解，但只能暂时改善神经肌肉间的传递，对突触后膜病变本身无治疗作用。临床上选择药物种类、剂量及用法应根据个体需要，可用阿托品对抗其不良反应。

1）溴化新斯的明：一般剂量为 15～45 mg，口服，按病情调节用药次数，通常在服药后 20～45 分钟显效，可维持 2～4 小时；吞咽困难者可用甲基硫酸新斯的明 0.5～1.0 mg 皮下或肌内注射，5～15 分钟见效，维持 1 小时左右。

2）溴吡斯的明：60～180 mg，口服，可根据临床需要调整用药次数。尤其适用于延髓肌及眼肌无力者，因其作用时间长，不良反应较轻。长效的替美新潘作用时间延长 2～2.5 倍，适于夜间维持药效。

3）美斯的明（酶抑宁、阿伯农）：对肩胛带与骨盆带的肌无力疗效较好，适用于上述两药不能耐受者，特别是对溴离子过敏者。5～15 mg，口服，每日 3～4 次。

4）氢溴酸加兰他敏：可逆行抗胆碱酯酶作用，作用较弱。每次 2.5～5.0 mg，首次先 1 mg 肌内注射，无反应后次日才正式用，每日 1 次，皮下或肌内注射。

5）石杉碱甲：0.4 mg，每日上午肌内注射，至少用 10 天。作用时间较长，毒性低，治疗效果肯定，为新型抗胆碱酯酶类药物。

2. 肾上腺皮质激素

肾上腺皮质激素既抑制细胞免疫又抑制体液免疫。常用的治疗药物为：

1）泼尼松：对 75% 以上的患者有效，症状多于应用后 8 周内改善，对近期发病和慢性病程者均有较好疗效。成人以 10~20 mg/d 顿服开始，每 1~2 周增加 10 mg，至 40~50 mg/d 后改为隔日方案，继续加大剂量至病情改善（最大可予 100~120 mg/隔日），在有效后持续 12 周后逐步减药。起初可每月减 20 mg，至 60 mg/隔天后改为每月减 10 mg，至 20 mg/隔天后改为每 3 月减 5 mg，至 10 mg/隔天后维持应用，过早、过快减少剂量常引起病情波动。若在减量过程中病情加重可恢复先前用量。

2）大剂量地塞米松 10~20 mg/d，或甲泼尼龙 500~1 000 mg/d，静脉注射，连续 7~10 天改用泼尼松 100 mg/隔天口服，以后逐步减量，方法同上。此法适用于危重并已有辅助呼吸的患者。激素剂量应视具体患者而调整，需严密预防和监控激素的不良反应。激素应用早期（7~10 天）可有短暂症状加重，一般持续 1 周左右，需做充分估计和准备，以免危象发生，有一部分患者对激素无效。

3. 免疫抑制剂

1）环磷酰胺：每次 100 mg，每日 3 次，口服；或 200~400 mg，每周两次静脉注射。适用于泼尼松治疗不满意时的联合应用。长期应用易引起周围血白细胞数减少。

2）硫唑嘌呤：每日 50~200 mg，分两次口服，用于泼尼松治疗不佳者，应注意引起白细胞数减少的不良反应。

3）环孢素：对细胞免疫的体液免疫均有抑制作用，可使 AChR 抗体下降。口服 6 mg/（kg·d），12 个月为 1 个疗程，不良反应有肾小球局部缺血坏死、恶心、心悸等。

4. 免疫球蛋白

Gajdos 等用免疫球蛋白（IVIG）治疗 5 例，其中 2 例为 1 g/kg，3 例为 2 g/kg，获得良好效果，表明 IVIG 可能成为短期治疗 MG 的一种有效而安全的疗法。

5. 胸腺素

有人报道，用胸腺素（CS）治疗 11 例 MG 病情进行性加重而不能用抗胆碱酯酶剂控制的患者，分为 CS（每日 6 mg/kg）组和安慰剂组治疗 12 个月，6 个月后，CS 组患者的客观肌力改善情况比安慰剂组明显，这一现象一直持续到第 12 个月。此外，CS 组 AChR 抗体减少得比对照组高，但未达统计学意义。作者认为，CS 治疗此症是一个有效而安全的疗法，在某些患者中可立即显示临床改善。

6. 其他辅助药物

1）麻黄碱：25 mg，口服，每日 2~3 次。可有心跳加快，勿在晚上服，以免影响老年人排尿。

2）极化液：10% 氯化钾 30 mL 和胰岛素 20~50 U 加入 10% 葡萄糖液 1 000 mL 中，每日静脉滴注 1 次，10 天为 1 个疗程。适用于长期用胆碱酯酶抑制剂疗效差的患者。

3）钾盐：氯化钾 1 g，每日 3~4 次口服。对胃有刺激，长期服用患者不易耐受。

4）其他：可酌情选用螺内酯、葡萄糖酸钙、胚芽碱酯、胚芽碱双醋酸酯。

（三）胸腺切除

成人发现胸腺异常者均应考虑切除，但 60 岁以上患者不建议手术，除非是恶性胸腺瘤。起病 2 年内手术者，1/3 可获缓解，1/2 可有不同程度减轻，以年轻女性伴发胸腺增生者效果最佳，但病程 10 年以上的慢性病者原则上不推荐手术治疗。术后症状不改善者可应用激素及其他免疫抑制剂治疗。

（四）血浆交换

适用于对抗胆碱酯酶药物、胸腺切除、激素疗效不满意或胸腺切除术前患者。需在有经验的单位进行。

（五）危象的处理

1. 维持呼吸·

无论是 MG 危象或是胆碱能危象，最主要的是在保持呼吸道通畅的基础上，清除呼吸道分泌物和用呼吸器保证有效的分钟通气量。

2. 不同危象的特殊处理

1）肌无力危象：新斯的明 1 mg，肌内注射，然后每隔半小时肌内注射 0.5 mg，据用药后的反应，酌情重复使用。好转后给予口服溴啶斯的明或美斯的明。严重患者可用新斯的明 0.05 ~ 0.25 mg 加入葡萄糖液 20 mL 中，小心静脉注射。呼吸道分泌物增多时，可同时肌内注射阿托品 0.5 ~ 1.0 mg，以减少分泌。

2）胆碱能危象：应立即停用抗胆碱酯酶药物，静脉或肌内注射阿托品，每次 0.5 ~ 2.0 mg，每 15 ~ 30 分钟重复 1 次，直至毒蕈碱样症状消失为止。同时还可给予解磷定。

3）反拗性危象：抗胆碱酯酶药物无效，依酚氯铵试验无反应。宜暂时停用有关药物，维持人工呼吸，同时注意稳定血压、水与电解质平衡。2 天后，重新确立抗胆碱酯酶药物的用量。

3. 肾上腺皮质激素的应用

应用大剂量的肾上腺皮质激素治疗能迅速抑制体液免疫反应和抗体的产生，是治疗危象的积极措施。近年主张应用较大剂量，一般用泼尼松 60 ~ 80 mg 甚至每日 100 mg，1 次顿服，待呼吸困难好转后，再逐渐减量。

4. 控制感染

可选用青霉素或头孢霉素类抗生素静脉滴注以有效地控制感染。

5. 胸腺切除或放射治疗

危象缓解后，可行胸腺切除术。手术应广泛彻底不残留胸腺，并尽可能切除异位胸腺。术后胸腺区行放疗，如深部 X 线和 ^{60} 钴放疗。

6. 其他

加强支持疗法，注意纠正水、电解质和酸碱平衡紊乱。

7. 中医治疗

可酌情选用高丽参注射液、黄芪注射液、强肌健力胶囊等。

（六）禁用和慎用药物

许多药物对神经肌肉接头传递有阻滞作用，故应禁用或慎用。

1）吗啡、乙醚、巴比妥类、安定剂（如氯丙嗪）及其他麻醉止痛剂均应慎用，而肌肉松弛剂，如箭毒类药物，为绝对禁用。

2）抗心律失常药物，如奎宁、奎尼丁、普鲁卡因胺、普萘洛尔、利多卡因及相类似药物，可抑制神经肌肉接头传递，故禁用。大剂量苯妥英钠也能干扰神经肌肉接头传递，故慎用。

3）某些抗生素也具有突触阻滞作用，如链霉素、新霉素、庆大霉素、卡那霉素、巴龙霉素、紫霉素、多黏菌素 A 及 B，均应禁用。如有感染可选用青霉素、氯霉素等。

（七）针灸康复治疗

1. 针灸治疗眼肌型

治疗方法：①取穴为阳白、鱼腰、攒竹、丝竹空、足三里、申脉、脾俞、肾俞、三阴交。穴位行常规消毒，取 30 号 1.5～2.0 寸毫针，沿皮向下斜刺入阳白穴，针尖透刺鱼腰 1 寸，捻转得气后留针 10 分钟；然后将针缓慢退至皮下，调整刺入方向，透刺攒竹 1.5 寸，得气后留针 10 分钟；再依上法透刺丝竹空 1.5 寸，行捻转补法 3 分钟，留针 10 分钟。取 30 号 1 寸和 3 寸毫针分别刺入申脉及足三里穴中，申脉穴用平补平泻手法，足三里穴用提插补法，得气后留针 30 分钟。②针刺起针后，取俯卧位，背俞穴行常规消毒，取艾条做成标准小艾炷，放置于脾俞、肾俞。每穴各灸 3 壮。以上操作均每日 1 次，10 次为 1 个疗程。

2. 隔药饼灸疗法

用隔药饼灸治疗眼肌型 MG 方法：将补中益气丸平均分成两半，压成圆饼状，放于百会、膻中、阳白、太阳穴，在药饼上放置小艾炷点燃，每穴 3～5 壮，以施灸局部皮肤潮红为度，隔日 1 次，1 个月为 1 个疗程。

3. 温针配合梅花针疗法

用温针配合梅花针治疗 MG 眼肌型方法：①温针取双侧足三里、隐白穴。经严格消毒后采用 1.5 寸毫针先针隐白穴，得气后转针尖向上顺着足太阴脾经循行方向平刺 0.5～1.0 寸，用捻转补法，尽量让针感向上窜行。行针的同时嘱患者反复用力睁眼。然后再用 2.5 寸毫针针刺足三里穴，采用补法，得气后 2 个穴均留针 20～30 分钟，中间行针 3～5 次。留针期间，在上述穴位用艾条温和灸 15～20 分钟，见局部皮肤红晕为度。②温针结束后用梅花针叩刺。严格消毒病侧上睑部，用梅花针在局部皮肤反复叩刺，中等刺激，以患者感到局部稍有痛感且能耐受为度，见局部皮肤潮红即可。然后用艾条在叩刺部位灸 10 分钟左右。上述治疗每日 1 次，10 次为 1 个疗程，疗程间休息 5 日，再继续下 1 个疗程。治疗的同时嘱患者每日在上睑部自我按摩两次，每次 5 分钟，感觉局部发热为佳。

4. 针灸、药酒按摩疗法

用针灸治疗全身型 MG 方法：①针刺取印堂、水沟、内关、曲池、足三里、阳陵泉、三阴交、气海、涌泉、劳宫穴，艾灸取百会、大椎、陶道、八髎、神阙穴。每次选 3～5 穴，粗针弹刺，不留针；针后每穴艾条灸 10～15 分钟，灸至局部皮肤潮红、灼热刺痛时停灸。②再取"痿痹药酒"按摩患部、背部及四肢 20～30 分钟，使局部皮肤、肌肉、关节乃至全身发热，温暖舒适为宜。每日 1 次，12 次为 1 个疗程，疗程间休息 2 日。痿痹药酒方：羌活、独活、川乌、草乌、当归、川芎、钩藤、玉桂子、鸡血藤、大活血各 20 g，北细辛、吴萸子、藏红花各 10 g，再取 75% 乙醇 1 000 mL，浸泡 1 周备用。

5. 温电针疗法

用温电针治疗 MG 方法：主穴取膻中、石门、关元、中脘、阳陵泉、悬钟、足三里、太冲。眼肌型加太阳、印堂、阳白、攒竹、丝竹空、百会、合谷，全身型加肩髎、曲池、手三里、尺泽、环跳、委中、大椎，延髓型加廉泉、肺俞、三阴交、内关、地仓、颊车。患者安静平卧，常规消毒后，根据病情针刺上述穴位，手法宜轻巧，得气后将 2~3 cm 长的已燃艾条套在针柄上。同时膻中、石门两穴接通 G6805-Ⅱ型电针治疗仪，电极每 1 个疗程交换 1 次，疏密波，以患者有轻微舒适感为度，避免强刺激。另加 TDP 照射关元穴。待艾条燃尽后起针，结束全部治疗。每日 1 次，15 次为 1 个疗程。病情缓解稳定后，隔日 1 次，长期维持治疗。

6. 耳针疗法

1）单纯眼肌型

（1）处方：取穴脑干、眼区。

（2）操作方法：常规消毒后，用 28 号 0.5~1.0 寸毫针斜刺或平刺耳穴。每天针刺 1~2 次，每次留针 20 分钟，留针期间行针 2~3 次，均用较强的捻转手法行针，捻转的幅度为 3~4 圈，捻转的频率为每秒钟 3~5 个往复，每次行针 10~30 秒钟。

2）延髓肌型

（1）处方：主穴、配穴同时取用，两侧交替。

①主穴：取一侧的脑干、舌、咽喉。

②配穴：取另一侧的脑点（缘中）、神门。

（2）操作方法：常规消毒后，用 28 号 0.5~1.0 寸毫针斜刺或平刺耳穴。每天针刺 1~2 次，每次留针 20 分钟，留针期间行针 2~3 次，均用较强的捻转手法行针，捻转的幅度为 3~4 圈，捻转的频率为每秒钟 3~5 个往复，每次行针 10~30 秒钟。

3）脊髓肌型：多与其他疗法配合使用。

（1）处方：主穴、配穴同时取用，两侧交替。

①主穴：取一侧的脚区、踝区、前臂、手部的对应区。

②配穴：取另一侧的腰骶区、臀区、膝区、上臂、肩区、颈区。

（2）操作方法：常规消毒后，用 28 号 0.5~1.0 寸毫针斜刺或平刺耳穴。每天针刺 1~2 次，每次留针 20 分钟，留针期间行针 2~3 次，强刺激手法针刺，捻转的幅度为 3~4 圈，捻转的频率为每秒钟 3~5 个往复，每次行针 5~10 秒钟。待病情明显减轻后，改用中等强度的捻转手法，捻转的幅度为 2~3 圈，捻转的频率为每秒钟 2~4 个往复，每次行针 5~10 秒钟。

4）全身肌型：综合运用前三型的治疗方法。

六、预后

眼肌型预后较好，暴发型和晚期重症型预后较差。危象发生率为 7.4%~17.5%，死亡率已随着治疗方法改善降低至 17%。近年来人工呼吸器的改进，大剂量类固醇治疗和血浆交换疗法的使用，死亡率有进一步下降。

七、监护

目前对本病尚无有效预防措施。在患病后应防止一切可能加重或诱发危象的因素，如避免过度疲劳、各种感染、妊娠、分娩、手术等。忌用阻滞神经肌肉传递药物，如氨基苷类抗生素（链霉素、庆大霉素、卡拉霉素等）。另外，奎宁、奎尼丁、氯丙嗪、普萘洛尔、吗啡、哌替啶等药物要慎用。要严格注意抗胆碱酯酶药的用量，严重患者要避免脱水、低钾、低血氧的发生。对于 MG 危象患者要做好以下监护。

1. 紧急处理

1）立即吸氧，保持呼吸道通畅。

2）备好气管插管和呼吸机，以保证能随时应用。有呼吸困难者应及时进行人工辅助呼吸。

3）床旁备吸引器和气管切开包，防止误吸和窒息。

4）痰多且黏稠，难以清除者，应及早行气管切开。

2. 病情观察

严密观察生命体征的变化，尤其注意呼吸频率和节律，观察有无呼吸困难加重、发绀、咳嗽无力、腹痛、出汗、唾液或喉头分泌物增多等现象。

3. 药物护理

1）肌无力危象：立即应用甲基硫酸新斯的明 1 mg 肌内注射或缓慢静脉注射。

2）胆碱能危象：立即停用抗胆碱酯酶药物，静脉或肌内注射阿托品，每次 0.5～2.0 mg，每 15～30 分钟重复 1 次。

3）反拗性危象：停用一切药物，给予气管插管，人工控制呼吸至少 2 小时，才可以开始小剂量应用抗胆碱酯酶药物。

4）激素和免疫抑制药应用：糖皮质激素能缩短危象发作时间，对胸腺瘤，免疫抑制药疗效优于抗胆碱酶药物。要注意有无消化道出血、骨质疏松、股骨头坏死等并发症。

5）禁用某些对神经肌肉接头有阻滞的药物，如巴比妥类、箭毒类肌松药和氨基糖苷类抗生素以及奎宁、奎尼丁、吗啡等药物，防止诱发危象。

4. 饮食护理

1）给予高蛋白、高维生素、高热量、富含钾和钙的软食或半流质食物；避免干硬、粗糙食物。

2）咽喉、软腭和舌部肌群受累出现进食呛咳、无法吞咽时，应尽早放置胃管给予鼻饲流质食物。

5. 严密观察病情

密切观察患者神志、瞳孔、体温、脉搏、呼吸、血压等生命体征的变化，每 15～30 分钟测量生命体征 1 次，观察药物的疗效及患者的伴随症状，发现问题及时报告医生处理。

（于世梅）

第二节　周期性瘫痪

周期性瘫痪是以反复发作性骨骼肌松弛性无力或瘫痪为特点的一种疾病。发作时往往伴血清钾的改变，临床上可分为低血钾性、高血钾性或正常血钾性3种类型，其中以低血钾性周期性麻痹最为常见。

一、病因

本病发病原因尚不清楚。少数患者有家族遗传史，发病的直接原因为肌细胞内、外 K^+ 浓度的改变。发作时细胞膜的 $Na^+ - K^+$ 泵兴奋性增加，使大量的 K^+ 内移至细胞内引起细胞膜的去极化和对电刺激无反应，导致瘫痪发作。根据发作时血清钾的水平，区分为低血钾、高血钾和正常血钾性周期性麻痹，以低血钾性周期性麻痹为最常见。

二、诊断

（一）临床表现

1. 低血钾型

低血钾型多为散发，一年四季均可发病。以 20～40 岁男性最为好发。受冷、过度疲劳、饱餐、酗酒及月经前期等均为本病发生的诱因。常于清晨起床时发现肢体无力，不能活动。病情早期常诉口干、尿少、多汗、脸色潮红和肌肉酸痛。肢体无力以下肢为重，极少累及脑神经支配肌肉和呼吸肌。偶有眼睑下垂、复视和呼吸肌麻痹而危及生命。肌无力或瘫痪持续数小时至数日后逐步恢复，最后累及的肌肉最先恢复。继发于甲状腺功能亢进者一般每次发作仅为数小时。发作间歇期完全正常，间歇期为数周至数年，甚至终身仅发作1次。神经系统检查可见瘫痪肢体近端较重、肌张力降低、跟腱反射降低或消失。

2. 高血钾型

高血钾型甚少见。为常染色体显性遗传。通常于 10 岁前起病，男性较多，剧烈运动后静卧休息，湿冷环境或用钾盐、螺旋内酯均可诱发。临床表现与低血钾性周期性麻痹相似。每次发作持续数分钟至数十分钟，极少超过1小时，常伴眼睑强直。

3. 正常血钾型

正常血钾型亦称钠反应性周期麻痹，为常染色体显性遗传，国内甚少见。10 岁前起病。嗜盐患者常在减少食盐量后诱发。临床表现同低血钾性周期性麻痹。持续时间在 10 天以上。补充钾盐常使症状加重，大量氯化钠可使之改善。

周期性瘫痪的患者，瘫痪发作间期正常，发作频繁者亦可出现持久性肌无力，甚至肌萎缩。一般来说，中年以后多数患者发作逐步减少而停止。

4. 甲亢型

甲亢型男性比女性多6倍。本病发作与甲状腺功能亢进的严重程度无关。临床表现与低血钾型类同，但发作多发生在觉醒时、运动或饱食后，并可持续数日。心律失常较多。怀疑甲状腺功能亢进的患者可检查T_3、T_4和TSH等甲状腺功能，以及做肾上腺素试验。5分钟内将肾上腺素10 mg注入肱动脉，用表皮电极纪录电刺激尺神经诱发同侧手部小肌肉动作电位，注射后10分钟内电位下降30%以上为阳性，证实为特发性低血钾型；甲状腺功能亢进性低血钾性周期性瘫痪偶可出现阳性，但仅见于瘫痪发作时。

（二）实验室及其他检查

1）低血钾性周期性麻痹血清钾降低。心电图可有QT间期延长，ST段低垂，T波降低或倒置，出现U波。

2）高血钾性周期性麻痹血清钾增高。心电图示T波升高而尖。

（三）诊断和鉴别诊断

根据典型的反复发作过程，迟缓性瘫痪和血清钾减低，心电图改变等特征不难诊断。不同类型的周期性瘫痪的鉴别主要依靠血钾的测定与心电图检查。此外，还需鉴别是原发性或是继发性。继发性的以甲状腺功能亢进所致最常见，甲状腺功能亢进患者常以低血钾性瘫痪作为首发症状，故对疑诊为周期性瘫痪的患者均应做T_3、T_4检测，凭借T_3、T_4增高及发作频率高，每次持续时间短有助于鉴别。原发性醛固酮增多症常有高血压、高血钠和碱中毒。肾小管酸中毒患者多有高血氯、低血钠和酸中毒。此外，还应注意询问近期有无腹泻及服用氢氯噻嗪、糖皮质激素等药物史。

三、治疗

（一）一般治疗

避免寒冷、过度疲劳、饱餐、高糖饮食或酗酒等各种已知的诱因。低血钾性周期性麻痹者食用富含钾饮食（如榨菜、橘子水等），高血钾性周期性麻痹者限制钾盐摄入。

（二）药物治疗

1. 低血钾型

1）发作期：补钾，成人可先1次顿服氯化钾4~10 g，儿童以0.2 g/kg计算，一般数小时内常常显示疗效，以后继续服用氯化钾1~2 g，每日3~4次，症状完全恢复后改为口服氯化钾1 g，每日3次，维持1个月。重症患者，开始可用3 g氯化钾溶于1 000 mL的生理盐水内缓缓静脉滴注，视病情严重程度每日输入1~2次，症状好转后改为口服。乙酰唑胺，250 mg，口服，每日2~3次，有预防发作效果。

2）发作间歇期：氯化钾，每日1 g，分次或睡前服；乙酰唑胺，每日125 mg，分次口服；螺内酯，每日100 mg，分次口服；氨苯蝶啶，每日150 mg，分次口服。

2. 高血钾型

1）发作期：10%葡萄糖酸钙，10~20 mL，静脉注射；胰岛素，10~20 U加入10%葡萄糖液500~1 000 mL内静脉滴注；4%碳酸氢钠溶液，200~300 mL，静脉滴注；乙酰唑胺，250 mg，每日3次；或氢氯噻嗪25 mg，每日3次。

2）发作间歇期：对发作频繁者，忌服螺内酯等保钾利尿药，而选服排钾利尿类药物。

3. 正常血钾型

1）发作期：氯化钠，每日补充氯化钠 10～15 g，可以生理盐水 1 000 mL 静脉滴注或口服食盐；乙酰唑胺，250 mg，每日 3 次；9α-氟氢皮质酮，0.1 mg，每日 3 次。

2）发作间歇期：发作频繁者可服用乙酰唑胺、9α-氟氢皮质酮等排钾储钠类药物。

4. 甲亢型

服用抗甲状腺药物可预防发作。治疗同低血钾型发作期治疗。

（三）中医治疗

1. 辨证施治

1）脾虚胃热，气血两虚

肢体酸软，麻木无力，甚至瘫痪，口渴，腹部胀满，心悸多汗，大便溏稀。舌质淡，苔薄黄，脉弦细无力或细数。

治法：健脾清胃，益气养血。

方药：人参养荣丸加减。

党参、当归、白芍、炒白术各 12 g，熟地、茯苓、生石膏、丹参、生甘草各 30 g，五味子 10 g，黄连 6 g，怀牛膝 15 g。水煎分次温服。口渴较甚加天花粉 30 g，麦冬 10 g，生津止渴；恶心、呕吐加竹茹 10 g，姜半夏 12 g；呼吸困难加人参 10 g，或生脉饮注射液静脉滴入以补元气；尿少酌加车前子 10 g，猪苓 10 g，肉桂 5 g，以温阳利尿。

2）肝肾两虚，筋脉失养

肢体酸痛，四肢瘫痪，下肢尤甚，腰膝酸软，头晕耳鸣，尿少或无尿。舌质红或淡，苔薄黄或薄白，脉细数或无力。

治法：补肝益肾。

方药：健步虎潜丸加减。

醋龟板、熟地各 30 g，鹿角胶、制附子各 10 g，川牛膝、党参各 15 g，炒杜仲、锁阳、当归、炒白术、何首乌、木瓜各 12 g。

尿少加肉桂 5 g，车前子 10 g；四肢麻木加秦艽、羌活各 10 g；出现尿急、尿频、尿痛酌加苍术 12 g，黄柏 10 g，知母 10 g 等，以燥湿清热。

2. 中成药

1）人参养荣丸：每服 1 丸，每日服 3 次。

2）人参归脾丸：每服 1 丸，每日服 3 次。

3）十全大补丸：每服 1 丸，每日服 3 次。

4）健步虎潜丸：每服 6 g，每日服 2 次。用于肝肾两虚者。

3. 单方、验方

苍术 30 g，黄柏、车前子各 9 g，黄连 6 g，薏苡仁、牛膝、白术各 12 g，丹参 15 g。水煎服。有清热利湿之功。

4. 针灸治疗

取穴：首选穴为脾俞、肾俞、大肠俞、环跳、悬钟。备用穴为足三里、大椎、三阴交。方法：根据瘫痪范围选用首选穴及备用穴2~3穴，针刺或电针20~30分钟，每日1~2次，10次为1个疗程。

四、监护

1）做好宣传解释，使患者明确本病的发病机制和诱发因素以配合预防。

2）宜少食多餐，低盐、低糖饮食。避免过饱、过度劳累、受寒等诱发因素。

3）发作频繁者，间歇期可服乙酰唑胺250 mg，每日4次，或螺内酯20~40 mg，每日3次。

4）对可疑甲状腺功能亢进患者应做T_4、蛋白结合碘测定，以便及时治疗甲状腺功能亢进，预防发作。

（于世梅）

第三节　炎症性肌病

一、多发性肌炎和皮肌炎

多发性肌炎（PM）和皮肌炎（DM）是一组由多种病因引起的弥漫性骨骼肌炎症性疾病，发病与细胞和体液免疫异常有关。主要病理特征是骨骼肌变性、坏死及淋巴细胞浸润，临床上表现为急性或亚急性起病，对称性四肢近端为主的肌肉无力伴压痛，血清肌酶增高，血沉增快，肌电图呈肌源性损害，用糖皮质激素治疗效果好。PM病变仅限于骨骼肌，DM则同时累及骨骼肌和皮肤。

（一）病因及发病机制

PM和DM的发病机制与免疫失调有关。部分PM和DM患者的血清中可以检测到Jo1抗体、SRP抗体、Mi-2抗体、抗核抗体等多种抗体，肌肉病理发现肌组织内有活化的淋巴细胞浸润，外周血淋巴细胞对肌肉抗原敏感，并对培养的肌细胞有明显的细胞毒作用，这些均说明本病是一自身免疫性疾病。PM的发病主要与细胞毒性介导的免疫反应有关，T淋巴细胞可直接导致肌纤维的破坏，而细胞间黏附分子、白细胞介素-1α与炎性细胞的浸润密切相关。DM的发病则主要与体液免疫异常有关，肌组织内微血管直接受累，其上可见IgM、IgG和C3、C5b-9膜攻击复合物形成。推测DM可能是一种补体介导的微血管病，肌纤维的损害是继发改变。目前尚不清楚可直接诱发PM和DM的自身免疫异常因素，推测为某种病原体感染改变了肌纤维或内皮细胞的抗原性，从而引发免疫反应，或病毒感染后启动了机体对某些病毒肽段的免疫应答，而这些肽段与肌细胞中的某些蛋白的肽段结构相似，通过交叉免疫启动了自身免疫反应进而攻击自身的肌细胞。

遗传因素可能也增加了PM的易患性。在高加索人中，约半数PM患者与HLA-

DR3 相关，而 HLA – DR52 几乎见于所有的 PM 患者，PM 也有家族史报道，说明遗传因素参与了发病。另外，病毒直接感染可能是 PM 发病的一个因素，部分患者在发病前有流感病毒 A 和 B、HIV、埃可病毒、柯萨奇病毒感染史。

（二）病理

主要为骨骼肌的炎性改变，肌纤维变性、坏死、萎缩、再生和炎症细胞浸润，浸润的炎症细胞可以呈灶状分布或散在，PM 中炎细胞主要是 CD8$^+$T 淋巴细胞、单核细胞和少量 B 淋巴细胞，多分布于肌内膜，也可位于肌束膜和血管周围，可见活化的炎症细胞侵入非坏死肌纤维。病程长者可见肌束衣及肌内衣结缔组织增生。DM 特异的肌肉病理改变是束周肌纤维萎缩、微血管病变和炎症细胞浸润，浸润的炎症细胞主要是 CD$_4^+$T 淋巴细胞和 B 细胞，主要聚集于肌束膜和血管周围，肌束膜内血管可见管壁增厚、管腔狭窄和血栓形成，血管壁可见 IgG、IgM、C3 等沉积。电镜下淋巴细胞浸入肌纤维的肌膜下，肌丝断裂，空泡样变，Z 线消失，肌细胞再生，毛细血管可见内皮细胞和基底膜增厚，并出现微管包涵体，管腔狭窄甚至闭塞。

（三）诊断

1. 临床表现

急性或亚急性起病，发病年龄不限，但儿童和成人多见，女性多于男性，病情逐渐加重，几周或几月达高峰。病前可有低热或感冒史。发病率为（2～5）/10 万。

1）肌肉无力：首发症状通常为四肢近端无力，常从盆带肌开始逐渐累及肩带肌肉，表现为上楼、起蹲困难，双臂不能高举、梳头困难等；颈肌无力出现抬头困难；咽喉肌无力表现为构音、吞咽困难；呼吸肌受累则出现胸闷、气短。常伴有关节、肌肉痛。眼外肌一般不受累。肌无力可持续数年。查体见四肢近端肌肉无力、有压痛，晚期有肌萎缩和关节挛缩。

2）皮肤损害：DM 患者可见皮肤损害，皮疹多先于或与肌肉无力同时出现，少数患者皮疹在肌无力之后发生。典型的皮疹为眶周和上下眼睑水肿性淡紫色斑和 Gottron 征，后者指四肢关节伸面的水肿性红斑，其他皮肤损害还包括日光过敏性皮疹、面部蝶形红斑等。

3）其他表现：消化道受累出现恶心、呕吐、痉挛性腹痛。心脏受累出现晕厥、心律失常、心力衰竭。肾脏受累出现蛋白尿。少数患者合并其他自身免疫性疾病，如类风湿性关节炎、系统性红斑狼疮、进行性系统性硬化等。还有少数患者可能伴发恶性肿瘤，如乳腺肿瘤、肺癌、卵巢癌和胃癌等。

2. 实验室及其他检查

1）急性期周围血白细胞增高，血沉增快，血清 CK 明显增高，可达正常的 10 倍以上。1/3 患者类风湿因子和抗核抗体阳性，免疫球蛋白及抗肌球蛋白的抗体增高。

2）24 小时尿肌酸增高，这是肌炎活动期的一个指标。部分患者可有肌红蛋白尿。

3）肌电图可见自发性纤颤电位和正向尖波。多相波增多，呈肌源性损害表现。传导速度正常。

4）肌活检见前面病理所述。

5）52%～75% 的患者有心电图异常，QT 延长，ST 段下降。

3. 诊断要点

1) 急性或亚急性起病，四肢近端及骨盆带肌无力伴压痛，腱反射减弱或消失。

2) 血清 CK 明显增高。

3) 肌电图呈肌源性损害。

4) 活检见典型肌炎病理表现。

5) 伴有典型皮肤损害。

具有前 4 条者诊断为 PM，前 4 条标准具有 3 条以上并且同时具有第 5 条者为 DM。免疫抑制剂治疗有效支持诊断。40 岁以上患者应排除恶性肿瘤。

（四）鉴别诊断

1. 包涵体肌炎

因有肌肉炎性损害、吞咽困难需与 PM 鉴别。但包涵体肌炎的肌无力呈非对称性，远端肌群受累常见，如屈腕屈指无力与足下垂，肌痛和肌肉压痛非常少见。血清 CK 正常或轻度升高、肌肉病理检查发现嗜酸性包涵体和激素治疗无效可与 PM 鉴别。

2. 肢带型肌营养不良症

因有四肢近端和骨盆、肩胛带无力和萎缩，肌酶增高而需与 PM 鉴别。但肢带型肌营养不良症常有家族史，无肌痛，病程更缓慢，肌肉病理表现以肌纤维变性、坏死、萎缩和脂肪组织替代为主而无明显炎症性细胞浸润，可资鉴别。

3. 重症肌无力

PM 晚期卧床不起，构音、吞咽困难要与本病鉴别。可根据前者病情无明显波动、抗胆碱酯酶药物治疗不敏感、血清酶活性增高而排除 MG。

（五）治疗

急性期患者应卧床休息，适当体疗以保持肌肉功能和避免挛缩，注意防止肺炎等并发症。

1. 皮质类固醇激素

皮质类固醇激素为 PM 的首选药物。常用方法为：泼尼松 1 ~ 1.5 mg/（kg·d），最大剂量 100 mg/d。一般在 4 ~ 6 周临床症状改善，CK 下降接近正常。逐渐慢慢减量，一般每 2 周减 5 mg，至 30 mg/d 时改为每 4 ~ 8 周减 2.5 ~ 5 mg，最后达到维持量 10 ~ 20 mg/d，维持 1 ~ 2 年。应特别注意激素量不足时肌炎症状不易控制，减量太快则症状易波动。急性或重症患者可首选大剂量甲泼尼龙 1 000 mg 静脉滴注，1 次/日，连用3 ~ 5 天，然后逐步减量。长期皮质类固醇激素治疗应预防其不良反应，给予低糖、低盐和高蛋白饮食，用抗酸剂保护胃黏膜，注意补充钾和维生素 D，对结核病患者应进行相应的治疗。

2. 免疫抑制剂

当激素治疗不满意时加用免疫抑制剂。首选甲氨蝶呤，其次为硫唑嘌呤、环磷酰胺、环孢素 A，用药期间注意白细胞减少和定期进行肝肾功能的检查。

3. 免疫球蛋白

急性期与其他治疗联合使用，效果较好。免疫球蛋白 1 g/（kg·d），静脉滴注连续 2 天；或 0.4 g/（kg·d）静脉点滴，每月连续 5 天，4 个月为 1 个疗程，不良反应为恶心、呕吐、头晕，但能自行缓解。

4. 支持治疗

给予高蛋白和高维生素饮食，进行适当体育锻炼和理疗，重症者应预防关节挛缩及失用性肌萎缩。

（六）预后

儿童预后较好。PM 患者中半数可基本痊愈。伴肿瘤的老年患者，尤其是有明显的肺、心、胃肠受累者预后差。

二、旋毛虫性肌炎

（一）病因与发病机制

旋毛虫性肌炎系由食用未煮熟的感染有旋毛虫病的猪肉所引起。我国湖北、云南、西藏等地曾有流行。人类食用含有旋毛虫幼虫的食物后，幼虫经消化道进入肠黏膜，经淋巴管和血液到达全身各部，进入骨骼肌后继续发育为成虫。受累肌纤维胞质呈嗜酸性。感染附近有大量淋巴细胞、浆细胞等浸润，还可见到坏死的肌纤维和死亡的幼虫。存活 6 周以后的幼虫形成梭形囊包，其长轴与肌纤维平行。囊包内有 1～2 条幼虫。幼虫在囊内可生存数年至 30 年，但亦可死亡并钙化。

（二）诊断

1. 临床表现

食用未煮熟的感染有旋毛虫病的猪肉后的早期有轻度胃肠道症状，其后 1～4 周出现发热、周身肌肉疼痛、无力和压痛，以腓肠肌、三角肌、三头肌、股四头肌和眼部肌肉受累最为常见。吞咽肌、呼吸肌受累较为少见，一旦受累则出现吞咽和呼吸困难。幼虫血行播散期，可以阻塞心脏、脑部血管而出现严重并发症。这种急性症状一般在 6～7 个月完全恢复。轻型病者可不出现任何症状。

2. 实验室及其他检查

周围血嗜酸粒细胞及淋巴细胞增多。旋毛虫抗原皮肤试验阳性以及血清抗体沉淀试验、间接荧光抗体试验等阳性。肌肉活检中见到旋毛虫和感染后 6 个月的肌肉 X 线片中见到钙化可为本病诊断提供依据。

（三）预防和治疗

不吃未煮熟的猪肉是预防本病的重要措施。急性感染期卧床休息，防止心力衰竭和其他并发症。口服或静脉滴注肾上腺皮质激素可以抑制肌肉中的抗原抗体反应。噻苯达唑 50 mg/（kg·d），分次口服，连服 5～7 天，必要时可给第 2 个疗程。

本病预后多数良好，极少因并发症死亡。

三、嗜酸性肌炎

（一）病因和病理

嗜酸性肌炎为免疫性疾病，血中及肌组织中嗜酸性细增多，血中 γ-球蛋白增高。病理改变是肉眼见筋膜增厚，镜下见胶原纤维大量增生，呈束状排列，炎细胞浸润明显，有淋巴细胞，浆细胞也有中性粒细胞，中性粒细胞中有大量的嗜酸性细胞。血管周围也有细胞浸润。肌纤维或有一定程度的变性坏死或改变不大。

（二）诊断

隐匿发病，在 1 年内症状达高峰，以后不再发展或发展也很慢。主要表现为肢体肌肉及关节发生僵硬、挛缩、肌肉疼痛，在前臂、小腿、颈背肌群及咀嚼肌、舌肌等易发生。肌无力及肌萎缩不显。

（三）鉴别诊断与治疗

诊断不难，需和间质性肌炎、PM、风湿性及类风湿性关节炎进行鉴别，糖皮质激素治疗有效。

四、监护

1）保持良好的精神状态，学会自我调节，积极适应外界环境，减轻紧张和恐惧。树立坚持长期治疗的信心。患者家人要关心、体贴患者，理解患者的身心痛苦，主动协助患者生活，多与他们沟通交流。帮助患者面对现实，自勉、自励、自强，消除依赖，激发他们对家庭、子女、社会的责任感。

2）加强营养摄入，由于肌纤维炎症损伤，修复需要大量蛋白质，患者应选择高蛋白、高维生素、低盐、易消化软食，禁辛辣及刺激性食物，多食含钾高的食物如瘦肉、豆制品、大白菜、马铃薯等。吞咽困难者可进流质或半流质饮食，进食时取坐位或半卧位，防止食物呛入气道引起吸入性肺炎。

3）糖皮质激素不良反应的观察及护理，糖皮质激素为治疗多发性肌炎首选药，用药期间必须严格遵守给药时间、剂量，治疗过程中严密观察体温、大便颜色、血常规，定期复查电解质，严防感染、低血钾、低血钙、消化道出血等并发症。

4）患者的活动量视病情轻重而定，急性期绝对卧床休息，避免活动，以免加重症状。为防止肌肉萎缩待症状减轻后鼓励患者适当进行床上主动或被动运动，如屈伸肘、膝关节，抬双臂双腿等动作；病情进一步好转时，可以在护士或家人扶持下行走、自行洗漱、如厕等。锻炼以循序渐进的方式进行，逐步增加锻炼的强度和时间，切忌剧烈运动。对已有肌肉萎缩者应予以按摩或其他物理治疗。

5）加强自我保健意识，由于糖皮质激素具有免疫抑制作用，长期应用患者自身抵抗力会下降，从而增加感染机会。用药期间嘱患者尽量少去人员密集的公共场所，预防上呼吸道感染，保持口腔卫生，预防霉菌感染，保持皮肤清洁干燥，防止皮肤破损。女性患者注意外阴清洁，预防泌尿系统逆行性感染。

6）定期复诊。为了观察疗效和药物反应，更改药物或剂量，患者需定期来院复诊。特别需嘱患者在抽血查肌酶前避免剧烈运动，影响检验结果的准确性。行肌电图检查者嘱穿宽松衣裤，以利暴露被检查肌肉，天冷时注意保暖。

（于世梅）